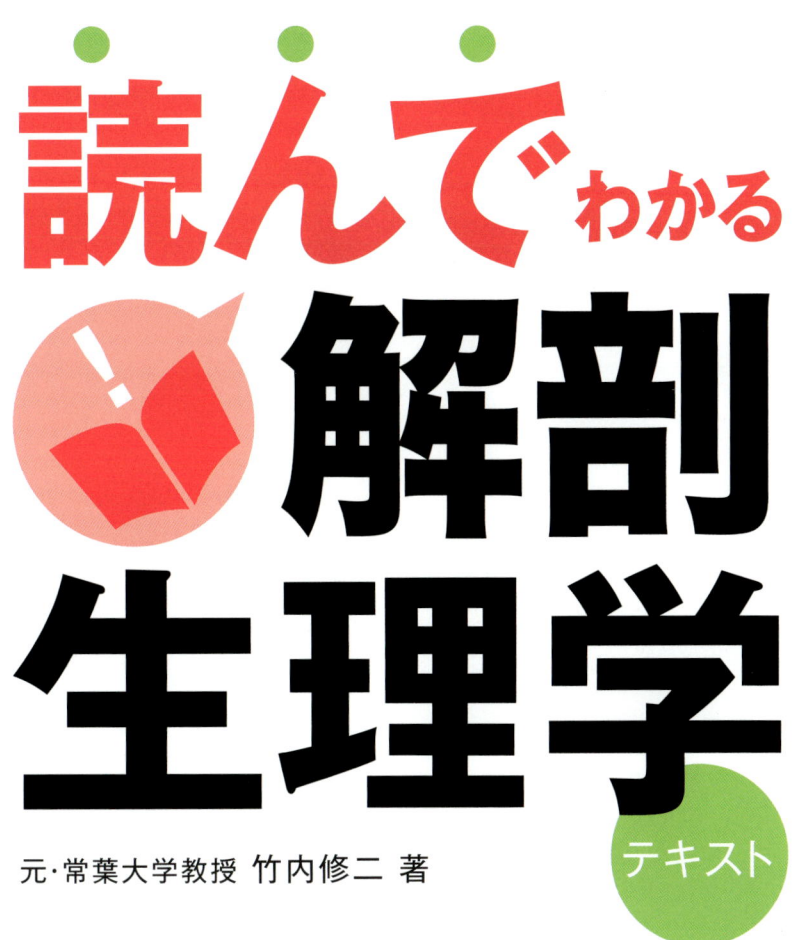

読んでわかる
解剖生理学 テキスト

元・常葉大学教授 竹内修二 著

医学教育出版社

本書の内容の一部あるいは全部を無断で
(複写機等いかなる方法によっても)複写
複製すると,著作権および出版権侵害と
なることがありますのでご注意ください。

はじめに

　医療職の資格獲得を目指す皆さん、既に獲得済みで復習を考えている医療人の方々、解剖生理学は難解でしょうか？
　日頃、報道される医療事故を耳にして、「え、そんな事を？」と、皆も首をかしげる事を多く感じませんか？　曰く、気管と間違え食道に挿管してしまったなど。これは、基礎を理解していないからです。解剖生理学で聞いたでしょう？　のど元のへこみ、胸骨のすぐ上です。そこを押して、弾力と息苦しさを感じ、気管であると言う事が、気管切開の場所であると言う事を理解する事ができます。皮下にすぐ触れるところに気管があるのですから、食道はその後ろと言う事になりますよね。
　そうです、解剖生理学は気管などの器官の位置、形、つくり、つまり体の構造や形態について学ぶ学問なのです。そして、息苦しい、空気の通り道が気管、つまり呼吸器系なのです。その器官の働きをも学びます。ですから、呼吸困難の際に気管切開が行われるのです。
　「そんな事ぐらいわかっているけれど、難しいし、名前ばかり覚えさせられて面白くなく、わかりにくいんだもの……！」とボソボソおっしゃることでしょうよ。
　でも、臨床に行ったら必要になり、「学生時代にもっとちゃんと勉強しておけばよかった。いま、もう一度勉強できるならばしてみたいです。」といまも昔も、そういう感想をよく聞きます。
　名前を覚えるのが解剖生理学なのでしょうか？
　否、違うと思います！
　先ほど、押して皮下に気管を触れ、息苦しさから気道である事が体感できるといいました。
　体感できる、そうなのです。人体解剖生理学、人体のですよ。自分自身も人ではないですか。その自身の体は、人体でしょう。
　痛い痛いと身体の不調を訴えてくる患者さん、どこが痛いか、どうしたらその痛みを軽減することができるか、実は痛みの元は別のところだと診断するなど考えて、その患者さんの気持ちになっていろいろな医療を試みる医療従事者たち。患者さんも人なら、あなた方医療従事者も同じ人です。"わが身をつねって人の痛みを知れ"ではないですが、神経の位置、走行など、身体の基本的な構造、働きに違いはないのです。
　人の体のつくり、かたち、位置、働き、自分自身の身体に置き換えて、理解してみませんか？　自分の身体なんですもの、知っている事も多々あるではないですか。それを、理解し、ちゃんと体系化できれば、小難しい用語を暗記する解剖生理学から脱却できます。そして、人の身体の構造や働きって、なんて理にかなっており、すばらしいんだと感動できますよ。

2014 年 2 月

元・常葉大学教授

竹内　修二

CONTENTS

はじめに iii

第1章　解剖生理学総論　Introduction　　1

■1■　**人体各部の区分**　*2*
　　　人体各部位の名称／体表からの方向を示す面と線

■2■　**人体の構成**　*12*
　　　系統（器官系）／細胞／組織／器官

第2章　骨格系　Skeletal System　　23

■1■　**骨の一般について**　*24*
　　　骨の働き／骨の形状と構造／骨の発生と成長／骨の連結

■2■　**各部の骨格**　*30*
　　　骨格の名称と数／各骨格の構造／代表的な関節の構造

楽しく学ぼう解剖生理　*50*

第3章　筋系　Muscular System　　59

■1■　**筋系総論**　*60*
　　　形状／筋の名称／筋の補助装置

■2■　**人体各部の筋**　*63*
　　　骨格筋の区分／頭部の筋／頸部の筋／胸部の筋／腹部の筋／背部の筋／上肢の筋／下肢の筋

■3■　**筋の生理**　*84*
　　　筋の収縮／筋収縮の様式

楽しく学ぼう解剖生理　*88*

第4章　循環器系　Circulatory System　　97

■1■　**血管系**　*98*
　　　血管の構造／心臓／血液の循環系

■2■　**リンパ系**　*120*
　　　リンパ管／リンパ節／脾臓／胸腺

■3■　**心臓の生理**　*126*
　　　自動性と刺激伝導系／心臓の収縮／心電図

■4■　**血圧と脈拍**　*131*
　　　血圧／脈拍

楽しく学ぼう解剖生理　*134*

第5章　呼吸器系　Respiratory System … *137*

- ■1■ **呼吸器系総論**　*138*
  呼吸器系／呼吸
- ■2■ **呼吸器系の器官**　*139*
  鼻／咽頭／喉頭／気管および気管支／肺／胸膜
- ■3■ **呼吸の生理**　*147*
  呼吸運動／呼吸数と肺気量／ガス交換とガスの運搬／呼吸の調節

楽しく学ぼう解剖生理　*151*

第6章　消化器系　Digestive System … *155*

- ■1■ **消化器系総論**　*156*
  消化と吸収／消化器系
- ■2■ **消化器系の器官**　*157*
  口腔／咽頭／食道／胃／小腸／大腸／肝臓と胆嚢／膵臓／腹膜
- ■3■ **栄養と代謝**　*178*
  栄養素／エネルギー代謝

楽しく学ぼう解剖生理　*182*

第7章　泌尿器系　Urinary System … *187*

- ■1■ **泌尿器系総論**　*188*
  尿の生成と排泄／泌尿器系
- ■2■ **泌尿器系の器官**　*189*
  腎臓／尿管／膀胱／尿道
- ■3■ **尿の生成と排泄**　*195*
  尿の成分／尿の生成／クリアランス／腎機能の調節／排尿

第8章 生殖器系　Reproductive System　199

- 1　生殖系総論　200
- 2　女性生殖器　201
  卵巣／卵管／子宮／腟／女性外陰部／乳腺／会陰
- 3　男性生殖器　206
  精巣（睾丸）／精巣上体（副睾丸）／精管／精嚢／前立腺／
  尿道球腺（カウパー腺）／陰茎／陰嚢
- 4　生殖の生理　211
  男性の性機能／女性の性機能

楽しく学ぼう解剖生理　217

第9章 内分泌系　Endocrine System　225

- 1　内分泌系総論　226
  ホルモン／内分泌腺
- 2　内分泌腺　227
  下垂体／甲状腺／上皮小体／膵臓／副腎／性腺／松果体／胸腺
- 3　ホルモンの生理　232
  下垂体より分泌されるホルモン／甲状腺より分泌されるホルモン／
  上皮小体より分泌されるホルモン／
  膵臓（ランゲルハンス島）より分泌されるホルモン／副腎より分泌されるホルモン／
  性腺より分泌されるホルモン／消化管より分泌されるホルモン

第10章 神経系　Nervous System　239

- 1　神経系総論　240
  神経の発生／脳室／髄膜／脳脊髄液の循環／神経の興奮発生と興奮伝導
- 2　中枢神経系　249
  脊髄／脳／伝導路
- 3　末梢神経系　276
  脳脊髄神経／自律神経

楽しく学ぼう解剖生理　298

第11章 感覚器系　Sense Organ System ……… 305

- 1　**感覚器系総論**　306
  感覚器／感覚
- 2　**感覚器官**　307
  視覚器／平衡聴覚器／味覚器／嗅覚器／外皮
- 3　**感覚**　318
  体性感覚／内臓感覚／特殊感覚

楽しく学ぼう解剖生理　324

第12章 体液・血液　Body fluid, Blood ……… 335

- 1　**体液**　336
  体液区分／体液バランス／体液の組成／酸・塩基平衡／酸・塩基平衡の異常／組織間液とリンパ
- 2　**血液**　340
  血液の一般的性質／血液の働き／血液の成分／血液凝固／赤血球沈降速度（血沈・赤沈）／血液型／脾臓の働き

楽しく学ぼう解剖生理　347

第13章 体温とその調節　Thermoregulation ……… 349

- 1　**体温**　350
  体温の分布／体温の変動
- 2　**体熱の産生と放散**　352
  体熱の産生／体熱の放散
- 3　**体温の調節と異常**　355
  体温の調節／体温の異常
- 4　**発汗**　358
  汗腺／発汗の種類／汗の成分

楽しく学ぼう解剖生理　360

引用・参考文献 ……… 361
欧文索引 ……… 362
和文索引 ……… 380

第1章

解剖生理学総論
Introduction

- 1 **人体各部の区分**　*2*
  人体各部位の名称／体表からの方向を示す面と線

- 2 **人体の構成**　*12*
  系統（器官系）／細胞／組織／器官

第1章

1 人体各部の区分

note

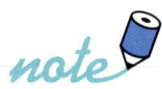

部位の境界線

顔と頭：鼻根―眉毛（眼窩上縁―外耳孔）

頚と顔：オトガイ下縁―下顎体下縁―下顎角―下顎枝後縁―乳様突起

胸と腹：胸骨下縁―肋骨弓―第12胸椎棘突起

1 人体各部位の名称

A 人体の大区分

人体は大きく**頭**（顔を含む）、**頚**（くび）、**体幹**（たいかん）、**体肢**（たいし）に区分される▶図1-1。

頭と頚とは下顎（かがく）下縁―乳様突起―外後頭隆起を境に、頚と体幹とは胸骨上縁―鎖骨―肩峰（けんぽう）―隆椎棘（きょく）突起を境に区切られる。**頭**は**頭**の部位と**顔**の部位に、体幹は**胸**の部位・**腹**の部位・**背**の部位・**会陰**（えいん）の部位に、体肢は**上肢**の部位と**下肢**の部位に細分され、**頚**の部位とで9つの部位に区分される。

図 1-1　人体の各部位

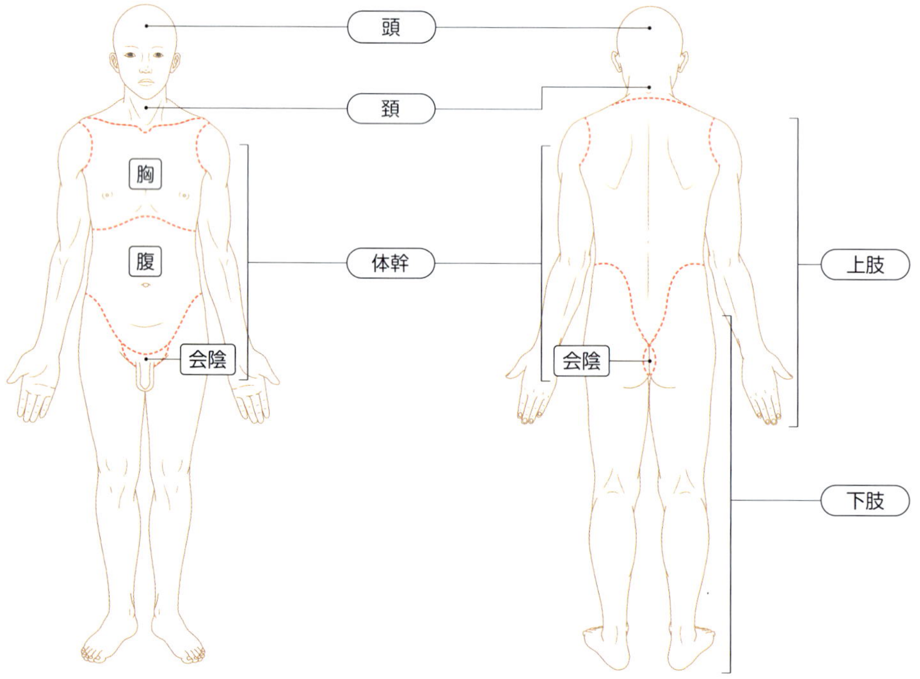

B │ 頭と顔、頸の部位

頭の部位は6つに、顔の部位は8つに区分される▶図1-2。頸の部位は、前頸部が6つに、側頸部が5つに区分される▶図1-3。

①**顎下三角**：下顎底と筋とに囲まれた三角形領域で顎下腺、顔面動脈・顔面静脈が存在する。

②**頸動脈三角**：胸鎖乳突筋と他2種類の筋に囲まれた三角形領域に触れると、総頸動脈の拍動が感じられる。

③**大鎖骨上窩**：鎖骨下動脈の拍動が感じられる。肺尖の聴診ができる。

④**小鎖骨上窩**：胸鎖関節の位置にほぼ相当している。

⑤**頸窩**：気管の前面に触れ、強く押すと息苦しさを感じる。気管切開を行う部位の1つ（下気管切開術）に相当する。

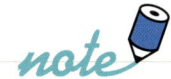

頭と顔の部位
頭の部位
1：前頭部
2：頭頂部
3：側頭部
4：後頭部
5：耳介部
6：乳突部
顔の部位
7：眼窩部
　　上眼瞼部
　　下眼瞼部
8：眼窩下部
9：鼻部
10：口部
　　上唇部
　　下唇部
11：頬部
12：頬骨部
13：耳下腺咬筋部
14：オトガイ部

頸の部位
前頸部
1：オトガイ下部
2：顎下三角
3：舌骨部
4：喉頭部
5：頸動脈三角
6：甲状腺部
側頸部
7：胸鎖乳突筋部
8：大鎖骨上窩
9：小鎖骨上窩
10：外側頸三角
11：後頸部（項部）

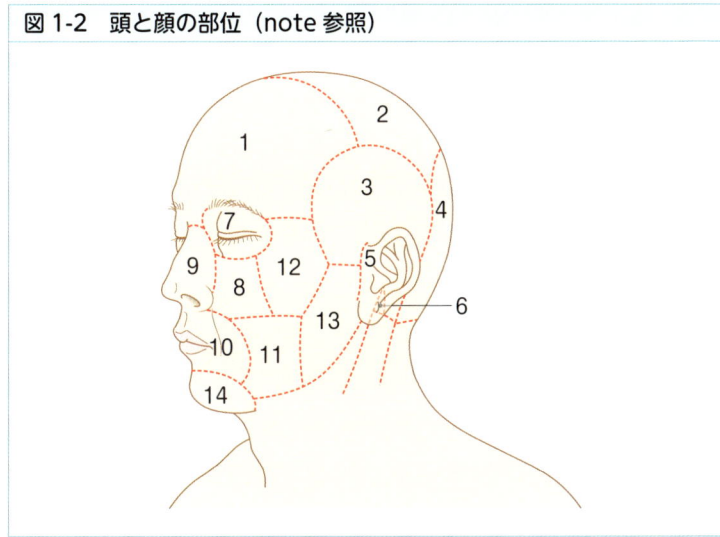

図1-2　頭と顔の部位（note参照）

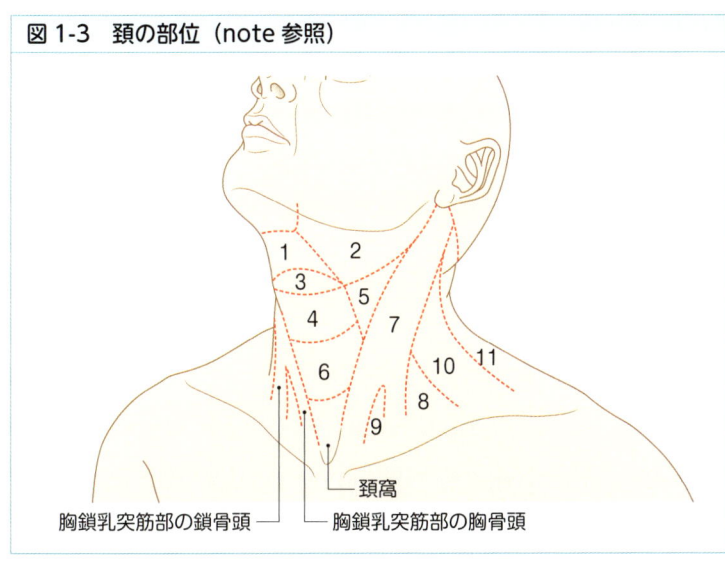

図1-3　頸の部位（note参照）

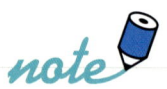

C | 胸と腹と背の部位

　胸の部位は前胸部と側胸部の2つに大きく区分される▶図1-4。腹の部位は上腹部、中腹部、下腹部の3つに大きく区分される▶図1-5。背の部位は6つに区分される▶図1-6。

①下肋部：右下肋部の深部には肝臓の右葉が存在し、右肋骨弓に沿って触診できる。

②鼠径部：恥骨部の両側で、腿の付け根、鼠径溝の上部。鼠径ヘルニアの起こる部位でもある。

胸の部位
前胸部
　1：胸骨部
　2：鎖骨部
　3：鎖骨下部
　4：乳房部
側胸部
　5：腋窩部
　6：側胸部

腹の部位
上腹部
　1：下肋部（左右）
　2：上胃部
中腹部
　3：側腹部（左右）
　4：臍部
下腹部
　5：鼠径部（左右）
　6：恥骨部

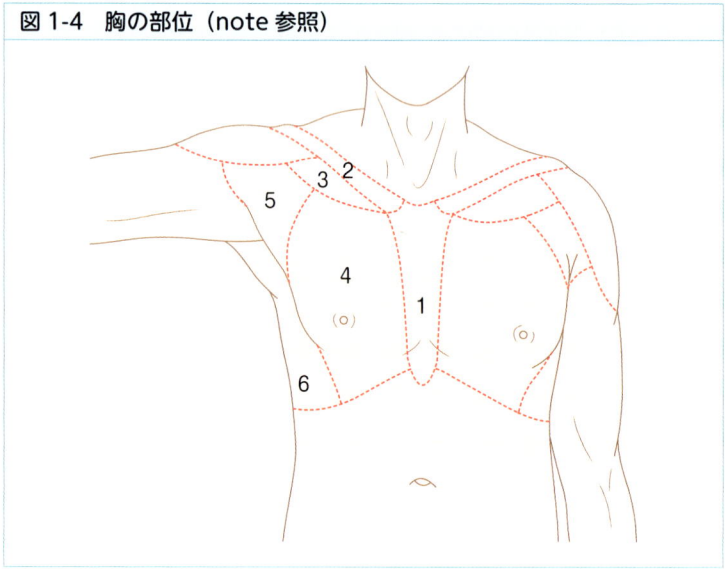

図1-4　胸の部位（note参照）

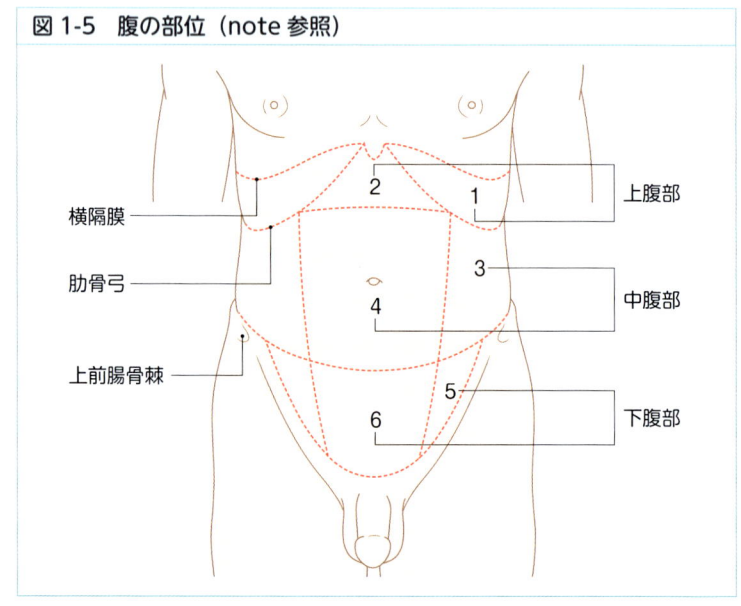

図1-5　腹の部位（note参照）

図1-6 背の部位（note参照）

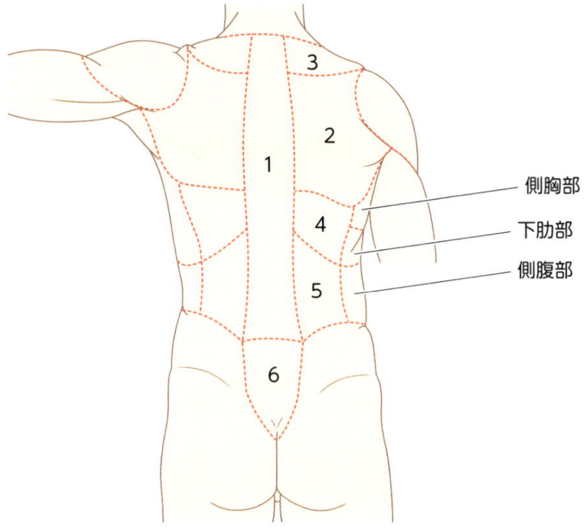

背の部位
1：脊柱部
2：肩甲部
3：肩甲上部
4：肩甲下部
5：腰部
6：仙骨部

D｜上肢の部位

　上肢を上腕、前腕、手に区分、また肘、手根を区分することがある▶図1-7。

図1-7 上肢の部位（右上肢―前面、左上肢―後面）（note参照）

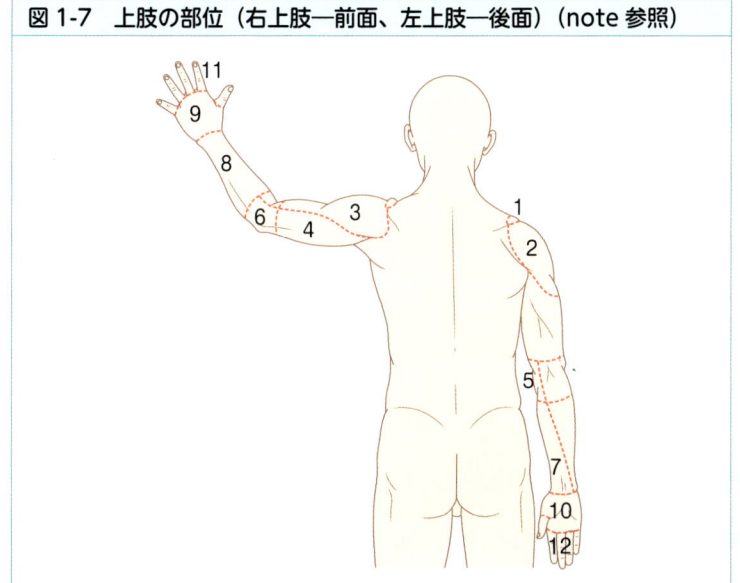

上肢の部位
1：肩峰部
2：三角筋部
3：前上腕部
4：後上腕部
5：前肘部（肘窩）
6：後肘部（肘頭）
7：前前腕部
8：後前腕部
9：手背部
10：手掌部
11：指の背側部
12：指の掌側部

臨床での会陰の部位
臨床的には、男性では尿道と肛門との間、女性では腟と肛門との間、つまり外陰部と肛門との間を会陰という場合がある。出産の際に腟会陰切開を行う会陰切開術の部位など。

会陰の部位
1：尿生殖部（尿生殖三角）
　　a：外陰部
2：肛門部（肛門三角）

E｜会陰の部位

　会陰は、体幹の下面で、左右の大腿にはさまれ、前は恥骨結合から、側方は坐骨結節、後ろは尾骨に囲まれた領域である▶図1-8。両側の坐骨結節の間の横線により、前の尿生殖部と後ろの肛門部に分けられる。尿生殖部は男性の陰茎・陰嚢、女性の大陰唇・陰核・腟前庭などが存在する外陰部によって占められる。

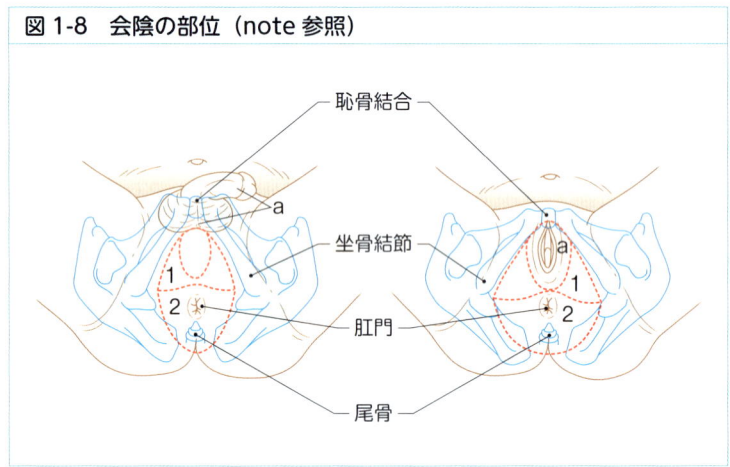

図1-8　会陰の部位（note 参照）

下肢の部位
1：殿部
2：大腿前面
3：大腿内側面
4：大腿三角
5：大腿後面
6：大腿外側面
7：前膝部（膝蓋部）
8：後膝部（膝窩部）
9：下腿前面
10：下腿後面
　　（腓腹部―ふくらはぎ）
11：外果部（そとくるぶし）
12：内果部（うちくるぶし）
13：踵部（かかと）
14：足背
15：足底
16：（足の）指の背側部
17：（足の）指の底側部

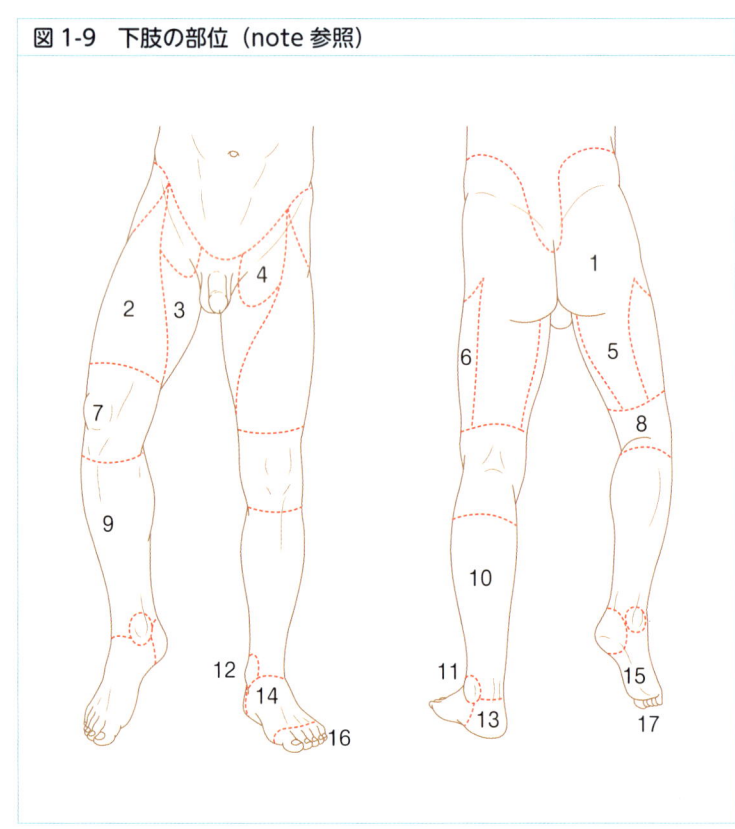

図1-9　下肢の部位（note 参照）

F｜下肢の部位

下肢を大腿、下腿、足に区分、また膝、足根を区分することがある▶図1-9。

2 体表からの方向を示す面と線

体表の一部分や器官の位置を表現・記述するためには、身体や器官をいろいろな方向に切断したと仮定してできる断面を用いる。また、体表に方向線を想定し、位置を表す。その位置に関しては前後、上下、左右など、2つの部分の相対的関係を用い、表している。

A｜身体の断面に関する用語

身体の長軸に沿って、垂直に身体を切断したと仮定してできるすべての面を**垂直面**（**縦断面**）という。

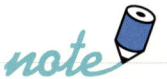

解剖学的姿勢▶図1-10
爪先を前方に向け、小指が内側になるよう手掌を前方に向けて両腕を下垂する。

身体の断面に関する用語
垂直面
矢状面
正中面
前頭面（前額面）
水平面
斜平面

図1-10　身体の断面に関する用語

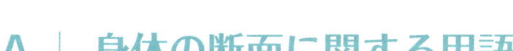

- 前頭面（前額面）
- 水平面（横平面）（横断面）
- 斜平面
- 正中面（正中矢状面）（正中縦断面）

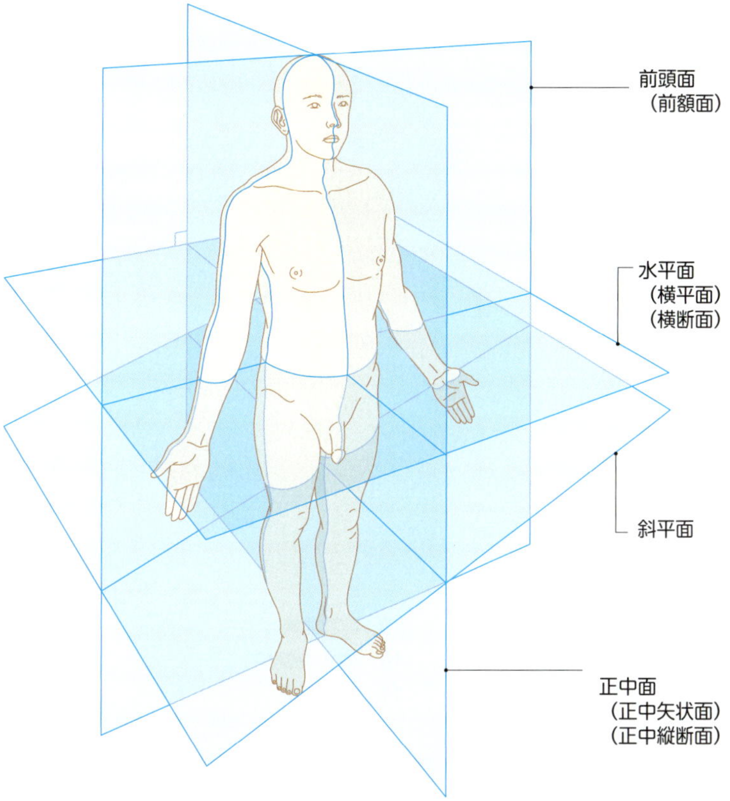

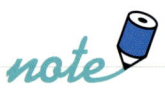

体表における方向線

前正中線
後正中線
胸骨線
鎖骨中線
胸骨傍線
乳頭線
肩甲線
脊柱傍線
腋窩線

矢状面：身体を左右に2分する前後方向のすべての縦断面をいう。

- **正中面**（正中矢状面・正中縦断面）：矢状面の1つで、身体の正中線を通り、ただ1つしか存在しない。
- **前頭面**（**前額面**）：矢状面に対し直角をなし、身体を前後に2分する左右方向のすべての縦断面である。
- **水平面**（**横断面・横平面**）：垂直面に対し、直角に切断し体を上・下に分けると仮定してできる水平な面をいう。
- **斜平面**：縦断面、横断面に属さないすべての面をいう。

B ｜ 体表における方向線 ▶図1-11

①**正中線**：身体の前面・後面の中央を走り、それぞれ左右に2等分する線で**前正中線**と**後正中線**がある。

②**胸骨線**：胸骨の外側縁を通る垂直線

③**鎖骨中線**：鎖骨の中央を通る垂直線

④**胸骨傍線**：胸骨線と鎖骨中線の間の中央を通る垂直線

図1-11　体表における方向線

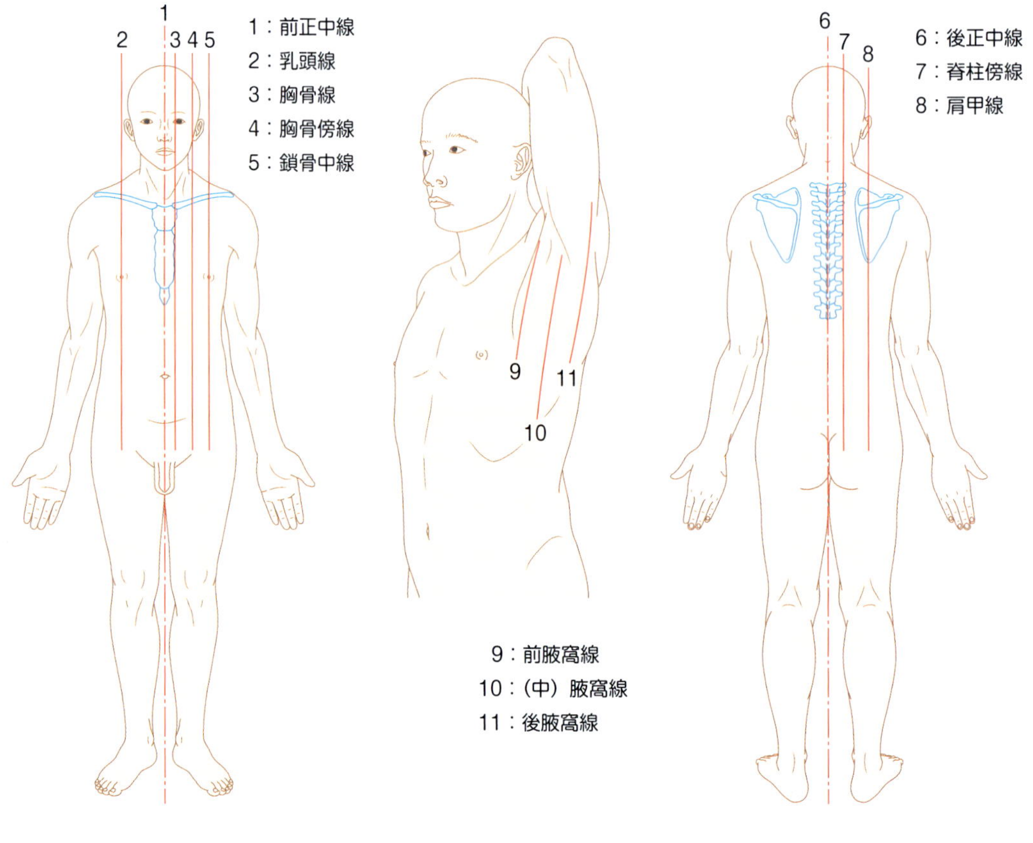

1：前正中線
2：乳頭線
3：胸骨線
4：胸骨傍線
5：鎖骨中線

6：後正中線
7：脊柱傍線
8：肩甲線

9：前腋窩線
10：(中) 腋窩線
11：後腋窩線

⑤**乳頭線**：乳頭を通る垂直線。成人女性では正確さを欠く。
⑥**肩甲線**：肩甲骨の下角を通る垂直線
⑦**脊柱傍線**：椎骨の横突起を通る垂直線
⑧**腋窩線**：腋窩の中央を通る垂直線（中腋窩線）で、腋窩の前縁・後縁に沿う前腋窩線・後腋窩線もある。

C｜身体の位置に関する用語 ▶図 1-12

①**前と後**：腹壁に近い側と背に近い側
②**上と下**：起立位で身体の頭方と足方
③**近位と遠位**：上・下肢では体幹に近い側と遠い側
④**内側と外側**：正中面に近い側と遠い側
⑤**尺側と橈側**：上肢の内側を尺側、外側を橈側という。
⑥**脛側と腓側**：下肢の内側を脛側、外側を腓側という。
⑦**浅と深**：体表や器官の外面に近いほうと遠いほう
⑧**内と外**：腔または器官の中心に近いほうと中心から遠いほう

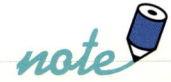

成人女性では鎖骨中線
乳頭線は乳房の発達した成人女性では変動性なので、代わりに鎖骨中線が使用される。

身体の位置に関する用語
前	anterior
後	posterior
上	superior
下	inferior
浅	superficial
深	profundus
近位	proximal
遠位	distal
内側	medial
外側	lateral

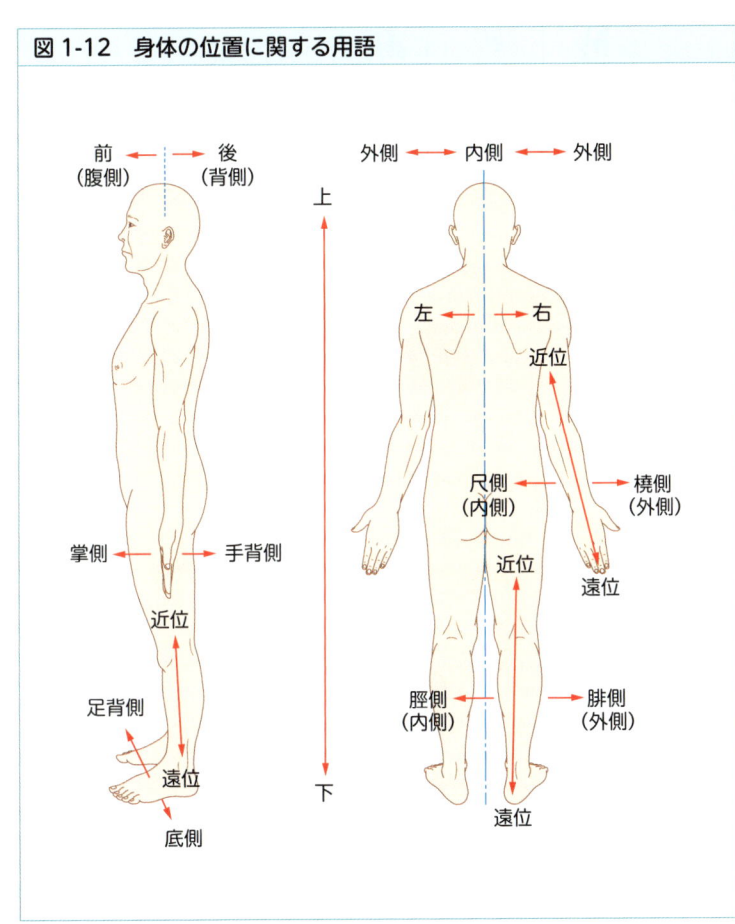

図 1-12　身体の位置に関する用語

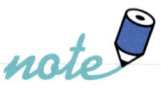

体腔
頭蓋腔
脊柱管
胸腔
腹腔
骨盤腔

D ｜ 体位

　体位とは、ある条件下で無理なく身体を支持できる身体の位置をいう▶図1-13。

図1-13　体位

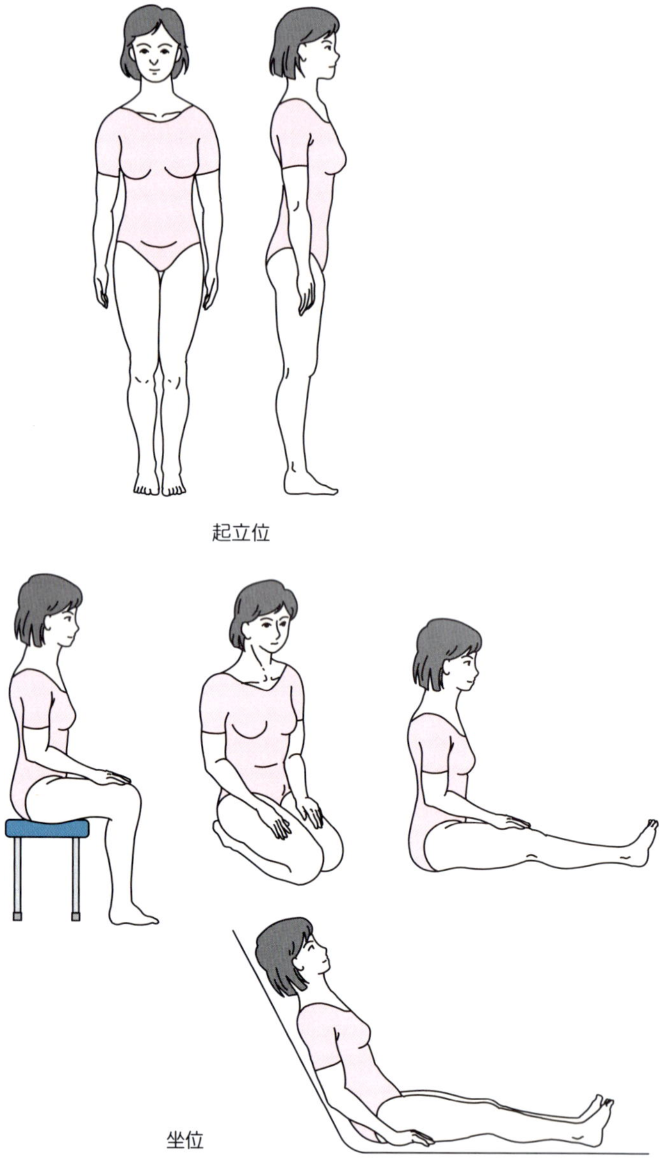

起立位

坐位

①起立位：足底を床面につけて身体を支持した直立位
②坐位：殿部を床やいすにつけ、体幹を支持した直立位
③**仰臥位**：仰向けに寝た体位
④側臥位：横向きに寝た体位
⑤**伏臥位**：うつ伏せに寝た体位
⑥膝胸位：伏臥位から膝関節を直角に曲げて、殿部を高くもち上げ、床につけた胸の部位と膝に重心をおく体位
⑦膝肘位：伏臥位から肘関節を曲げて手掌と前腕で上半身を支え、膝関節を曲げて殿部を高くもち上げた体位

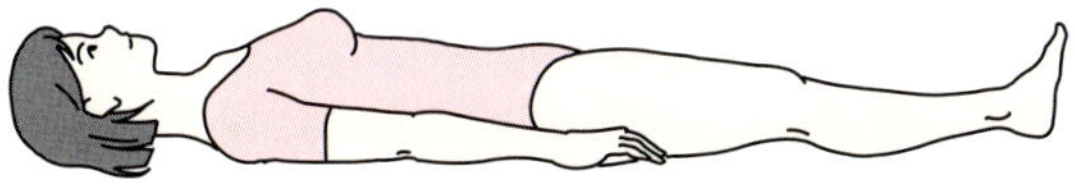

仰臥位

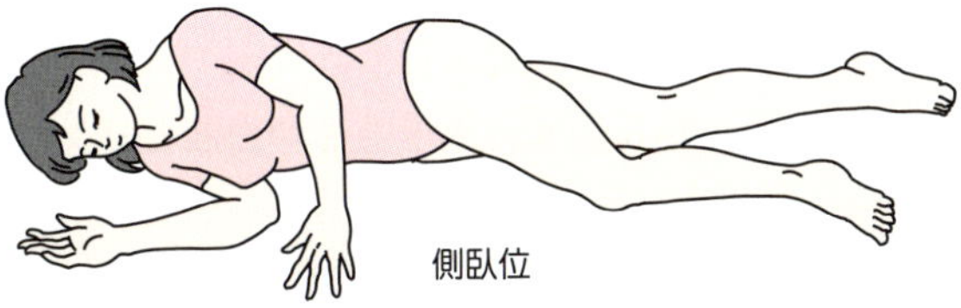

側臥位

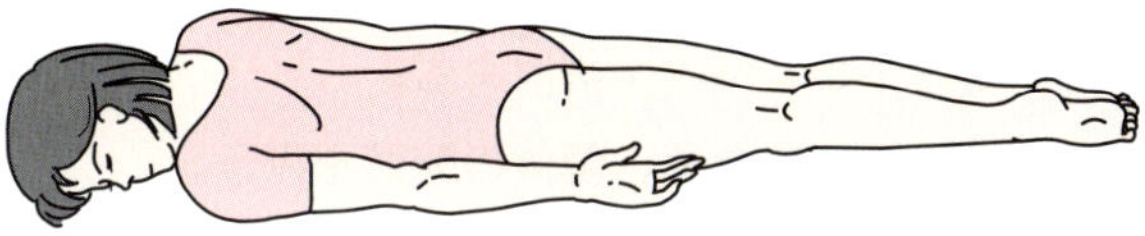

伏臥位

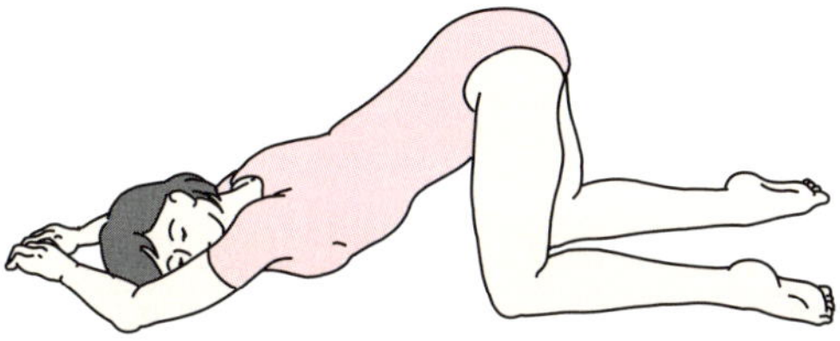

膝胸位

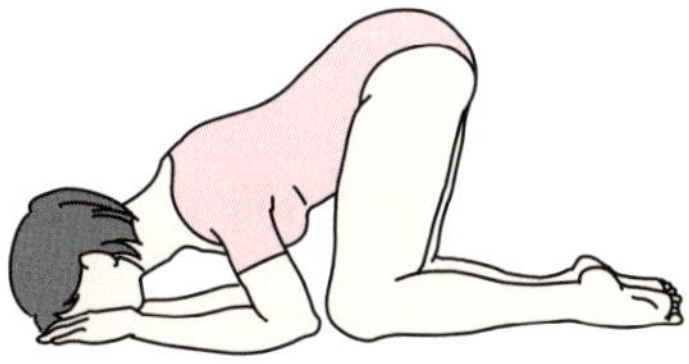

膝肘位

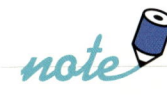

人体の構成

1 系統（器官系）
system(organ system)

　人体は多くの細胞が組み合わさり構成されている。その細胞のうち、同じ種類のものが集まって組織をつくる。そして、いくつかの組織が集まり組み合わさって器官をつくる。器官は、さらにいくつかが互いに連携して、同一目的のために働く。これら器官の集まりを系統という。人体は次の系統から構成されている。

①**骨格系**：身体の支柱となり、受動的な運動を行う。
②**筋系**：収縮により能動的な運動を行う。
③**循環器（脈管）系**：物質運搬の働きをもつ血液とリンパの循環を行う。
④**呼吸器系**：酸素を体内に取り入れ、二酸化炭素を放出する。
⑤**消化器系**：食物を摂取し、消化・吸収し、排泄する。
⑥**泌尿器系**：血液中の老廃物を排泄する。
⑦**生殖器系**：種族維持のため、個体の繁殖を行う。
⑧**内分泌系**：身体の発育、維持調整のためにホルモンを分泌する。
⑨**神経系**：各器官の連絡・統率を行う。精神活動も行う。
⑩**感覚器系**：外界からの刺激を受け取り、中枢神経に伝える。

2 細胞
cell

　細胞は人体の構造上・機能上の最小の単位である。ヒトは多くの細胞から成り立っている（多細胞動物）。人体を構成する細胞の数は40兆〜70兆個ともいわれている。

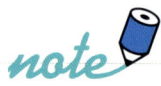

器官系の例

　人間は生活するためにエネルギーを必要とするが、そのエネルギーは生体が食物として外界から取り入れる。人体はその食物を摂取、輸送、消化し、栄養素を吸収した後、残存物を排泄する。この一連の働きを行う器官系が消化器系である。

　消化器系は、消化管と消化腺からなり、消化管は口から始まり肛門に至る器官の集まりである。その1つが胃である。胃は、ふくろ状の形態でその壁は3層あり、内側から上皮組織（粘膜）・筋組織（平滑筋）・上皮組織（漿膜）からなる。その間に神経組織や血管、リンパ管が加わる。胃の粘膜の上皮組織は、上皮細胞がぎっしり並んでできた組織である。

第1章

A 形態

基本的な細胞の形は球状である。多数のものが集合して組織をつくるとき、細胞は円盤状、扁平形、立方形、紡錘形、円柱状、多角形、星状などさまざまな形をもつ。大きさは、多くは10〜30μmである。

B 内部構造

細胞は原形質とよばれる半流動性のコロイド溶液からなる。

原形質は、細胞の生きている部分を構成する物質で、細胞質と核とからなり、表面には薄い細胞膜（70〜100Å）がある▶図1-14。

細胞質

細胞質はコロイド状の無形質と、有形質とからなる。有形質のなかで特殊な形態をもち、一定の機能を有するものを細胞（内）小器官といい、ミトコンドリア、ゴルジ装置、中心小体、小胞体、リボソーム、リソソームなどがある。

①ミトコンドリア：酵素をもち、細胞内の主要なエネルギー代謝装置である。

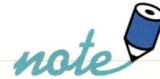

原形質

原形質は化学的には蛋白質、脂質、糖質と無機塩類（ナトリウム、カリウム、カルシウム、マグネシウム、鉄などを含む塩類）、水分から構成される。

いろいろな細胞の大きさ

卵細胞：200μm（0.2mm）
神経細胞：100μm
小リンパ球：5μm
　μm＝マイクロメートル
　　　（ミクロン）
1μm＝1/1,000mm
Å＝オングストローム
1Å＝1/10,000μm

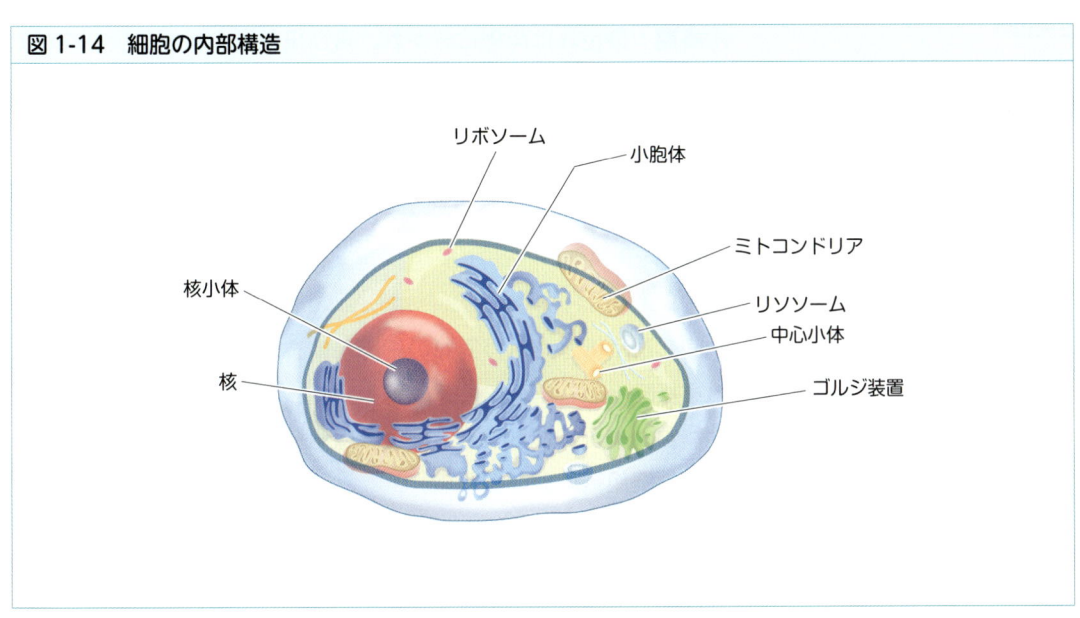

図1-14　細胞の内部構造

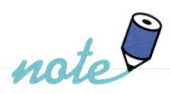

②**ゴルジ装置**：細胞外からの摂取物質と細胞内での分泌物の貯蔵と放出の働きをもつ。
③**小胞体**：物質の吸収、輸送、排出、蛋白質の合成機能に関与する。リボソームが付着した粗面小胞体と、付着していない滑面小胞体がある。

核

　細胞はふつう1個の核をもち、核の形は円形、球形、楕円形、分葉形などいろいろな形をしている。核は核膜と核質とからなり、蛋白合成を基本として細胞の成長、再生、増殖などに関与する。核内には1～2個の核小体と小粒子状の染色質が散在している。細胞分裂期には、染色質は**染色体**となる。

C ｜ 細胞分裂

　細胞分裂には、**無糸分裂**（**直接分裂**）と**有糸分裂**（**間接分裂**）とがあり、ヒトの細胞は有糸分裂による増殖である。有糸分裂には、体細胞分裂と生殖細胞に関係しDNA量がもとの半分になる減数分裂がある。
①**前期**：中心小体が2分して細胞の両極に移動し、核の内部に染色体が形成される。
②**中期**：核膜が壊れて、染色体は赤道面に並び、縦に分かれる。
③**後期**：縦裂した染色体が、両極に移った中心小体に引き寄せられる。
④**終期**：染色体は両極に分かれ、再び染色質の状態に戻り核ができ、細胞もくびれて2分し、2個の細胞となる。

3 組織
tissue

　同じ形や働きをもつ同類の細胞が集まって一定の働きを営むものを組織という。細胞と、細胞のつくったもの（細胞生成物、細胞間質、基質）からなり、上皮・腺組織、支持・結合組織、筋組織、神経組織に分けられる。

DNA
染色質からつくられる染色体の中には、DNAが含まれる。DNAはデオキシリボ核酸のことで、このDNAが遺伝に関係する。

染色体
男女ともに23対46個で、うち22対44個はそれぞれ対をなす染色体が同じタイプのもので常染色体という。残りの2個はX染色体、Y染色体とよばれ、男性の細胞にはX染色体とY染色体が1つずつ、女性の細胞にはX染色体が2個ある。

性染色体
sex-chromosome
男性＝XY
女性＝XX

A 上皮組織

上皮細胞がぎっしり並んでできた組織で、細胞間質はきわめて少ない。体表（表皮）や体内の消化管、気道、血管などの内表面を覆うものである。

上皮組織を層の数によって分け、それを細胞の形によって分けると、次のようになる▶図1-15。

```
         ┌ 単層扁平上皮
単層上皮 ┤ 単層立方上皮
         │ 単層円柱上皮
         └ 単層円柱線毛上皮
多列上皮 ― 多列線毛上皮
         ┌ 重層扁平上皮
重層上皮 ┤ 重層立方上皮
         │ 重層円柱上皮
         └ 移行上皮
```

上皮組織の分類（細胞の形によって分ける）

① 扁平上皮：単層と重層を区別する。
- **単層扁平上皮**：胸膜、腹膜、心膜の漿膜（中皮）、血管、リンパ管の内表面（内皮）、肺胞、腎臓の糸球体
- **重層扁平上皮**：皮膚表面（表皮）。口腔、食道、肛門、腟（粘膜）
- **多列線毛上皮**：線毛をもつ。気管、精巣輸出管などの粘膜上皮

② 立方上皮：単層と重層に分けられるが、ほとんど単層である。腎臓の尿細管、甲状腺の濾胞上皮、細気管支、網膜の色素上皮

③ 円柱上皮
- **単層円柱上皮**：胃、小腸、大腸など消化管の内腔粘膜上皮

図1-15 上皮組織の分類

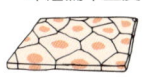
単層扁平上皮　単層立方上皮

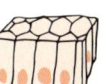
単層円柱上皮

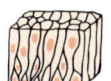
多列上皮

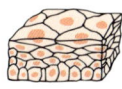
重層扁平上皮

---

note

組織
上皮組織
腺
支持（・結合）組織
　結合組織
　軟骨組織
　骨組織
　血液とリンパ
筋組織
神経組織

3つの上皮細胞
形による分類
①扁平：平板状の形の細胞
②立方：高さが幅と同じ形の細胞
③円柱：高さが幅の2～5倍ある形の細胞

上皮・中皮・内皮
（狭義の）上皮：体表や外界に開く管状器官の内表面を覆うもの
中皮：体腔の内面を覆うもの
内皮：外界に開かない管や腔の内面を覆うもの

第1章 解剖生理学総論 ● 人体の構成

- 単層円柱線毛上皮：気道（鼻腔、喉頭、気管、気管支）や生殖器（卵管、子宮）の上皮
- 重層円柱上皮：眼瞼結膜上皮、軟口蓋の粘膜上皮

④**移行上皮**：機能に応じて、上皮の形態が移行する。泌尿器（腎杯、腎盂、尿管、膀胱）の内表面

B | 腺

腺は上皮組織（皮膚の表皮や粘膜の上皮）が結合組織内に落ち込んでできたもので、導管のある外分泌腺と、導管のない内分泌腺とに分ける。

外分泌腺

分泌作用を行う腺細胞と分泌物を運ぶ導管からできている。

●分泌部位による分類
① **皮膚腺**：汗腺、脂腺、乳腺
② **消化腺**：唾液腺（耳下腺、顎下腺、舌下腺）、肝臓、膵臓
③その他：涙腺、前立腺

●分泌物の種類による分類
③ **粘液腺**：粘液を分泌。気道や消化管壁
④ **漿液腺**：漿液を分泌、消化管壁の漿液腺は消化酵素を分泌
⑤ **混合腺**：粘液腺と漿液腺が同一腺に含まれる舌下腺や顎下腺
⑥ **脂腺**：脂質を分泌
⑦ **汗腺**：汗を分泌。大汗腺と小汗腺がある
⑧ **乳腺**：乳を分泌。汗腺の変形したもの

内分泌腺

導管がなく、その分泌物（ホルモン）を血液中や組織液中に出す。下垂体、甲状腺、副腎など。

C | 支持組織（結合組織）

支持組織（結合組織）は、他の組織や器官の間を埋めて、それらを保護する。細胞が少なく、線維とその間を埋めている基質で構成される細胞間質が多い組織である。**結合組織、軟骨組織、骨組織、血液とリンパ**に大別される。

移行上皮
膀胱などの器官の内腔が尿の充満などで拡大すると、個々の細胞が扁平になり2、3層の扁平上皮のようになる。内腔が空になると、10数層にも重なった細胞の層となり、重層円柱状のような形となる。

線維
膠原線維（コラーゲンによってつくられる）、弾性線維、細網線維とがある。

結合組織

結合組織は皮下組織、粘膜下組織、実質性器官内の葉間や小葉間結合組織、また筋膜や腱などとして組織間や器官の間隙を埋めている。
①疎性結合組織：皮下組織と粘膜下組織
②密性結合組織：真皮や腱、靱帯

軟骨組織

軟骨組織は軟骨細胞と軟骨基質からなる。基質の性状により次の3つに分類される。
①硝子軟骨：主に微細な膠原線維の基質。肋軟骨、関節軟骨、気管・気管支の軟骨
②弾性軟骨：主に弾性線維の基質。耳介軟骨、喉頭蓋軟骨
③線維軟骨：主に膠原線維の基質で、少ない軟骨細胞。椎間円板、恥骨間円板

骨組織

骨組織は骨細胞と骨基質からなる。基質は微細な膠原線維の束が層板状に走り骨層板をつくる。骨層板中骨小腔に骨細胞が入る。

血液とリンパ

血液とリンパは結合組織に属する。基質が液状であるのが特徴である。血液の基質は血漿で、細胞は赤血球と白血球である。リンパでは基質はリンパ漿で、細胞はリンパ球である。

D｜筋組織

筋組織は筋細胞の集束。筋細胞は細長い線維状をなすので筋線維ともよばれる。平滑筋、横紋筋、心筋があり、横紋筋と心筋は横紋をもつ▶図1-16。

横紋筋

横紋がみられ、**骨格筋**ともいわれる。関節の運動に関係し、脳脊髄神経に支配される**随意筋**である。

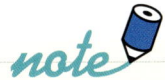

脂肪組織
疎性結合組織中に多量の脂肪細胞が含まれたもので、特に組織の大部分が脂肪細胞で占められる場合、脂肪組織という。皮下や眼窩の中、腎臓の周囲などにある。

軟骨組織
①**硝子軟骨**：肋軟骨、関節軟骨、気管・気管支の軟骨
②**弾性軟骨**：耳介軟骨、喉頭蓋軟骨
③**線維軟骨**：椎間円板、恥骨間円板

筋組織
①**横紋筋**：骨格筋、随意筋
②**心筋**：横紋あり、不随意筋
③**平滑筋**：内臓筋、不随意筋

心筋

　心筋は心臓の壁をつくり、横紋がみられるが、**不随意筋**である。特殊心筋線維である**刺激伝導系**をもつ。

平滑筋

　平滑筋は**内臓筋**ともいわれ、消化管、尿管、卵管、血管、膀胱、子宮などの壁をつくる。自律神経に支配される**不随意筋**である。

図 1-16　筋組織の分類

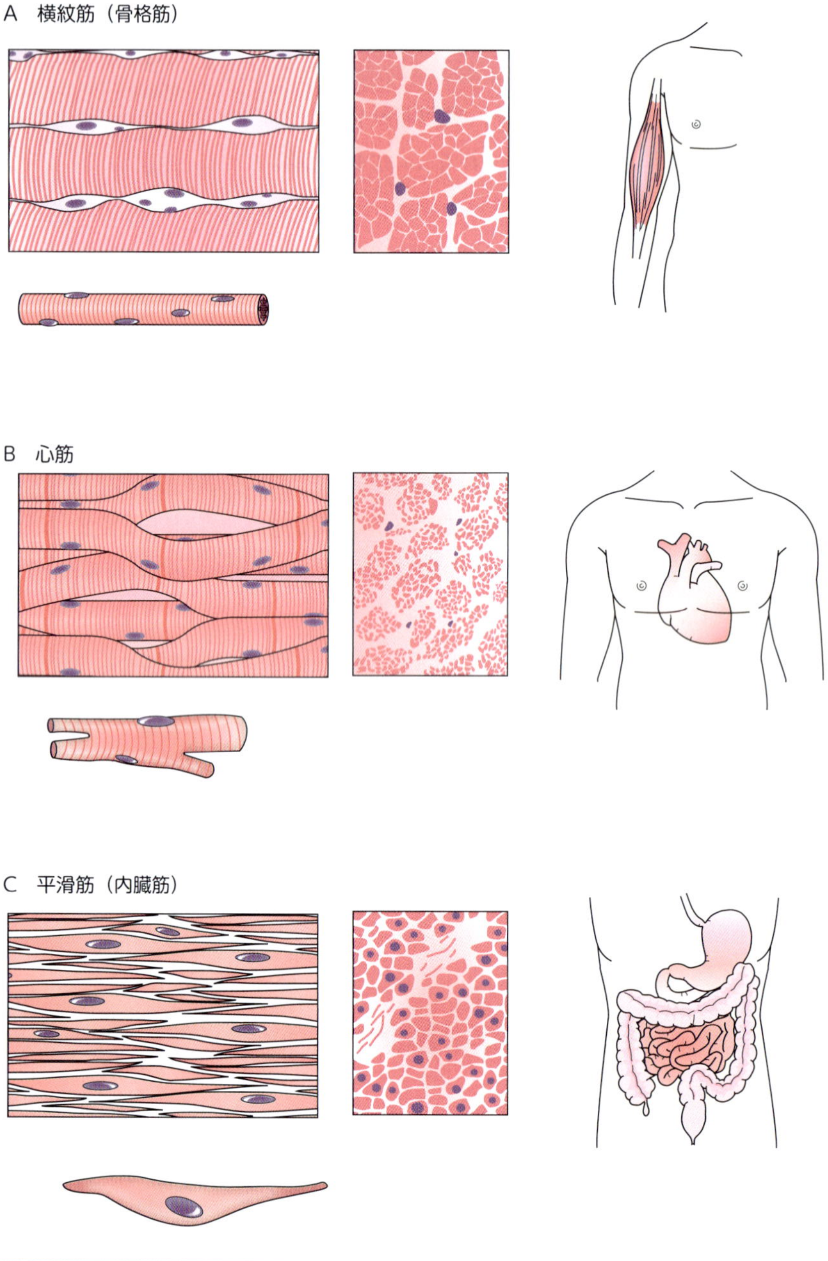

A　横紋筋（骨格筋）

B　心筋

C　平滑筋（内臓筋）

E | 神経組織

神経組織は情報の伝達や処理にあたる**神経細胞**と、情報の伝達はしないが、神経細胞の働きを助ける**支持細胞**で構成されている。

神経細胞

神経細胞は、核を中心とする**細胞体**（核周部）と2種の突起、すなわち**樹状突起**と**軸索**または神経突起からなる。これらを合わせて**ニューロン**（神経細胞）という▶図1-17。樹状突起は、情報（刺激）を受け取ってこれを細胞体に向けて送り込み、神経突起は情報（興奮）を末梢へ送り出す。神経突起が他のニューロンに連なる場合、樹状突起あるいは細胞体表面に接着する。この接着部を**シナプス**という。

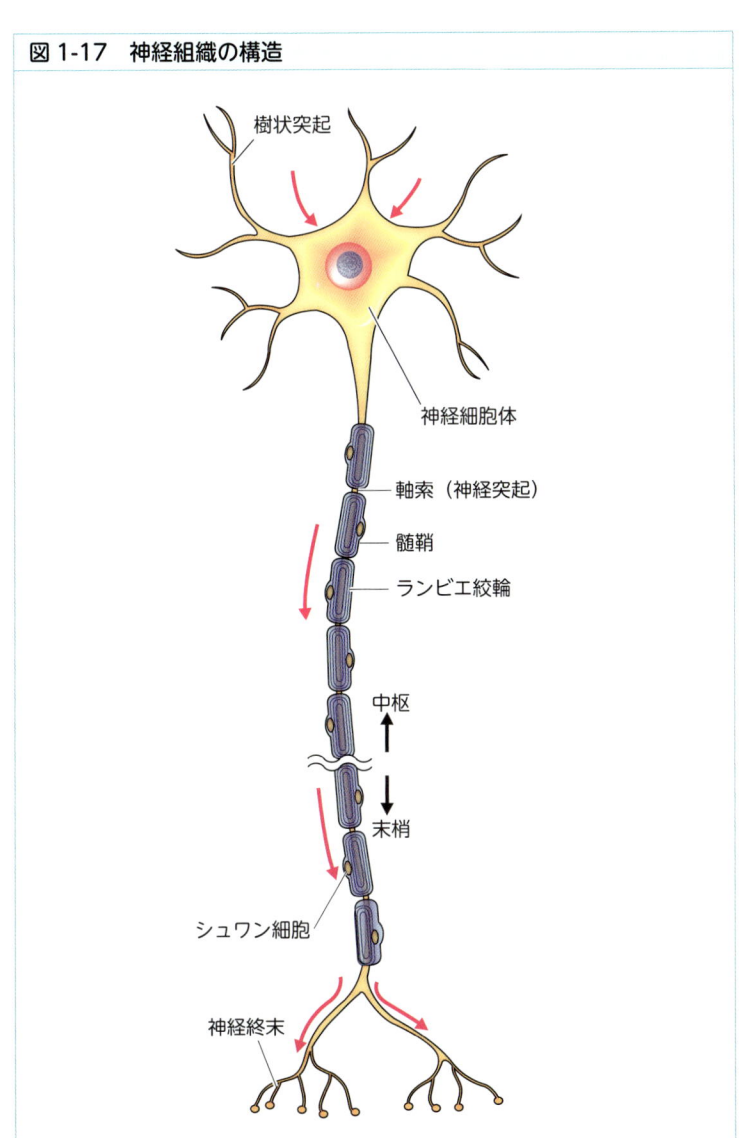

図1-17　神経組織の構造

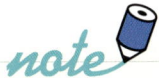

神経組織
神経細胞
支持細胞

神経細胞（ニューロン）
細胞体（核周部）
樹状突起
軸索（神経突起）

支持細胞
神経膠細胞（グリア細胞）：中枢神経系
シュワン細胞：末梢神経系
衛星細胞：末梢神経系の神経節

シナプス
軸索（神経突起）と他の樹状突起との接着部

神経線維
髄鞘の有無によって、有髄線維と無髄線維とに分けられる。

ランビエ絞輪
2個の髄鞘の間にある、髄鞘が中断している部分

ニッスル小体
神経細胞の核周部や樹状突起の基部にある顆粒で、それぞれの神経細胞に特有な蛋白を合成するといわれている。

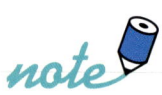

神経線維

　神経細胞体から出ている比較的長い突起を神経線維という。神経線維は軸索にあたることが多い。神経線維（軸索）のことを神経突起ともよんでいた。神経線維のさやとしては髄鞘（ミエリン）とシュワン鞘がある。

支持細胞

　神経細胞の支持、栄養、代謝などの役割を果たす細胞で、中枢神経系にみられる神経膠細胞（グリア細胞）、末梢神経系でのシュワン細胞や末梢神経系の神経節にみられる衛星細胞などがある。

神経膠細胞（グリア細胞）

　脳と脊髄、つまり中枢神経系にみられる支持細胞で、脳室や脊髄中心管の内面をおおう上衣細胞と固有神経膠細胞がある。固有神経膠細胞には星状膠細胞（アストロサイト）、希突起膠細胞（オリゴデンドロサイト）、小膠細胞（ミクログリア）の3種類がある。

シュワン細胞

　シュワン鞘や髄鞘をつくって軸索を包む。

希突起膠細胞
神経細胞のすぐ近くに位置することが多く、髄鞘をつくる細胞であるといわれている。

4 器官
organ

　いくつかの組織が集まって、一定の形態をもち、ある働きを行うものを器官という。内部が空洞で、管状や嚢状をなす器官を中空性器官といい、内腔を欠き、組織が充実した器官を実質性器官という。

A｜中空性器官

　食道、胃、腸、喉頭、気管、尿管、卵管などの器官を指す。管腔の壁は3層からなり、内側から粘膜、筋層、漿膜（または外膜）である▶図1-18。

①**粘膜**：粘膜上皮、粘膜固有層、粘膜筋板、粘膜下組織の4層に分かれる。

②**筋層**：平滑筋（一部横紋筋）。内輪走筋と外縦走筋の2層からなる。

③**漿膜**（または**外膜**）：消化管でも、食道では線維性の外膜、腹腔内の消化管（胃や腸）は薄い漿膜（臓側腹膜）に包まれている。

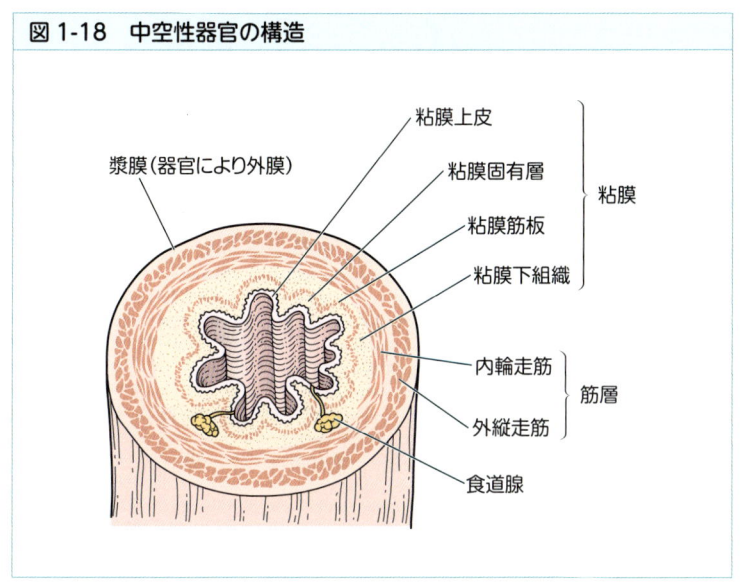

図1-18　中空性器官の構造

中空性器官
①粘膜
②筋層：内輪走筋・外縦走筋
③漿膜

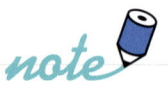

実質性器官
①被膜
②実質：葉または小葉
③支質：葉間または小葉間結合組織
④門：血管、神経が出入りする表面にある一定の場所

B｜実質性器官

　肝臓、腎臓、膵臓、肺、卵巣（精巣）、唾液腺、内分泌腺などの器官を指す。これら器官特有の機能をもつ組織である**実質**と、実質の間に入り込んだ結合組織性の**支質**（間質、血管、神経を含む）とからなる▶図1-19。

　表面は、結合組織性または漿膜性の被膜に包まれる。被膜は実質内部を、葉または小葉に区切っている。

　この被膜がつくり出す中隔に沿って血管、神経が走る。それらが器官内に出入りする部位を門（肝門、肺門、腎門、脾門など）という。

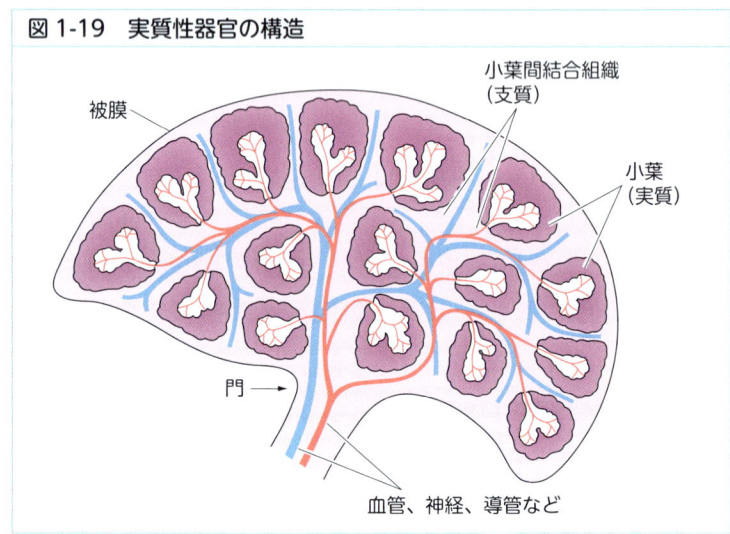

図 1-19　実質性器官の構造

C｜器官の形成

外胚葉　ectoderm

①**神経外胚葉**：脳、脊髄、脳神経・脊髄神経、網膜、松果体、副腎髄質、脳下垂体後葉、知覚神経節など
②**表層外胚葉**：表皮、爪、毛、皮脂腺、乳腺、内耳、水晶体、脳下垂体前葉、歯のエナメル質、瞳孔括約筋、瞳孔散大筋など

中胚葉　mesoderm

　骨、筋、結合組織、腹膜、胸膜、心膜、心臓、血管、リンパ管、血液細胞、泌尿器・生殖器の大部分など

内胚葉　endoderm

　消化管・呼吸器の上皮、肝臓、膵臓、膀胱・尿道、鰓弓由来の器官など

骨格系
Skeletal System

- **1** 骨の一般について　*24*
  骨の働き／骨の形状と構造／骨の発生と成長／骨の連結

- **2** 各部の骨格　*30*
  骨格の名称と数／各骨格の構造／代表的な関節の構造

楽しく学ぼう解剖生理　*50*

骨の一般について

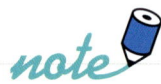

骨の生理的作用（働き）
①支持作用
②保護作用
③運動作用（受動的）
④造血作用
⑤電解質の貯蔵作用

1 骨の働き

①**支持作用**：頭や内臓を支え、身体の支柱となる。
②**保護作用**：いくつかの骨が集まり、骨格を形成し、**頭蓋腔**、**胸腔**、**脊柱管**、**骨盤腔**などの腔をつくり、脳や内臓などの重要な器官を納め保護している。
③**運動作用**（**受動的**）：付着している筋の収縮により、可動性のある関節を支点として運動が行われる。
④**造血作用**：骨内の骨髄のうち、造血機能のある赤色骨髄において、赤血球、白血球、血小板が絶えず新生される。造血作用が衰え脂肪が増え黄色になった骨髄を黄色骨髄とよぶ。
⑤**電解質の貯蔵作用**：カルシウム、リン、ナトリウム、カリウムなどの電解質は骨中に蓄えられ、必要に応じて骨から引き出されて、血流によって送り出される。

2 骨の形状と構造

A｜骨の形状

骨は形によって長骨、短骨、扁平骨、含気骨に分類される。
①**長骨**：長く伸びた管状の骨で、大腿骨、上腕骨、鎖骨、脛骨、橈骨などがある。
②**短骨**：短く不規則な形をしている骨で、有鈎骨、有頭骨などの手根骨、距骨、踵骨などの足根骨が含まれる。
③**扁平骨**：板状の扁平な骨で、頭頂骨、胸骨、肋骨、腸骨などが含まれる。
④**含気骨**：骨内部に空気を含む空洞をもつもので、前頭骨、上顎骨、篩骨、蝶形骨がある。

長骨
両端の膨れた部分を骨端といい、中央部を骨幹という。骨幹の壁は緻密質ででき、中は管状で、骨髄を入れる髄腔となる。

扁平骨
長骨のように広い髄腔はなく、内外2枚の緻密質の間に海綿質があり板間層とよばれる。

24

B│骨の構造

骨は関節面を除いて骨膜に包まれ、緻密質と海綿質からなる骨質と、髄腔内の骨髄より構成される▶図2-1。

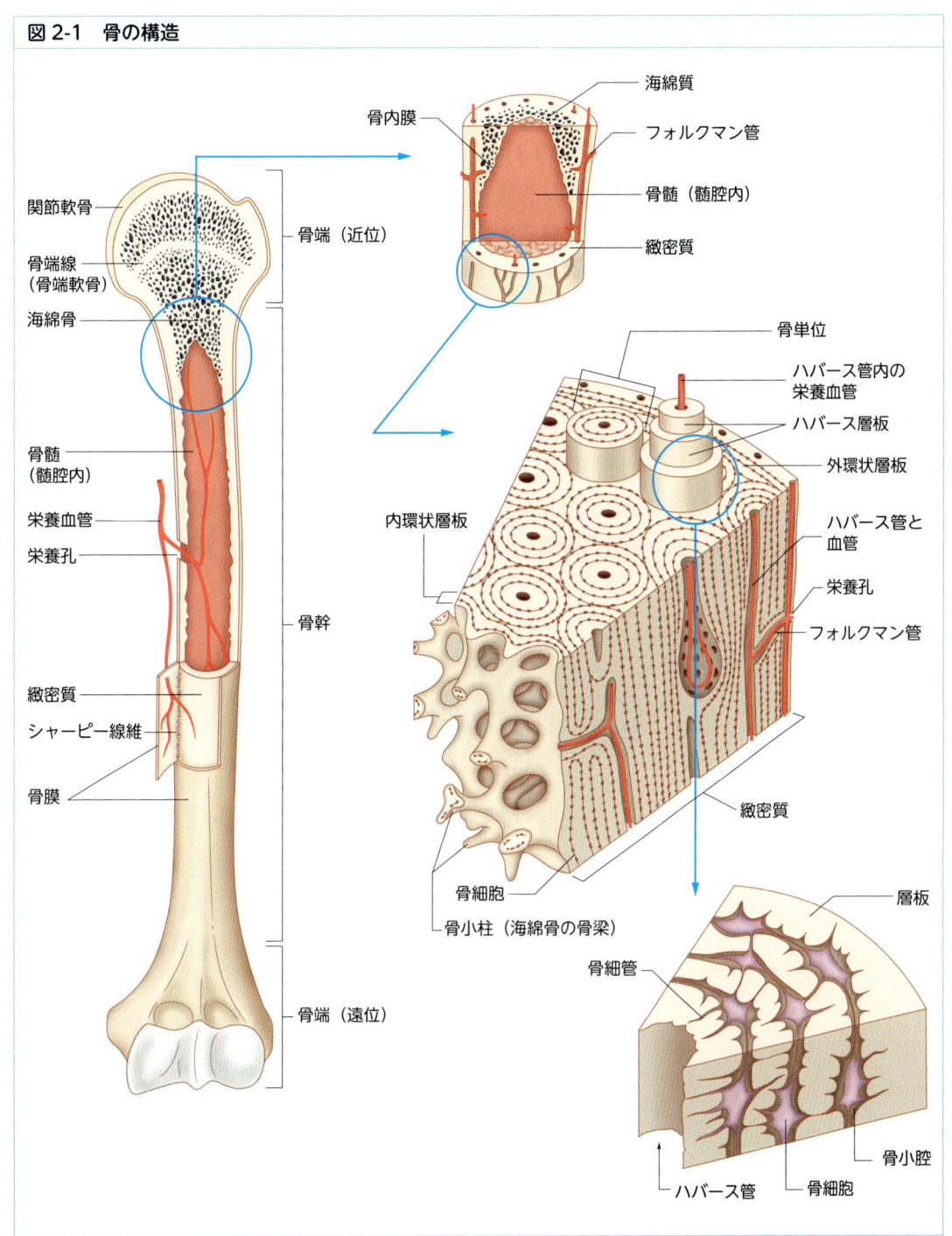

図 2-1　骨の構造

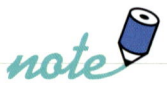

骨の構造
①骨膜：骨の成長や再生の役目
②骨質：緻密質と海綿質
③骨髄：赤色骨髄と黄色骨髄

骨膜　periosteum

関節軟骨におおわれた関節面を除いて骨を包む線維性結合組織の膜で、シャーピー線維で骨表面に固着している。血管と神経に富み、骨を保護するとともに、骨を養い、**骨の成長**や**再生**にも役立つ。

骨質

緻密質と**海綿質**よりなる。
①**緻密質**：骨の表層で、骨組織が層板状に配列し、その中心を栄養血管を通す血管腔が縦に走る。この血管腔を**ハバース管**という。そのまわりの同心円状の層板を**ハバース層板**といい、ハバース管は、骨膜からの血管を導入する**フォルクマン管**と交通している。骨表面にできた孔を**栄養孔**という。
②**海綿質**：骨の深層や骨端にあり、海綿様の小腔をもつ。その小腔は、**骨髄**により満たされている。

細網組織
細網細胞の突起や細網線維でつくられ、主にリンパ球を包み込んでいる。

骨髄　bone marrow

細網組織からなり、**赤色骨髄**と**黄色骨髄**に区別される。
①**赤色骨髄**：造血作用が盛んで、赤紅色をなし、椎骨、胸骨、肋骨、腸骨などのなかにある。若いときは赤色骨髄が多い。
②**黄色骨髄**：加齢とともに造血機能が衰え、脂肪細胞が増えて黄色を呈し、長骨骨幹部の髄腔中などにある。

3 骨の発生と成長

骨の発生
①置換骨：軟骨性骨
②付加骨：結合組織性骨、頭蓋冠

A｜骨の発生

①**置換骨**（**軟骨性骨**）：胎生期に骨の原型をなす軟骨が発生し、その軟骨組織が壊され**骨芽細胞**が現れる。それが骨組織に置き換わり**骨化**する。長骨では、骨幹の中央と両骨端と3か所に骨化点が生じ骨化が進む。
②**付加骨**（**結合組織性骨**）：結合組織内に骨芽細胞ができ、骨細胞となる。頭蓋冠や顔面骨の一部が付加骨である。

B │ 骨の成長

①**長さの成長**（増長）：骨端部の軟骨（骨端軟骨）が増殖し骨化することにより長さの成長が行われる。
②**太さの成長**（増厚）：骨膜から骨芽細胞が出て骨膜内面に骨質をつくり、骨に付加されることにより太くなる。

4 骨の連結

全身にある骨の数は約200個といわれる。骨は互いに結合し骨格を形成する。その結合には不動性と可動性の2種の様式がある。

A │ 不動結合

結合部が不動性で、両骨間には多少の結合組織や軟骨が介在している。
①**縫合**：頭蓋骨間にみられ、膠原線維によって縫い合わさったように結合される。
②**釘植**：歯と（上・下）顎骨の歯槽との間にみられ、結合は膠原線維による。
③**軟骨結合**：両骨間が線維軟骨によって結合している。
　・**椎間円板**：椎骨間の結合で、椎体間の線維軟骨。
　・**恥骨間円板**：恥骨結合における左右恥骨間の線維軟骨。
④**骨結合**：縫合や軟骨結合において、両骨間の結合組織や軟骨が二次的に骨化したもの。前頭骨、寛骨、仙骨など。

B │ 可動結合

2ないし3個の骨の連結部が可動性をもつ結合様式で、関節とよばれる。

---

note

骨の成長
①増長：骨端軟骨が増殖し、それが骨化。骨端線
②増厚：骨膜内面の骨質化。破骨細胞による髄腔拡大

骨端線
骨端部の骨化が進むに伴い、骨端軟骨部は減少し、線状となり、骨端線とよばれる。

note

関節に関する名称
関節頭、関節窩、関節軟骨、関節包、滑膜、関節腔、滑液、靱帯、関節半月、関節円板

関節内靱帯
靱帯は一般に関節包の外にあるが、膝十字靱帯や大腿骨頭靱帯は関節内にある。

関節半月と関節円板
関節腔内に関節包から出ている線維軟骨で、関節面の適合、運動の円滑化、緩衝作用をもつ。
例）関節半月：膝関節
　　関節円板：顎関節
　　関節唇：肩関節、股関節

関節の構造

　結合している骨の連結部で、突出した関節面を関節頭、くぼんでいるほうの関節面を関節窩という。それらの関節面は関節軟骨におおわれ、結合部は線維膜と滑膜（内膜）という2層の関節包に包まれる。関節包に包まれた内腔は関節腔といわれ、関節面の摩擦を減らす滑液に満たされている▶図2-2。また、関節包の強化と関節の過度の運動を阻止し損傷を防ぐため、靱帯によって補強されている。

関節の種類

●結合する骨の数による分類
①単関節：2つの骨がつくる関節。肩関節（上腕骨と肩甲骨）や股関節（大腿骨と寛骨）などがある。
②複関節：3つ以上の骨がつくる関節。肘関節（上腕骨と橈骨と尺骨）などがある。

●運動軸による分類
①1軸性関節：屈伸のように1軸のみを中心に動く。
②2軸性関節：前後と側方への屈伸のように2軸を中心に動く。
③多軸性関節：前後屈と側屈に回旋も行うように、3軸以上を中心に動く。

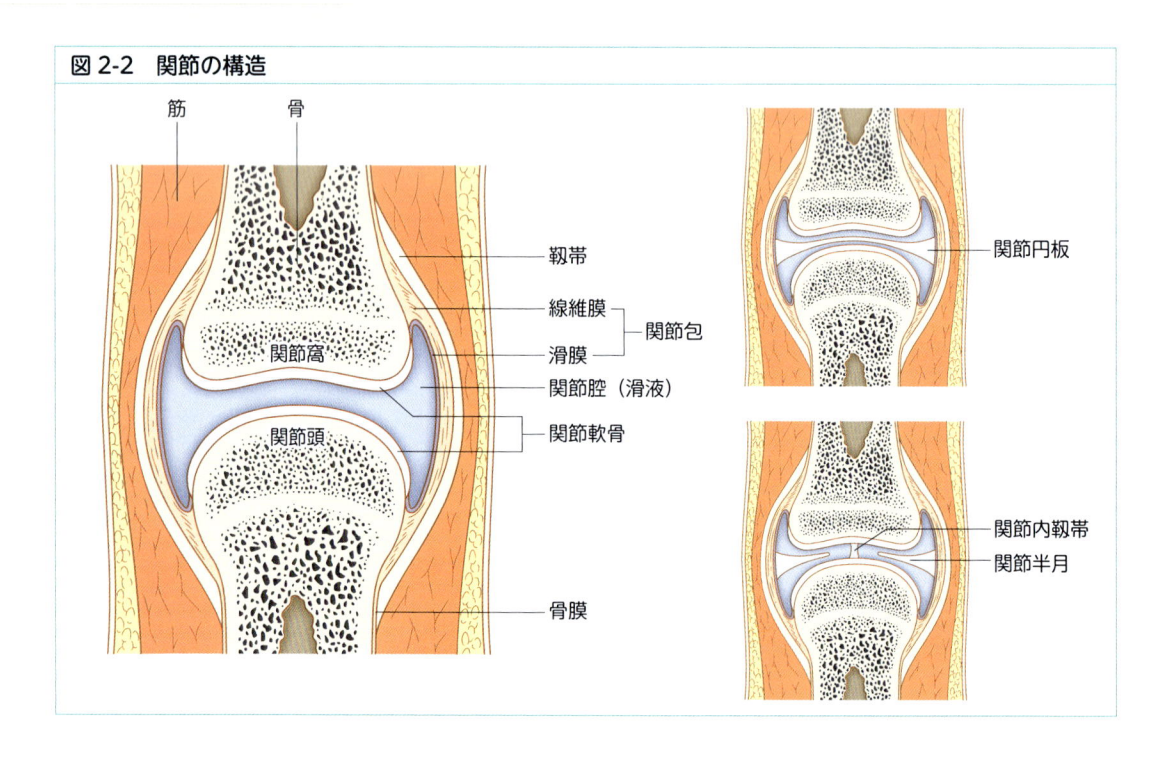

図2-2　関節の構造

28

●関節頭と関節窩の形による分類 ▶図2-3

①**球関節**：関節頭は球状で、関節窩は頭に対応する凹面（球状）のくぼみをもち、多軸性の運動ができる。関節窩のとくに深いものを、**臼状**関節という。

②**蝶番関節**：関節頭は円柱状で、蝶番（ちょうつがい）のように円柱軸を運動軸にして1方向にのみ運動ができる。円柱の直径が、回転角度によって増減し、ラセン階段を登るような運動をするものを**ラセン関節**という。

③**鞍関節**：関節頭、関節窩の両関節面が馬の鞍状で互いに直角方向に動き2軸性の運動ができる。

④**楕円関節（顆状関節）**：関節頭、関節窩の両関節面が楕円状で、関節頭の長軸と短軸のまわりを動く（2軸性）。

⑤**車軸関節**：関節頭が環状をなし、関節窩は切り込まれて車の軸受け状で、骨の長軸のまわりを回転する（1軸性）。

⑥**平面関節**：関節面が平面に近く、可動性は少なくわずかに滑動性に動く。相対する関節面が小さな凹凸によってぴったりと合い、ほとんど可動性のないものを**半関節**という。

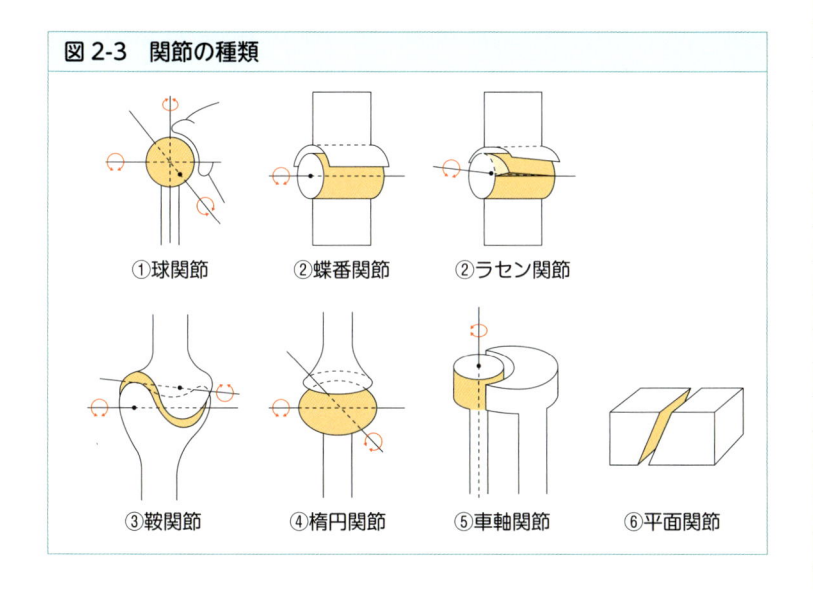

---

note

各関節の例
①球関節：肩関節
　（臼状関節）：股関節
②蝶番関節：腕尺関節、指節間関節
　（ラセン関節）：距腿関節
③鞍関節：母指の手根中手関節
④楕円関節：橈骨手根関節
⑤車軸関節：上・下橈尺関節
⑥平面関節：椎間関節、胸鎖関節
　（半関節）：仙腸関節

図2-3　関節の種類

①球関節　②蝶番関節　②ラセン関節
③鞍関節　④楕円関節　⑤車軸関節　⑥平面関節

2 各部の骨格

1 骨格の名称と数

　約200個の骨は互いに結合して、頭蓋骨、脊柱、胸郭、骨盤、上肢骨、下肢骨の骨格を形成している。胸郭と骨盤は、脊柱と下肢の骨の一部が骨格の構成に加わっている。

A ｜ 体幹の骨

頭蓋骨（15種23個）

脳頭蓋 （6種8個）	1. 頭頂骨　parietal bone（2個） 2. 側頭骨　temporal bone（2個） 3. 前頭骨　frontal bone（1個） 4. 後頭骨　occipital bone（1個） 5. 蝶形骨　sphenoid bone（1個） 6. 篩　骨　ethmoid bone（1個）
顔面頭蓋 （9種15個）	1. 鼻　骨　nasal bone（2個） 2. 涙　骨　lacrimal bone（2個） 3. 下鼻甲介 inferior nasal concha（2個） 4. 上顎骨　maxilla bone（2個） 5. 頬　骨　zygomatic bone（2個） 6. 口蓋骨　palatine bone（2個） 7. 下顎骨　mandible bone（1個） 8. 鋤　骨　vomer bone（1個） 9. 舌　骨　hyoid bone（1個）

脊柱

　椎骨26個（頚椎7個、胸椎12個、腰椎5個、仙骨1個、尾骨1個）。

胸郭

　胸椎、**胸骨**1個（胸骨柄、胸骨体、剣状突起）、肋骨によって構成される。

仙椎と尾椎
成人では仙骨、尾骨は骨結合し、おのおの1個であるが、結合前の小児期までは、仙椎が5個、尾椎は3から5個よりなっている。

B │ 体肢の骨

上肢骨　skeleton of upper limb（64個）

上肢帯骨	鎖　骨	clavicle（2個）
	肩甲骨	scapula（2個）
自由上肢骨	上腕骨	humerus（2個）
	前腕の骨　橈　骨	radius（2個）
	尺　骨	ulna（2個）
	手根骨	carpal bones（16個）
	手の骨　　中手骨	metacarpal bones（10個）
	指　骨	phalangeal bones（28個）

下肢骨　skeleton of lower limb（62個）

下肢帯骨	寛　骨	hip bone（2個）
自由下肢骨	大腿骨	femur（2個）
	膝蓋骨	patella（2個）
	下腿の骨　脛　骨	tibia（2個）
	腓　骨	fibula（2個）
	足根骨	tarsal bones（14個）
	足の骨　　中足骨	metatarsal bones（10個）
	指　骨	phalangeal bones（28個）

2　各骨格の構造

A │ 頭蓋骨（頭蓋）cranial bone（skull）

頭蓋冠と頭蓋底

　脳頭蓋は頭蓋腔を形成し、脳を入れて保護している。頭蓋腔の上方のドーム状の部分を**頭蓋冠**、底部を**頭蓋底**といい区別する▶図2-4。

縫合

　頭蓋冠を構成する頭頂骨、前頭骨、後頭骨、側頭骨のそれぞれのつなぎ目を縫合とよぶ。
①**矢状縫合**：左右の頭頂骨の間。
②**冠状縫合**：前頭骨と左右頭頂骨の間。
③**ラムダ縫合**：左右頭頂骨と後頭骨の間。
④**鱗状縫合**：側頭骨と頭頂骨の間▶図2-5、2-6。

---

note

手根骨
片側8個の短骨が4個ずつ2列に配列（舟状骨、月状骨、三角骨、豆状骨、大菱形骨、小菱形骨、有頭骨、有鉤骨）

足根骨
片側7個の短骨（距骨、踵骨、舟状骨、立方骨、内側楔状骨、中間楔状骨、外側楔状骨）

図 2-4 頭蓋底（上図は内頭蓋底、下図は外頭蓋底）

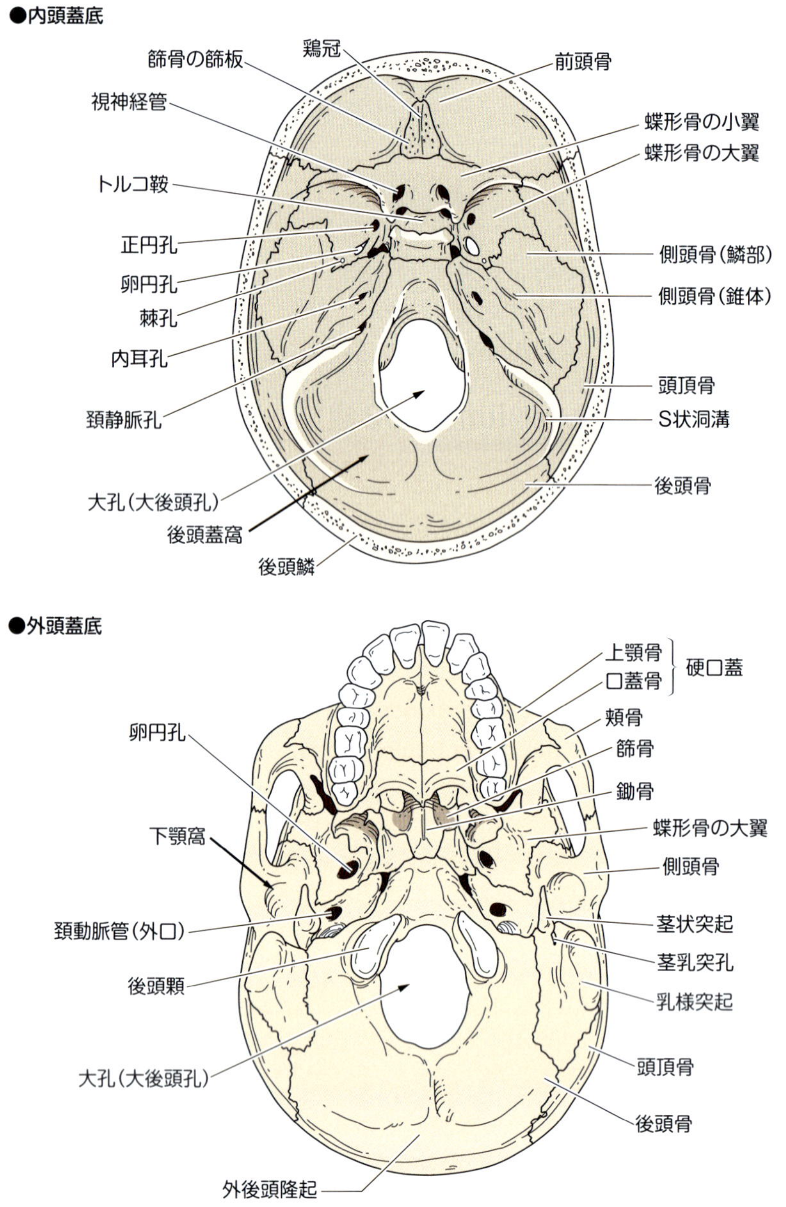

●内頭蓋底

篩骨の篩板、鶏冠、前頭骨、視神経管、蝶形骨の小翼、蝶形骨の大翼、トルコ鞍、正円孔、卵円孔、棘孔、内耳孔、側頭骨（鱗部）、側頭骨（錐体）、頚静脈孔、頭頂骨、S状洞溝、大孔（大後頭孔）、後頭蓋窩、後頭鱗、後頭骨

●外頭蓋底

上顎骨、口蓋骨（硬口蓋）、頬骨、篩骨、鋤骨、卵円孔、下顎窩、蝶形骨の大翼、側頭骨、頚動脈管（外口）、茎状突起、茎乳突孔、後頭顆、乳様突起、大孔（大後頭孔）、頭頂骨、後頭骨、外後頭隆起

泉門　fontanelle

　新生児の頭蓋では、骨化が完全でなく結合組織性の膜性部が残存しており、泉門という ▶図2-6。

①**大泉門**：矢状縫合と冠状縫合が会合している菱形の部分。生後1年から1年半で閉鎖する。

②**小泉門**：矢状縫合とラムダ縫合との間の三角形状の部分。生後約2か月で閉鎖する。

大泉門
生後1年から1年半で閉鎖。

小泉門
生後約2か月で閉鎖。

図 2-5 頭蓋骨（右側面）

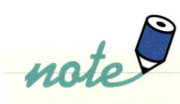

- 頭頂骨
- 鱗状縫合
- 側頭骨
- 後頭骨
- 外耳孔
- 乳様突起
- 関節突起
- 下顎角
- 前頭骨
- 蝶形骨
- 篩骨
- 涙骨
- 鼻骨
- 頬骨
- 上顎骨
- 筋突起
- オトガイ孔
- 下顎骨

図 2-6 縫合と泉門

●成人の頭蓋
- 前頭骨
- 冠状縫合
- 頭頂骨
- 矢状縫合
- 後頭骨
- ラムダ（状）縫合

●胎児の頭蓋
- 前頭縫合
- 前頭結節
- 前頭骨
- 大泉門
- 冠状縫合
- 頭頂骨
- 頭頂結節
- 矢状縫合
- 後頭骨
- 小泉門

第2章 骨格系 ● 各部の骨格

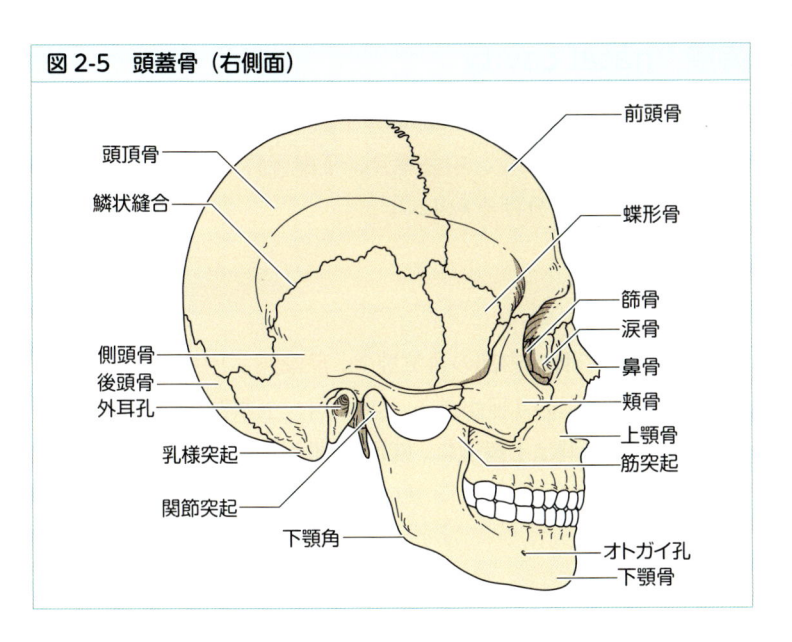

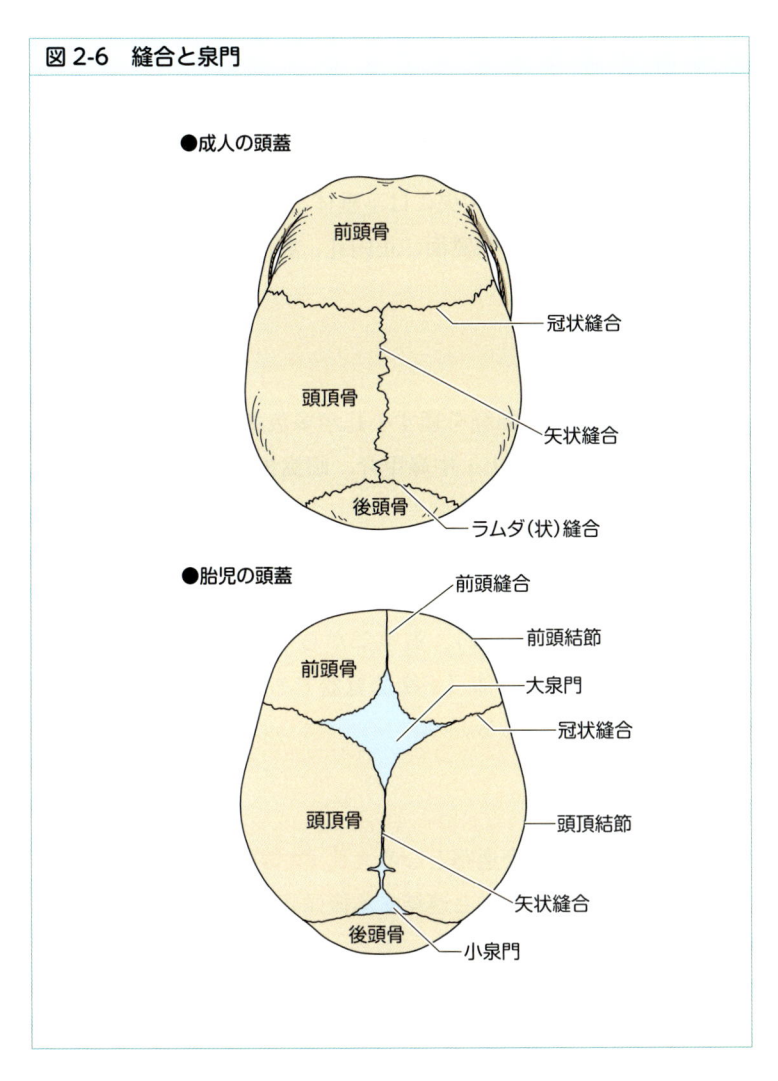

note

下鼻甲介
上・中鼻甲介は篩骨の一部だが、下鼻甲介は独立した骨で顔面頭蓋の一種である。

鼻中隔
上半は篩骨の垂直板、下半は鋤骨、前方は鼻中隔軟骨からなる。

鼻涙管
涙骨から通じ、下鼻道にて開口している。

副鼻腔
前頭洞、上顎洞、蝶形骨洞、(前・後)篩骨洞

眼窩
視神経管、上眼窩裂、下眼窩裂など神経や血管の通る道が内部にある。前頭骨、頬骨、上顎骨、蝶形骨、篩骨、口蓋骨、涙骨に囲まれている。

側頭骨下顎窩
下顎骨と関節し顎関節をつくる。

大孔(大後頭孔)
延髄と椎骨動脈を通す。

鼻腔　nasal cavity

入口は**梨状口**とよばれ、内部は**鼻中隔**で左右に仕切られている。両側壁からは**上鼻甲介**、**中鼻甲介**、**下鼻甲介**が突出して**上鼻道**、**中鼻道**、**下鼻道**を分ける ▶図2-7。

副鼻腔

鼻腔の周辺の骨の内部の含気腔で、**前頭洞**、**上顎洞**、**蝶形骨洞**、**(前・後)篩骨洞**の4種がある。前頭洞、上顎洞、前篩骨洞は中鼻道に、後篩骨洞は上鼻道に、蝶形骨洞は鼻腔上後部(蝶篩陥凹)にて開口する ▶図2-7。

眼窩　orbit

前頭骨、頬骨、上顎骨、蝶形骨、篩骨、口蓋骨、涙骨の**7種の骨**より囲まれている、眼球を入れるくぼみである ▶図2-7。

蝶形骨

頭蓋底のほぼ中央を占め、蝶形骨体上面には**トルコ鞍**というくぼみがある。トルコ鞍の中央には下垂体を入れる**下垂体窩**がある。視神経管、上眼窩裂、眼窩面、正円孔、卵円孔、棘孔、**蝶形骨洞**などがある。

篩骨

頭蓋底の一部で嗅神経を通す小孔が多数あき(篩板)、鼻腔内に下がり(**垂直板**)、上・中鼻甲介、眼窩板、篩骨洞(蜂巣)などがある。

側頭骨

鱗部、岩様部(錐体部)、鼓室部からなる。外耳孔、外耳道、**乳様突起**、**下顎窩**、錐体(平衡聴覚器である内耳を入れる)、内耳孔、内耳道などがある。

後頭骨

頭蓋腔と脊柱管の交通路となる**大孔(大後頭孔)**が開いており、この孔の左右下面に環椎と連結する後頭顆が関節頭をなしている(環椎後頭関節)。

図 2-7　眼窩と鼻腔

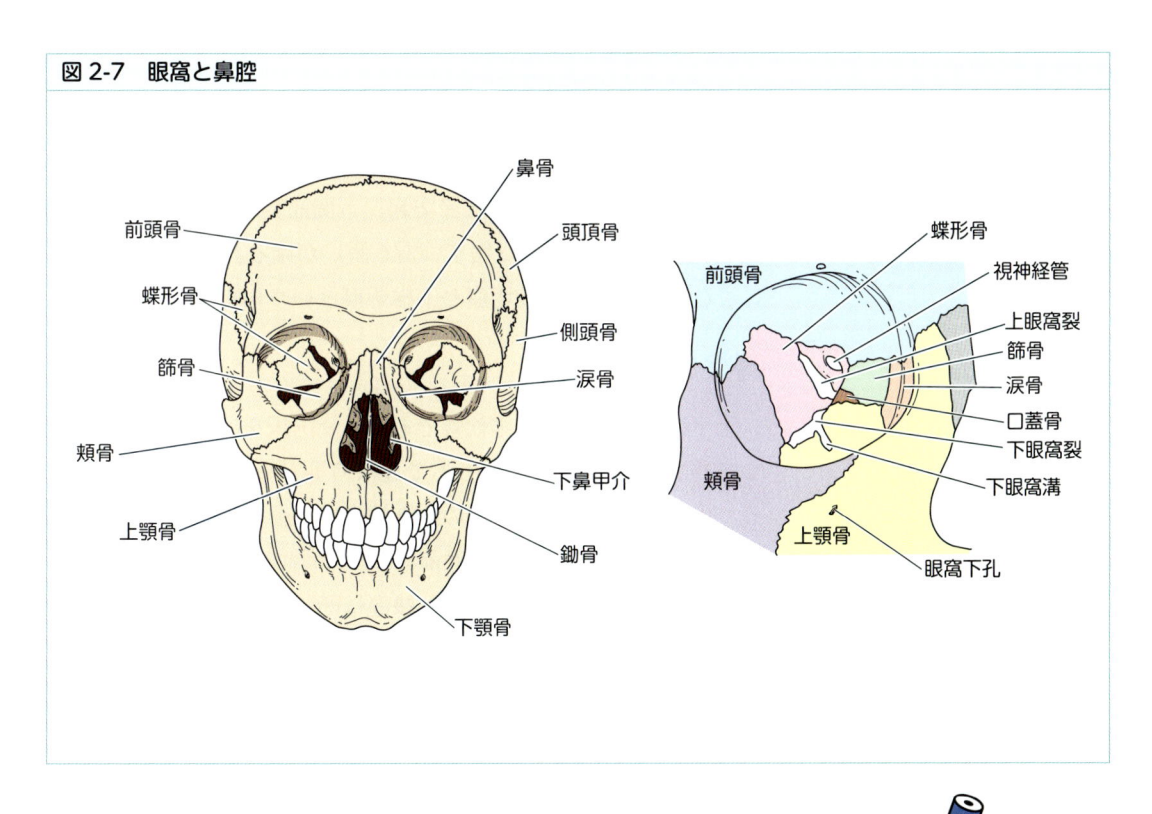

下顎骨

　関節突起の上端は、下顎頭となり、側頭骨の下顎窩と顎関節をつくる▶図2-8。筋突起には、側頭筋が停止する。

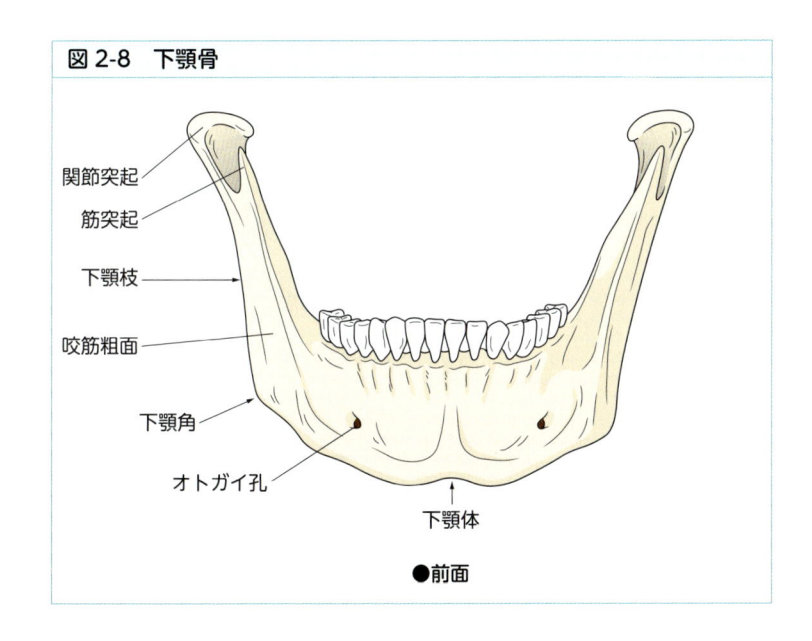

図 2-8　下顎骨

●前面

B│脊柱　vertebral column

椎骨の基本型

　円柱状の**椎体**と後方の**椎孔**を囲む椎弓よりなり、**椎弓**からは4種（棘突起、横突起、上関節突起、下関節突起）7個の突起（棘突起は1個、他は有対2個ずつ計6個）が出る。椎弓基部は上下にくびれがあり、上椎切痕と下椎切痕という▶図2-9。

脊柱の全景

　上下の椎体は間に線維軟骨である**椎間円板**をはさみ、柱状をなして**脊柱**となる。椎孔も上下で連なり**脊柱管**となり脊髄を入れる。上位の下椎切痕と下位の上椎切痕とが合わさって**椎間孔**をつくり、脊髄神経を出入りさせる。

　脊柱は柱状であるが、頸部と腰部は**前弯**し、胸部と仙尾部は**後弯**して、前後に生理的なS状弯曲をつくっている▶図2-10。

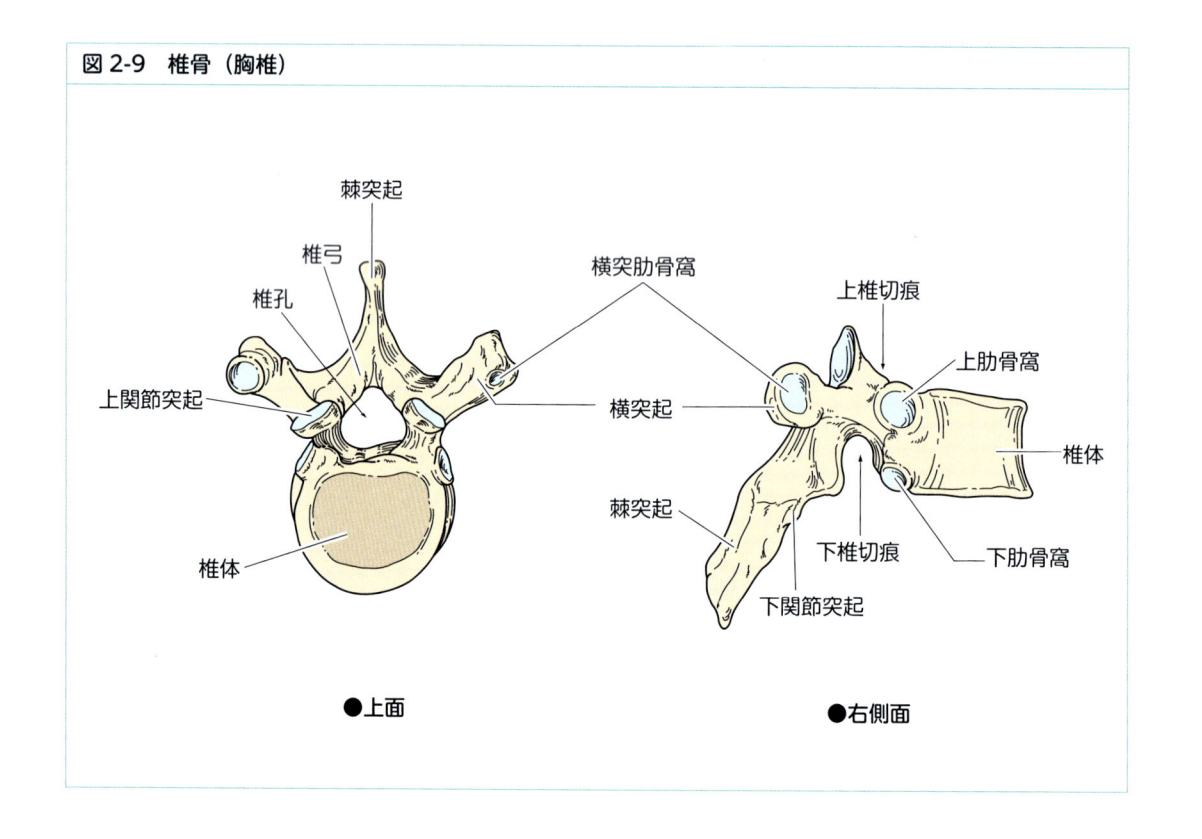

> note
>
> 脊柱の生理的前後弯曲
> 前弯：頸部・腰部
> 後弯：胸部・仙尾部

図2-9　椎骨（胸椎）

●上面　　●右側面

頚椎

横突孔は、頚椎のみにあり、横突起の基部にある孔に椎骨動脈が通る。

① **環椎**（第1頚椎）：椎体が欠如し環状で、後頭顆との環椎後頭関節をつくる上関節窩がある。

② **軸椎**（第2頚椎）：椎体の上方に歯突起が突出し、環椎の前弓の後ろに入り正中環軸関節をつくり、歯突起を軸として頭蓋の回転を行う。

③ **隆椎**（第7頚椎）：上位6頚椎に比べると、棘突起が長く体表からも触知でき、他の椎骨の位置の基準となる。

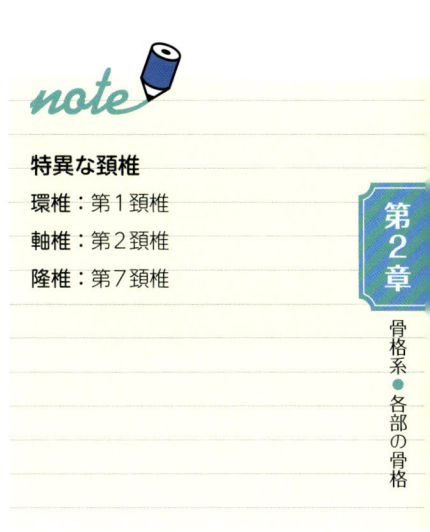

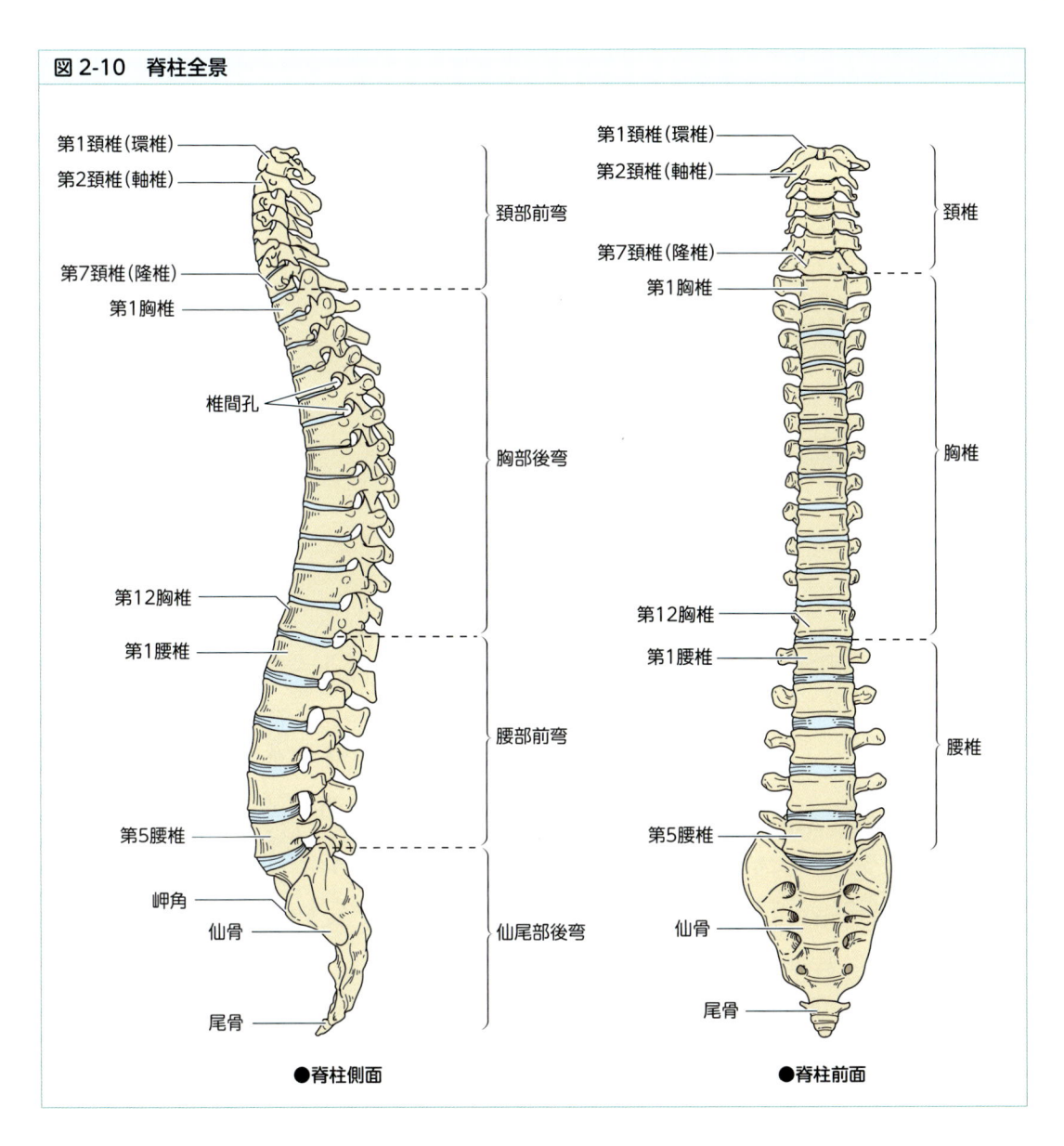

> **note**
>
> **特異な頚椎**
> 環椎：第1頚椎
> 軸椎：第2頚椎
> 隆椎：第7頚椎

図 2-10　脊柱全景

●脊柱側面

●脊柱前面

仙骨

5個の仙椎が癒合し1つの骨になったもので、前面の**横線**は癒合のあとである。後面の正中仙骨稜は棘突起の癒合を示す。4対の**前・後仙骨孔**は椎間孔に相当し、脊柱管の続きである仙骨管に始まっている▶図2-11。

① **岬角**：椎体上端前縁部の前方突出部。
② **耳状面**：外側部の関節面で、寛骨と結合する。

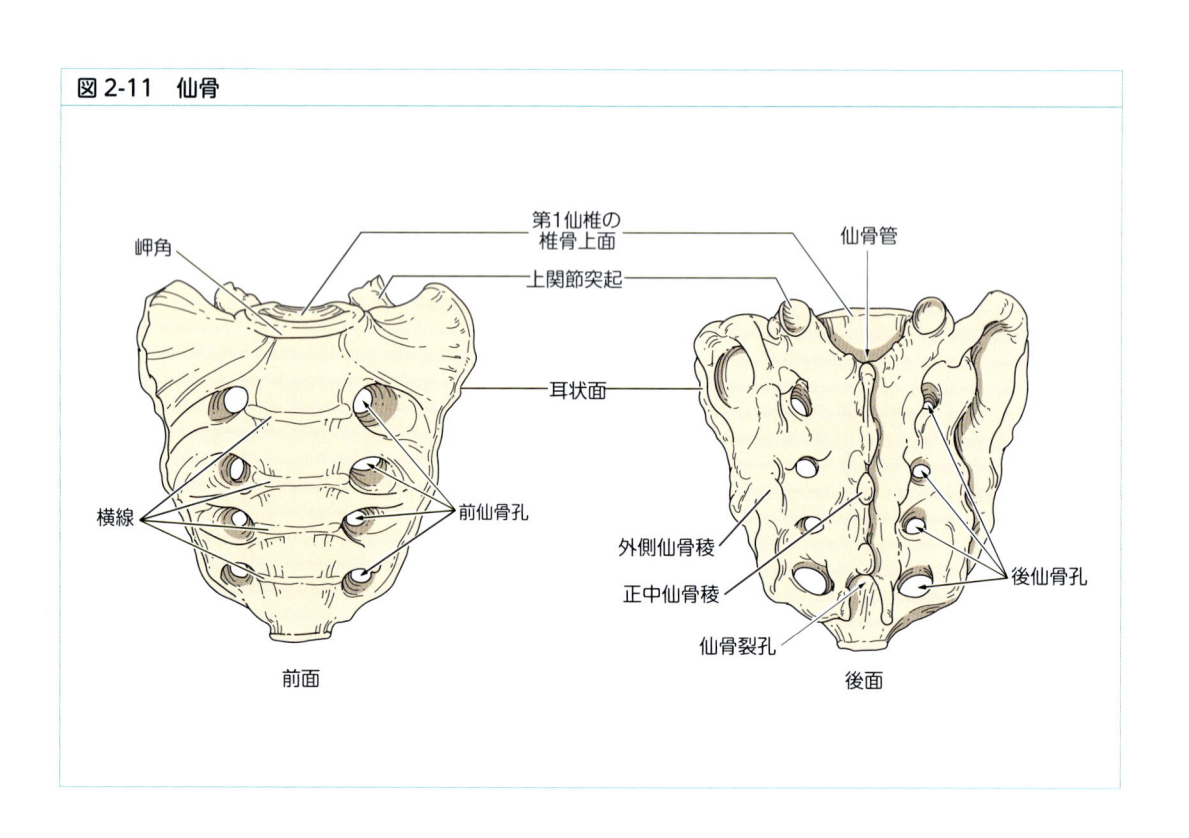

図2-11 仙骨

C｜胸郭　thorax

胸郭は**12個の胸椎**、**12対の肋骨**、**1個の胸骨**からなるカゴ状の骨格で、胸腔内臓の保護と呼吸作用に関与する。

胸郭上口　inlet of thorax

第1胸椎、左右第1肋骨、胸骨の上縁に囲まれ、頚部内臓や血管の胸腔内への出入口となる。

胸郭下口　outlet of thorax

第12胸椎と左右の肋骨弓および胸骨下端に囲まれ、横隔膜が腹腔との境界となる。

---

note

胸骨角
胸骨柄と胸骨体との結合部で、両側に第2肋軟骨が連結している。前方に突出し、体表から触知でき、触診上、何番目の肋骨であるか確かめるとき、胸骨角の両端が第2肋骨であることを利用し、数える。

胸腔内臓
肺、心臓、気管、気管支、食道など

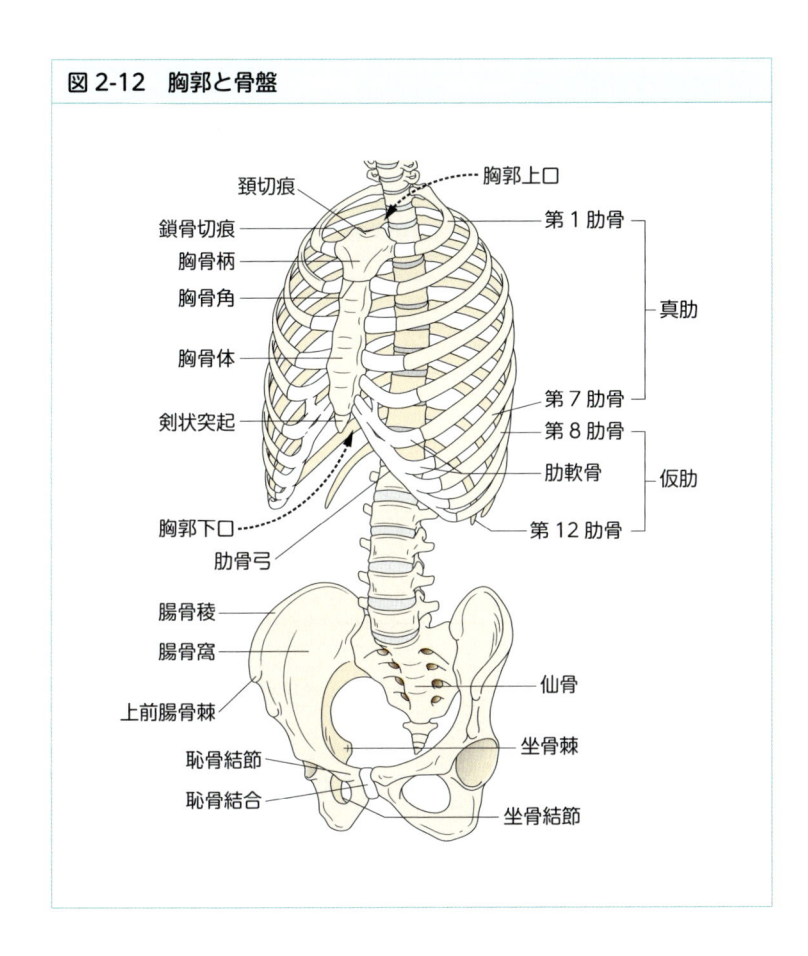

図 2-12　胸郭と骨盤

（頚切痕、胸郭上口、鎖骨切痕、胸骨柄、胸骨角、胸骨体、剣状突起、胸郭下口、肋骨弓、第1肋骨、真肋、第7肋骨、第8肋骨、肋軟骨、仮肋、第12肋骨、腸骨稜、腸骨窩、上前腸骨棘、恥骨結節、恥骨結合、仙骨、坐骨棘、坐骨結節）

note

骨盤内臓
膀胱、子宮、前立腺、卵管、卵巣、直腸など

仙腸関節
仙骨と寛骨（腸骨）の両耳状面間の半関節。

恥骨結合
左右の寛骨の結合で、両恥骨結合面の間に線維軟骨の恥骨間円板をはさんでいる連結。

D｜骨盤　pelvis

左右の寛骨と仙骨、尾骨によってつくられるスリ鉢状の骨格で、体幹と自由下肢とをつなぎ、骨盤内臓を入れて保護する。後方で仙骨と寛骨は耳状面で関節（仙腸関節）を形成し、前方では左右の寛骨が恥骨部で結合（恥骨結合）している。骨盤は性差があり、男女で形状が異なる▶図2-13。

骨盤は分界線により、上部の大骨盤と下部の小骨盤とに分けられる。小骨盤は恥骨結合により閉じた骨盤腔をつくり、骨盤内臓を入れ、分娩のときの産道となる。骨盤腔の上方で分界線に沿う部分を骨盤上口、下方を骨盤下口という。

表2-1　骨盤の性差

	女性	男性
骨盤上口の形	横楕円形	ハート形
恥骨下角	鈍角	鋭角
骨盤腔	広く、円筒形	狭く、漏斗形
仙骨	幅広く、短い、弯曲度が少ない	幅が狭く、長い、前方に強く凹弯曲

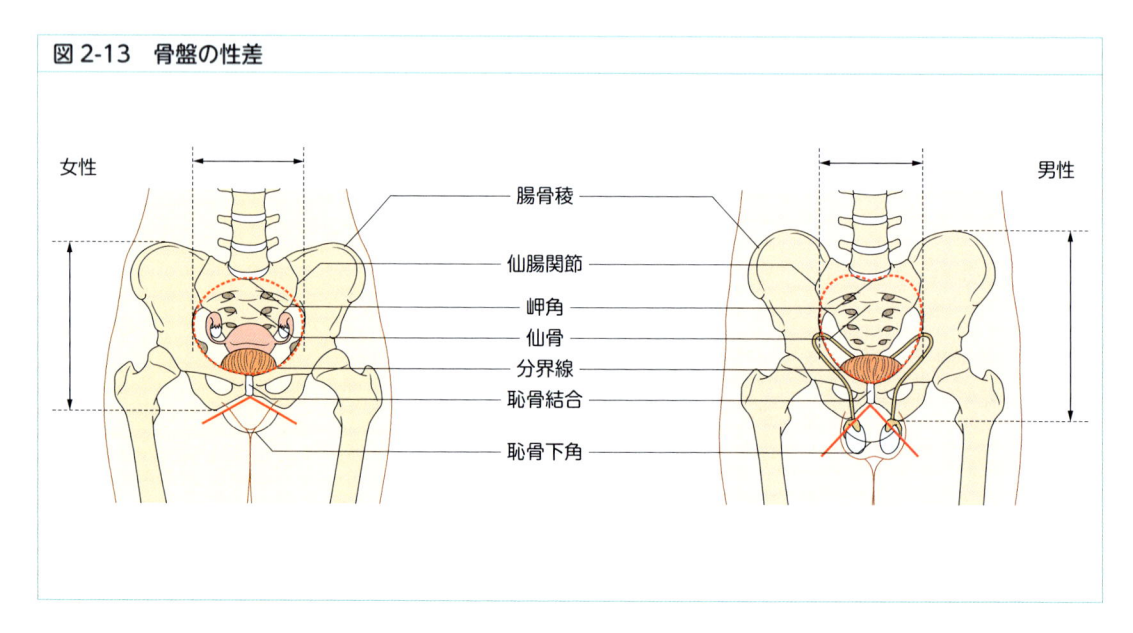

図2-13　骨盤の性差

女性　　腸骨稜　　男性
仙腸関節
岬角
仙骨
分界線
恥骨結合
恥骨下角

E｜上肢骨　bone of the upper limb(extremity)

鎖骨　clavicle

鎖骨の内側は胸骨と関節（胸鎖関節）、外側は肩甲骨の肩峰と関節（肩鎖関節）を形成する。

肩甲骨　scapula

逆三角形をした扁平な骨で、背部で第2肋骨から第8肋骨にかけてある▶図2-14。

①**関節窩**：上外側にあり、上腕骨と肩関節をつくる。
②**肩峰と肩甲棘**：背部皮下で触知できる。
③**烏口突起**：筋や靱帯の付着部である。
④下角：第7胸椎棘突起の高さにある。

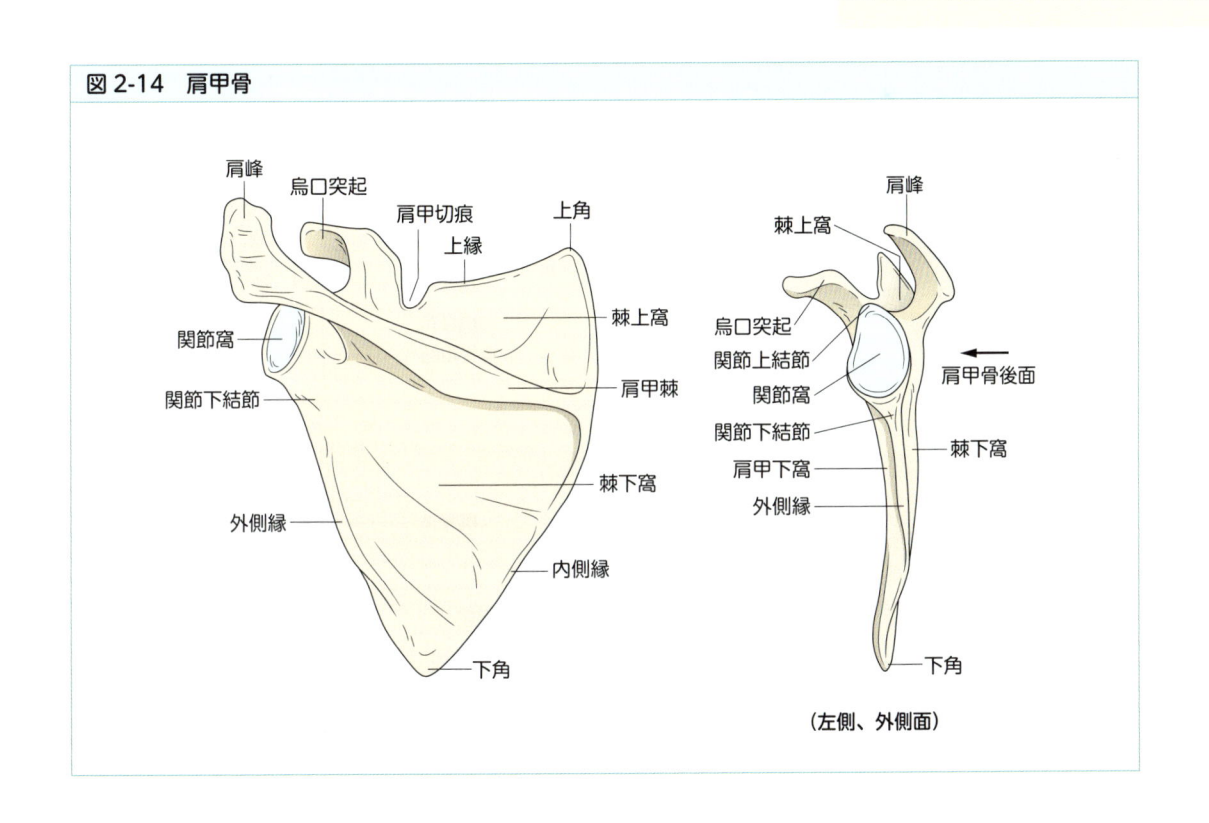

note

分界線
恥骨結合上縁より、左右の恥骨上縁を通り、腸骨の弓状線から仙骨の岬角までの線。

鎖骨・肩甲骨につく筋
鎖骨につく筋：胸鎖乳突筋、大胸筋、僧帽筋、三角筋など
烏口突起につく筋：上腕二頭筋短頭、小胸筋、烏口腕筋
関節上結節につく筋：上腕二頭筋長頭
関節下結節につく筋：上腕三頭筋長頭

図2-14　肩甲骨

（左側、外側面）

上腕骨　humerus ▶図2-15

①**上腕骨頭**：半球状の関節面をもち、肩甲骨と肩関節をつくる。
②**大結節**と**小結節**：筋の付着部
③**外科頸**：大・小結節のすぐ下のくびれで、骨折の頻発部位である。
④**内・外側上顆**：下端肘部付近の広がりで、内側上顆は生体で皮膚の上から触ってもよくわかる。
⑤**上腕骨小頭**：橈骨と腕橈関節をつくる。
⑥**上腕骨滑車**：尺骨と**腕尺関節**をつくる。

橈骨　radius

橈骨頭の上面では、関節窩となり、腕橈関節をつくる。橈骨頭の全周（**関節環状面**）では、尺骨の橈骨切痕との間に**上橈尺関節**をつくる。

①**橈骨粗面**：上腕二頭筋の付着部
②**茎状突起**：手首外側で皮下に触知でき、この突起のすぐ内側で**橈骨動脈**の拍動を触れる。
③**尺骨切痕**：尺骨と下橈尺関節をつくる。

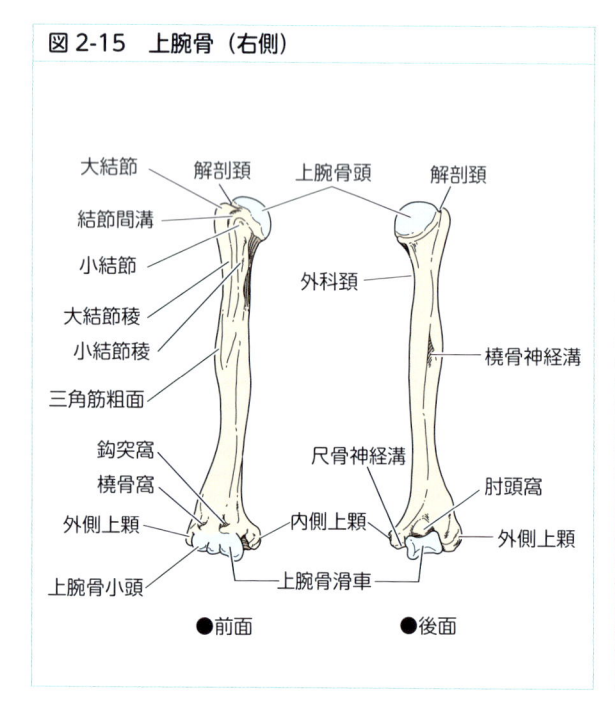

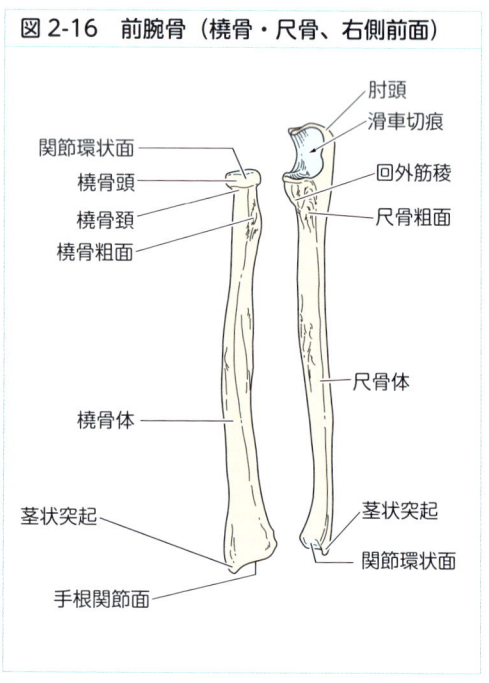

---

note

上腕骨の筋
大結節につく筋：棘上筋、棘下筋、小円筋
小結節につく筋：肩甲下筋
大結節稜につく筋：大胸筋
小結節稜につく筋：広背筋、大円筋

橈・尺骨神経溝
橈骨神経溝：上腕骨体後面の上内側から下外側にかけての斜めの溝で、橈骨神経が通る。
尺骨神経溝：上腕骨内側上顆の後面にある溝で、尺骨神経が通る。

上・下橈尺関節
ともに車軸関節で、前腕の回内・回外運動を行う。

図2-15　上腕骨（右側）

大結節／解剖頸／上腕骨頭／解剖頸／結節間溝／小結節／外科頸／大結節稜／小結節稜／三角筋粗面／橈骨神経溝／鈎突窩／尺骨神経溝／橈骨窩／肘頭窩／外側上顆／内側上顆／外側上顆／上腕骨小頭／上腕骨滑車
●前面　●後面

図2-16　前腕骨（橈骨・尺骨、右側前面）

肘頭／滑車切痕／関節環状面／橈骨頭／回外筋稜／橈骨頸／尺骨粗面／橈骨粗面／尺骨体／橈骨体／茎状突起／茎状突起／関節環状面／手根関節面

尺骨　ulna

①**肘頭**：肘部後面の突出で、皮下に触れる。
②**滑車切痕**：上腕骨滑車と腕尺関節をつくる。
③**橈骨切痕**：橈骨の関節環状面と上橈尺関節をつくる。
④**尺骨粗面**：上腕筋の付着部
⑤**尺骨頭**：下端（手首側）で、外側面は関節環状面で、橈骨の尺骨切痕と下橈尺関節をつくる。

F｜下肢骨　bone of the lower limb (extremity)

寛骨　hip bone ▶図2-17

下肢帯骨で、思春期までは腸骨・恥骨・坐骨の3骨が軟骨結合している。成人になって、3骨は骨結合し寛骨となる。3骨が会合する外側に寛骨臼がある。

①**寛骨臼**：大腿骨頭と股関節をつくる。
②**上前腸骨棘**：腸骨稜の前端で突出しており、骨盤計測時の基点となるなど皮膚の上から確認できる。

---

note

肘頭
上腕三頭筋がつく。

マックバーニー圧痛点
右側の上前腸骨棘と臍を結ぶ線の外1/3の点で、虫垂炎の診断の際に利用される。

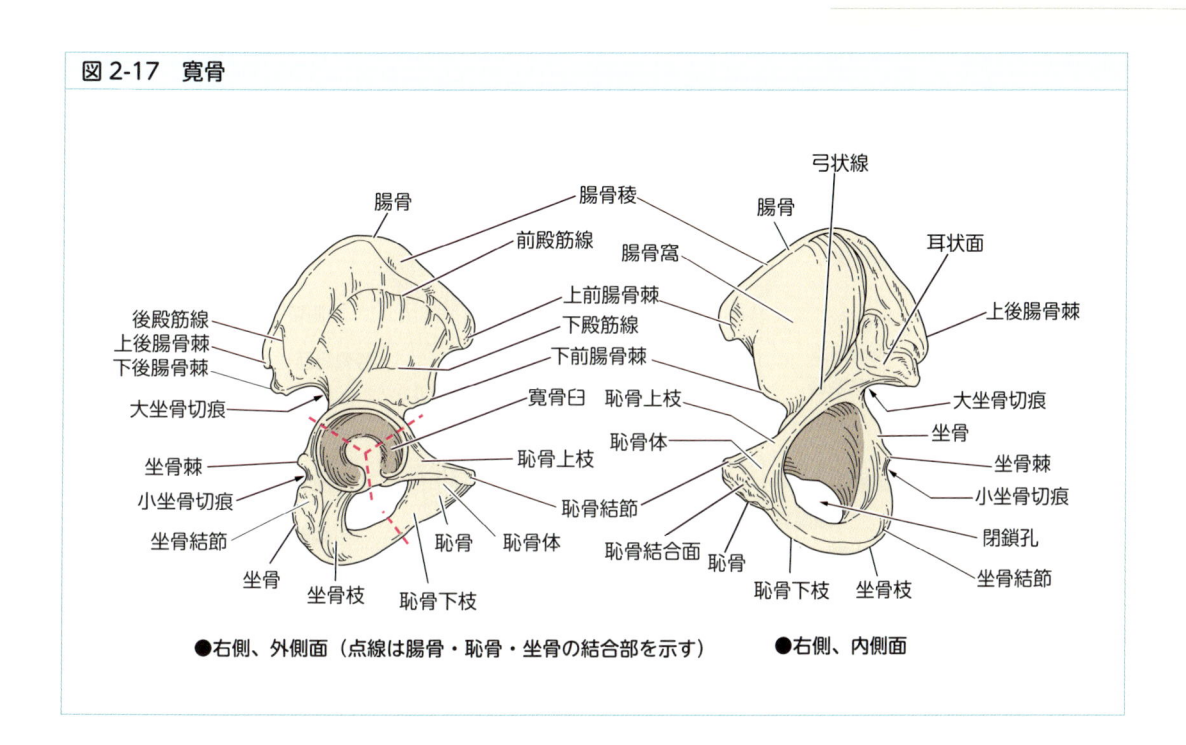

図2-17　寛骨

●右側、外側面（点線は腸骨・恥骨・坐骨の結合部を示す）　●右側、内側面

note

坐骨神経の圧痛点
坐骨神経は、殿部において坐骨結節と大腿骨大転子とを結ぶ直線のほぼ中央の深部に相当する部位を下行する。坐骨神経痛の場合では、この部位に圧痛を訴えることが多い。
また、殿筋注射の際、坐骨神経麻痺を起こさないために、この部位を避け、上外側1/4の領域で行われる。

坐骨結節
半腱様筋・半膜様筋・大腿二頭筋長頭がつく。

大腿骨に付く筋
大転子：中殿筋、小殿筋など
小転子：腸腰筋
殿筋粗面：大殿筋
恥骨筋線：恥骨筋
粗線：大内転筋、長内転筋、外側広筋、内側広筋

③**耳状面**：後上端内側にある関節面で、仙骨の耳状面と仙腸関節をつくる。
④**恥骨結合面**：左右両側のこの面の間に線維軟骨の恥骨間円板をはさみ、恥骨結合をつくる。
⑤**坐骨結節**：殿部で皮下に触れることのできる隆起である。多くの大腿後面の筋の付着部となっている。

大腿骨　femur

人体中で最も大きな管状骨である。
①**大腿骨頭**：寛骨臼と股関節をつくる。
②**大転子**、小転子、転子間稜、**殿筋粗面**、恥骨筋線、粗線（内側唇、外側唇）：筋の付着部
③**内側顆**・**外側顆**：脛骨の同名関節面と膝関節を形成する。

膝蓋骨　patella

大腿四頭筋腱内にできた人体中最大の**種子骨**である。

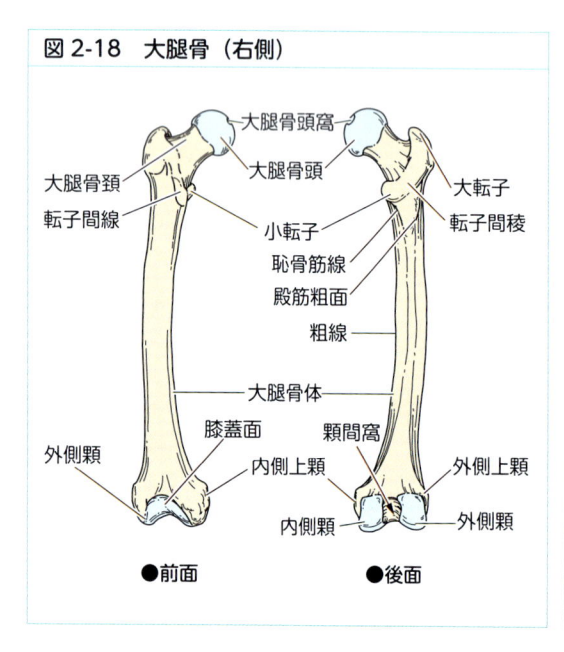

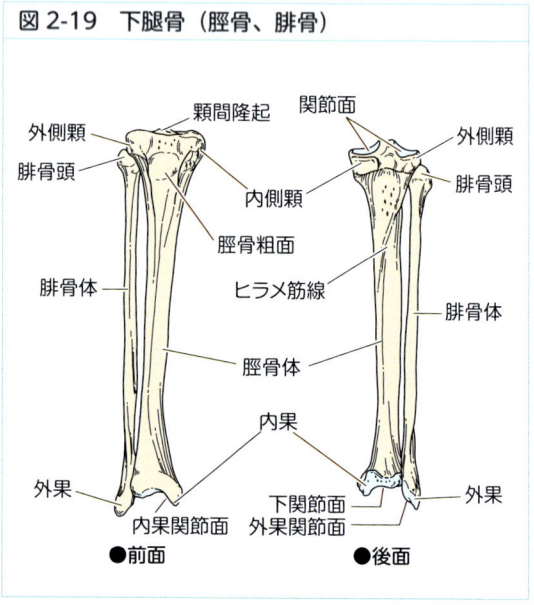

図 2-18　大腿骨（右側）

図 2-19　下腿骨（脛骨、腓骨）

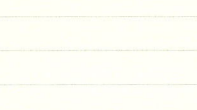

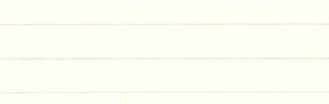

脛骨　tibia

下腿の内側にある、太い長骨である。
① **内側顆・外側顆**：両上面は浅くくぼんだ関節面で、大腿骨と膝関節をつくる。
② **脛骨粗面**：膝蓋靱帯（大腿四頭筋の停止腱）が付着する。
③ **内果**（うちくるぶし）：足首の内側のくるぶしで、内面は関節面となり、下関節面とともに距骨と関節を形成する。

腓骨　fibula

下腿の外側にあり、細くて長い。
① **腓骨頭**：上端の肥厚部で、内側に関節面をもち脛骨と脛腓関節（平面関節）をつくる。膝関節には関与しない。
② **外果**（そとくるぶし）：足首の外側のくるぶしで、内側面は関節面となり、脛骨の関節面と距骨と**距腿関節**をつくる。

3 代表的な関節の構造

A ｜ 顎関節　mandibular joint (temporomandibular joint)

下顎骨関節突起の**下顎頭**と**側頭骨**の**下顎窩**との間の関節であり、関節内に関節円板がある。

B ｜ 肩関節　shoulder joint

肩甲骨の**関節窩**と**上腕骨**の**上腕骨頭**との間の球関節であり、関節窩周縁に**関節唇**、関節包内に上腕二頭筋長頭の腱が走る。全身中最も広い可動域をもつが、**脱臼しやすい**。

C ｜ 肘関節　elbow joint

上腕骨下端と橈骨と尺骨の上端が互いに関節し、**腕尺関節**、**腕橈関節**、**上橈尺関節**の3つの関節が1つの関節包に包まれる複関節である▶図2-20。

腕尺関節

上腕骨滑車と**尺骨**の**滑車切痕**との間の蝶番関節である。

---

note

脛骨後面のヒラメ筋線
ヒラメ筋

腓骨頭
大腿二頭筋

踵骨隆起
アキレス腱（下腿三頭筋の腱）

回旋筋腱板
回旋筋（肩甲下筋・棘上筋、棘下筋・小円筋）の腱が肩関節の関節包を囲み安定性を高める働きをもつ。

肘関節
上腕骨と橈骨と尺骨。腕尺関節、腕橈関節、上橈尺関節の3つの関節からなる複関節

図 2-20　肘関節（右側前面）

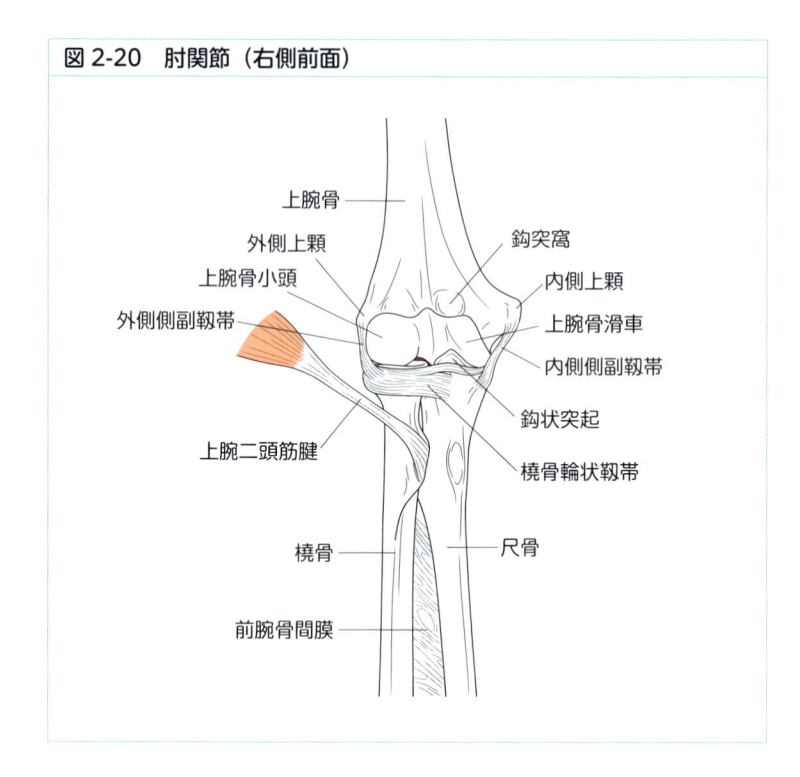

腕橈関節

上腕骨小頭と橈骨頭上面の関節窩との間の球関節をいう。

上橈尺関節

橈骨頭の関節環状面と尺骨の橈骨切痕との間の車軸関節をいう。
①**橈骨輪状靱帯**：橈骨頭の関節環状面を輪状に取り巻き、尺骨の橈骨切痕の前縁と後縁につく。

D | 手の関節　joints of the hand

手の関節は複雑で、手根の関節、中手の関節、指の関節に大別される。そして手根の関節には4種、中手の関節には3種、指には2種の関節が含まれる。
①**中手指節関節**：中手骨頭と指の基節骨底との関節
②**（手の）指節間関節**：各指の指節の骨の間の関節で、蝶番関節である。第1指（母指）の指骨は、基節骨と末節骨であるが、第2～5指の指骨は基節骨、中節骨、末節骨からなり、各指節間関節は2か所ある。
・**近位指節間関節**：基節骨と中節骨間
・**遠位指節間関節**：中節骨と末節骨間

手の関節
手根の関節：橈骨手根関節、手根間関節、手根中央関節、豆状骨関節
中手の関節：手根中手関節、母指の手根中手関節、中手間関節
指の関節：中手指節関節、手の指節間関節

（手の）指節間関節
MP joint＝中手指節関節
PIP joint＝近位指節間関節
DIP joint＝遠位指節間関節

図 2-21 手の骨（右掌側面）

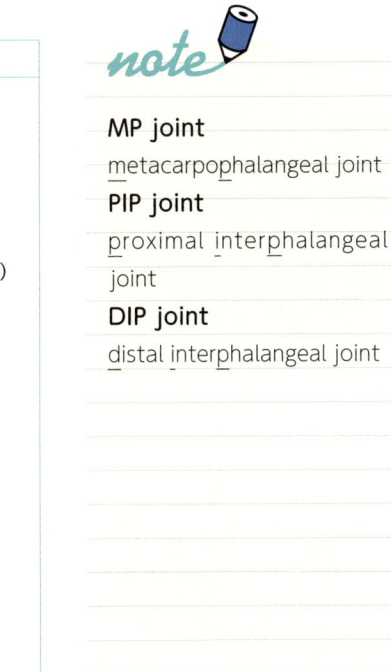

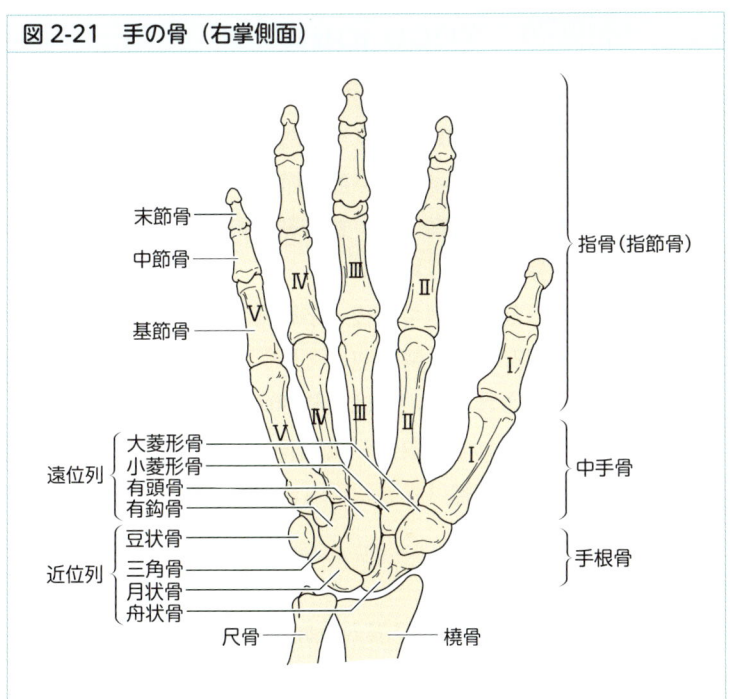

- 末節骨
- 中節骨
- 基節骨
- 指骨（指節骨）
- 大菱形骨
- 小菱形骨
- 有頭骨
- 有鈎骨
- 遠位列
- 豆状骨
- 三角骨
- 月状骨
- 舟状骨
- 近位列
- 中手骨
- 手根骨
- 尺骨
- 橈骨

E｜股関節　hip joint

大腿骨頭と寛骨臼（関節窩）との間の臼状関節で、球関節の一種であるが関節窩が深く、肩関節よりその運動は制限される▶図2-22。

①**関節唇**：寛骨臼周縁の線維軟骨で、関節窩を深くする。
②**大腿骨頭靱帯**：大腿骨頭から寛骨臼につく関節内靱帯。

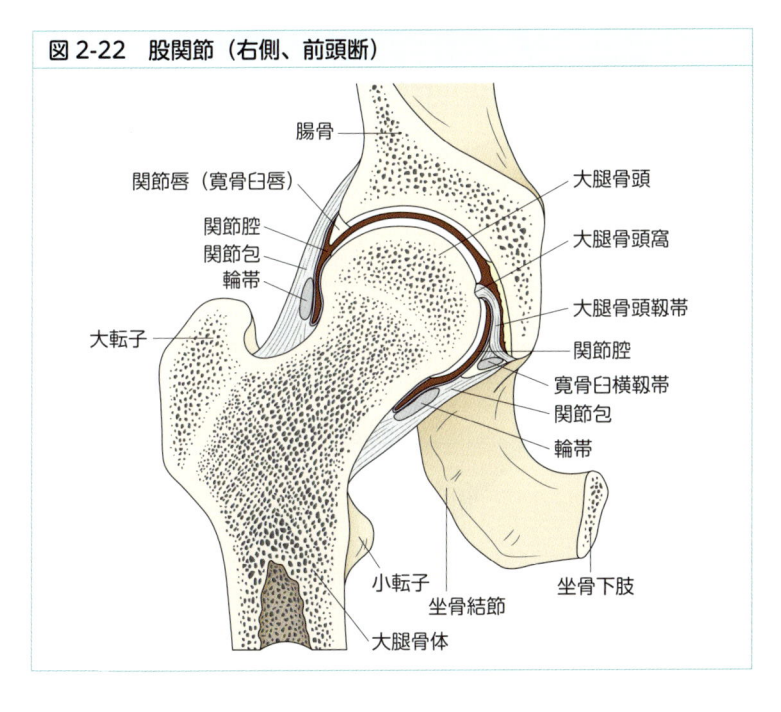

図 2-22　股関節（右側、前頭断）

- 腸骨
- 関節唇（寛骨臼唇）
- 関節腔
- 関節包
- 輪帯
- 大転子
- 大腿骨頭
- 大腿骨頭窩
- 大腿骨頭靱帯
- 関節腔
- 寛骨臼横靱帯
- 関節包
- 輪帯
- 小転子
- 坐骨結節
- 大腿骨体
- 坐骨下肢

note

MP joint
metacarpophalangeal joint
PIP joint
proximal interphalangeal joint
DIP joint
distal interphalangeal joint

先天性股関節脱臼
寛骨臼が浅く、関節唇の上唇が形成不全となり、上方に脱臼する先天性疾患で女児に多い。

note

膝関節
大腿骨と脛骨と膝蓋骨からなる複関節（腓骨は関与しない）。
関節半月：内側半月、外側半月
靱帯：膝蓋靱帯、膝十字靱帯、内側側副靱帯、外側側副靱帯

F｜膝関節　knee joint

大腿骨の**内側顆**、**外側顆**と**脛骨**の**内側顆**、**外側顆**および、**膝蓋骨**の**関節面**と**大腿骨**の**膝蓋面**とが関節する複関節である▶図2-23。大腿骨と脛骨との関節は蝶番関節である。

脛骨の上面の浅い関節窩には、線維軟骨の**関節半月**が両側（**内側半月**と**外側半月**）にあり補っている。

関節包内には、前十字靱帯と後十字靱帯よりなる**膝十字靱帯**が関節内靱帯として存在し、関節包は**内側側副靱帯**、**外側側副靱帯**などによって補強される。前面は大腿四頭筋腱が関節包の一部をなし、腱の中に含まれる膝蓋骨が大腿骨と鞍関節をつくる。膝蓋骨より下の大腿四頭筋腱は**膝蓋靱帯**（**膝蓋腱**）とよび、脛骨粗面につく。

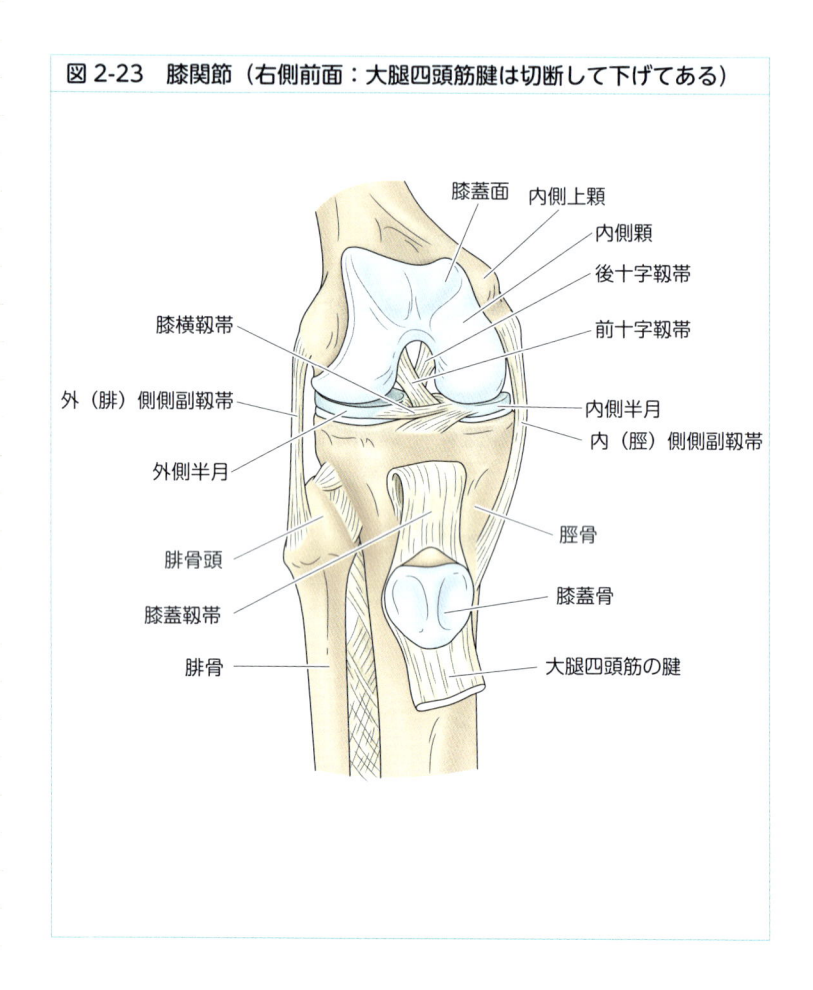

図2-23　膝関節（右側前面：大腿四頭筋腱は切断して下げてある）

G｜足関節（距腿関節）　ankle joint

　足関節は**下腿骨**（**脛骨**、**腓骨**）と**足根骨**の**距骨**との間の関節で、距腿関節ともいわれる▶図2-24。脛骨の下関節面と内果関節面、それに腓骨の外果関節面よりできる関節窩に、距骨滑車が関節頭となってはまり込むラセン関節である。

> **note**
>
> **足関節（距腿関節）**
> 脛骨と腓骨と距骨からなるラセン関節。
>
> **足の関節**
> ショパール関節（横足根関節）
> リスフラン関節（足根中足関節）

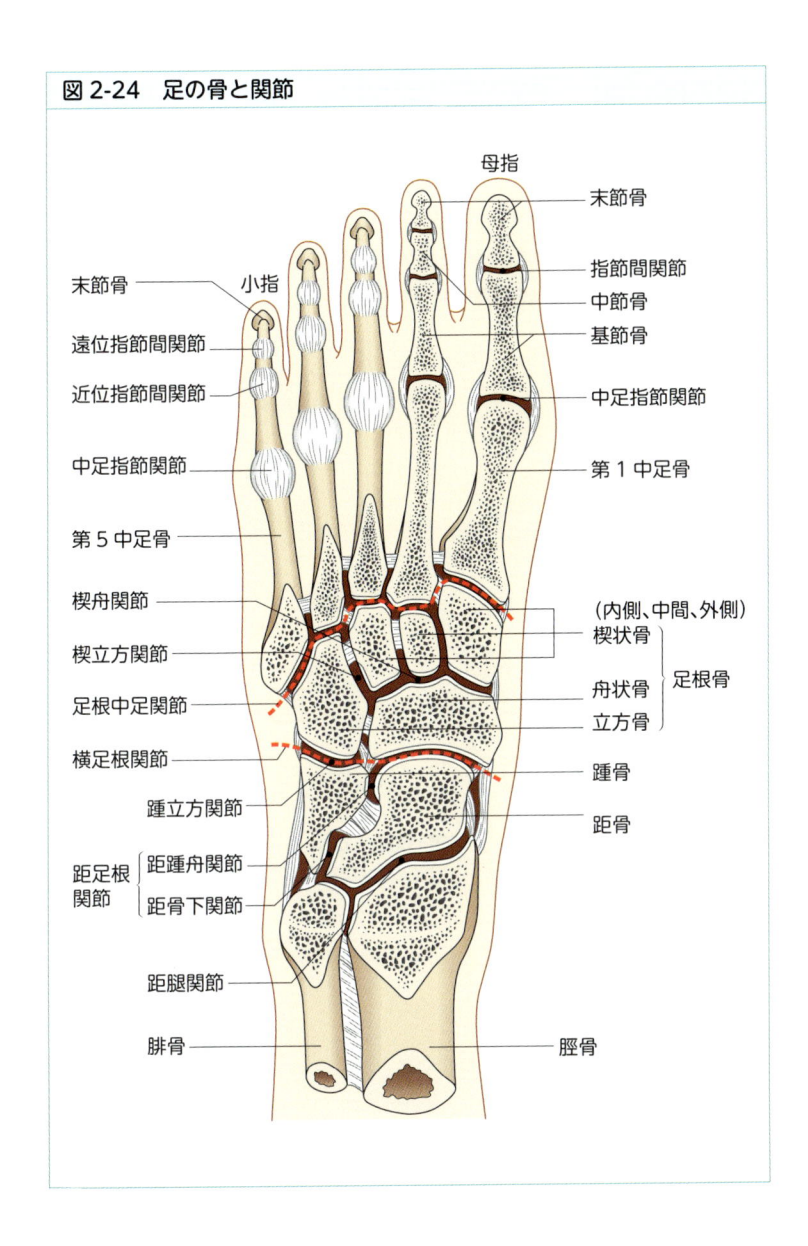

図2-24　足の骨と関節

楽しく学ぼう解剖生理
Help you understand

棘突起

背中にあるとげ？

　首の部分は7個の骨（頚椎）が上下で連なっています。中でも第1頚椎は頭骨を乗せるためにあり、そのため他の椎骨とは異なった形をしています。図2-25①は第7頚椎です。椎骨のほぼ一般的な形をしています。後方への凸出が、背中の真ん中を触ったとき、凹凸の骨として感じられます。その凸の部分を棘突起とよびます。

　「棘」とは、いばら、とげのある木またはそのとげを意味し、硬くて先の尖った突起のことです。それでは「棘」はなんと読むのでしょうか。ウニやヒトデはとげのある皮膚をもっていますね。生物の授業を思い出してみてください。このウニとかヒトデを棘皮動物といったでしょう。そうです、「棘」は「キョク」と読むのです。

　頭を垂れてもらい、両肩の線でうなじの正中付近をみますと、皮膚がやや盛り上がってみえます。自分で頭を垂れ、後頭部からうなじを下に向かい触れていくと、ゴツゴツと触れる部分があると思います。先ほど盛り上がってみえた部分に触れたのです。その部分がちょうど第7頚椎の棘突起にあたります。それより上の頚椎の棘突起は、あまり突出はしておらず、皮膚の上からよくは触れられません。最初に触れる棘突起をもっていることから、第7頚椎には別名があり、隆椎といいます。椎体といわれる部分

図2-25　さまざまな頚椎

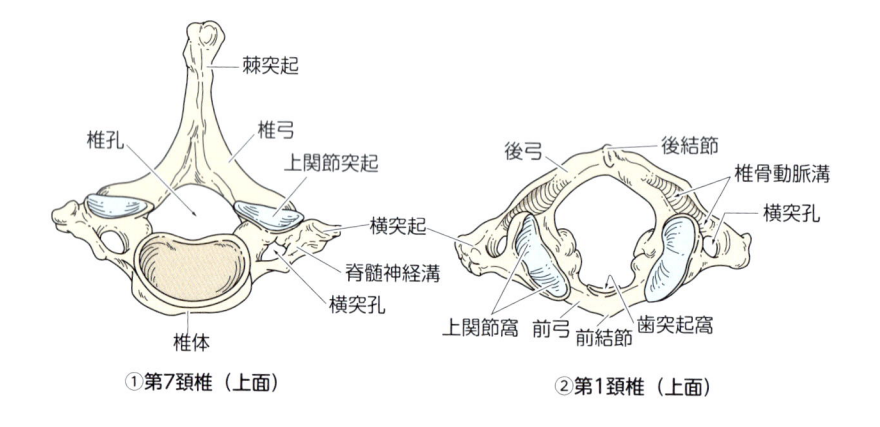

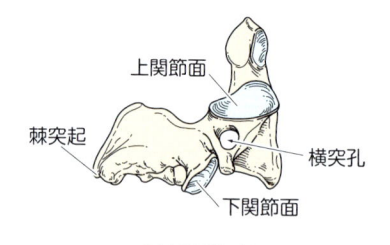

①第7頚椎（上面）
棘突起／椎弓／上関節突起／椎孔／横突起／脊髄神経溝／横突孔／椎体

②第1頚椎（上面）
後弓／後結節／椎骨動脈溝／横突孔／上関節窩／前弓／前結節／歯突起窩

③第2頚椎（右側面）
上関節面／棘突起／横突孔／下関節面

は、上下で間に椎間円板をはさんでつながり、柱を形成するところです。

図2-25②が第1頚椎です。ほぼ一般的な形の第7頚椎と比べると、ずいぶん異なった形をしていますでしょう。椎体がみられず、椎孔といわれる穴が大きく輪（環）状にみえます。そこで別名を環椎といいます。環椎は上に頭骨を乗せていますが、その頭骨の底面には球体をもった小さな出っ張り、後頭顆が左右2か所にあります。ボールなど球体を手のひらに乗せるとき、軽く手をつぼめ、くぼみをつくると乗せやすく落ちにくいですね。そこで環椎にも頭骨の後頭顆を乗せやすく落ちにくいようなくぼみがあります。この左右2か所のくぼみを上関節窩とよびます。

この環椎の学名はアトラスといいます。アトラスとはギリシャ神話で神々に反抗した罰として、天空を背負うことになった巨人のことで、頭骨を天空または地球に見立て、それを支える脊柱の一番上をアトラスと名づけたのでしょう。

図2-25③の第2頚椎もかなり異なった形をしています。ふつう椎体は上方にはあまり出っ張らないのですが、この第2頚椎の場合は極端で、第1頚椎（環椎）の輪のなかに入り込んでしまっています。この出っ張りは、歯突起とよばれる部分ですが、発生の段階では環椎の椎体であったといわれています。環椎の椎体がはずれ、下の第2頚椎の椎体に融合してしまったものなのです。

人差し指を立てて、その指にネックレスなどを入れて回すと、指を軸に回転しますよね。第2頚椎の歯突起が軸になって環椎が回転します。環椎の上には頭骨が乗っています。右を見て、左を見てという動きは、歯突起を軸として環椎とその上の頭骨が回転しているわけなのです。もちろん人形の首のようにくるくる回りません。第2頚椎以下の関節も上から少しずつ右なり左なりにずれて、後ろを振り向けるくらいになるのですが。

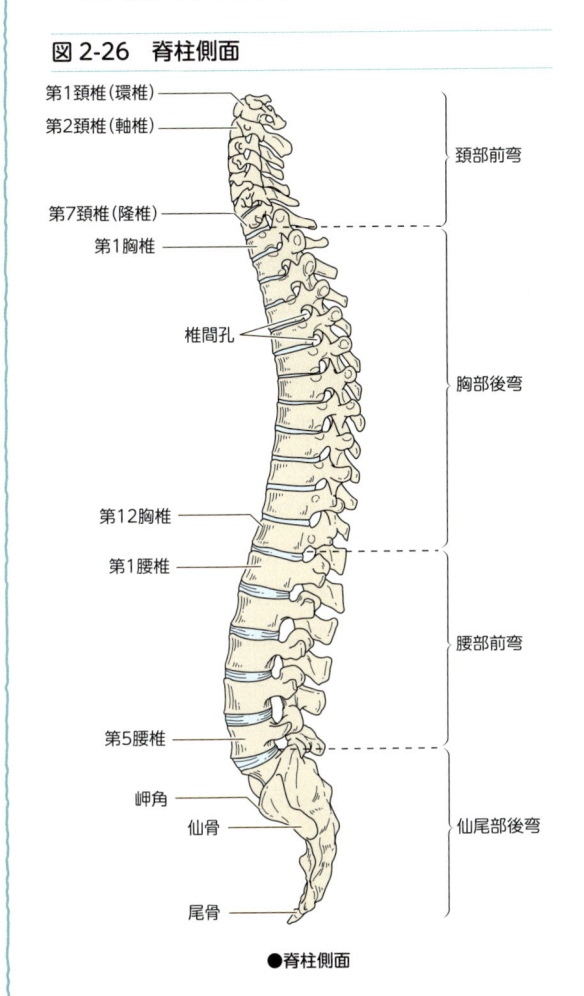

図 2-26　脊柱側面

●脊柱側面

S状弯曲

直立二足歩行しているヒトの特徴って？

　背すじをピンとして、姿勢を正し、背骨を真っ直ぐにしてみてください。昔の人は背すじをピンとするために、背中にモノサシを入れられたとか！ でも、腰の部分に手を当て、上下にさわってみてください。腰の部分がへこんでいますよね。その分、背中の上方は猫背でなくとも、やや丸みを帯びています。いくら背すじをピンとしていても、です。下のほう、お尻にかけてもやはり出ていますよね。そういえば「おウマ、おウマ」と幼な子にせがまれ、四つばいになり、背中に乗せたとき、腰のあたりに乗ったほうが子どもは安定がよいようです。まるでウマの鞍をつけているかのようですね。

　では、本物のウマは？ 競走馬は鞍をつけているからわかりにくいと思いますが、動物園などでポニーやシマウマをみると、ヒトのように腰の部分がへこんでいません。何もウマでなくてもよいのです。身近なイヌやネコ、首の下あたりから背中をさすってみてください。お尻にかけてなだらかなカーブを描いているだけです。やはり腰の部分がへこんでいるようには感じられません。

　これら四つ足の動物たちと違って、ヒトの背骨は腰部がへこんでおり、つまり前方に弯曲しているのです。脊柱というから、真っ直ぐな柱を想像している人もいるかもしれませんが、いくら姿勢を正してといわれ、ピンと背すじを伸ばしても、前後に弯曲しているのがヒトの正しい脊柱の形なのです。それをヒトの生理的前後弯曲といいます。

　すなわち、頚部では前に弯曲し、胸部では後ろに、腰部では前に、仙尾部では後方に凸弯しています。これがS字を描くような感じで弯曲していることからS状弯曲とよばれています。とくに腰の部分の前弯が二本の足で直立しているヒトの特徴となっているのです。

　たとえば、真っ直ぐな支柱の前に重さがかかれば、前に倒れそうになります。大きなスイカを両手で持ったときのことを想像してみてください。腰を後ろに曲げ、前に抱えて運ぼうとすると、前につんのめりそうになりますが、腰を後ろに反らせ、お腹を突き出してそのうえにスイカを乗せ、腰で運ぶようにするとずいぶんと楽でしょう。スイカでなくても、お腹そのものが大きい人、お相撲さんや妊婦さんなども腰を反らせ、お腹を突き出して歩いています。そうすると、前弯している腰椎の上に重心がかかり安定がよいのです。スイカを持った人やお腹の大きな人でなくとも、上半身の重さを腰椎で受けられるように、腰部の前弯が起こっているのです。

　四つ足の動物では脊柱が地面にほぼ平行であり、内臓などの重みが脊柱にぶら下がっている状態になっています。それも、ぶら下がっている重みを受けるためには、真っ直ぐな脊柱よりも、東京湾のレインボーブリッジなどのような吊り橋がアーチ状であるように、背から腰にかけて上方への凸弯をもっています。

　人間に似ているサルでも同様で、ヒトのような腰部の前弯はありません。そのため、チンパンジーでさえも飼育係の人に手を引かれ二本足で歩くとき、よちよち歩きのような不安定な歩き方なのです。

　ただ、猿回しのサルの場合、強制的に二本足で立って、いろんな芸をするように訓練されていますが、その場合、後天的に腰椎部の前弯が形成されてくるという報告が、撮影されたエックス線写真を添えて出されました。やはり、直立二足歩行のためには腰椎部の前弯が必要なのです。ところが、それが裏目となってしまったのが腰痛、椎間板ヘルニアなどで、これらはヒト特有の症状で、直立二足歩行を獲得したための負の見返りとなってしまったのです。

図 2-27　ネコの脊柱の弯曲

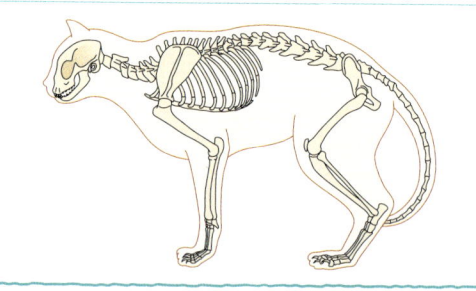

鎖骨

ヒトに特徴的な鎖骨

　胴体の前側で上部にある鎖骨。やせている人ではとくに目立って飛び出ています。ところがやせたイヌやネコでは、「うわぁ、やせてるなこのイヌ、鎖骨が浮き出てる！」なんてことはないですよね。鎖骨はイヌやネコではほとんど目立ちません。というより、ないに近い感じです。ウマやウシでは本当に存在していません。ヒトでは、鎖骨は胸鎖乳突筋や僧帽筋がついている骨なのです。そればかりか、肩の膨らみをつくる三角筋、胸の厚みに関係する大胸筋、鎖骨下筋という筋まであり、全部で5つの筋がこの鎖骨についています。

　鎖骨を喉元まで触れていくと、皮膚のへこみに到達します。ちょうど左右の胸鎖乳突筋にはさまれた部分です。そのへこみの下に骨のへりが感じられます。胸骨です。胸鎖乳突筋の「胸」はその筋が胸骨にもついているため名称の一部に使われています。この胸骨の上のへこみを頸窩とよびます。

　この頸窩に指を当て軽く押してみてください。皮膚とは違った感じの弾力があるでしょう。少し強く押してみてください。苦しいでしょう。

　何苦しい？　そう、息苦しいですよね。

　もっと強く押すと、咳が出てしまいませんか？そこは空気の通り道、気道の一部で気管です。そのすぐ上は、のど仏、喉頭です。喉頭軟骨や輪状軟骨などでできています。気管も軟骨でできているので、頸窩を押すとやや弾力が感じられ、強く押し過ぎると咳き込んだりしてしまうのです。

　その頸窩に当てた指を胸骨の上縁から側方にずらすと、骨の出っ張りに触れます。鎖骨ですね。頸窩の横で、胸骨から鎖骨にかけて触れながら肩を前に出したり、後ろに下げたりすると、そこが動いてつながりを感じられるでしょう。そのつながりが胸鎖関節なのです。体幹の骨（胸骨）に、上肢の骨（鎖骨）がつながっているのです。体幹につながる骨を肢帯骨といい、鎖骨は上肢帯骨に含まれます。

図 2-28　肩甲骨を上からみると……

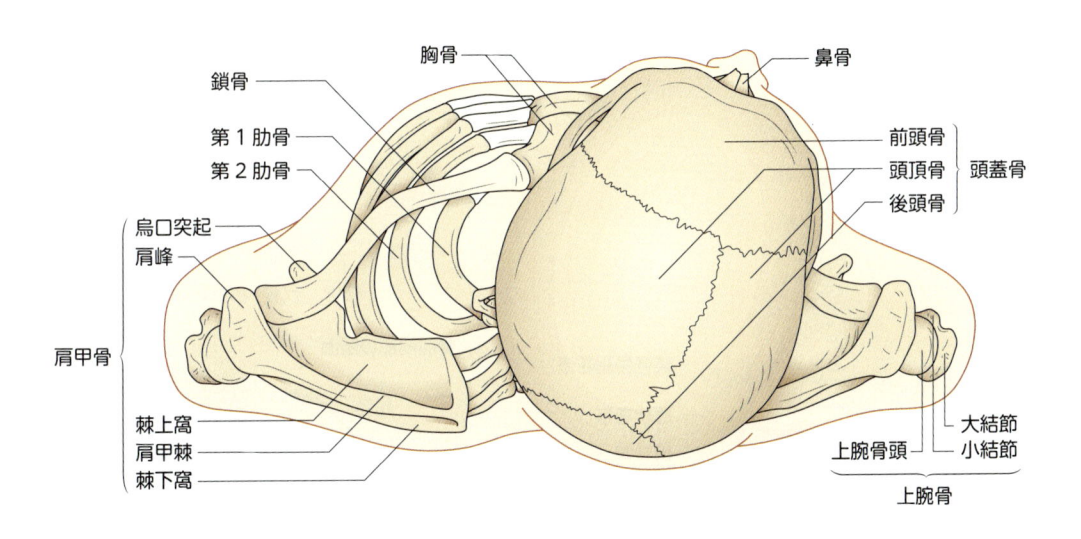

肘関節

開き戸の蝶番のつながり

　肘の曲げ伸ばしのときの角度は、尺骨と上腕骨の間の関節（腕尺関節）の構造によって、ある程度決まってしまいます。曲げるほうは、力こぶの大きな人はこぶに当たってあまり曲がらないかもしれませんが、ふつう145°といわれています。

　手のひらを上にして伸ばしてみてください。伸ばすほうは、手の甲側にほとんど曲がりません。参考可動域表示でも、5°としか書かれていません。ですから、テレビドラマなどで犯人を捕まえるとき、手をもち、肘を押さえ、逆手をとって動けなくしている場面、となるのです。

　屈伸の角度の違いは、腕尺関節をつくる上腕骨の関節面と尺骨の関節面の形によって起こってきているのです。上腕骨の関節面は糸巻きのような滑車になっており、上腕骨滑車といわれます。そこに関節する尺骨は、何かをわしづかみにするときの手のように滑車を挟み込む形をしています。上腕骨滑車に関節する尺骨のその関節部を滑車切痕といいます。

　何か円筒状のもの、たとえばジュースの缶でもいいですが、それを軽くわしづかみにして缶のまわりを滑らせてみてください。それが肘の曲げ伸ばしのときの運動です。上腕骨滑車と尺骨の滑車切痕の間の関節は、ちょうど開き戸の蝶番のようなつながりをしているので蝶番関節ともいわれます。

　上腕骨滑車のすぐ上をみてみると、前面にも後面にもくぼみがみられます。これらのくぼみは曲げ伸ばしをしたとき、尺骨の一部が入り込むところとなっています。前面の浅いくぼみを鉤突窩といい、後面のくぼみを肘頭窩とよびます。先ほど、尺骨の関節部をわしづかみにするときの手のようだといいましたが、そのときの親指に当たる出っ張りを鉤状突起といい、肘を曲げたとき、その鉤状突起が上腕骨の前面の鉤突窩にはまり込むのです。親指と対向している他の指に当たる部分が肘頭とよばれる部分になります。それで、肘を伸ばして後方に反らせる（曲げる）と、その肘頭が上腕骨の後面の肘頭窩に入り

図2-29　肘関節の構造と運動

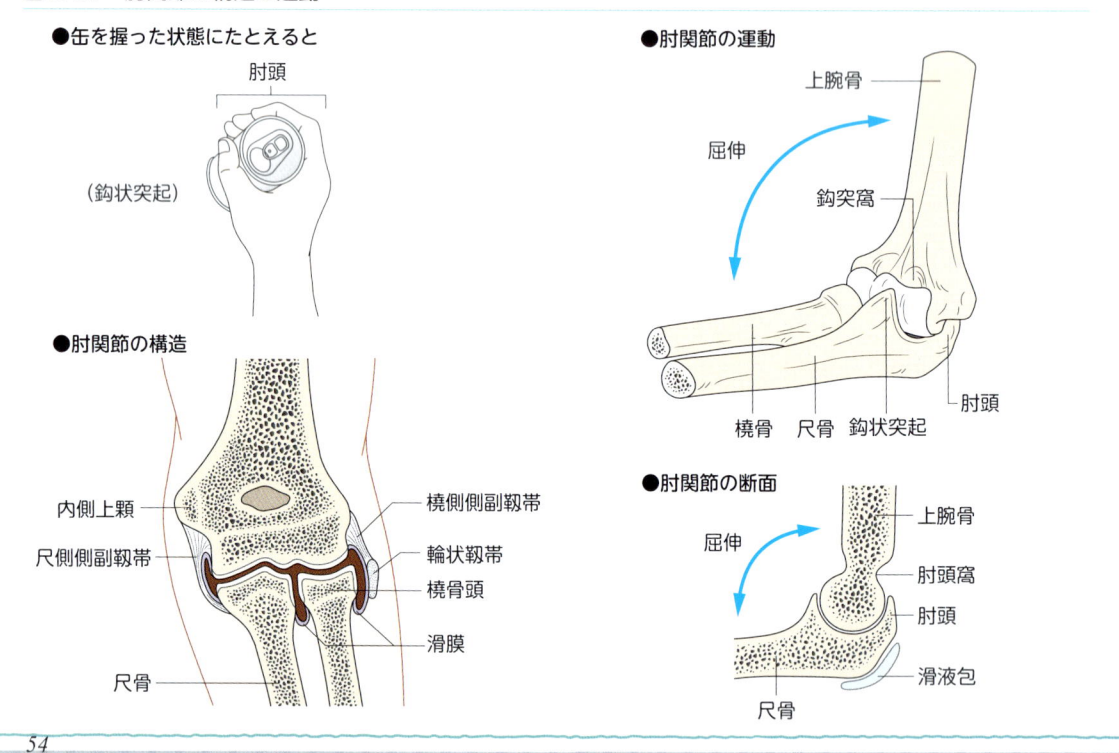

●缶を握った状態にたとえると

肘頭
（鉤状突起）

●肘関節の構造

内側上顆
尺側側副靱帯
尺骨
橈側側副靱帯
輪状靱帯
橈骨頭
滑膜

●肘関節の運動

上腕骨
屈伸
鉤突窩
橈骨　尺骨　鉤状突起
肘頭

●肘関節の断面

屈伸
上腕骨
肘頭窩
肘頭
滑液包
尺骨

54

込みます。そこに入り込むとそれ以上曲げることができなくなります。

　後方に「くの字型」に曲がる人がいます。あなたはどうですか？　それを過伸展といいます。そういう人は肘頭が小さいか、または肘頭の入り込む肘頭窩が大きく深いために、「くの字型」に反るのです。このように後方に反るのは肘頭の小さい子どもや女性に多いようです。

　上腕骨の前面の鈎突窩と後面の肘頭窩との間は、薄い骨で隔てられているのですが、骨格標本を観察していると、そこに孔が開いているのをみることがあります。滑車上孔という名称がついています。その出現頻度は、男性が10％、女性が20％といわれています。尺骨の肘頭が入り込む肘頭窩に開いている孔ですから、この孔が開いている人はかなり「くの字型」に反るのではないでしょうか。

二等辺三角形の違い？

　過伸展に関して以外にも、肘のあたりで男女で、かなり異なっていることがあります。

　比べるために男女がいっしょに行うとよいのですが、手のひらを上に向け、肘を曲げた状態で前腕を左右くっつけてみてください。小指側のほうを肘までぴったりとです。そして肘を伸ばしてみてください。どうですか？　女性は肘があまり離れないでしょう。男性は肘どころか手首まで前腕は離れてしまい、手のひらの内側面だけがついている状態ではないでしょうか。もちろん個人差がありますから、女性でも離れる人、男性でもくっついたままの人もいるでしょう。しかし、男性は肩から手首にかけて、女性は肩から肘までで、二等辺三角形ができる感じでしょう。

　この違いは、1つは肩幅の違いによるのでし

図 2-30　肘関節の男女の違い

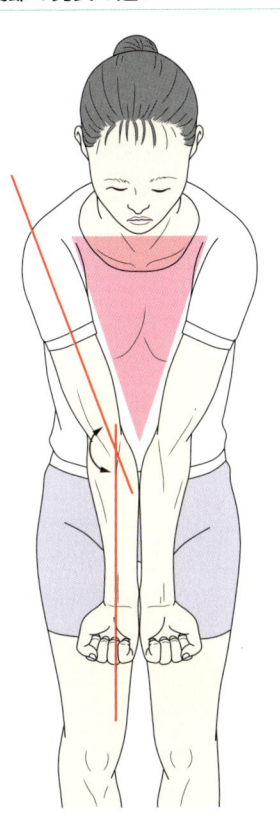

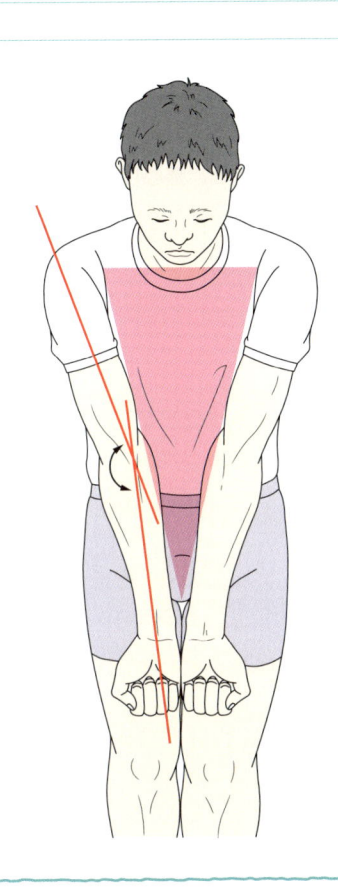

ょう。肩幅の平均値（現代の若者：身長＝男性171.4cm、女性159.1cm、腕の長さ＝男性73.5cm、女性67.3cm）は、男性45.6cmに対して女性40.8cmと、男性の肩幅が広いのです。

先ほどのように手のひらを前にして、片方でよいですから肘を伸ばしてみてください。上腕から前腕にかけて一直線状ではなく、肘のところでやや角度をもって前腕が外に曲がっていますでしょう。上腕の中央に軸を想定し、前腕の中央にも同様に軸を想定すると、肘のところは180°ではなく平均で約160°の角度で交わります。この角度は運搬角とよばれています。この運搬角の大きさが、男性は180°に近く、より直線的であるのに対し、女性は肘のところで内側に角度がつき、外に向かって「くの字型」に曲がっているようです。そうすると、肘を伸ばしても左右の前腕は互いに近づいてきますね。この運搬角の大きさの違いも、肩幅と同様に、ちょっと極論かもしれませんが、肩から手首までできる二等辺三角形か、肘までできる二等辺三角形かといった男女の違いになっています。

膝関節

スポーツ選手に多い外傷部分

膝は「膝を打つ」「膝をすすめる」「膝を交える」などと本来の意味とは違った使われ方があります。本来の意味とは、腿とすねとをつないでいる関節の前側、またはその上部あたりを指していいます。ですから、「膝を屈する」とか膝を折り曲げる意味で使うのが本来の意味でしょう。アッて（ここで"膝を打って"）、膝を屈するって、屈服の意味もありました。「そうそう」と、感心して膝を打たなくてもよろしいですから、膝の内側と外側に指先をあて、少しばかり探りながら膝を曲げ伸ばしてみてください。大腿から膝の内外に骨が出っ張っていますよね。その出っ張りの中央付近に溝というほどではありませんが、境が感じられるはずです。そこが関節のつなぎ目です。膝関節のつなぎ目、腿の骨、大腿骨とすねの骨、脛骨の関節部です。膝から下を下腿といい、上肢での前腕同様に2本の骨から成り立っています。内側はぶつけたとき非常に痛い弁慶の泣き所、向こうずねの部分をもつ脛骨、外側を腓骨といいます。

肘関節は上腕骨と橈骨と尺骨が関節包の中でそ

図2-31　膝関節の構造

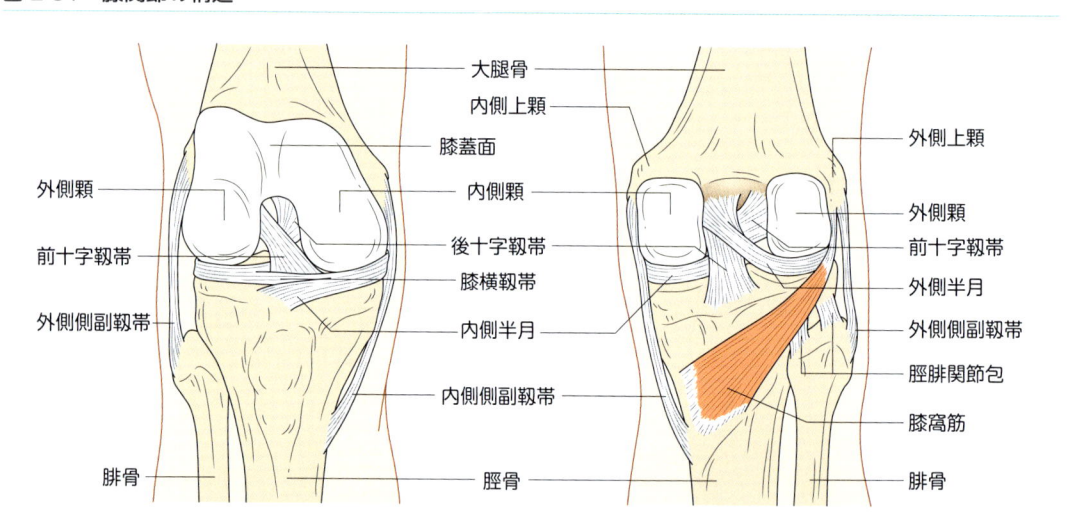

（左図ラベル）大腿骨／内側上顆／膝蓋面／内側顆／後十字靱帯／膝横靱帯／内側半月／内側側副靱帯／脛骨／腓骨／外側顆／前十字靱帯／外側側副靱帯

（右図ラベル）外側上顆／外側顆／前十字靱帯／外側半月／外側側副靱帯／脛腓関節包／膝窩筋／腓骨

れぞれ関節していましたが、膝関節では下腿の骨のうち腓骨は大腿骨と関節していません。膝の外側のやや下にある部分を探ってみますと骨の出っ張りが感じられますでしょう。膝のお皿である膝蓋骨の下の出っ張り（脛骨粗面）から外に指をずらした位置でも触れると思います。その出っ張りが腓骨の上の端（近位端）、腓骨頭の部分です。その少し上の部分が先ほど膝を曲げ伸ばしして関節部の動きを感じた部分で、脛骨と大腿骨の外側のつなぎ目です。ですから、膝関節は内側も外側も大腿骨と脛骨との関節で、その前方に膝蓋骨が関節しているのです。

　膝の両側でつなぎ目を感じてもらいましたが、そのあたりに靱帯が存在しているのです。野球、サッカー、バレーボール、テニス、相撲などのスポーツ選手の怪我、故障で膝の内側側副靱帯の裂傷で入院といったニュースが流れたりします。その大腿骨と脛骨をつないでいる内側側副靱帯や大腿骨と腓骨（腓骨頭の部分）をつないでいる外側側副靱帯が関節包を補強しています。膝関節は関節包の内部にも靱帯があり、それは2つの靱帯が互いにX状に、斜めにしてみますと十字型に交叉して膝十字靱帯とよばれます。前側の前十字靱帯と後側の後十字靱帯です。この十字靱帯もスポーツ外傷として話題にのぼりますが、もう1つ半月板損傷というのを聞きます。半月板、関節半月といいます。

　膝関節の関節面は大腿骨の内側顆と外側顆が大きく突起した凸面であるのに対し、脛骨の上端の内側顆と外側顆の上面の関節面はやや陥凹していますが、ほとんど平面に近い面なのです。大腿骨の関節頭に対し脛骨が関節窩であるといった具合には、そのままではうまく適合しません。そこで平面に近い脛骨の関節面を深い関節窩とするために、その関節面の周縁に軟骨で土手をつくっています。それは線維軟骨でできており、中央側が薄く周縁が厚い半月状で、内側顆側の内側半月と外側顆側の外側半月とがあります。外側半月は周縁の一部が関節包に付着していますが、内側半月は、ほぼ全周にわたって関節包に付着しています。また、内側半月は内側側副靱帯と強固に付着しています。そのため内側側副靱帯の損傷には内側半月の損傷がしばしば伴われます。内側半月の損傷は、膝を曲げていたところにひねりが加えられると起こります。そのため、走行のときに曲げた膝をひねる運動、サッカーやバレーボールの選手に多い外傷です。

第3章

筋系
Muscular System

- 1 - **筋系総論** *60*
  形状／筋の名称／筋の補助装置

- 2 - **人体各部の筋** *63*
  骨格筋の区分／頭部の筋／頚部の筋／胸部の筋／腹部の筋／背部の筋／上肢の筋／下肢の筋

- 3 - **筋の生理** *84*
  筋の収縮／筋収縮の様式

楽しく学ぼう解剖生理　*88*

第3章 筋系総論

1 形状

骨格筋は、基本的には骨から始まって関節を越えて他の骨につく。筋の両端のうち、動かないほうの骨についている端を**起始**、動くほうの端を**停止**という。四肢では起始が近位で、停止が遠位にある。

骨格筋の両端は、**筋頭**、**筋尾**といい、多くは腱（けん）となり骨膜につく。中央部を**筋腹**という。筋腹の間にある腱を**中間腱**という。筋頭は起始側で、筋尾は停止側となる。

筋線維の腱に対する性状によって、筋の形状が異なり筋型が区別される▶図3-1。紡錘状筋（ぼうすいじょうきん）、半羽状筋（はんうじょうきん）、羽状筋（うじょうきん）、複数の起始（筋頭）をもち、二頭、三頭、四頭筋などを区別する。また、筋頭は1つだが筋尾との間に1つないしは多数の腱（中間腱）をもつとき、この筋を二腹筋または多腹筋という。

骨格筋の働きは、筋線維の収縮により関節運動を行うことであるが、筋の収縮は運動神経により支配されているので、主要な筋については支配神経を理解しておく必要もある。

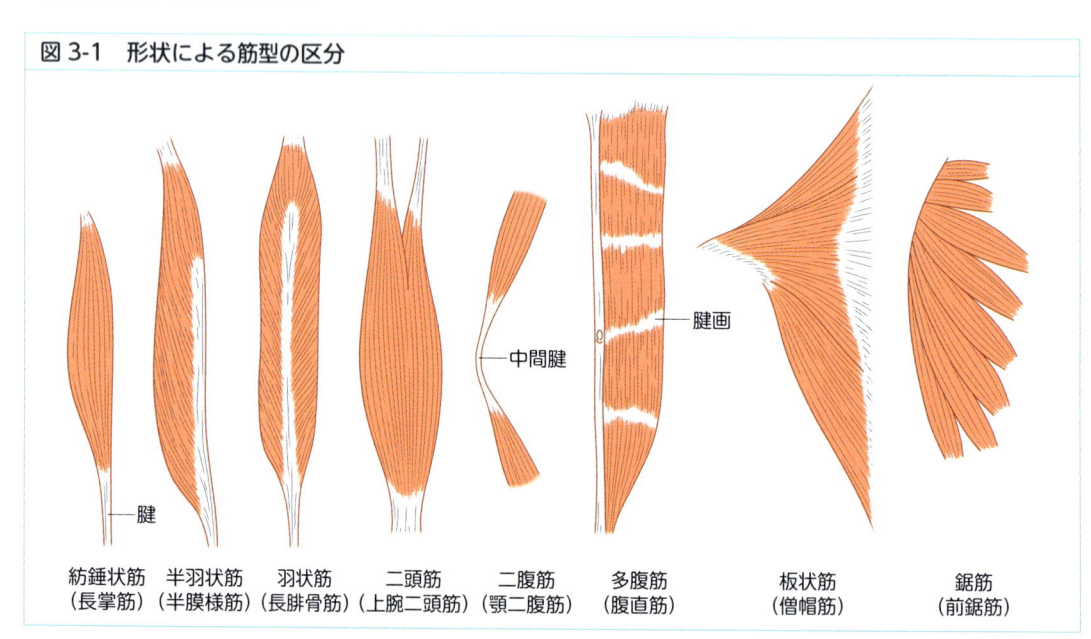

note

骨格筋
1つの関節をはさみ2骨間に付くが、2つ（二関節筋）あるいは数個の関節を越える筋（多関節筋）や、骨ではなく皮膚に付着する（皮筋）ことも例外的にある。

起始
動きのないほうの端。筋頭。体幹に近いほう（近位端）

停止
動きのあるほうの端。筋尾。体幹から遠いほう（遠位端）

協力筋（協同筋）
ある運動に協力して働く（同じ運動方向に作用）筋群
例：上腕二頭筋の協力筋としての上腕筋

図3-1 形状による筋型の区分

紡錘状筋（長掌筋）／半羽状筋（半膜様筋）／羽状筋（長腓骨筋）／二頭筋（上腕二頭筋）／二腹筋（顎二腹筋）／多腹筋（腹直筋）／板状筋（僧帽筋）／鋸筋（前鋸筋）

（腱、中間腱、腱画）

2 筋の名称

骨格筋の名称は、その筋の所在部位・走行・形・働きなど、いろいろな特徴に基づいてつけられている。

①**所在部位**：側頭筋、胸筋（大・小）、肋間筋（内・外）、上腕筋、殿筋（大・中・小）

②**筋線維の走行**：直筋（腹直筋・大腿直筋）、斜筋（外腹斜筋・内腹斜筋）、輪筋（眼輪筋・口輪筋）

③**形状**：三角筋、円筋（大・小）、方形筋（腰方形筋・方形回内筋）、鋸筋（前・上後・下後）

④**筋頭、筋腹の数**：二頭筋（上腕・大腿）、三頭筋（上腕・下腿）、二腹筋（顎）

⑤**起始、停止部**：胸鎖乳突筋（胸骨・鎖骨と乳様突起）、胸骨舌骨筋（胸骨と舌骨）、肩甲舌骨筋（肩甲骨と舌骨）

⑥**働き**：屈筋（浅指・橈側手根）、伸筋（長指・尺側手根）、回内筋（円・方形）、回外筋、内転筋（長・大）、外転筋（小指）、咬筋、笑筋

3 筋の補助装置

骨格筋は、その働きを円滑にするために、次のような種々の補助装置をもっている。

①**筋膜**：筋の表面や筋群全体を包む結合組織性被膜。筋の保護と収縮するときに隣り合った筋の間に摩擦が起こらないように滑りをよくしている。

②**腱鞘**（滑液鞘）：腱のまわりを取り巻き、最内層は**滑膜**で、滑液を分泌して滑り具合をよくしている。

③**滑液包**：筋や腱が骨や軟骨に接するところにあり、滑液を入れた膜性の小さなふくろで、動きを円滑にしている。

④**種子骨**：腱または靱帯の中に生じる小さな骨で、腱と骨との摩擦を少なくしている。**膝蓋骨**は、大腿四頭筋の腱に生じた人体中最大の種子骨である。

⑤**筋滑車**：筋の運動の方向を変えるための軟骨の装置。眼筋の1つである上斜筋や、顎二腹筋にみられる。

---

note

拮抗筋
ある運動に対抗して働く（反対の運動方向に作用）筋群
例：上腕二頭筋の拮抗筋となる上腕三頭筋

橈骨神経麻痺
上肢において、肘を伸ばす筋も、手首や指を伸ばす筋もすべて橈骨神経が支配している。その橈骨神経が麻痺してしまうと、上記の筋は動けなくなり、肘や手首などは曲がったままの状態になる（このような状態の上肢は下垂手という）。
つまり、肘や手首が伸ばせないのは筋が働かないためであるが、筋そのものの故障ではなく、そこに入り、筋に指令を送る神経の故障によって起こる麻痺で、それ故にその筋を支配する神経の理解が必要となる（p.88参照）。

図 3-2　からだの動作

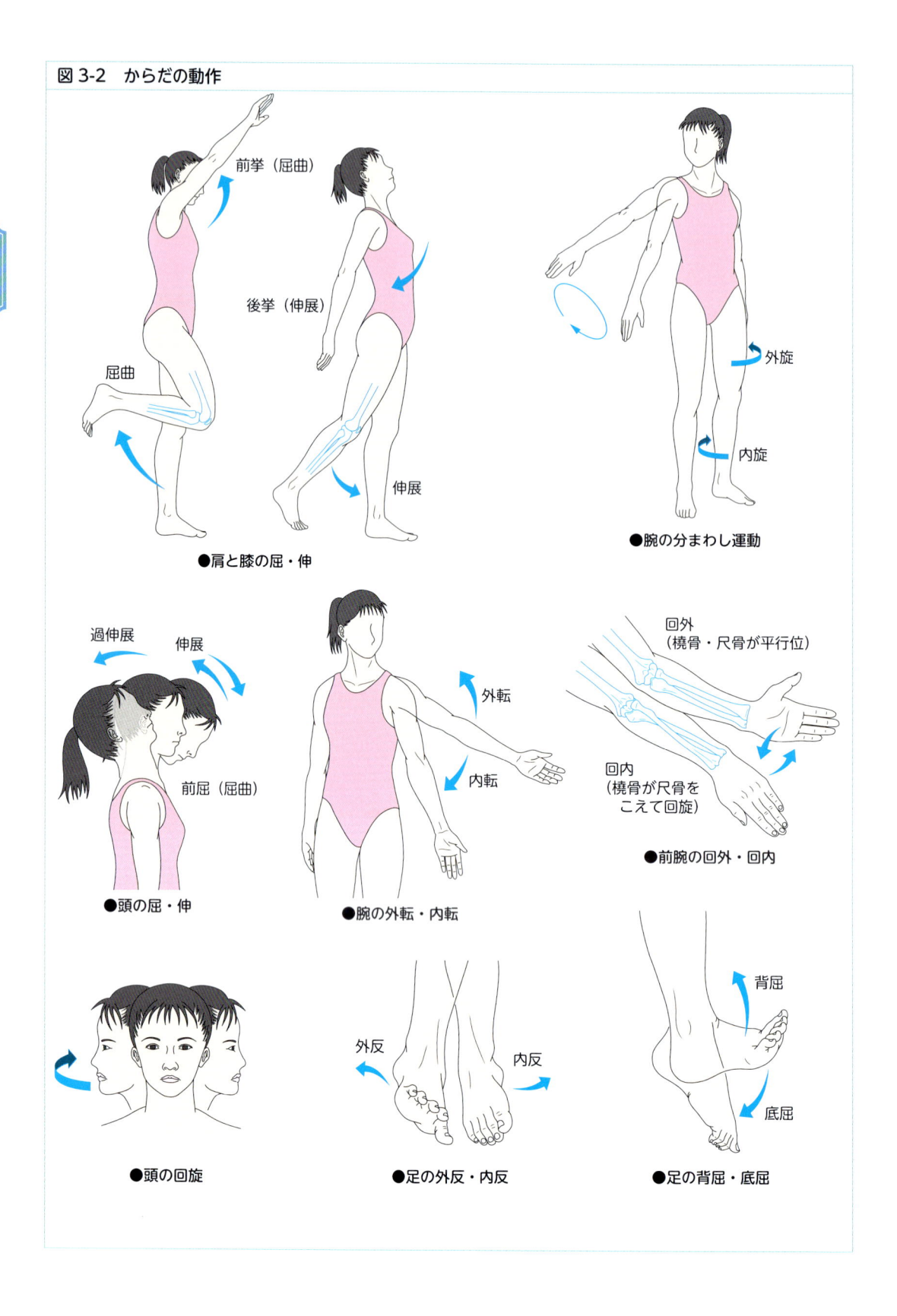

2 人体各部の筋

1 骨格筋の区分

　骨格筋を全身の部位ごとに区分すると7つに分けられる。しかし、その部位における働きとは必ずしも一致しない。たとえば、胸部の筋のうち浅胸筋群は胸の動きではなく上肢を動かすもので、働きからすれば上肢の筋に属することになる。

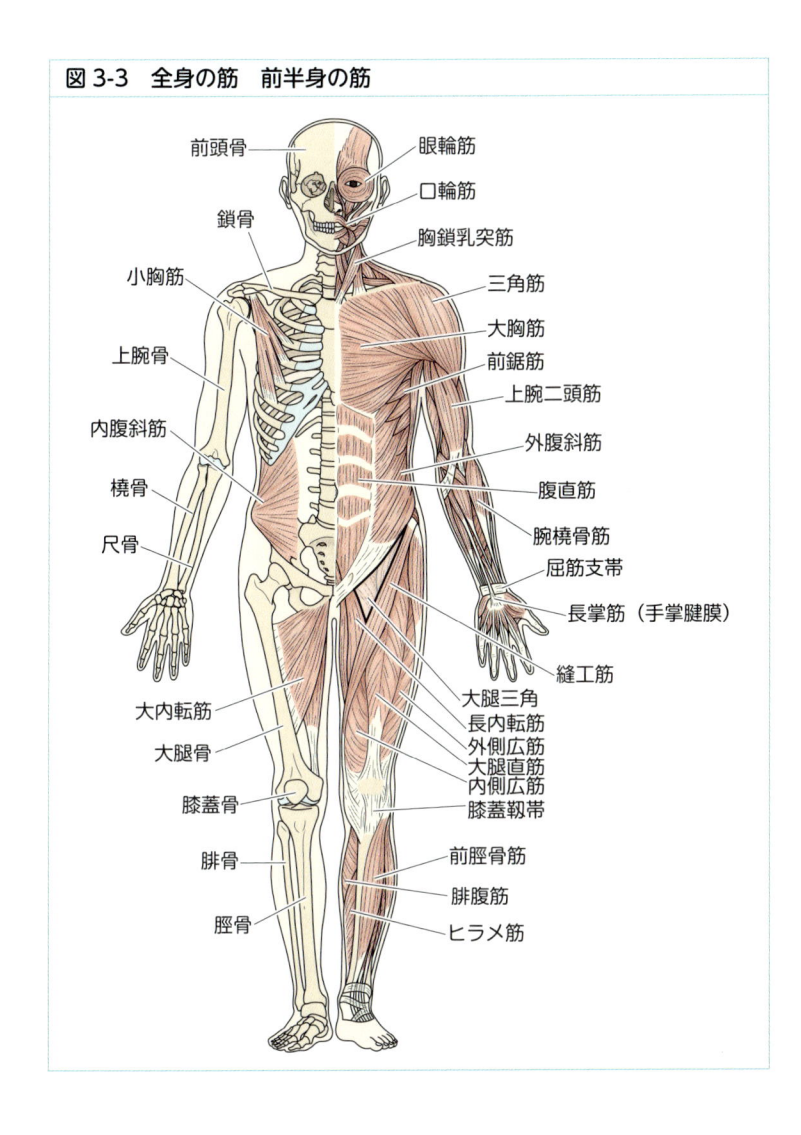

図 3-3　全身の筋　前半身の筋

（前頭骨、眼輪筋、口輪筋、鎖骨、胸鎖乳突筋、小胸筋、三角筋、大胸筋、上腕骨、前鋸筋、上腕二頭筋、内腹斜筋、外腹斜筋、橈骨、腹直筋、尺骨、腕橈骨筋、屈筋支帯、長掌筋（手掌腱膜）、縫工筋、大腿三角、長内転筋、大内転筋、外側広筋、大腿骨、大腿直筋、内側広筋、膝蓋骨、膝蓋靱帯、腓骨、前脛骨筋、腓腹筋、脛骨、ヒラメ筋）

note

骨格筋の区分

A：頭部の筋
　(1) 浅頭筋群（表情筋）
　(2) 深頭筋群（咀嚼筋）
B：頚部の筋
　(1) 浅頚筋群（広頚筋）
　(2) 側頚筋群（胸鎖乳突筋）
　(3) 前頚筋群
　　(3)-1　舌骨上筋群
　　(3)-2　舌骨下筋群
　(4) 後頚筋群
　　(4)-1　椎前筋群
　　(4)-2　斜角筋群
C：胸部の筋
　(1) 浅胸筋群
　(2) 深胸筋群
　(3) 横隔膜
D：腹部の筋
　(1) 前腹筋群
　(2) 側腹筋群
　(3) 後腹筋群
E：背部の筋
　(1) 浅背筋群
　(2) 深背筋群
F：上肢の筋
　(1) 上肢帯筋群
　(2) 上腕筋群
　(3) 前腕筋群
　　(3)-1　前腕屈筋群
　　(3)-2　前腕伸筋群
　(4) 手の筋群
　　(4)-1　母指球筋群
　　(4)-2　小指球筋群
　　(4)-3　中手筋群
＊p.64へ続く

note

*p.63の続き
G：下肢の筋
(1) 下肢帯筋群
(2) 大腿筋群
(2)-1 大腿伸筋群
(2)-2 大腿内転筋群
(2)-3 大腿屈筋群
(3) 下腿筋群
(3)-1 下腿伸筋群
(3)-2 下腿屈筋群
(3)-3 下腿腓骨筋群
(4) 足の筋群
(4)-1 足背筋群
(4)-2 足底筋群

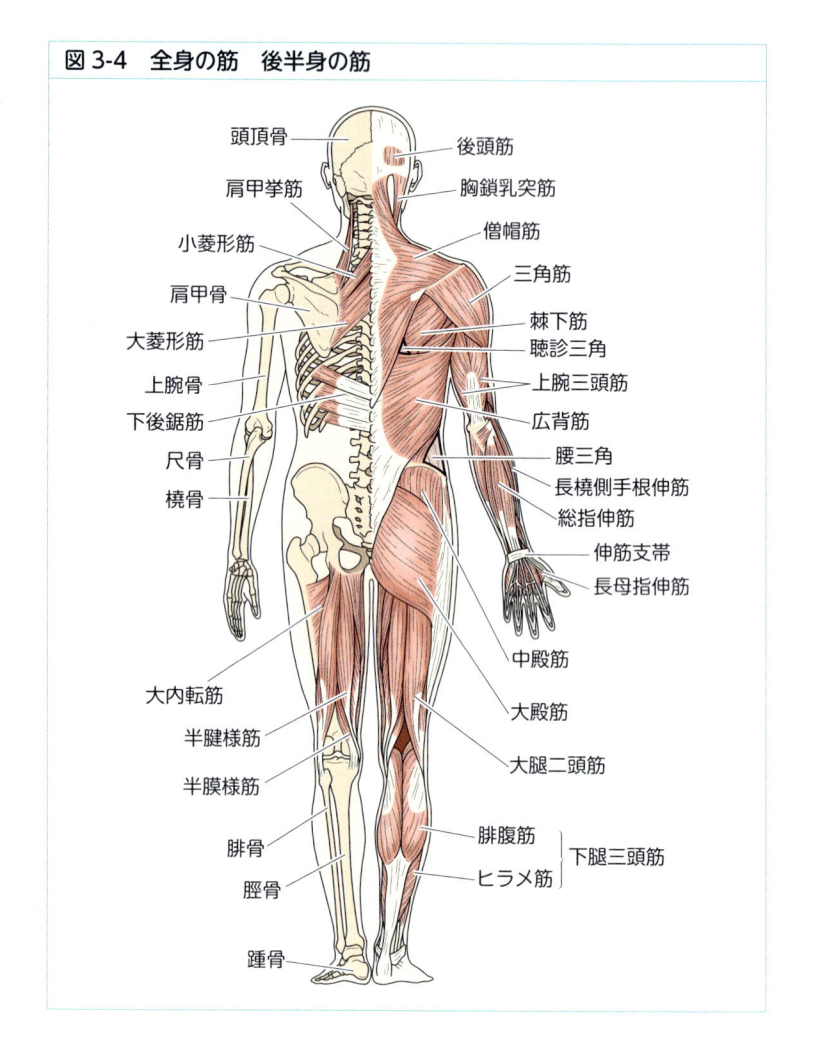

図3-4　全身の筋　後半身の筋

表情筋に属する筋名
①後頭前頭筋（前頭筋と後頭筋）・側頭頭頂筋・帽状腱膜
②鼻根筋・鼻筋・鼻中隔下制筋
③眼輪筋・皺眉筋・眉毛下制筋
④前耳介筋・上耳介筋・後耳介筋
⑤上唇挙筋・上唇鼻翼挙筋・下唇下制筋・口角挙筋
⑥口輪筋・口角下制筋・オトガイ横筋・オトガイ筋
⑦笑筋・大頬骨筋・小頬骨筋・頬筋

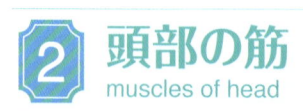

2 頭部の筋
muscles of head

　浅層にある顔面の筋と、深層にある咀嚼筋とに分けられる。

A｜浅頭筋群（表情筋）muscles of expression

　顔面の浅層にあって、主に頭蓋骨から起こり、皮膚に停止する筋で、**皮筋**ともいわれる。

　瞼を閉じる眼輪筋、口を閉じたり唇をとがらせる口輪筋、眉間に縦じわをつくる皺眉筋、口角を下げ口をへの字にする口角下制筋、えくぼをつくる笑筋などがある。皮膚にしわや溝をつくり顔の表情をつくるので表情筋ともいわれる▶図3-5。

　表情筋は、すべて**顔面神経**の支配を受けている。

図 3-5　頭部の筋（表情筋）

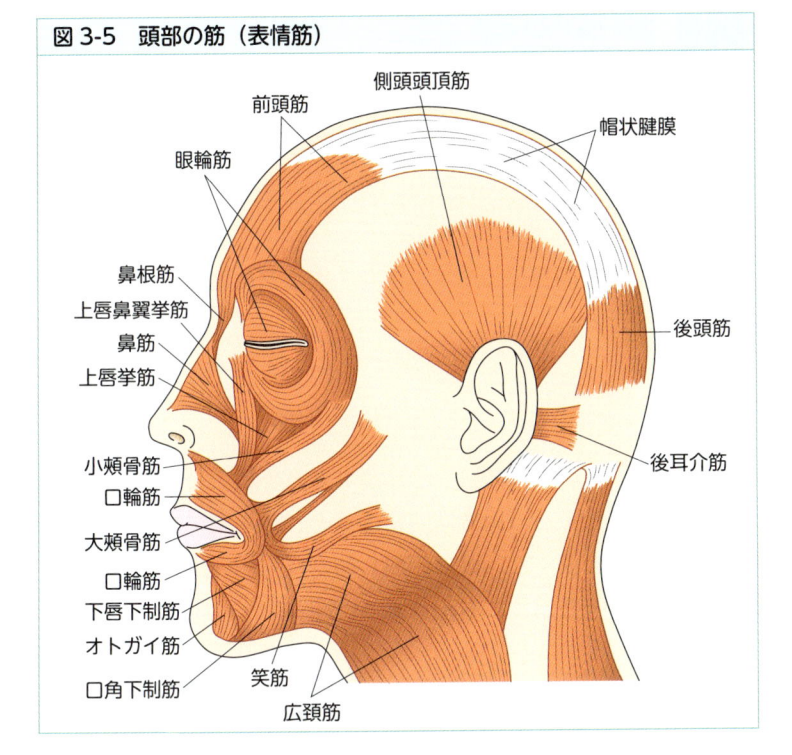

B | 深頭筋群（咀嚼筋）　muscles of mastication

　頭蓋の側面、底面から起こり、下顎骨につき、顎関節の運動を行う。つまり咀嚼に関与し、咀嚼筋ともいわれる。咬筋、側頭筋、内側翼突筋、外側翼突筋の4筋よりなり、すべて下顎神経の支配を受けている。

① **咬筋**：頬骨弓から起こり下顎角前外面に停止する。
② **側頭筋**：側頭骨から起こり下顎骨の筋突起に停止する。
③ **内側翼突筋**：頭蓋底から起こり下顎角前内面に停止する。
④ **外側翼突筋**：頭蓋底から起こり下顎頸、関節円板に停止する。

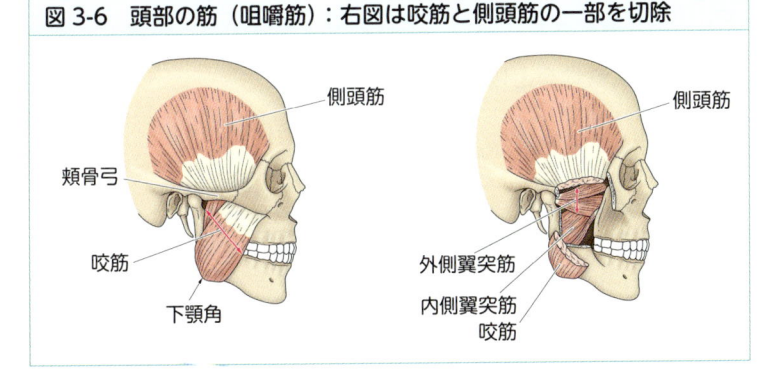

図 3-6　頭部の筋（咀嚼筋）：右図は咬筋と側頭筋の一部を切除

---

note

表情筋
顔面神経支配

咀嚼筋
下顎神経支配
① 咬筋
② 側頭筋
③ 内側翼突筋
④ 外側翼突筋

下顎神経
第5脳神経である三叉神経の第3枝で、感覚性と運動性の両方の線維をもっている混合性の神経である。そのうちの運動性線維が咀嚼筋を支配している。

① 咬筋
　起始：頬骨弓
　停止：下顎骨咬筋粗面
　働き：下顎骨を引き上げる
② 側頭筋
　起始：側頭骨側頭面
　停止：下顎骨筋突起
　働き：下顎骨を引き上げる、後方に引く
③ 内側翼突筋
　起始：蝶形骨翼状突起後面の翼突窩
　停止：下顎骨翼突筋粗面
　働き：下顎骨を引き上げる、側方に動かす
④ 外側翼突筋
　起始：側頭下稜、蝶形骨翼状突起外側板
　停止：下顎骨関節突起、顎関節包、関節円板
　働き：下顎骨を前方に突き出す、側方に動かす

第3章　筋系●人体各部の筋

note

斜頸
胸鎖乳突筋の短縮により起こる（先天性筋性斜頸）。

舌骨上筋群と支配神経
①顎二腹筋
　　前腹：下顎神経
　　後腹：顔面神経
②茎突舌骨筋：顔面神経
③顎舌骨筋：下顎神経
④オトガイ舌骨筋：舌下神経

顎下三角
顎二腹筋の前腹と後腹と下顎骨底との間の三角形のくぼみで、ここに顎下腺が入る。

開口運動
舌骨下筋群が舌骨を固定し、舌骨上筋群が下顎骨を引き下げ開口する。

嚥下運動
嚥下の際に舌骨と喉頭が上がるが、それは咀嚼筋群によって下顎骨が固定され、舌骨上筋群が舌骨を引き上げ、舌骨下筋群である甲状舌骨筋により甲状軟骨が引き上げられ、喉頭が上がる。

3 頸部の筋
muscles of neck

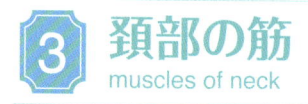

頸部の筋は浅頸筋、側頸筋、前頸筋、後頸筋の4群に区別される。

A｜浅頸筋群

①**広頸筋**：前・側頸部の皮下を走り、表情筋に属し、顔面神経の支配を受ける。

B｜側頸筋群

①**胸鎖乳突筋**：胸骨と鎖骨から2頭をもって起こり、側頭骨の乳様突起に停止する。両方同時に働くと、顔を上に向け頭が後屈する。片側が働くと、頭は側屈し顔が反対側の上方を向く。副神経と頸神経叢筋枝に支配される。

C｜前頸筋群

前頸部で他の骨格と遊離し、甲状軟骨のすぐ上にある舌骨に停止する筋群で、舌骨の上方の舌骨上筋と下方の舌骨下筋の2群に分ける。

舌骨上筋群　suprahyoid muscles

舌骨と下顎骨の間にある筋群で、**顎二腹筋**（前腹と後腹）、**茎突舌骨筋**、**顎舌骨筋**、**オトガイ舌骨筋**の4種がある。開口（舌骨が固定されているとき下顎骨を下に引く）、嚥下の運動（下顎骨が固定されているとき舌骨を上に引き上げる）の際に働く。

舌骨下筋群　infrahyoid muscles

舌骨より下方にあり、胸骨、甲状軟骨、肩甲骨とに連絡しており、**胸骨舌骨筋**、**肩甲舌骨筋**（上腹と下腹）、**胸骨甲状筋**、**甲状舌骨筋**の4種がある。開口（舌骨を引き下げ固定）や嚥下の運動（喉頭、甲状軟骨を上げる）に関与する。

D｜後頸筋群

椎前筋群

頸椎と上位胸椎の前面にあり、頭と頸の前屈や側屈の際に働く。

斜角筋群

斜角筋群は、頸椎の側面にあり、前・中・後斜角筋の3種がある。**前斜角筋**と**中斜角筋**は第1肋骨に、後斜角筋は第2肋骨につき、肋骨の挙上と頸の側屈に関与する。すべて頸神経叢筋枝の支配を受ける。

---

note

頸動脈三角
肩甲舌骨筋の上腹、胸鎖乳突筋の前縁、顎二腹筋の後腹によって囲まれたくぼみで、ここを総頸動脈が通り、皮下に拍動を触れる。

舌骨下筋群と支配神経
①胸骨舌骨筋
②肩甲舌骨筋　　頸神経ワナ
③胸骨甲状筋　　($C_1 \sim C_4$)
④甲状舌骨筋

椎前筋群と支配神経
①頸長筋
②頭長筋
③前頭直筋
④外側頭直筋
すべて頸神経叢筋枝の支配を受ける。

斜角筋隙（裂）
前斜角筋と中斜角筋の間、第1肋骨の上方の間隙で、鎖骨下動脈と腕神経叢が通過する。

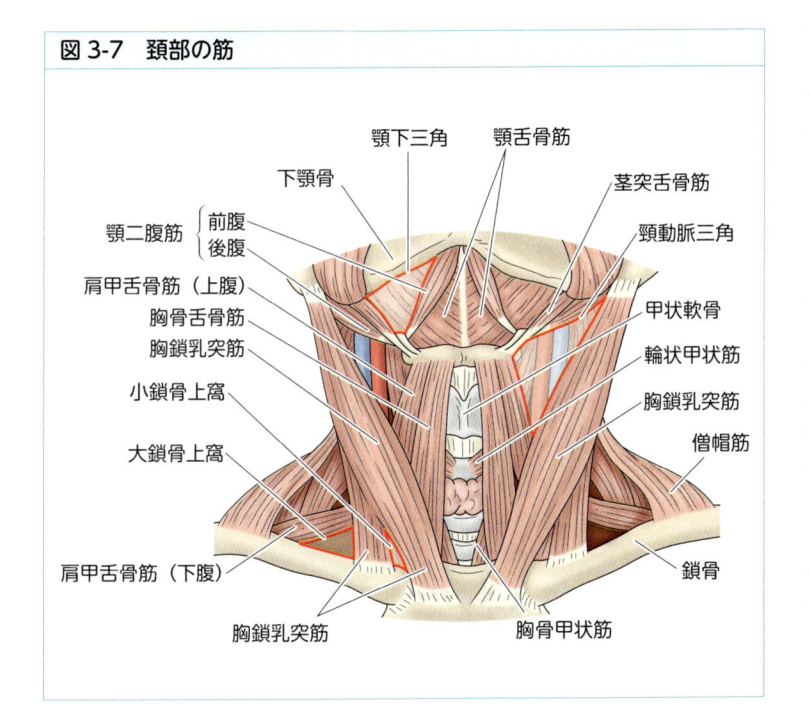

図 3-7　頸部の筋

（図：顎二腹筋（前腹・後腹）、下顎骨、顎下三角、顎舌骨筋、茎突舌骨筋、頸動脈三角、肩甲舌骨筋（上腹）、胸骨舌骨筋、胸鎖乳突筋、小鎖骨上窩、大鎖骨上窩、甲状軟骨、輪状甲状筋、胸鎖乳突筋、僧帽筋、肩甲舌骨筋（下腹）、胸鎖乳突筋、胸骨甲状筋、鎖骨）

note

浅胸筋群と神経支配
大胸筋・小胸筋・鎖骨下筋・前鋸筋
腕神経叢の枝が支配

大胸筋
起始：①鎖骨内側半
　　　②胸骨第1～5（7）肋骨と肋軟骨
　　　③腹直筋鞘
停止：上腕骨大結節稜
働き：上腕（肩関節）の内転、内旋
神経支配：内側・外側胸筋神経

前鋸筋
起始：第1～8肋骨
停止：肩甲骨内側縁
働き：肩甲骨を前外方に引く
神経支配：長胸神経

肋間筋の動き
外肋間筋：吸気筋
内肋間筋：呼気筋

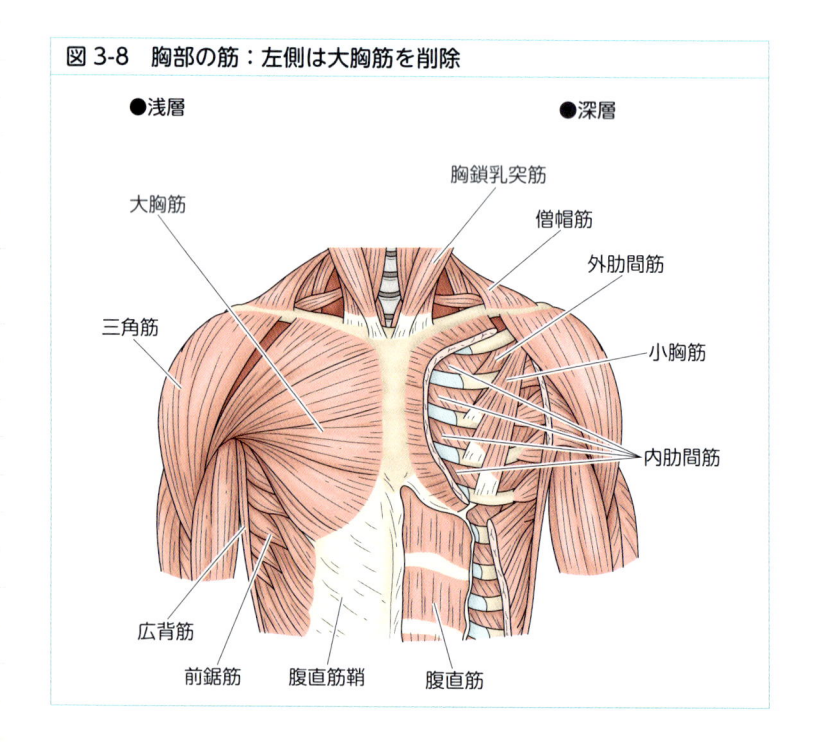

4 胸部の筋
muscles of thorax

胸部の筋は、浅胸筋、深胸筋、横隔膜の3群に区別される。

A｜浅胸筋群

胸郭から起こり前胸壁をつくるが、上肢帯骨または上腕骨に付き上肢の働きに関与する。腕神経叢の枝の支配を受ける。大胸筋、小胸筋、鎖骨下筋、前鋸筋の4種がある。

①**大胸筋**：鎖骨、胸骨、肋軟骨、腹直筋鞘から起こり、上腕骨（大結節稜）につき、上腕の内転、内旋、それに呼吸の補助も行う。腋窩の前壁を構成する。

②**前鋸筋**：第1～9肋骨から鋸の歯のように起こり、肩甲骨の上角、内側縁、下角に停止する。肩甲骨を前方に引く作用がある。長胸神経により支配される。

図 3-8　胸部の筋：左側は大胸筋を削除

●浅層　　●深層

（大胸筋、三角筋、広背筋、前鋸筋、腹直筋鞘、腹直筋、胸鎖乳突筋、僧帽筋、外肋間筋、小胸筋、内肋間筋）

図3-9 横隔膜

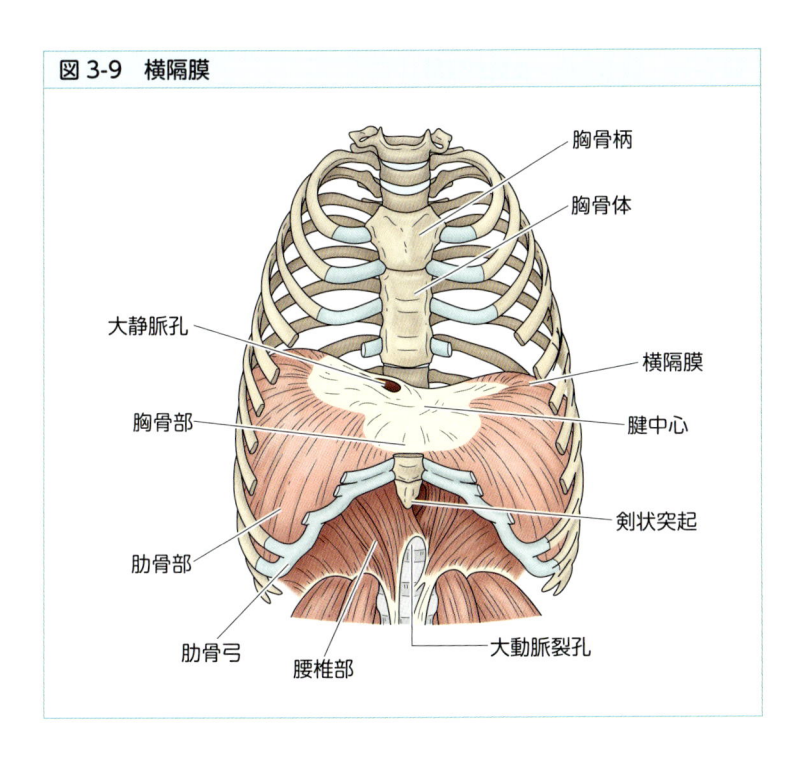

B｜深胸筋群

胸郭に起始と停止をもち、外肋間筋、内肋間筋、最内肋間筋と肋下筋、胸横筋、肋骨挙筋などがある。呼吸作用に関係し、**肋間神経**の支配を受ける。

①**外肋間筋**：肋骨を引き上げ、胸郭を広げ吸気運動を行う。
②**内肋間筋**：肋骨を引き下げ、胸郭を狭め呼気運動を行う。

C｜横隔膜　diaphragm

胸郭下口の周囲から起こり（腰椎部、肋骨部、胸骨部の3部）、胸腔に向かってドーム状をなし、腱中心に終わり胸腔と腹腔の境となる。収縮すると胸腔が広がり（吸気）、弛緩すると胸腔を狭くする（呼気）。**横隔神経**によって支配される。

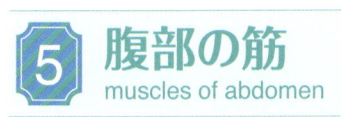

5 腹部の筋　muscles of abdomen

腹部の筋は、前腹筋、側腹筋、後腹筋（腰方形筋）の3群に分かれ、腹壁をつくって腹部内臓を保護し、腹圧を高める（りきみの状態：排便、分娩）。**肋間神経**に支配される。

---

note

胸式呼吸
肋間筋による呼吸

腹式呼吸
横隔膜による呼吸

横隔膜
起始：腰椎部（第1〜4腰椎体）、肋骨部（肋骨弓、第7〜12肋軟骨内面）、胸骨部（剣状突起、腹直筋鞘後葉）
停止：腱中心　central tendon

横隔膜にある3孔
①**大動脈裂孔**：下行大動脈、胸管、奇静脈
②**食道裂孔**：食道、迷走神経
③**大静脈孔**：下大静脈

横隔膜の神経支配
横隔膜を支配する横隔神経は頚神経叢の枝である。

しゃっくり
横隔膜の不随意的痙性収縮が声門の閉鎖を伴って起こすもの。

腹直筋
外腹斜筋　｝肋間神経支配
内腹斜筋
腹横筋

note

腹直筋鞘
3層の側腹筋の正中への停止腱膜より構成される。腹直筋の前をおおう前葉は外腹斜筋腱膜と内腹斜筋腱膜の一部より、後ろをおおう後葉は内腹斜筋腱膜の一部と腹横筋の腱膜よりなる。腹直筋下端部では3筋の腱膜すべてが前葉となり後葉を欠く。
弓状線：腹直筋鞘後葉の下端の縁。

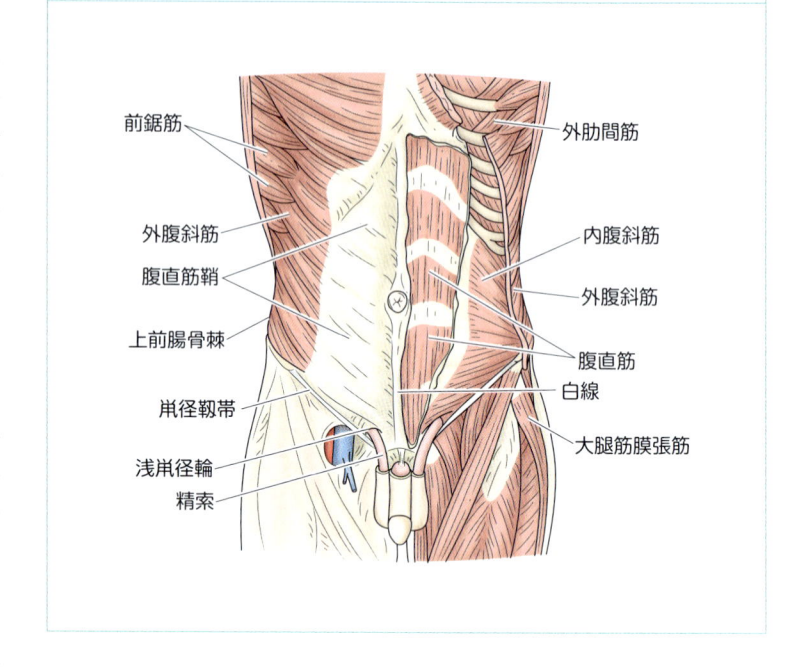

白線
左右の腹直筋鞘の合わさっている正中部で、筋質を欠き腹部の正中切開の際に用いられる部である。

鼡径靱帯
外腹斜筋の停止腱膜の最下端部で、上前腸骨棘と恥骨結節の間に張る。

鼡径管
鼡径靱帯のすぐ上方を走り、内口を深鼡径輪、外口を浅鼡径輪という。男性は精索、女性は子宮円索が通る。

図3-10 腹部の筋：左側が深層

（前鋸筋、外腹斜筋、腹直筋鞘、上前腸骨棘、鼡径靱帯、浅鼡径輪、精索、外肋間筋、内腹斜筋、外腹斜筋、腹直筋、白線、大腿筋膜張筋）

A｜前腹筋群

腹直筋：第5～7肋軟骨と、恥骨の間を走行する多腹筋である（短く筋腹を横切り線状をなす中間腱を腱画〈3～4個〉という）。正中線の両側を縦走し、**腹直筋鞘**に包まれている。

B｜側腹筋群

側腹壁をつくり、外層から外腹斜筋、内腹斜筋、腹横筋の3層よりなる。

①**外腹斜筋**：側胸部から起こり内側前下方に走り、幅広い腱膜となって腹直筋鞘の**前葉**となり、**白線**に終わる。
②**内腹斜筋**：外腹斜筋とほぼ直交して走り、腱膜は腹直筋鞘の**前・後葉**に移行し白線に終わる。
③**腹横筋**：側腹部の最内層にあり、筋束はほぼ水平に横走し腹直筋鞘の**後葉**になり白線に終わる。

C｜後腹筋群

腰椎の両側にある長方形の腰方形筋があり、腰椎を側方・後方に曲げる。前・側腹筋群と異なり腰神経叢に支配される。

6 背部の筋
muscles of back

背部の筋は、背にありながら上肢筋としての浅背筋と、固有の背筋である深背筋との2群に区分される▶図3-11。

A 浅背筋群

背部の浅層にあり主として脊柱から起こるが、浅胸筋群同様、上肢帯骨や上腕骨に停止し、上肢の運動に関与する。僧帽筋、広背筋、小菱形筋、大菱形筋、肩甲挙筋がある。僧帽筋を除いて、すべて**腕神経叢**の枝の支配を受けている。

①**僧帽筋**：後頭骨、項靱帯、第7頚椎以下全胸椎の棘突起から起こり、肩甲棘、肩峰、鎖骨外側に停止する。左右の肩甲骨を内方に引き胸を張る、肩甲骨を挙上し肩をすくめる、肩甲骨を後内側に引き、関節窩を上外側に向かせ上腕の挙上を助ける。副神経と頚神経叢の枝に支配されている。

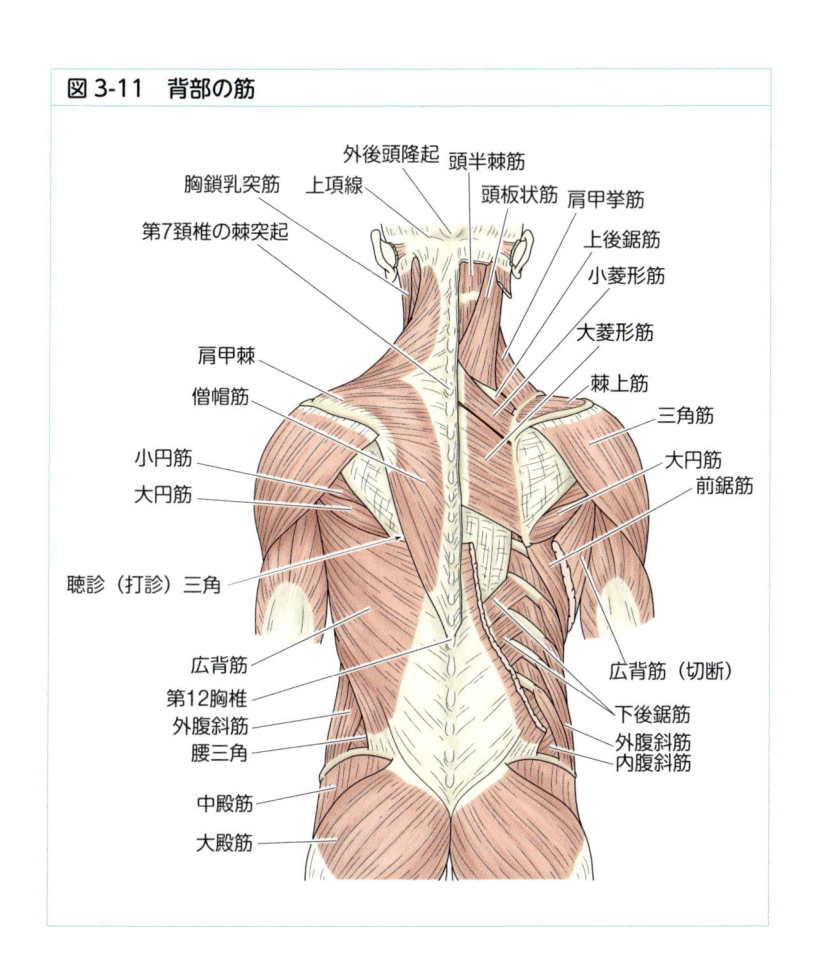

図3-11 背部の筋

---

note

浅背筋群と神経支配
僧帽筋：副神経と頚神経叢支配
広背筋 ｜
大菱形筋 ｜ 腕神経叢の枝が支配
小菱形筋 ｜
肩甲挙筋 ｜

僧帽筋
起始：後頭骨上項線、外後頭隆起、項靱帯、第7頚椎以下全胸椎の棘突起
停止：肩甲骨の肩甲棘、肩峰、鎖骨外側半

聴診（打診）三角
広背筋、僧帽筋、肩甲骨下角内側縁の間の三角部で、筋層が薄く聴診・打診に適している。

肩がこる
主に僧帽筋が疲労したために起こる。

広背筋
起始：第7胸椎以下の棘突起、胸腰筋膜浅葉、腸骨稜
停止：上腕骨小結節稜
働き：上腕の内転、内旋、内後方に引く
神経支配：胸背神経

腰三角
広背筋、外腹斜筋、腸骨稜の間の間隙でヘルニアの開口部位。

note

深背筋群
上後鋸筋と下後鋸筋、固有背筋
固有背筋：脊髄神経後枝が支配
板状筋：頭板状筋・頸板状筋
脊柱起立筋：腸肋筋・最長筋・棘筋
横突棘筋：半棘筋・多裂筋・回旋筋

上腕（肩関節）の運動
外転：三角筋、棘上筋
内転：大胸筋、広背筋
屈曲：烏口腕筋、上腕二頭筋
伸展：大円筋、広背筋
外旋：棘下筋、小円筋
内旋：大胸筋、広背筋

②**広背筋**：下位第7〜12胸椎、腰椎、仙骨、腸骨稜から起こり、上腕骨（小結節稜）に停止し、上腕を内転する。

B │ 深背筋群

深背筋は2層からなり、肋骨に関係ある後鋸筋（上後鋸筋・下後鋸筋）と脊柱に関係ある固有背筋とに分けられる。固有背筋は、板状筋、脊柱起立筋、横突棘筋の3群に分けられ、脊柱の両側にある。いずれも脊髄神経後枝の支配を受ける。

上後鋸筋は肋骨を挙上し吸息の、下後鋸筋は下位肋骨を下制し呼息の働きを助ける。

①**脊柱起立筋**：骨盤の後面から項および頭部まで脊柱両側に沿って長く縦走し、外側から**腸肋筋**、**最長筋**、**棘筋**があり、脊柱起立筋とはこの3筋の総称である。これらの筋は全体が働けば脊柱を支持起立し、後方へ反らせる。片側が働けば脊柱を横に曲げる。

②**横突棘筋**：脊柱を構成する椎骨横突起から起こり、正中の棘突起に停止する短背筋で、半棘筋、多裂筋、回旋筋を区別する。両側が働けば脊柱を後方に曲げ、一側が働くと反対側に回転する。

7 上肢の筋 muscles of upper limb

上肢の筋は、大きくは肩甲部、すなわち上肢帯骨の周辺にある筋、上腕部の筋、前腕部の筋、手にある筋の4群に分ける。そのうえ、前述の浅胸筋群（大胸筋、前鋸筋）、浅背筋群（僧帽筋、広背筋）も上肢の運動に関与するので拮抗筋として理解しておくとよい。

A │ 上肢帯筋群 muscles of shoulder girdle

鎖骨と肩甲骨から起こり、上腕骨の上部に停止し、肩関節の運動に関与する筋群で、三角筋、棘上筋、棘下筋、小円筋、大円筋、肩甲下筋がある。

①**三角筋**：鎖骨（外側）と肩甲骨（肩甲棘、肩峰）から起こり、上腕骨（骨体中央外側の三角筋粗面）に停止。**上腕を外転**（側方に水平に上げる）する。
②**棘下筋**：肩甲骨（棘下窩）から起こり、上腕骨（大結節）に停止。上腕を外旋（後方に引き外方に回す）する。
③**大円筋**：肩甲骨（下角の後面）から起こり、上腕骨（小結節稜）に停止。上腕を内転、内旋（内方に回す）し、伸展（後方に引く）する。

B｜上腕筋群　muscles of upper arm

上腕の前面にある屈筋と、後面にある伸筋の2群に区別される。

上腕屈筋群

上腕二頭筋、烏口腕筋（うこうわんきん）、上腕筋の3種がある。すべて**筋皮神経**に支配される。
①**上腕二頭筋**：肩甲骨の関節上結節から起こる長頭と烏口突起から起こる短頭の2頭からなり、前腕橈骨の橈骨粗面に停止する。**肘関節の屈曲**、回外に働き、上腕前面に力こぶをつくる。
②**烏口腕筋**：肩甲骨烏口突起から起こり、上腕骨体に停止する。上腕の前方挙上、内転の際に作用し、肩関節の屈曲に関与する。
③**上腕筋**：上腕骨体前面から起こり、尺骨の鉤状突起尺骨粗面に停止する。肘関節の屈曲に働く。

上腕伸筋

上腕後面にある上腕三頭筋と肘関節筋、肘筋がある。橈骨神経に支配される。
①**上腕三頭筋**：肩甲骨の関節下結節から起こる長頭と、上腕骨後面から起こる内側頭と外側頭の3頭からなり、尺骨の肘頭に停止する。**肘関節の伸展**に働く。

---

note

上肢帯筋群と神経支配
三角筋、小円筋：腋窩神経
棘上筋、棘下筋：肩甲上神経
大円筋、肩甲下筋：肩甲下神経

回旋筋腱板をつくる筋
肩甲下筋、棘上筋、棘下筋、小円筋

上腕筋群の停止部
上腕二頭筋：橈骨粗面
上腕筋：尺骨粗面
上腕三頭筋：（尺骨）肘頭

上腕筋群の神経支配
屈筋群：筋皮神経
伸筋：橈骨神経

内側腋窩隙
上腕三頭筋長頭、大円筋、小円筋により構成され、肩甲回旋動・静脈が通る。

外側腋窩隙
上腕骨、上腕三頭筋長頭、大円筋、小円筋により構成され、腋窩神経、後上腕回旋動・静脈が通る。

第3章 筋系●人体各部の筋

note

前腕（肘関節）の運動
屈曲：上腕二頭筋、上腕筋
伸展：上腕三頭筋
回外：回外筋、上腕二頭筋
回内：円回内筋、方形回内筋

前腕筋群の神経支配
屈筋群：正中神経、深指屈筋（尺側部）と尺側手根屈筋のみ尺骨神経
伸筋群：橈骨神経

C｜前腕筋群　muscles of forearm

　前腕前面の屈筋群8種と後面の伸筋群11種からなり、上腕骨または前腕の骨から起こる。回内・回外運動を行う筋以外は手の骨に停止し、手首と指の運動を行う。

前腕屈筋群

　円回内筋、**橈側手根屈筋**、長掌筋（ちょうしょうきん）、尺側手根屈筋、**浅指屈筋**、**深指屈筋**、長母指屈筋、方形回内筋が属している。円回内筋は前腕の回内および肘関節の屈曲を行う。長掌筋は手掌に至り手掌腱膜となる。浅指屈筋の停止腱は第2〜5指の中節骨底の両側に2分して停止している。深指屈筋の停止腱は2分した浅指屈筋腱の中央を通り腱交差をなし、第2〜5指末節骨に停止している。

　長母指屈筋は母指末節骨に停止し、末節を屈曲する。

　橈側手根屈筋は手根の屈曲と外転を、尺側手根屈筋は屈曲と内転を行う。尺側手根屈筋と深指屈筋の尺側部は尺骨神経支配で、それ以外は正中神経支配である。

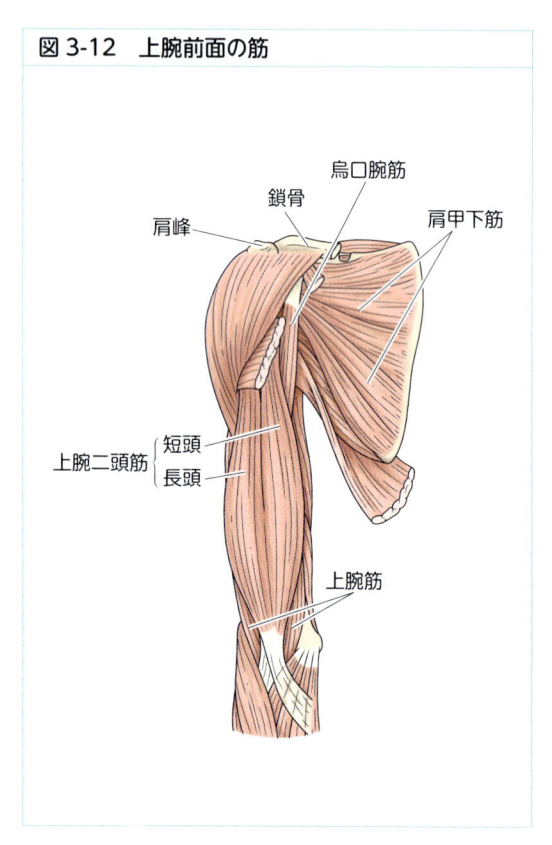

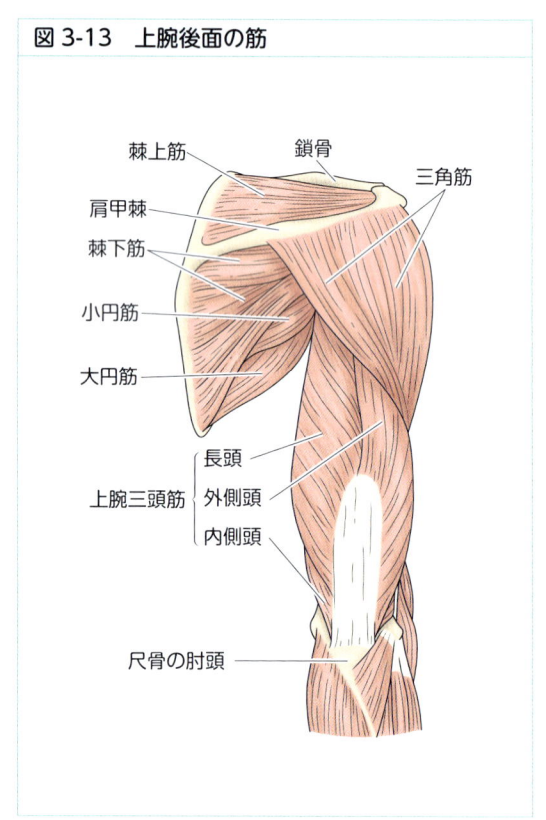

図 3-12　上腕前面の筋

図 3-13　上腕後面の筋

74

前腕伸筋群

腕橈骨筋、長橈側手根伸筋、短橈側手根伸筋、回外筋、尺側手根伸筋、指伸筋、小指伸筋、示指伸筋、長母指伸筋、短母指伸筋、長母指外転筋が属している。以上すべて、橈骨神経の支配を受けている。

指伸筋は、第2～5指を伸ばし、長母指伸筋は母指末節骨につき、第1指を伸ばす。

短母指伸筋は、母指基節骨につき母指の基節を伸ばし、外転する。

長母指外転筋は第1中手骨につき、母指を外転し、手を橈側に屈曲する。長・短橈側手根伸筋は手根の外転、尺側手根伸筋は内転の働きももつ。

前腕伸筋のうち、手根を通過する9種類の筋の停止腱は、伸筋支帯の下の6管のいずれかを通る。

> **note**
>
> **上腕骨内側上顆が起始（屈筋群）**
> 円回内筋、橈側手根屈筋、長掌筋、尺側手根屈筋、浅指屈筋
>
> **上腕骨外側上顆が起始（伸筋群）**
> 回外筋、長・短橈側手根伸筋、尺側手根伸筋、指伸筋、小指伸筋
>
> **伸筋支帯の下の6管と通過する腱**
> 第1管：長母指外転筋、短母指伸筋
> 第2管：長・短橈側手根伸筋
> 第3管：長母指伸筋
> 第4管：指伸筋、示指伸筋
> 第5管：小指伸筋
> 第6管：尺側手根伸筋

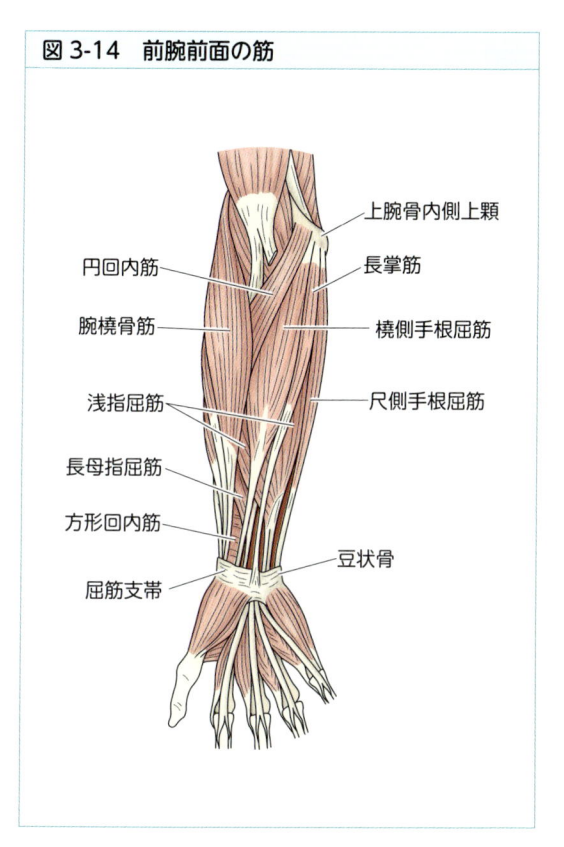

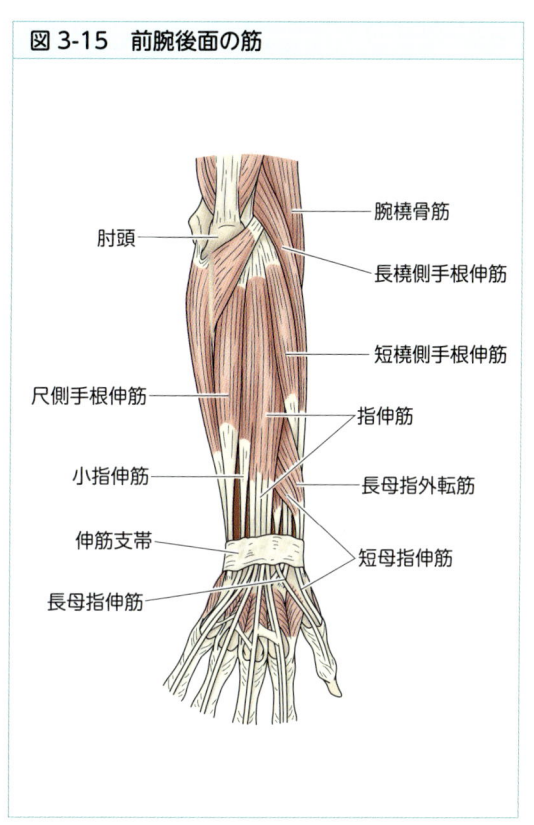

図 3-14 前腕前面の筋

図 3-15 前腕後面の筋

note

手関節（手首）の運動
伸展（背屈）：長橈側手根伸筋
　　　　　　短橈側手根伸筋
　　　　　　尺側手根伸筋
屈曲（掌屈）：尺側手根屈筋
　　　　　　橈側手根屈筋
　　　　　　長掌筋

腕橈骨筋
橈骨神経支配のため、伸筋群に属しているが、その作用は肘関節の屈曲や、前腕の回内・回外などの回転運動に関与している。

指の運動
（第2～5指の中手指節関節、指節間関節）
①中手指節関節（MP関節）の屈曲：虫様筋、骨間筋
②中手指節関節（MP関節）の伸展：指伸筋、示指伸筋、小指伸筋
③近位指節間関節（PIP関節）の屈曲：浅指屈筋
④遠位指節間関節（DIP関節）の屈曲：深指屈筋
⑤指節間関節（IP関節）の伸展：指伸筋、示指伸筋、小指伸筋
⑥内転：掌側骨間筋
⑦外転：背側骨間筋、小指外転筋

対立運動
母指と小指を近づける運動。母指対立筋と小指対立筋の作用をいう。

D｜手の筋群　muscles of hand

すべて屈筋群に属し、母指側の筋（母指球筋）と小指側の筋（小指球筋）と手掌の中央の筋（中手筋）の3群に区別する。

母指球筋群　muscles of thenar eminence

短母指外転筋、短母指屈筋、母指対立筋は、正中神経の支配を受け、母指内転筋は尺骨神経の支配を受ける。

小指球筋群　muscles of hypothenar eminence

短掌筋、小指外転筋、短小指屈筋、小指対立筋、すべて尺骨神経の支配を受ける。

中手筋群　muscles of metacarpus

虫様筋、掌側骨間筋、背側骨間筋、尺骨神経支配（虫様筋の橈側は正中神経支配）。虫様筋は第2～5指の基節を曲げ、その中節および末節を伸ばす。掌側骨間筋は指の内転、背側骨間筋は指の外転に作用する。また、両骨間筋は、共同して基節を曲げ、中節および末節を伸ばす。

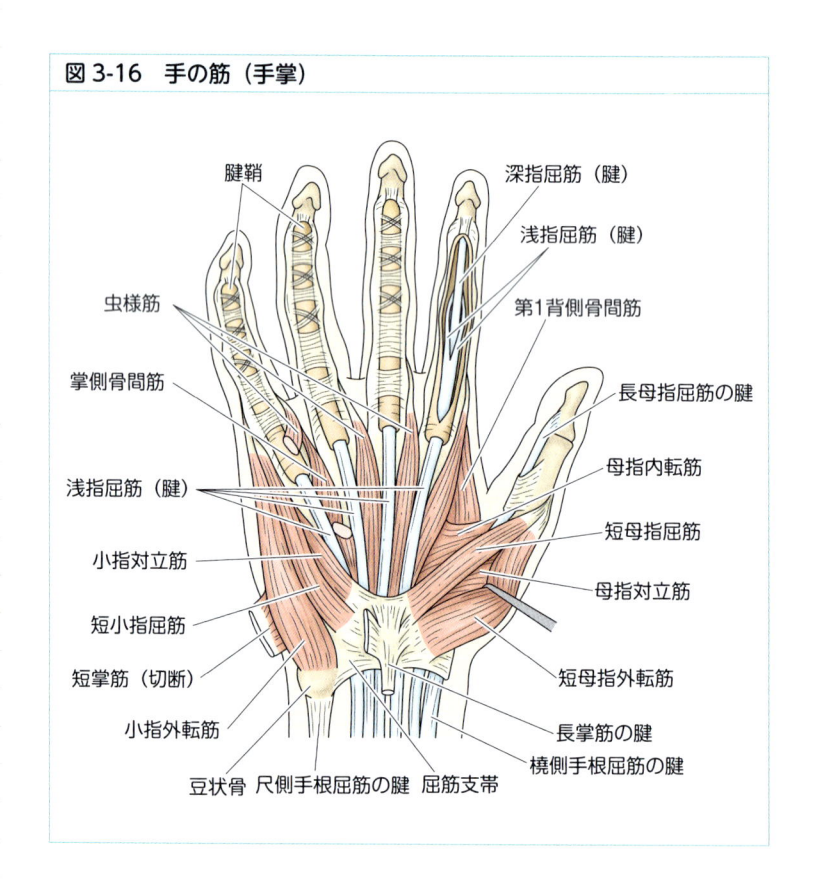

図3-16　手の筋（手掌）

8 下肢の筋
muscles of lower limb

下肢の筋は、大きくは骨盤部、すなわち下肢帯骨の周辺にある筋、大腿部の筋、下腿部の筋、足にある筋の4群に分ける。

A 下肢帯筋群 muscles of pelvic girdle

下肢帯骨である寛骨の周辺で、骨盤内にある内寛骨筋と殿部にある外寛骨筋を区別する。股関節の運動を行う。

内寛骨筋群

腰椎椎体から起こる大腰筋と腸骨窩から起こる腸骨筋からなり、大腿骨の小転子に停止する。両筋を合わせて**腸腰筋**といい▶図3-17、**股関節を屈曲**させる（大腿を前に出す）。下肢を固定すると、腰椎骨盤を前下方に引く。腰神経叢の筋枝の支配を受ける。

外寛骨筋（殿筋）群

大殿筋、中殿筋、小殿筋、大腿筋膜張筋、梨状筋、内閉鎖筋、上双子筋、下双子筋、大腿方形筋がある。

股関節、大腿の伸展、外転、外旋の働きを行う。中殿筋・小殿筋の前部と大腿筋膜張筋は大腿の内旋も行う。

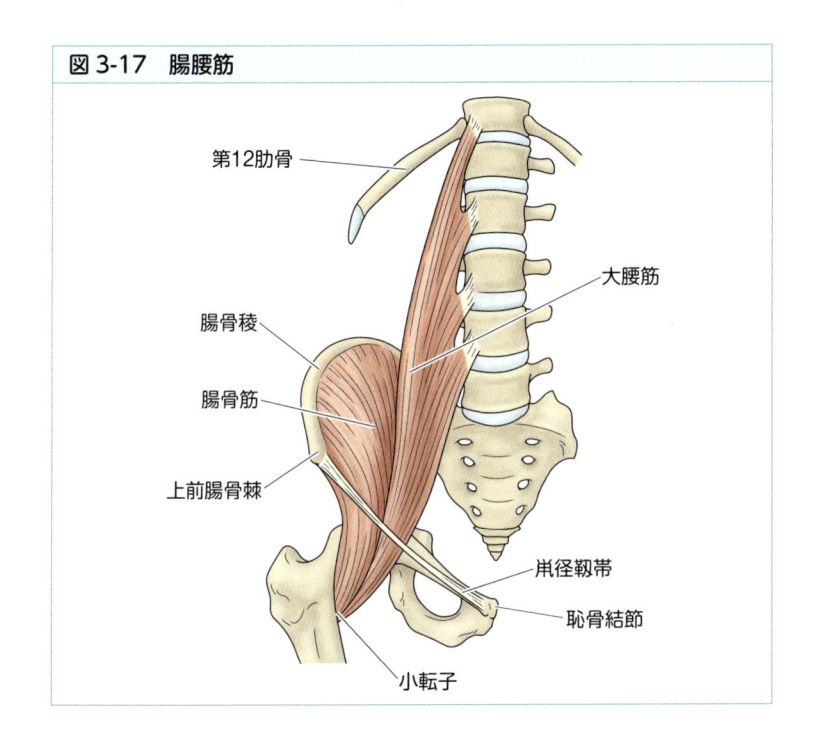

図 3-17 腸腰筋

note

股関節の運動
屈曲：腸腰筋
伸展：大殿筋
外転：中殿筋、小殿筋
内転：長・短・大内転筋
外旋：梨状筋、内閉鎖筋、大腿方形筋、縫工筋
内旋：大腿筋膜張筋、中殿筋、小殿筋

腸腰筋
起始：第12胸椎～第4腰椎椎体、肋骨突起、腸骨窩
停止：大腿骨小転子
神経支配：腰神経叢の筋枝

大殿筋
起始：腸骨外面・仙骨・尾骨
停止：大腿骨殿筋粗面・腸脛靱帯

中殿筋
起始：腸骨外面
停止：大腿骨大転子

腸脛靱帯
大腿筋膜の外側の肥厚部で、大腿筋膜張筋の停止腱もいっしょになり脛骨上端外側に付着している。

外寛骨筋の神経支配
大殿筋：下殿神経

中殿筋	
小殿筋	上殿神経
大腿筋膜張筋	
梨状筋	
内閉鎖筋	仙骨神経叢の筋枝
上・下双子筋	
大腿方形筋	

① **大殿筋**：仙骨、尾骨、腸骨外面から起こり、大腿骨後上部の殿筋粗面と腸脛靱帯に停止する。**股関節の伸展**作用の主力筋である。**下殿神経**の支配を受ける。
② **中殿筋**：腸骨外面から起こり、大腿骨大転子に停止し**大腿を外転**させる。上殿神経の支配を受ける。

B ｜ 大腿筋群　muscles of thigh

膝関節の伸展作用を行う伸筋群、屈曲作用を行う屈筋群と、股関節の内転作用を行う内転筋群に分ける。

大腿伸筋群

膝関節の伸展に働き、縫工筋（ほうこうきん）と大腿四頭筋（だいたいしとうきん）とがある。**大腿神経**に支配される。

① **大腿四頭筋**：大腿前面から両側面にかけての強大な筋で4頭（大腿直筋、内側広筋、中間広筋、外側広筋）からなり、膝関節の前で合して**膝蓋靱帯**となり脛骨の上端前面脛骨粗面に停止する。大腿直筋は、寛骨の下前腸骨棘と寛骨臼上縁より起こり股関節を通りすぎて、大腿を挙上（股関節の屈曲）する働きをもつ。

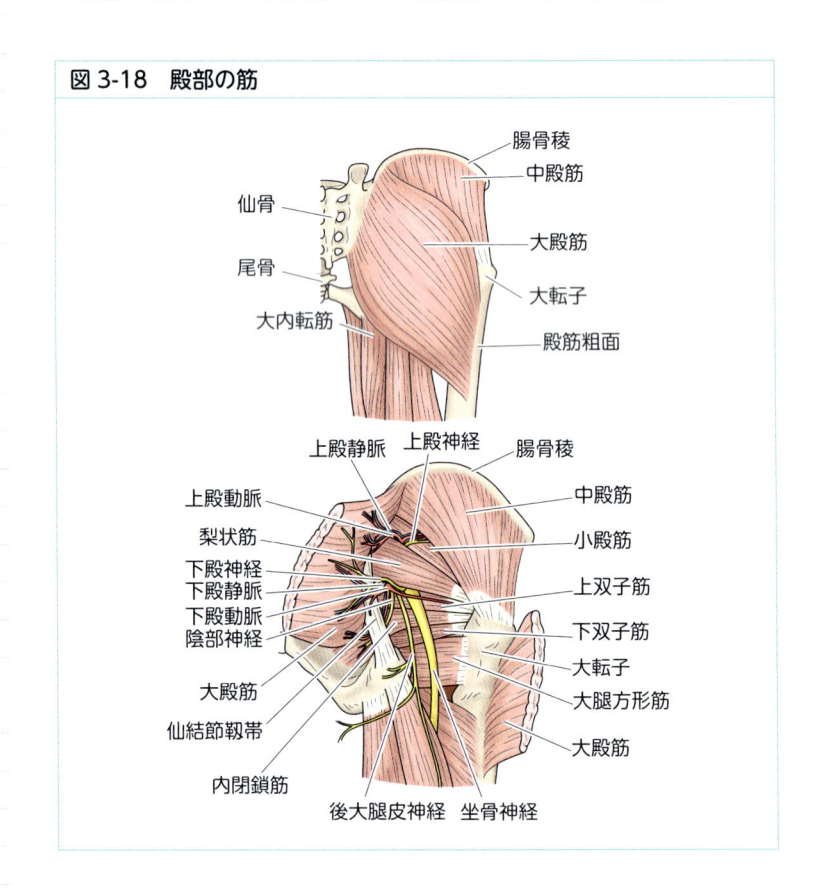

note

大腿四頭筋の4頭
① 大腿直筋：寛骨が起始
② 内側広筋
③ 中間広筋 ｝大腿骨が起始
④ 外側広筋

膝蓋靱帯
大腿四頭筋の筋尾は1つの腱となり、その腱が種子骨である膝蓋骨を取り込み脛骨粗面に付着するまでを膝蓋靱帯という。臨床的に利用される膝蓋腱反射は、この膝蓋靱帯を打つ。

図 3-18　殿部の筋

大腿内転筋群

　大腿の上内側にあり、**大腿の内転**作用を行う筋群で、寛骨（主に恥骨）から起始し、大腿骨内側後面（恥骨筋線や粗線内側唇など）に停止する。恥骨筋、**長内転筋**、短内転筋、大内転筋、薄筋、外閉鎖筋があり、**閉鎖神経**支配である。

①**長内転筋**：恥骨結合前面および恥骨結節から起こり、大腿骨粗線内側唇につく。大腿を内転、屈曲し、外側方へ回す。

②**大内転筋**：坐骨下枝前面および坐骨結節から起こり、大腿骨粗線内側唇、内側上顆に停止する。停止腱は腱弓をつくり、内転筋腱裂孔をあけ、大腿動・静脈が膝窩へ出る。

> **note**
>
> **大腿三角**
> 鼡径靱帯と長内転筋と縫工筋に囲まれた大腿上内側の三角形の部位で、皮下に大腿動脈の拍動を触れる。
>
> **ハムストリング**
> 大腿二頭筋の停止腱が膝窩の上外側縁を、半腱様筋と半膜様筋がその上内側縁をつくり、この3筋の停止腱を膝窩腱（ハムストリング）とよぶ。この3つの筋をまとめてハムストリング筋という。

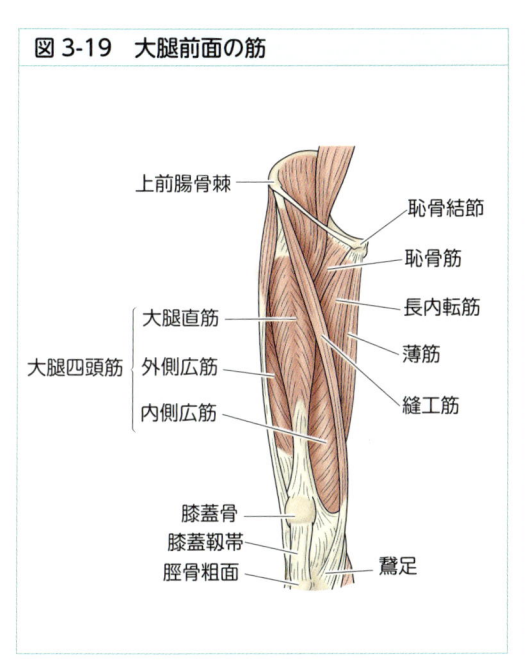

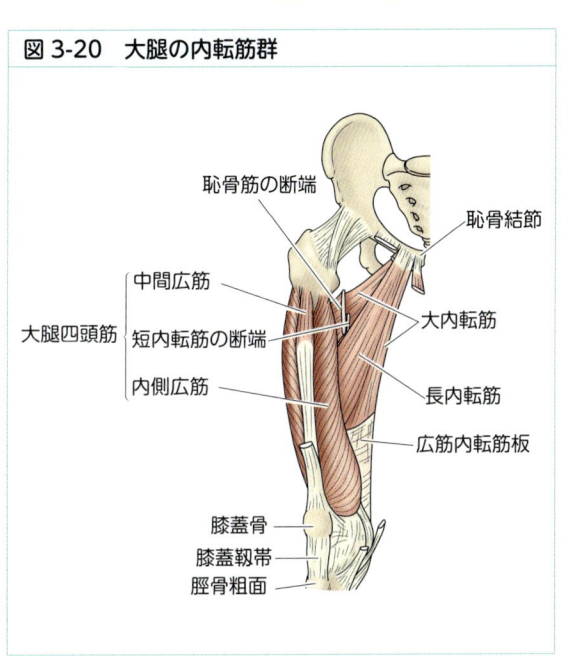

図 3-19　大腿前面の筋

図 3-20　大腿の内転筋群

note

膝関節の運動
屈曲：大腿二頭筋、半腱様筋
伸展：大腿四頭筋

大腿筋群の神経支配
大腿伸筋群：大腿神経
大腿内転筋群：閉鎖神経
大腿屈筋群：坐骨神経
　大腿二頭筋短頭：腓骨神経部
　大腿二頭筋長頭 ┐
　半腱様筋　　　├ 脛骨神経部
　半膜様筋　　　┘

膝窩
膝の後ろで、上方は大腿二頭筋と半腱様筋、半膜様筋の筋尾が、下方は下腿三頭筋の腓腹筋の内側頭と外側頭がつくるひし形のくぼみで、膝窩動静脈、脛骨神経が通る。

大腿屈筋群

　大腿の後面にあり、膝関節の屈曲および大腿の伸展に働く。坐骨神経により支配される。大腿二頭筋（長頭、短頭）、半腱様筋、半膜様筋がある。

　大腿二頭筋の短頭が大腿骨体後面（粗線外側唇）から起始、長頭と半腱様筋、半膜様筋は坐骨結節から起始する。停止は大腿二頭筋が腓骨（腓骨頭）、半腱様筋と半膜様筋は脛骨（脛骨粗面内側）に付着し、それぞれ膝窩の上縁をつくる。

C │ 下腿筋群

　下腿の前面にある伸筋群、後面の屈筋群、外側にある腓骨筋群を区別する。

下腿伸筋群

　主に足の背屈や指の伸展を行う筋群で、前脛骨筋、長母指伸筋、長指伸筋、第三腓骨筋があり、すべて深腓骨神経の支配である。足を固定すると下腿を前方に傾ける。

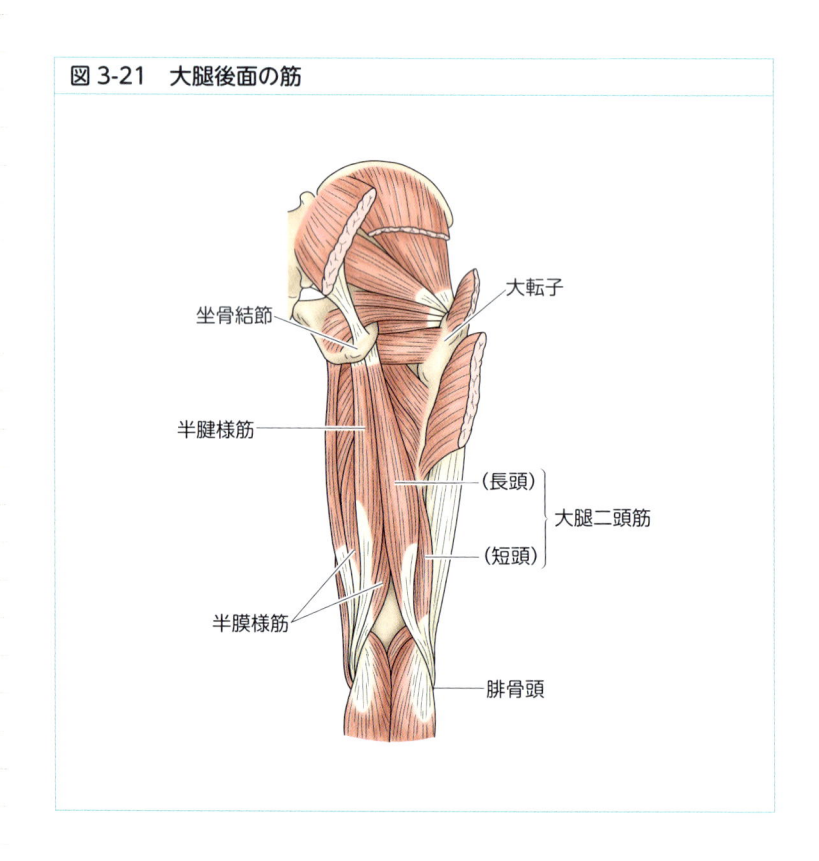

図 3-21　大腿後面の筋

（坐骨結節、大転子、半腱様筋、大腿二頭筋（長頭）（短頭）、半膜様筋、腓骨頭）

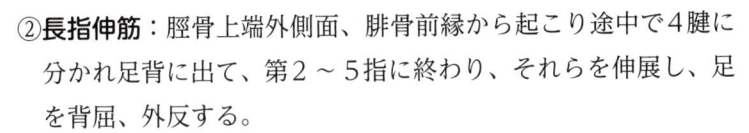

①**前脛骨筋**：下腿前面において脛骨の外側に位置し、足関節の前を通り内側楔状骨、第1中足骨底面につく。足を背側に曲げ（背屈）、内側縁を上げる（内反）。

②**長指伸筋**：脛骨上端外側面、腓骨前縁から起こり途中で4腱に分かれ足背に出て、第2〜5指に終わり、それらを伸展し、足を背屈、外反する。

下腿屈筋群

主に足の底屈や指の屈曲を行う筋群で、下腿三頭筋、後脛骨筋、足底筋、膝窩筋、長母指屈筋、長指屈筋がある。**脛骨神経**に支配される。

①**下腿三頭筋**：ふくらはぎの膨らみをつくる筋で、腓腹筋（ひふくきん）の内側頭、外側頭とヒラメ筋の3頭からなり、筋尾は**踵骨腱（しょうこつけん）（アキレス腱）**となって踵骨に停止する。歩くときにかかと（踵）をあげ、つま先立ちして身体を支える働きである。腓腹筋内側頭は大腿骨内側上顆、外側頭は大腿骨外側上顆から起こり、膝関節を曲げる働きがある。

②**後脛骨筋**：下腿後面深部にあり、停止腱は内果（うちくるぶし）の後方をまわって足底（舟状骨、内側・中間・外側楔状骨、立方骨、第2〜4中足骨底面）につき、足を足底側に曲げ（底屈）、足底を内側に向ける（**内反**）。

---

note

下腿筋群の神経支配
下腿伸筋群：深腓骨神経
下腿屈筋群：脛骨神経
下腿腓骨筋群：浅腓骨神経

アキレス腱
下腿三頭筋の停止腱である踵骨腱のことをいう。これは全身の腱のなかで最も厚く強く、ギリシャ神話の英雄アキレスの名がつけられている。

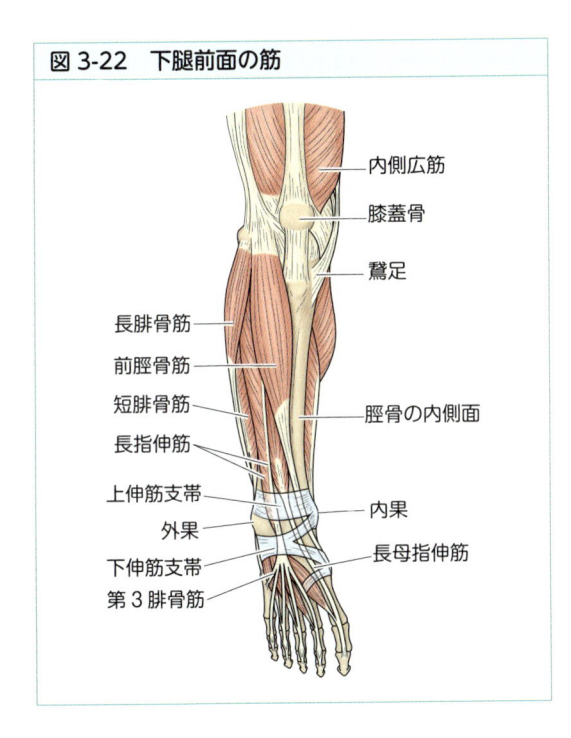

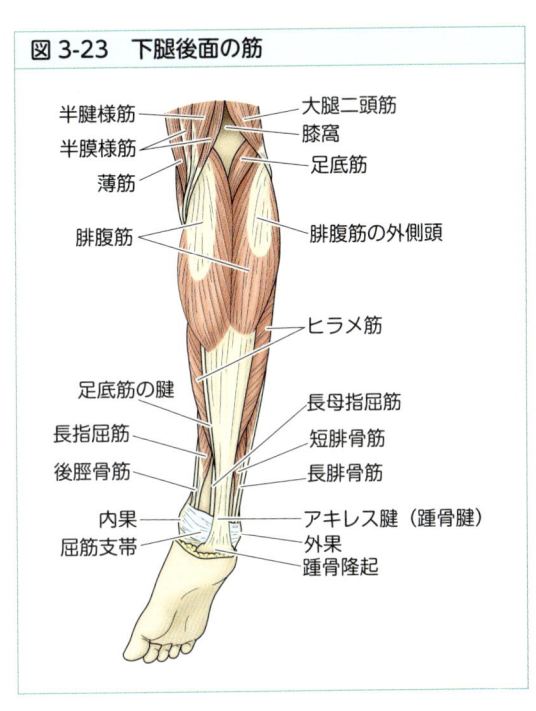

図 3-22　下腿前面の筋

図 3-23　下腿後面の筋

> **note**
>
> 足関節（距腿関節）の運動
> 底屈：下腿三頭筋、後脛骨筋、長腓骨筋
> 背屈：前脛骨筋、第三腓骨筋
> 内反（足の内側縁を上げ、足底を内側に向ける）：前脛骨筋、後脛骨筋
> 外反（足の外側縁を上げ、足底を外側に向ける）：長腓骨筋、短腓骨筋、第三腓骨筋

下腿腓骨筋群

腓骨から起こり、長腓骨筋と短腓骨筋がある。

長腓骨筋の停止腱は外果（そとくるぶし）の後方から足底に行き、第1、2中足骨底と内側楔状骨につく。

短腓骨筋は第5中足骨粗面につき、長・短腓骨筋は足の外側縁を上げ、足底を外側に向け（外反）足底側に曲げる（底屈）。

・浅腓骨神経に支配される。

D｜足の筋群

足背筋群

短母指伸筋と短指伸筋があり、深腓骨神経の支配を受ける。短指伸筋は第2～4指を伸展する。

足底筋群

母指球筋群（短母指屈筋、母指内転筋、母指外転筋）、小指球筋群（小指外転筋、短小指屈筋）、中足筋群（短指屈筋、足底方形筋、虫様筋、底側骨間筋、背側骨間筋）があり、脛骨神経の支配を受ける。

母指外転筋は内側足底神経に、母指内転筋は外側足底神経に支配されている。

虫様筋は第2～5指の基節を屈曲する。

底側骨間筋は3個あり第3、4、5指を内側に近づける。

背側骨間筋は4個あり、第1背側骨間筋は第2指を内側に、第2～4背側骨間筋は第2～4指を外側に引く。

図 3-24 足の筋（足背）

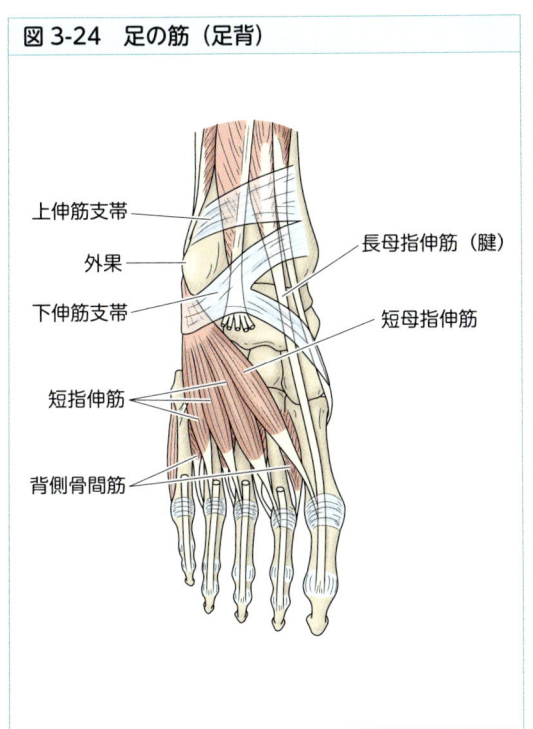

- 上伸筋支帯
- 外果
- 下伸筋支帯
- 短指伸筋
- 背側骨間筋
- 長母指伸筋（腱）
- 短母指伸筋

図 3-25 足の筋（足底）

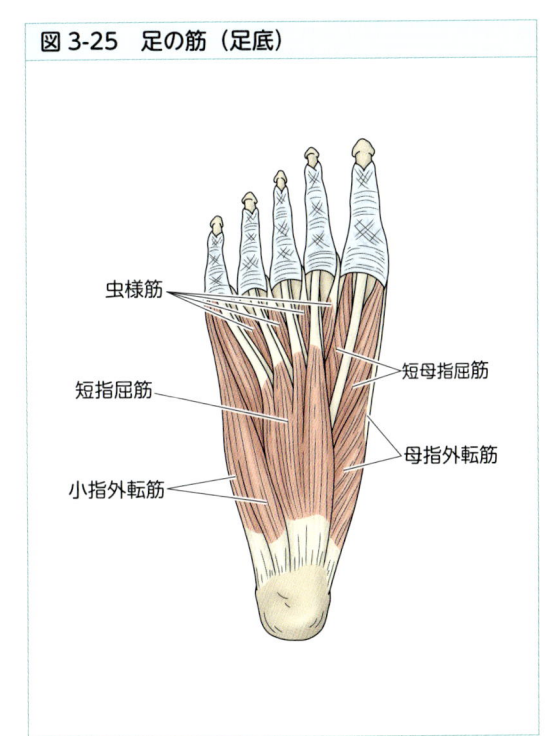

- 虫様筋
- 短指屈筋
- 小指外転筋
- 短母指屈筋
- 母指外転筋

第3章 筋系●人体各部の筋

3 筋の生理

1 筋の収縮

運動は筋が収縮することによって行われる。筋を収縮させて、身体を移動させたり、物を持ち上げ移動させるためにはエネルギーを必要とする。そのエネルギーは、ATP（アデノシン三リン酸）が分解されることによって生じる化学エネルギーが利用される。

A｜骨格筋の構造

骨格筋の表面は筋膜に包まれている。筋膜の中は、多数の**筋線維**が集まって**結合組織**で束ねられている。これを筋束という。1本の筋線維が1個の細胞である▶図3-26。

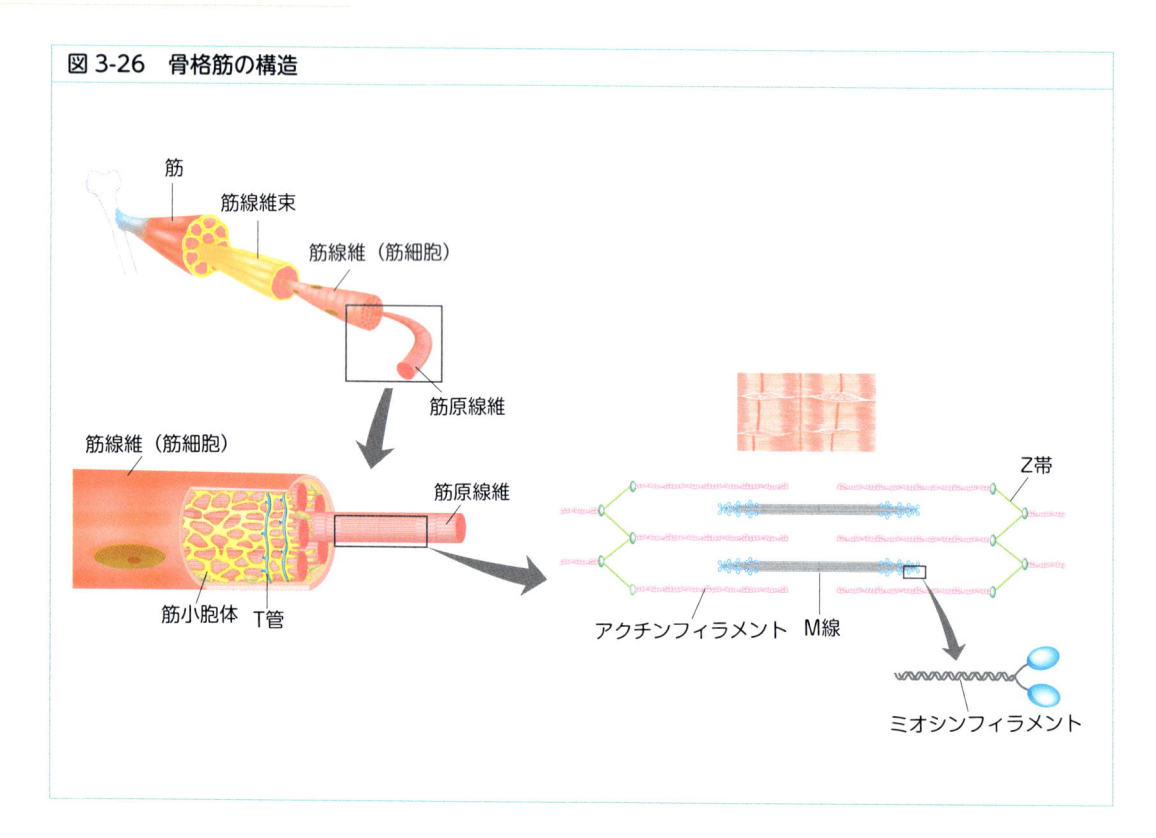

図3-26　骨格筋の構造

---

note

筋線維の直径
10～100μm。長さは個々の筋によって異なり、数mmから数10cmのものまである。

筋原線維の直径
1～2μm

B │ 骨格筋線維の種類

　骨格筋は肉眼で見える色によって、赤筋、白筋、中間筋に分類される。これは筋細胞に含まれるミオグロビンという色素蛋白の量による違いによるもので、赤筋はその含有量が多い。3つはそれぞれ働き方も異なり、赤筋は持続性の長い収縮を行う遅筋で疲労しにくい。白筋は急速な動きを行う速筋で、疲労しやすいといわれる。赤筋はからだの奥、骨格に近いところに、白筋はからだの表面に近いところに存在している。

　筋線維も同様に赤筋線維（遅筋線維）、白筋線維（速筋線維）、中間筋線維に分けられる。

　筋線維は、数百から数千本の収縮性のある**筋原線維**が集合し、長軸に沿って並んだものである。

　筋原線維は、**暗帯（A帯）**と**明帯（I帯）**の繰り返しで生ずる横紋を示す。A帯の中央にH帯という細い縞がある。I帯の中央にはZ帯があり、Z帯とZ帯の間の長さ2〜3μmを筋節といい、これが機能的単位となる。また、筋原線維には、2種類の線維（フィラメント）が長軸に沿って規則正しく並んでいる。細いフィラメントを**アクチン**、太いフィラメントを**ミオシン**という。ミオシンはA帯にあり、アクチンはI帯とA帯のH帯以外の部分にある。

　筋原線維は筋小胞体に取り囲まれている。筋小胞体は骨格筋の約10％を占め、Ca^{2+}（カルシウムイオン）を放出したり、取り込んだりすることで、筋原線維の収縮・弛緩を制御している。

C │ 筋収縮のしくみ

　筋の収縮は筋原線維の収縮によって起こる。筋原線維の収縮・弛緩は2種類のフィラメント、ミオシンとアクチンの配列状態が変化することによって生じる。

　筋線維の表面の膜に、神経線維からの刺激によって電気的変化（活動電位）が発生すると、筋小胞体はCa^{2+}を細胞質に放出する。これによってアクチンとミオシンの反応を引き起こし、筋は収縮する。反対に筋小胞体がCa^{2+}を取り込むと、筋は弛緩する。

滑走説
アクチンはミオシンに引きつけられてミオシンの間に滑り込むように動く。各フィラメントの長さは変わりなく、重なる部分が多くなると筋節の長さが短縮し、筋収縮がみられる。

筋電図
(EMG：electromyogram)
筋が収縮する際には、活動電位が発生し、これが筋電図として記録される。

note

ATPの再合成

クレアチンリン酸（CP）の分解によって生じるエネルギーが、ATPの再合成に用いられる。

ADP ＋ CP ⇄ ATP ＋ C

CP：クレアチンリン酸
　　creatine phosphate
C：クレアチン　creatine
ATP：アデノシン三リン酸
　　adenosine triphosphate
ADP：アデノシン二リン酸
　　adenosine diphosphate

D｜筋収縮のエネルギー

筋収縮に必要なエネルギーは、細胞質中にある**ATP（アデノシン三リン酸）**が分解され、ADP（アデノシン二リン酸）となるときに生じるエネルギーが利用される。

ATPが分解されてできたADPは再合成されてATPとなるが、その際に必要なエネルギーは筋肉中のクレアチンリン酸がクレアチンとリン酸に分解されるときに放出されたエネルギーが使用される。

E｜筋収縮時の熱の発生

筋の収縮時には熱を産生し、その熱は体温の維持に役立つ。

F｜筋の特性

筋には収縮性、弾性、興奮性、伝導性といった4つの特性がある。

①**収縮性**：筋または筋線維は刺激を受けると収縮する。収縮は筋線維の長軸に沿って起こる。
②**弾性**：筋は引き伸ばすことができ、離すと元に戻る。
③**興奮性**：筋は刺激を受けると反応して、ある変化、興奮が起こる。
④**伝導性**：筋線維の1点に刺激を加えると、それに反応する興奮が筋線維全体に伝わる。

2 筋収縮の様式

A｜単収縮（れん縮）　twitch

単一の刺激（1つの活動電位）に対し、筋は1回だけ収縮する。

B｜強縮　tetanus

適当な間隔で2度刺激すると、収縮が重なって単収縮より大きな収縮が生じる。刺激を何回も繰り返して加えると、刺激の期間中、持続的な強い収縮を起こすようになる。このような収縮を強縮という。

C｜筋の疲労

　持続的な強い運動が続くと（長時間の強縮など）、筋は次第に強い収縮を維持できなくなり、収縮不能となる。このような現象を筋の疲労という。

　運動が長く続くと、ATPやグリコーゲンが消費され、**乳酸**などの分解産物が蓄積するので、筋の収縮力は低下し、筋は疲労する。

D｜全か無かの法則　all or none law

　筋の収縮には、ある一定の強さの刺激を必要とする。刺激が弱いと筋線維は反応を示さないが、刺激がある強さに達すると、筋線維は最大限に収縮する。しかし、その刺激がさらに強くなっても収縮状態は変わらない。これを**全か無かの法則**という。

筋の緊張
骨格筋は常に一定度に収縮した状態、つまり軽い強縮状態にある。これを筋の緊張という。

硬直
筋の実質が硬くなって、元に戻らない状態をいう。人体では死後2〜3時間で筋が硬くなり弾性を失い、この状態を死硬直という。

疲労の原因
乳酸、CO_2などによるpHの低下。
クレアチン、ケトン体など代謝産物の蓄積。

楽しく学ぼう解剖生理 Help you understand

橈骨神経麻痺

幽霊は橈骨神経麻痺

　手を回内位にし、親指を思いっきり伸ばして反らせてみてください。斜めに伸びる長い腱と真っ直ぐでやや短い腱が出てきますでしょう。その2本の腱の間に皮膚のくぼみができると思います。そのくぼみを「解剖学的嗅ぎタバコ壺」とよびます。このくぼみに嗅ぎタバコをおいて、その香りを嗅いだことに由来するそうです。

　そのくぼみに軽く触れてみると、動脈の拍動が感じられます。手首で脈をとった橈骨動脈が回り込んできたのです。

　両脇の2本の腱は、それぞれ長母指伸筋、短母指伸筋といわれる筋肉の腱です。どちらの筋も橈骨神経といわれる神経によって支配されています。この橈骨神経は、肘を伸ばす、手首を伸ばす、指を伸ばすといった上腕や前腕の伸筋すべてを支配しています。そのため、この神経が麻痺してしまうと、肘関節や手関節の伸展が不能となってしまい、とくに手は回外ができなくて、手のひらを見ることができず、手首で曲がったままで、だらりと垂れ下がってしまいます。この状態を「下垂手」といいます。そう、まるで「うらめしや～」と出てくる幽霊の手つきのような感じです。

鷲手、猿手とよばれる運動麻痺

　文字を書くときなどペンを親指と人差し指の間で保持しますが、そこで親指を人差し指に寄せると指先でつまむことなく、指の股でペンを挟むことができます。そのとき使っている筋肉を母指内転筋といいます。母指内転筋は尺骨神経が支配しており、尺骨神経麻痺になると、親指が寄せられなくなり、親指と人差し指の間で力強く物を挟むことができなくなります。親指と他の4本の指は何かをわしづかみにするような手つきとなり、「鷲手」とよばれる運動麻痺になります。

　手を握り手首を曲げてみると腱が浮き出てきます。脈をとる親指側にある隙間のすぐ横の腱は橈側手根屈筋の腱です。その腱の橈骨動脈とは反対側、小指側の隙間に指をこじ入れぐりぐりすると、痛いと同時に手のひらにしびれを感じると思います。そうです、正中神経を圧迫しているのです。この正中神経が麻痺すると、母指対立筋が動かなくなり、親指は他の4本の指と同一平面上となり、軽く握った状態の手つきができなく、猿の手のように扁平になってしまいます（猿手）。

図 3-27　神経麻痺による異常な手

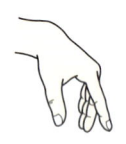

橈骨神経麻痺（下垂手）

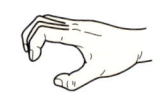

尺骨神経麻痺（鷲手）

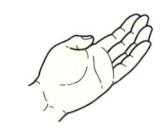

正中神経麻痺（猿手）

指伸筋

結婚指輪は、なぜ薬指につけるの？

　手、指は握る、つまむ、はさむといろいろな運動ができますね。これらは指の関節を曲げる運動です。親指と人差し指とでつまむのが、いちばんつまみやすいと思われますが、親指と中指とでも、薬指とでも、小指とでもつまむことはできますよね。では、指を伸ばすほうはどうでしょう。軽く握って、それぞれの指を曲げておいて、1本1本伸ばしていってみてください。まず親指、解剖学的嗅ぎタバコ壺を出すとき反らせたようにピッと伸ばして、「イェイ！」といった感じで立てられますよね。人差し指、これは名前のように人を差したりするとき真っ直ぐに伸ばせますよね。小指は「あいつのこれが！」といった具合に立ちますよね。では中指、薬指はどうでしょう。他の指を親指で押さえていると伸びませんよね。もちろん親指を折っていても、他の4本の指を一緒に伸ばすならできるのですが、1本ずつ中指も、薬指を伸ばすのは困難でしょう。無理に伸ばそうとすると、手の甲がつれて痛くなりませんか？　とくに薬指は顕著だと思いますよ。

　これは、中手指節関節（MP関節）が伸びないことが原因です。そこで今度は握るのではなく、両手を図のように組んでみてください。中指以外の4本は、左右の指先を指の腹でくっつけてください。中指は折り込んで、近位指節間関節（PIP関節）を90°にして左右の中節の背側をぴったりつけ、基節の背を一直線とし、中指が離れないように注意しながら親指を離してください。指を反らせる（過伸展）します。もちろん離れますよね。

　それでは、親指を元の位置に戻して、今度は小指を離してみてください。離れますね。では、小指を元の位置に戻して人差し指を離してみてください。あっ、中指が離れないように注意して。親指や小指に比べて、人差し指はそれほど離れないと思いますが、それでも中指が離れることなく人差し指だけを離すことができます。

　では、薬指を離してみましょう。「ううーん！」と、うなっていないで、どうですか？　離せない、離れ

図 3-28　薬指は離れない

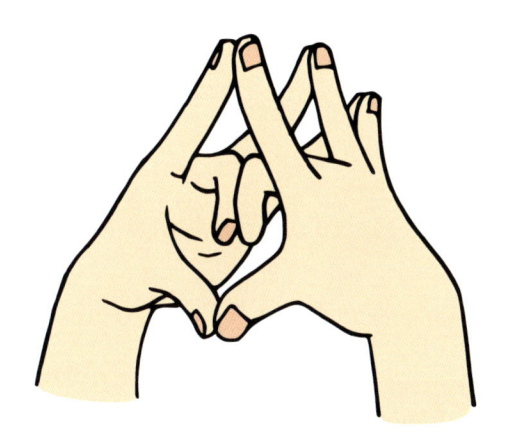

89

ないですね。たまに離れる人がいるかもしれませんが。くどいようですが、左右の中指の中節を離してはダメです。

薬指は ring finger といいます。そう、結婚指輪をつける指ですね。このように離れないから、薬指につけるのかな？ そんな史実はみたことも、聞いたこともないので、単なる憶測ですが、なんとはなしに関連がありそうな気にさせられます。

関節を伸ばす筋肉を伸筋といいます。指を反らせる過伸展もやはり伸筋が作用します。手の指の伸筋には、長母指伸筋、短母指伸筋、示指伸筋、小指伸筋、指伸筋があります。これらは前腕、肘のほうに筋肉の本体があり、手首では腱に変わって、その腱は手の甲の部分を走りそれぞれの指の骨に付きます。パッと指を伸ばし反らせると、手の甲に腱が浮き出てきますよね。長母指伸筋、短母指伸筋は親指を伸ばします。

示指伸筋は人差し指、小指伸筋は小指を伸ばします。指伸筋は、1つの筋肉なのですが、手首付近では4本の腱に分かれ、その4本の腱は手の甲を走り、それぞれ人差し指、中指、薬指、小指につきます。つまり、指伸筋は親指を除いた第2～5指の4本を伸ばすのです。

手の甲を走る指伸筋の4本の腱、それには指の股の手前で隣りあった腱をつなぐものが存在します。腱間結合というものですが、これがあるために1本の指を伸ばそうとすると、その隣の指も腱が一緒に引っ張られてしまい伸ばされてしまいます。

軽く握って人差し指のみを伸ばそうとしても、隣の中指の握りが少し緩まないと、人差し指はピッと真っ直ぐに伸びて立てることができないのです。

さきほど、中指を折ってもらったのも同じで、

図 3-29　手指の筋（手の甲）

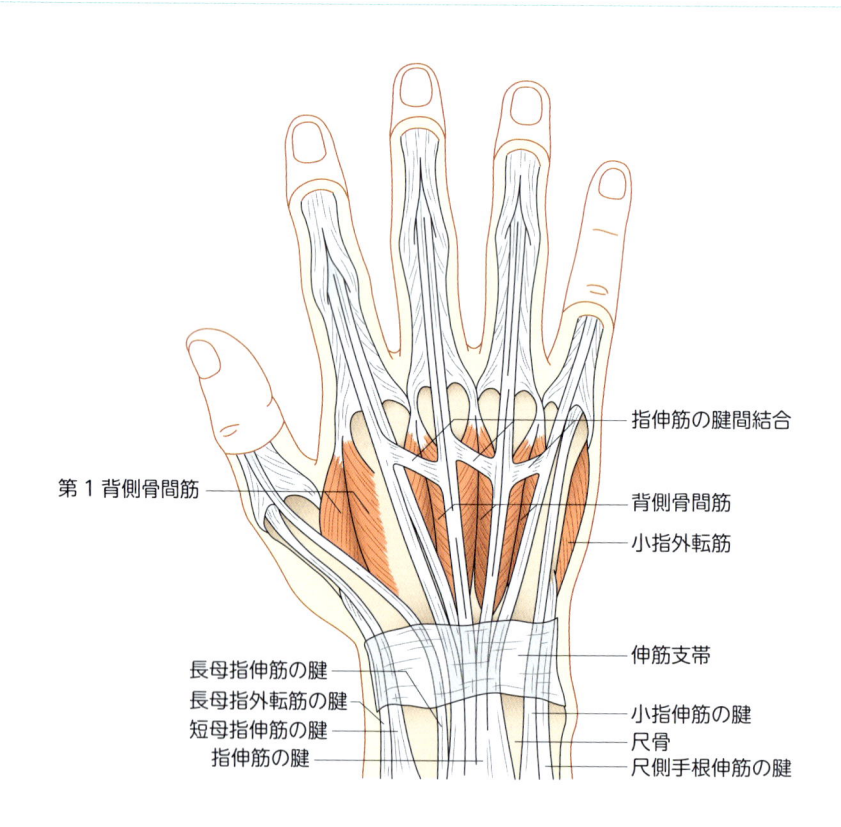

薬指を伸ばそうとしても中指の腱と腱間結合でつながれていて、その中指が伸びないように折られ押さえつけられているので、伸びることができず、反らして左右の薬指を離すことができません。それに比べ、人差し指と小指は中指や薬指と腱間結合がなかったり、あっても緩い結合で、中指と薬指の間のようなきついつながりはありません。

そのうえ、人差し指と小指には指伸筋の腱以外に、示指伸筋、小指伸筋といった、その指特有の筋の腱がきて伸展には2つの筋が働いており、そのため左右が離れやすいのです。

伸筋支帯と腱鞘

刀と鞘との関係

　パッと指を伸ばし反らせてみてください。そうすると、手の甲（手背）に腱が浮き出てきますでしょう。でもそれらの腱は手首でみえなくなったでしょう。

　指を伸ばす筋肉は、大部分が前腕、それも肘に近いところに筋腹があります。それらの筋は、手首近くで腱になって、手首から手背、そして指の骨に到達します。指を伸ばし、手首を手背側に曲げれば、腱は皮膚をもち上げてみえるようになるはずなのですが、手首や指では皮膚がもち上がりません。

　手首のところには、テニスをする際のリストバンドのような腱を押さえている伸筋支帯とよばれる膜があります。机の上などで、指でヒモを押さえて引いてみると、摩擦により痛く熱くなります。伸筋支帯に押さえられている腱も、筋肉の動きで行ったりきたり移動すると摩擦が起き、過度に動けば炎症が起きてしまいます。机の上の話も、直接ヒモを押さえるのではなく、ヒモを何か管のようなものの中に通し、その管を押さえているのなら、指とヒモとの間に摩擦は起きません。腱も同様で、管の中を通し、その管を伸筋支帯が押さえています。その管は、腱を包む鞘のようなものなので、腱鞘といいます。刀と鞘の関係のようなもので、腱が刀で鞘の中に入っているのです。

　手のひら側（掌側）の屈筋の腱も同様で、屈筋支帯とよばれる帯状の厚めの膜の下を、腱鞘に包まれて走っています。

　わしづかみの手つきをしてみるとよくわかると思います。指は手のひら側に曲がります。しかも指のつけ根から3か所で屈曲します。最も親指は2か所ですが、人差し指（第2指）から小指（第5指）の中節と末節を曲げる筋を指屈筋といいます。その指屈筋の筋腹は前腕にあり、腱が屈筋支帯の下を通って手のひらに至り、4本の腱が広がり、第2指から第5指の中節骨と末節骨についています。でも中節と末節を曲げる筋は別、しかも深さも別なのです。中節を曲げる筋が浅いほうにあり、末節を曲げる筋が深いほうにあり、浅指屈筋と深指屈筋といいます。

　浅いほうが手前で、深いほうが先にあるって、何かうまくいきませんね。紙に書いてみるとわかりやすいと思います。ふつう浅い（上）ほうが先にいって、深い（下）ほうが手前につくほうが理にかなっていますね。でも浅いほうが手前で深いほうが先なのです。そうすると、交叉することになってしまいます。事実、交叉しています（腱交叉）。中節を曲げる浅指屈筋の腱は骨につく手前で二股に分かれ、中節骨底の両側について間を開けています。その開いている間を、深指屈筋の腱が抜けて末節骨まで伸びてついています。

　ところで、学名って何か難しそうな単語が多いですが、この交叉部付近には変わったというか、単純な名前がついています。それは、長いヒモ、短いヒモっていいます。ヒモ、パンツのヒモ（紐）っていうときと同じヒモです。先ほどの浅指屈筋と深指屈筋の指骨に付着する腱ですが、その腱が指骨に付いている少し手前で、腱と骨とを連結しているヒモ状の膜があり、それを腱のヒモといいます。腱の付着部に近いほうで三角形のヒダを短いヒモといい、それより離れて細長いヒモ状のヒダを長いヒモとよびます。「えー、学名？」って感じでしょう。

図 3-30　腱交叉とヒモ

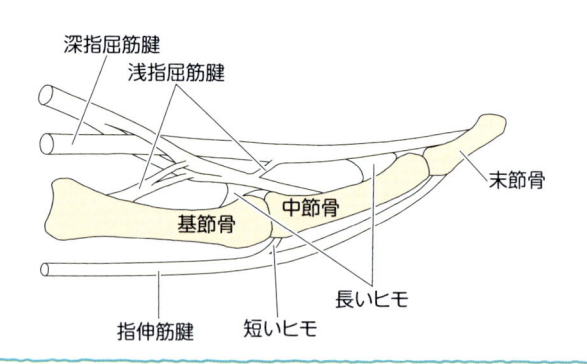

二の腕

力こぶは上腕の筋肉の縮み

　よく筋肉自慢では、力こぶを出してみせますが、そのとき肘を曲げて力をいれますよね。腕を伸ばし、肘の曲がるところ（採血のときなど、針を刺すあたりです。その場所を肘窩という）に指を当てて、肘を曲げてみてください。曲げるに従い、指は徐々に上にあがっていき、指の腹にコリコリしたスジ状のものが触れてきますでしょう。それは"腱"なのです。腱とはアキレス腱というときの"腱"のことです。

　腱は筋肉の先端で、その先はほとんどの場合、骨についています。ちょっとアキレス腱を触ってみてください。その下は踵の骨に触れますね。そして上はふくらはぎの筋肉に続いていますよね。

　それでは肘に戻って、また肘を曲げて腱を触れて、いやつまんでみてください。そのまま腱をつまみながら肩のほうに指を移動していくと、力こぶにつながるでしょう。そうです、肘のところでもち上がってきて触れた腱は、力こぶをつくる筋肉の腱なのです。

　その腱は肘の関節の前を通って、前腕の骨についているのです。つまり、力こぶは上腕のその部分の筋肉が縮んだ（収縮した）ことによってできたのです。そして、その収縮した筋肉の先は、肘の関節を越えて前腕の骨についており、その骨を引っ張っているのです。引っ張られた前腕の骨は上腕に近づいていき、肘が曲がった状態になります。このように筋肉が肘（肘の関節）を曲げているのです。

　理屈をいいますと、肘を曲げたから力こぶができたのではなく、肘を曲げようとして力こぶとなる筋肉が縮んだ結果、力こぶができたのです。

腕の筋肉は、納豆の入れ物の形

　それでは、肘を伸ばすのは、どのようにして伸ばすのでしょうか？

　ふつう、引っ張って手前にもってきたものは、押して元に戻しますよね。その他、押すのではなく、反対側に行って引っ張って戻す方法もあります。

　関節を動かす運動は、みんな筋肉が縮んで、その先の骨を引っ張って行います。曲げられた関節

図 3-31　上腕の筋

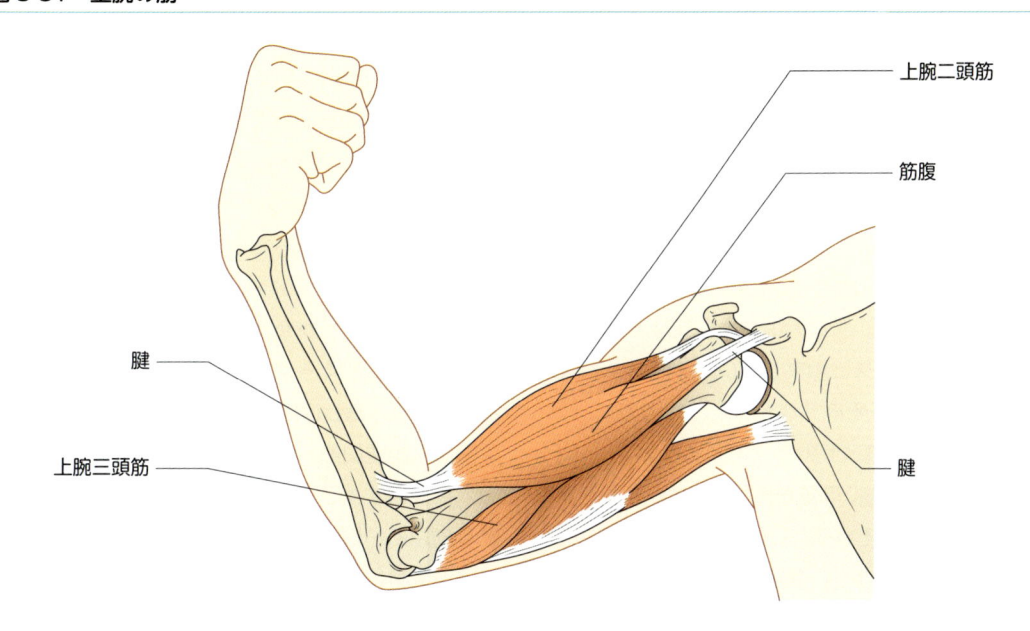

（上腕二頭筋、筋腹、腱、上腕三頭筋、腱）

を伸ばす運動も、それを行う筋肉が縮むことによって行われます。"縮みながらその先にある骨を押す"という行動は考えにくいでしょう。そうすると、曲がったものを元に戻す、伸ばすのも、反対側を引っ張るという運動で行うことになります。

　頬づえをつくと、肘にゴリゴリと当たる部分があります。先ほど力こぶをつくるとき、指を当ててもらった部分とちょうど反対側、裏側の部分にある骨の出っ張りです。肘鉄を食らわすとき、当たる部分ですよ。肘を伸ばしたときは、その部分の皮膚は少したるんでいますでしょう。曲げたときには張っていますけど。

　少しつかみにくいでしょうが、肘を曲げてその部分の皮膚をつまんで肩のほうに引いてみてください。そうすると、肘は伸び始めます。その肘の骨の出っ張りを肘がしら（肘頭）といいます。そこには上腕の裏側の筋肉（上腕三頭筋）がついています。その上腕三頭筋が収縮して肘頭を引っ張り、肘を伸ばすのです。

　力こぶの筋肉は上腕二頭筋ですが、その筋が収縮すると肘を曲げ、そのときに力こぶができます。曲がった肘は、上腕三頭筋が収縮して伸ばすのです。

　腕（上肢）や脚（下肢）の筋は、ほとんどが紡錘状をしています。わらでできた水戸納豆の入れ物みたいな形です。その両端が腱となり骨に付着しています。その際、体幹に近いほう、腕なら肩のほう、脚なら腿の付け根のほうですが、こちらを筋頭といいます。中央の膨らんでいるところを筋腹、体幹から離れているほうを筋尾といいます。

　力こぶをつくる筋は、筋頭が2つに分かれていて、二頭筋といわれます。その筋が上腕にあるため上腕二頭筋とよばれています。上腕三頭筋は肩のほうが3つの筋頭に分かれているため、その名称となっています。

下腿三頭筋

足がつった……

　寝ているときや、プールや海で泳いでいて足がつったという経験をおもちでないでしょうか。こむら返りといいます。そのとき、足首は甲側が伸び、かかとが引き上げられます。「こむら」とはふくらはぎのことです。こむら返りを起こすと、ふくらはぎが痙攣して硬くなります。すごく痛いですよね。眠っていても、飛び起きてしまいます。このふくらはぎの筋、正式には下腿三頭筋といいます。下のほうはアキレス腱となり、かかとの骨（踵骨）に停止しています。ちなみにアキレス腱とはギリシャの英雄アキレスに由来しています。アキレスのこの腱だけは不死身でなかったという話です。スポーツの最中によく切れることがあります。

　本体の下腿三頭筋、3頭からなりますが各頭が発達した筋なので、それぞれに名称がついています。表層側は2頭からなり、膝窩の下で三角の内外の縁となっている腓腹筋（内側頭と外側頭）、深層側は魚の切り身のような平らな形でヒラメ筋の名前がついています。

　使い古されたギャグですが、左足がヒラメ筋で右足がカレイ筋というのです。なぜって、左ヒラメで右カレイというじゃありませんか。ヒラメもカレイも平べったい魚です。どちらも眼が背側に片寄っています。その片寄り方がヒラメは両眼とも左側に、カレイは右側にあるという意味です。

　もちろん、左右のふくらはぎにあるのは、ヒラメ筋ですよ。間違いのないようにね。

　立ち上がって、かかとを上げつま先立ちしてみてください。ふくらはぎが硬くなるでしょう。下腿三頭筋が収縮しはたらいて、かかとを引き上げ、足関節（距腿関節）を底屈させているのです。足の甲を伸ばすように、足関節を足底側に曲げる運動を底屈といいます。その反対は、親指を反らせて足の甲側を下腿に近づけるように曲げる運動で、

足関節の背屈といいます。

　底屈にはたらく筋はその他に後脛骨筋や長母指屈筋、長指屈筋などがあり、これらの屈筋は脛骨神経によって支配されています。背屈させる筋は、前脛骨筋や親指をそらす長母指伸筋、それに長指伸筋などの伸筋群が関与します。これらの筋はちょうど向こうずね、弁慶の泣き所、脛骨の前縁の外側、ググッーと足を反らせてみると硬くなる筋があるでしょう。急ぎ足で歩いたときに痛くなる部分の筋です。それらの筋は深腓骨神経によって支配されています。

図 3-32　下肢の筋（後面）

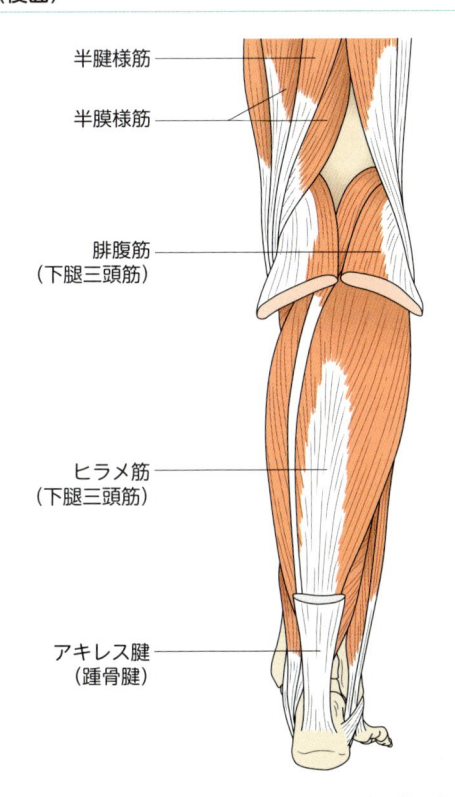

- 半腱様筋
- 半膜様筋
- 腓腹筋（下腿三頭筋）
- ヒラメ筋（下腿三頭筋）
- アキレス腱（踵骨腱）

第4章

循環器系
Circulatory System

- 1 **血管系** *98*
  血管の構造／心臓／血液の循環系

- 2 **リンパ系** *120*
  リンパ管／リンパ節／脾臓／胸腺

- 3 **心臓の生理** *126*
  自動性と刺激伝導系／心臓の収縮／心電図

- 4 **血圧と脈拍** *131*
  血圧／脈拍

楽しく学ぼう解剖生理　*134*

第4章 血管系 vascular system

1 血管の構造

A 血管壁の構造

　内膜、**中膜**、**外膜**の3層からなる。動脈の壁は拍動性の血流と血圧に耐えられるよう厚く弾力があり、内部の圧が減っても丸い形を保てる。静脈の壁は薄く柔らかで、弾性に乏しい▶図4-1。

① **内膜**：血管内面の内皮細胞（単層の上皮細胞）と、結合組織からなる。
② **中膜**：平滑筋と弾性線維からなる。動脈では、静脈よりはるかに厚い。
③ **外膜**：最外層で、疎性結合組織からなる。

B 動脈・静脈・毛細血管

① **動脈** artery：心臓から出た血液を末梢に運ぶ血管で、中膜の平滑筋と弾性線維により伸縮性と弾性がある。末端は枝分かれして細くなり、**細動脈**という。
② **静脈** vein：毛細血管から続き、血液を心臓に送り返す。中膜の平滑筋が少なく弾性に乏しい。起始部は**細静脈**という。場所により内膜に半月状の弁、**静脈弁**があり、血液の逆流を防いでいる。皮下組織内を走行する静脈を総称して**皮静脈**という。これら皮静脈では静脈弁がとくによく発達している。

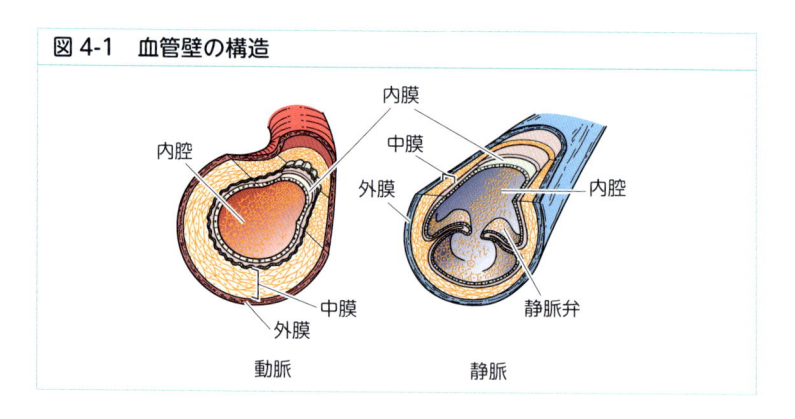

図4-1　血管壁の構造

---

note

血管壁
① 内膜：内皮細胞と結合組織
② 中膜：平滑筋
③ 外膜：結合組織

最も太い動脈
動脈中で最も太いのは大動脈と肺動脈の始まりの部分である（直径2.8〜3cm）。

③**毛細血管**：細動脈と細静脈とを結ぶ網目状の血管で、直径が5〜20μmの最も細い血管である。壁は単層の内皮細胞からなり、平滑筋を欠く。壁の細胞の隙間を通して血管内の血液中と組織間で、栄養素や酸素、二酸化炭素、老廃物などの物質交換が行われる。

C│血管吻合と終動脈

①**血管吻合**(ふんごう)：毛細血管以前の部分での、細動脈どうしあるいは細静脈どうしの交通をいう。
②**側副循環[路]**：動脈の枝は、吻合により互いに交通連絡しているため、1か所に閉塞による循環障害があっても、他の血管から吻合枝によって代償される。これら吻合枝を介してのバイパスを側副循環[路]という。
③**動静脈吻合**：毛細血管を経ないで、動脈と静脈が交通している場合をいう。指先や陰部海綿体にみられる。
④**終動脈**：毛細血管に至る前の細動脈に吻合をもたない動脈をいう。脳、肺、肝臓、腎臓、脾臓、心臓などにみられる▶図4-4。

> **note**
>
> **血管の名称**
> 心臓から見た血流の方向によって、動脈・静脈と名づけられる。右心室と肺をつなぐ肺動脈は、静脈血が流れるが、心臓からの血液を流すため、肺動脈といわれる。肺と左心房をつなぐ肺静脈は、肺でガス交換をした動脈血を流すが、心臓へ流入する血液を流すために、肺静脈といわれる。
>
> **動脈と静脈**
> 動脈：心臓から出た血液を通す管
> 静脈：心臓へ戻る血液を通す管
> 毛細血管：直径5〜20μm、壁を透過して物質交換を行う。

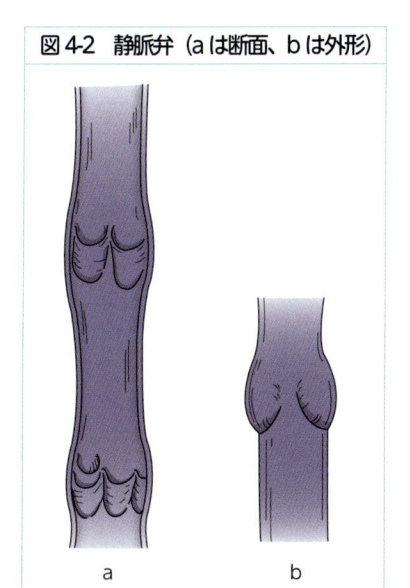

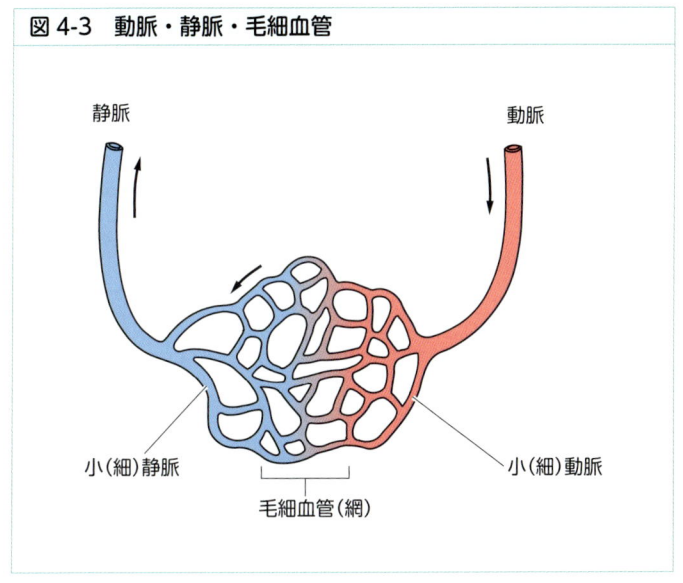

図4-2　静脈弁（aは断面、bは外形）

図4-3　動脈・静脈・毛細血管

図 4-4　終動脈

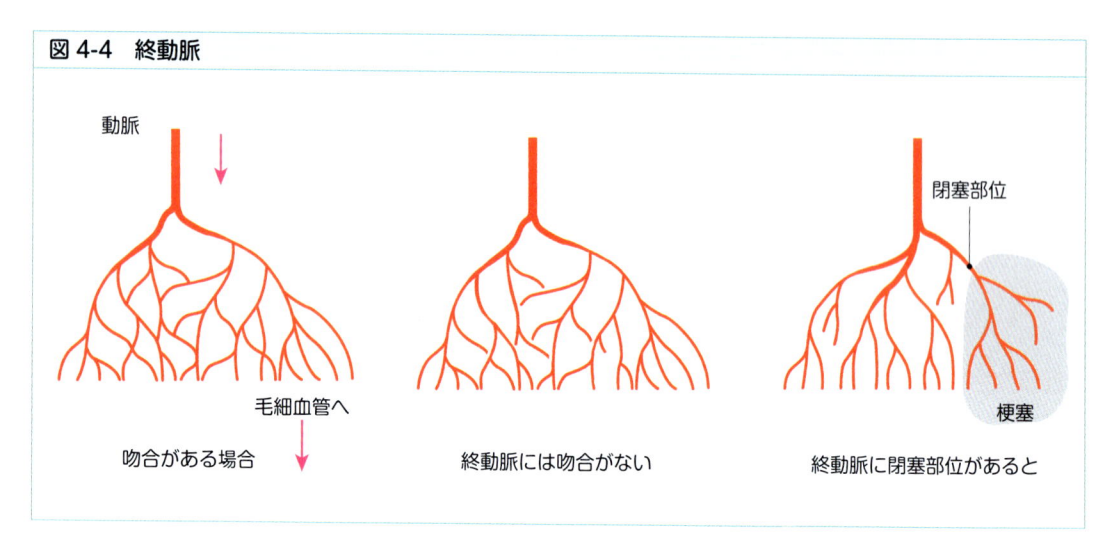

動脈 → 毛細血管へ
吻合がある場合

終動脈には吻合がない

閉塞部位
梗塞
終動脈に閉塞部位があると

2　心臓　heart

A｜心臓の位置

胸腔内で左右の肺にはさまれ、心膜に包まれて横隔膜の上にある。2/3は正中線より左に片寄っており、心軸は右上後部から左下前部に斜めに走る▶図4-5。

B｜心臓の形

後上方で大血管の出入するところを心底といい、下前方の左心室尖端にあたるところを心尖という。心房と心室を分ける溝を冠状溝という。

note

梗塞
終動脈が閉塞すると血行が遮断され、限局性の血行障害によって組織が壊死におちいる（心筋梗塞など）。

房室口
心房と心室は房室口によって通じている。右心房と右心室間の右房室口、左心房と左心室間の左房室口にはそれぞれ弁が存在する。

図 4-5　心臓の位置

乳頭

右心房　右心室　左心室と左心房

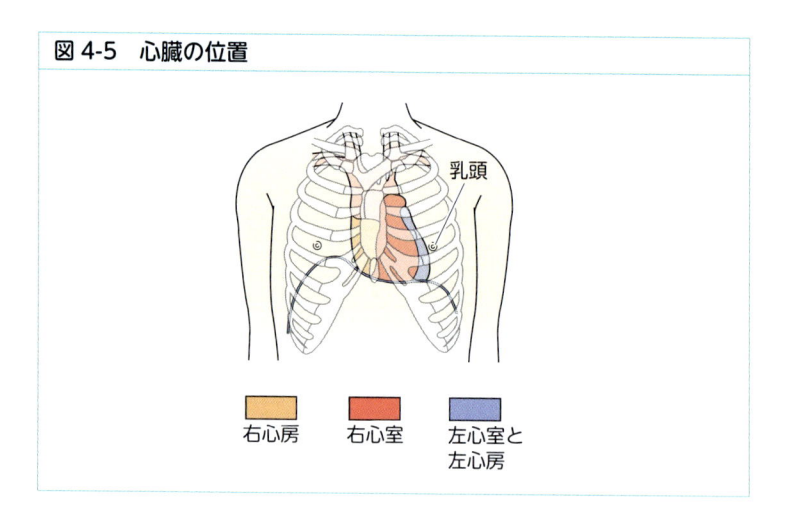

C ｜ 心臓の内腔

　上部の心房と下部の心室に分けられ、それぞれは**心房中隔**と**心室中隔**によって左右に分かれており、**2心房2心室**からなる▶図4-6。

① **右心房**：上大静脈、下大静脈、冠状静脈洞が入る。
② **右心室**：肺動脈（幹）が出る（肺動脈口）。
③ **左心房**：左右各2本、計4本の肺静脈が入る。
④ **左心室**：（上行）大動脈が出る（大動脈口）。

D ｜ 心臓壁の構造

　心内膜、心筋層、心外膜の3層からなる。
① **心内膜**：心臓の内表面をおおう薄膜（単層扁平上皮）、心臓内腔に出入りする血管の内膜の続きである。
② **心筋層**：心内膜と心外膜の間にあり、横紋をもつが不随意である筋層。心房ではきわめて薄いが、心室では厚い。心房筋と心室筋とを結合する神経のような働きをする特殊心筋線維があり、**刺激伝導系**とよばれている。
③ **心外膜**：心膜の臓側板で、漿膜性である。

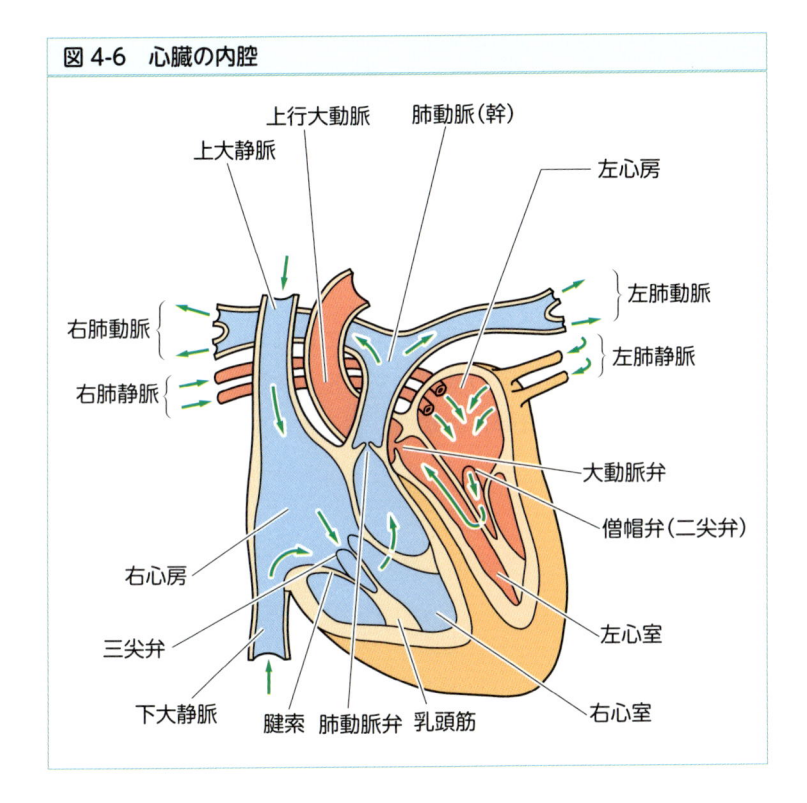

図4-6　心臓の内腔

（上行大動脈、肺動脈（幹）、上大静脈、右肺動脈、右肺静脈、左心房、左肺動脈、左肺静脈、大動脈弁、僧帽弁（二尖弁）、右心房、三尖弁、下大静脈、腱索、肺動脈弁、乳頭筋、左心室、右心室）

---

note

心臓に出入りする血管
右心房：上大静脈・下大静脈・冠状静脈洞
左心房：肺静脈（4本）
右心室：肺動脈（幹）
左心室：（上行）大動脈

心臓の形
円錐形で、大きさはその人の握り拳大、重量は250〜300gある。

心臓の部位
心底：上部で大血管が出入りする広い部をいう。
心尖：左下端の尖った部をいう。
心軸：心底から心尖に走る心臓の長軸。

心尖拍動の位置
左第5肋間隙で、乳頭線よりやや内側に拍動を触れる。

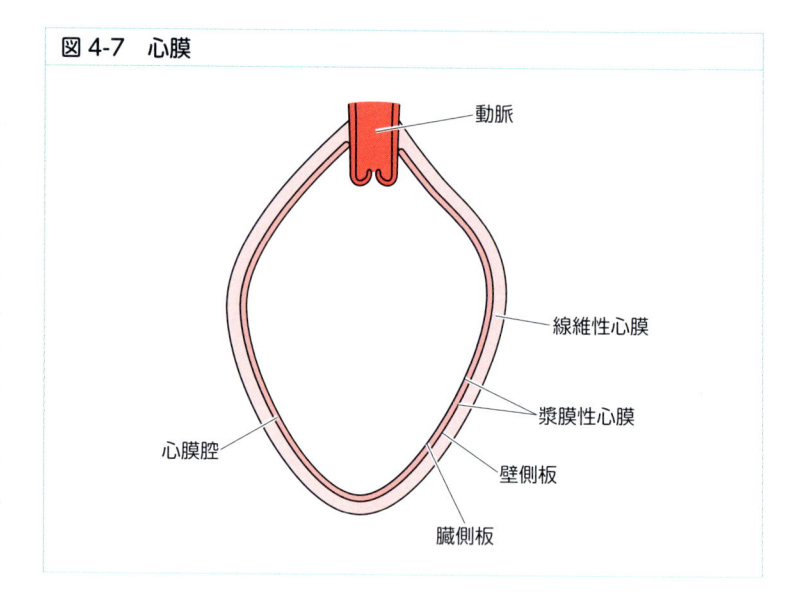

note

心筋層
左心室は右心室の3倍ほどの厚さをもつ。

心膜
線維性心膜　壁側板
漿膜性心膜〈（心膜腔）
　　　　　　臓側板＝心外膜

心臓の弁
右房室口：三尖弁
左房室口：僧帽弁（二尖弁）
右心室（肺動脈口）：肺動脈弁
左心室（大動脈口）：大動脈弁

房室弁
尖弁からなり、弁膜の縁より腱索が付着し、心室内にある乳頭筋に連結する。

僧帽弁
左房室弁で、2枚の尖弁からなる二尖弁である。

図 4-7　心膜

E｜心膜　pericardium

心臓は2層の膜に包まれ、外層を線維性心膜、内層を漿膜性心膜という ▶図4-7。

内層の漿膜性心膜は単層扁平上皮でできた漿膜性の薄膜で、さらに2層からなる。直接心臓表面に密着する臓側板（＝心外膜）と、大血管の基部で反転してふくろ状に包む壁側板とで、その間は腔所となり心膜腔とよばれ、漿液（心膜液）を入れている。

F｜心臓の弁膜

心房、心室間の房室口にあり尖弁からなる房室弁と、心室の動脈口にある半月弁よりなる動脈弁がある ▶図4-8。

①**左房室弁**：左房室口にあり、2枚の尖弁からなる二尖弁である。僧帽弁ともよばれる。

②**右房室弁**：右房室口にあり、三尖弁である。

③**大動脈弁**：上行大動脈の基部、左心室の大動脈口にある。

④**肺動脈弁**：肺動脈（幹）の基部、右心室の肺動脈口にある。

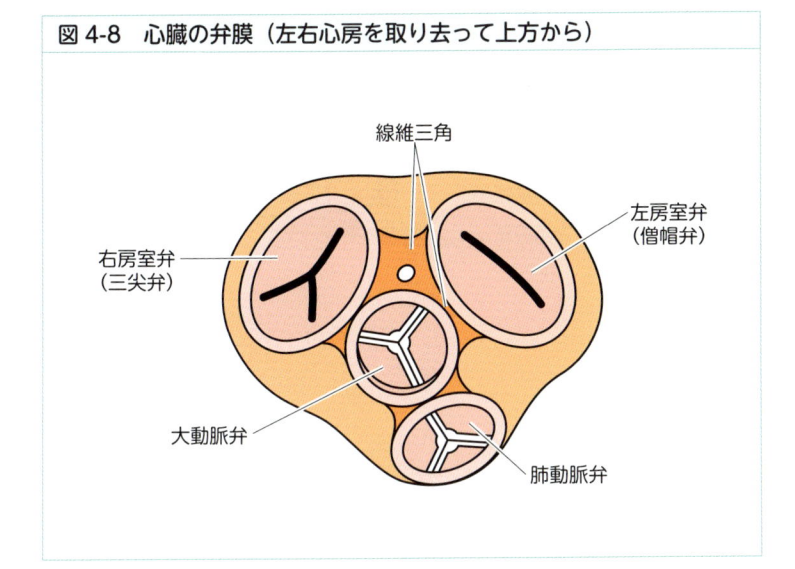

図4-8 心臓の弁膜（左右心房を取り去って上方から）

図4-9 尖弁の縁に付着する腱索と心室内の乳頭筋

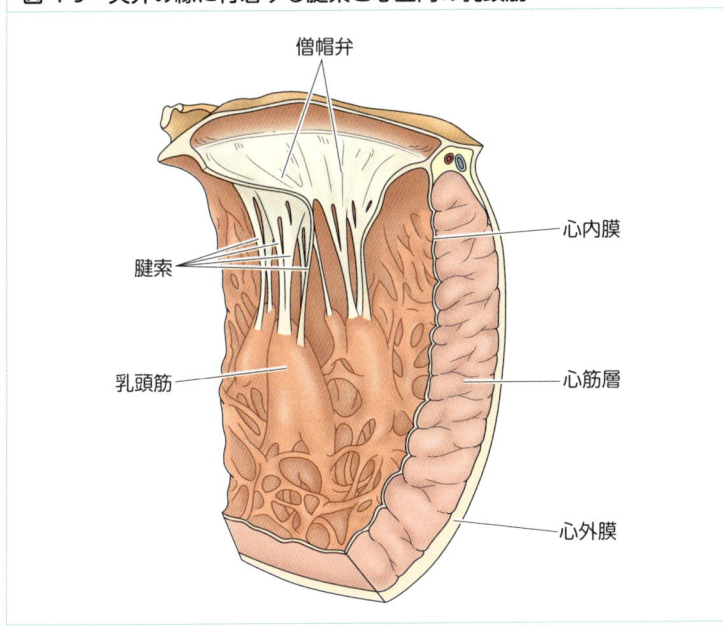

G │ 心臓の脈管と神経

①心臓の栄養血管
- 動脈：上行大動脈の基部から出る左右**冠状動脈**が心臓壁に分布する。
- 静脈：**冠状静脈洞**に集められ右心房に注ぐ。

②心臓の神経
　自律神経（交感神経と副交感神経）が支配する。

---

note

冠状動脈

右冠状動脈
　枝：後室間枝（左・右心室に枝を与えながら心尖に至る）

左冠状動脈
　前枝：前室間枝（左右心室および心室中隔に分布する）
　後枝：回旋枝（左心房および左心室後部に分布する）

冠状静脈洞

冠状静脈洞に入る静脈
　①大心（臓）静脈
　②左心室後静脈
　③左心房斜静脈
　④中心（臓）静脈
　⑤小心（臓）静脈

直接右心房に開く静脈
　①前心（臓）静脈
　②細小心（臓）静脈

交感神経
心臓の動きを促進する。

副交感神経
迷走神経の枝。心臓の動きを抑制する。

第4章 循環器系 ● 血管系

図 4-10　左右冠状動脈と冠状静脈洞

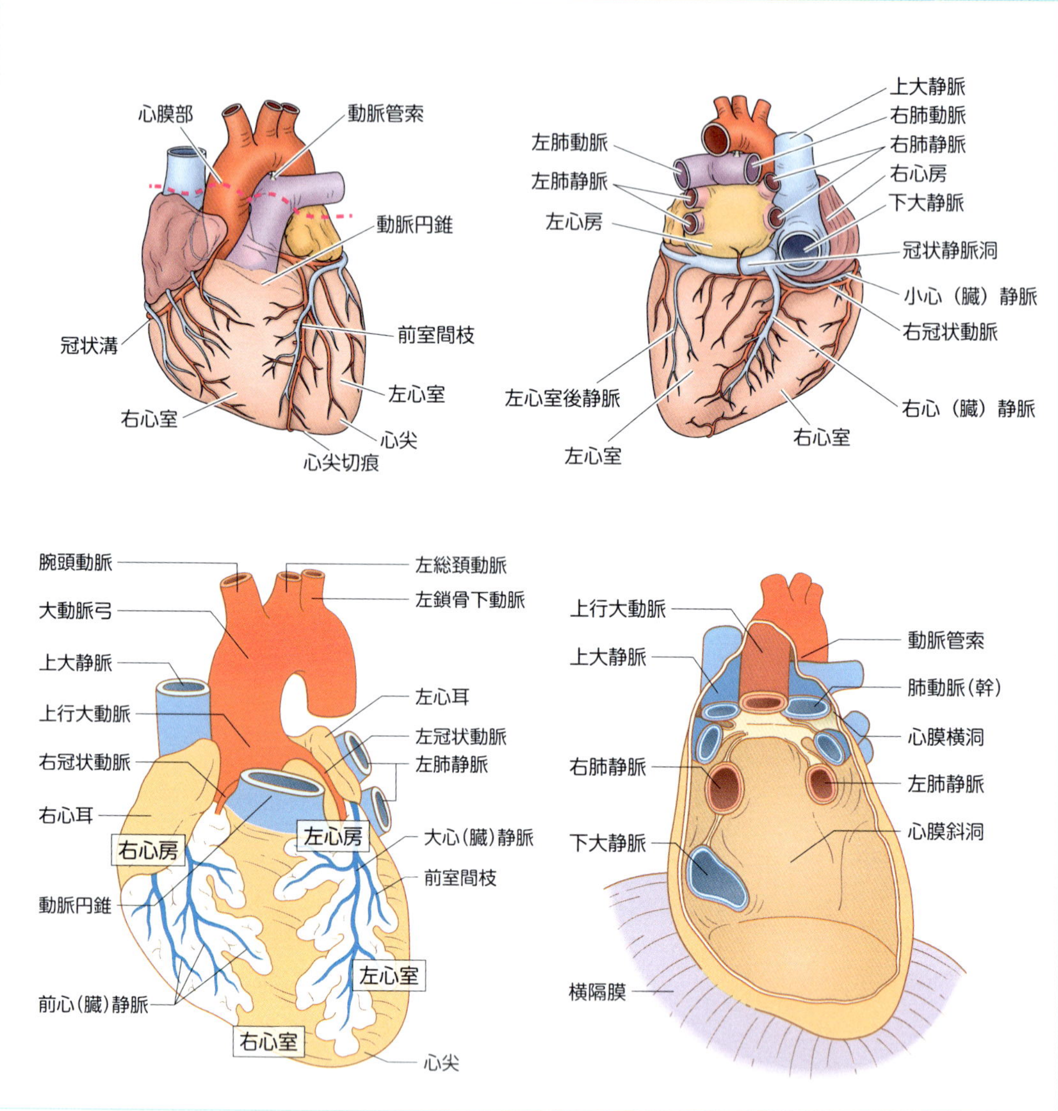

note

3 血液の循環系

A　肺循環と体循環

肺（小）循環　pulmonary circulation

全身から集められた静脈血は、右心室から出て肺動脈（幹）を流れる。肺動脈（幹）は2枝に分かれ、左右の肺に肺門より入る。左右各2本の肺静脈は肺門より出て、動脈血を左心房に注ぐ▶図4-6、図4-11。

体（大）循環　systemic circulation

　肺からきた動脈血は、左心室より出る1本の**大動脈**を流れる。大動脈は、分枝し全身に分布、各組織に酸素と栄養分を運ぶ。二酸化炭素と老廃物を受けた静脈血は静脈中を通る。全身からの静脈は、上、下2本の大静脈（上大静脈、下大静脈）となってそれぞれ右心房に戻る▶図4-11。

> **note**
>
> **肺循環と体循環**
> **肺循環**：右心室→肺動脈→肺→肺静脈→左心房
> **体循環**：左心室→大動脈→全身の器官、組織→上・下大静脈→右心房

第4章　循環器系●血管系

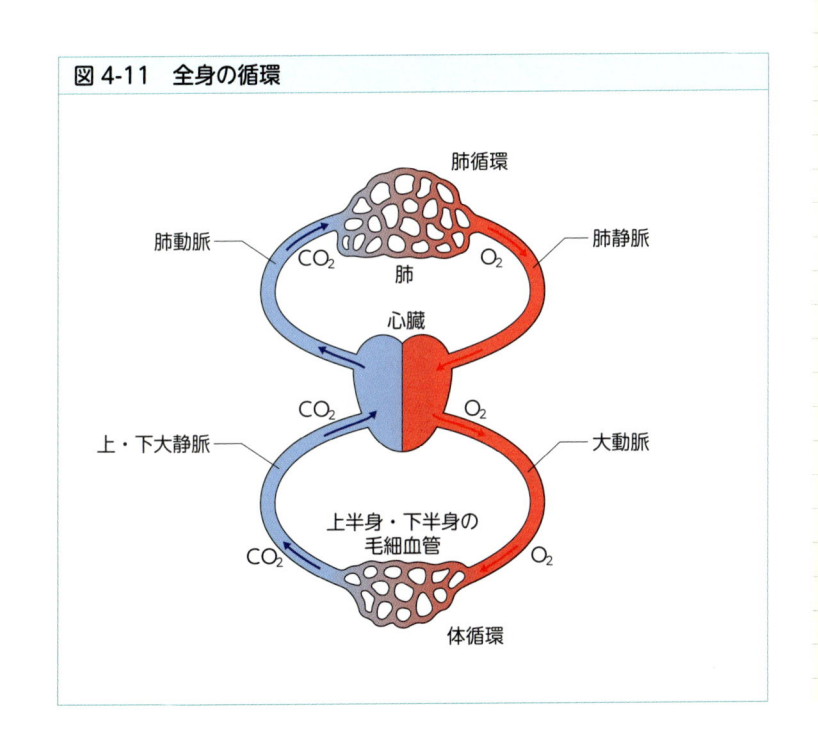

図4-11　全身の循環

note

大動脈の走行

大動脈口（左心室）
↓
上行大動脈
↓
大動脈弓（頭頸・上肢への枝）
↓
胸大動脈
↓
腹大動脈 ↗ 左総腸骨動脈
　　　　 ↘ 右総腸骨動脈

大動脈の境界

上行大動脈：大動脈口から右第2胸肋関節の高さまで。

大動脈弓：右第2胸肋関節の高さから第2胸椎の高さまで弓状をなし、第4胸椎の高さまで。

胸大動脈：第4胸椎の高さから第12胸椎の高さ（横隔膜大動脈裂孔）まで。

腹大動脈：第12胸椎の高さから始まり、第4腰椎の前で左右総腸骨動脈を出した後、正中仙骨動脈に移行する。

B │ 動脈系（体循環）　arterial system

　左心室の大動脈口から始まった大動脈は上行（**上行大動脈**）し、すぐに左後方に弓状に曲がり（**大動脈弓**）、脊柱に沿って下行（**下行大動脈**）する。下行大動脈は、横隔膜までを**胸大動脈**といい、はじめは脊柱の左側を、終わりは前を下行し、横隔膜の大動脈裂孔を貫いて腹腔に入り**腹大動脈**となる。腹大動脈は正中線上で脊柱の前を下行し、第4腰椎の前面で下肢に分布する2大枝、左右の総腸骨動脈を出して終わる ▶図4-12。

上行大動脈　ascending aorta

枝として左右の冠状動脈を心臓壁に出す。

大動脈弓　aortic arch

右から順に、**腕頭動脈**・左総頚動脈・左鎖骨下動脈と3本の枝を出す。

図4-12　大動脈の走行

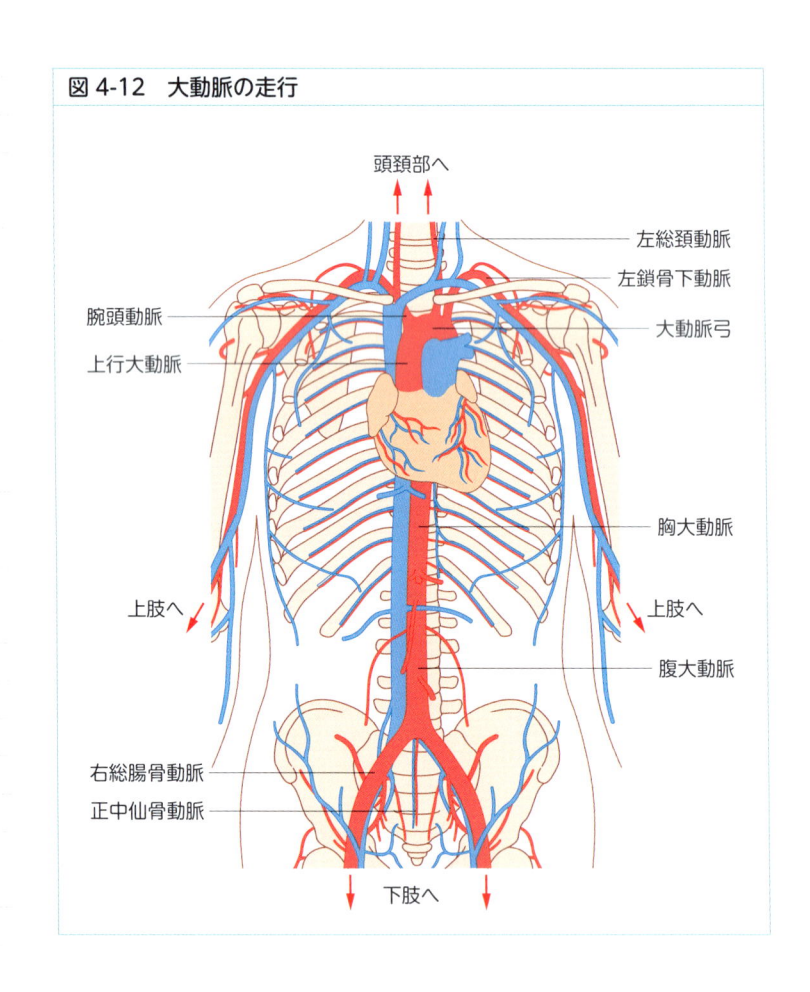

総頸動脈　common carotid artery

気管そして喉頭の外側に沿って上行し、甲状軟骨上縁の高さで**外頸動脈**と**内頸動脈**に分かれる▶図4-13。

note

大動脈弓の枝（3本）
①腕頭動脈
②左総頸動脈
③左鎖骨下動脈

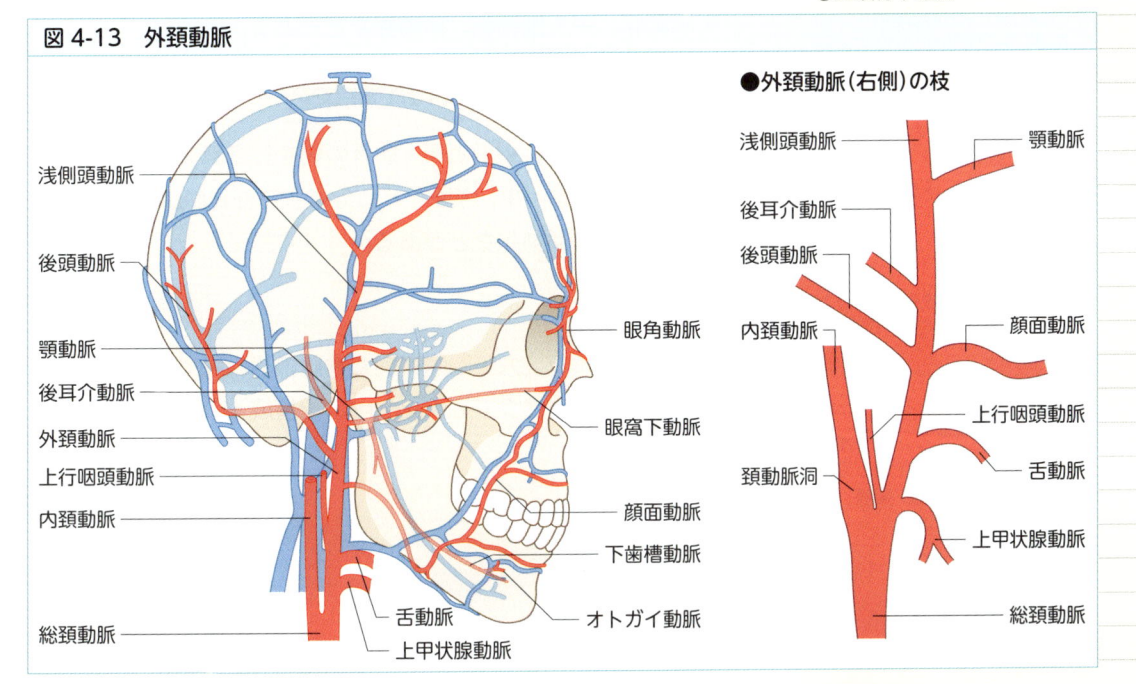

図4-13　外頸動脈

●外頸動脈（右側）の枝

図4-14　内頸動脈と椎骨動脈

腕頭動脈
右の胸鎖関節の後ろで、右総頸動脈と右鎖骨下動脈に分かれる。

総頸動脈
総頸動脈は大動脈弓の枝であるが、右側は一般的に鎖骨下動脈と共同管として分岐し（腕頭動脈）、その後に分かれて右頸部を上行する。

内頸動脈と外頸動脈との分岐点
第6頸椎の高さ、喉頭隆起の高さにあたる。

総頸動脈の拍動
総頸動脈は、下方では胸鎖乳突筋におおわれるが、頸動脈三角で分岐点近くの拍動が皮下に触れる。

107

note

前・後交通動脈
前交通動脈（1本）：視神経交叉の前を横走し、左右の前大脳動脈を交通する。
後交通動脈（2本）：眼動脈を出した後の内頚動脈の1つの枝で、脳底動脈の分岐によって生ずる後大脳動脈と交通する。
大脳動脈輪（ウィリス動脈輪）：内頚動脈と鎖骨下動脈の枝の椎骨動脈によって構成される。

中硬膜動脈
外頚動脈の枝の顎動脈より分かれるが、頭蓋腔内に入り脳硬膜に分布する。

眼動脈
内頚動脈の枝であるが、頭蓋腔内から再び視神経管を通って眼窩に出、眼球、眼筋、涙腺、前頭部皮膚に分布する。

鎖骨下動脈の枝
椎骨動脈：脳に分布
内胸動脈：胸壁に分布
甲状頚動脈：頚に分布
肋頚動脈：項部と第1、2肋間に分布

甲状頚動脈の枝
下甲状腺動脈、上行頚動脈、頚横動脈、肩甲上動脈

肋頚動脈の枝
深頚動脈、最上肋間動脈（第1、2肋間動脈）

椎骨動脈〜後大脳動脈
椎骨動脈は、頚椎横突孔を上行し、後頭骨の大孔を通って左右が合して脳底動脈となる。脳底動脈は左右に小脳への枝を出し、その後、終枝として左右の後大脳動脈となり、大脳動脈輪の構成に関与する。

---

①**外頚動脈**：主に頭蓋腔外、頭皮、顔面、頚部などに分枝を出す。枝として、上甲状腺動脈、舌動脈、顔面動脈、後頭動脈、浅側頭動脈、顎動脈や上行咽頭動脈、後耳介動脈などがある。
終枝は、浅側頭動脈と顎動脈である。

②**内頚動脈**：頭蓋腔内に入り、主に脳に分布する。枝として、前大脳動脈、中大脳動脈、眼動脈などがある。

鎖骨下動脈　subclavian artery

斜角筋隙を通り、鎖骨と第1肋骨の間を行き腋窩に進み**腋窩動脈**となる。枝は脳、頚、胸壁などに分布する椎骨動脈、内胸動脈、甲状頚動脈、肋頚動脈などがある。

脳の動脈

椎骨動脈（ついこつどうみゃく）の枝の**後大脳動脈**と内頚動脈の枝の**前大脳動脈、中大脳動脈**が**交通動脈**によって**大脳動脈輪**を構成する▶図4-15。

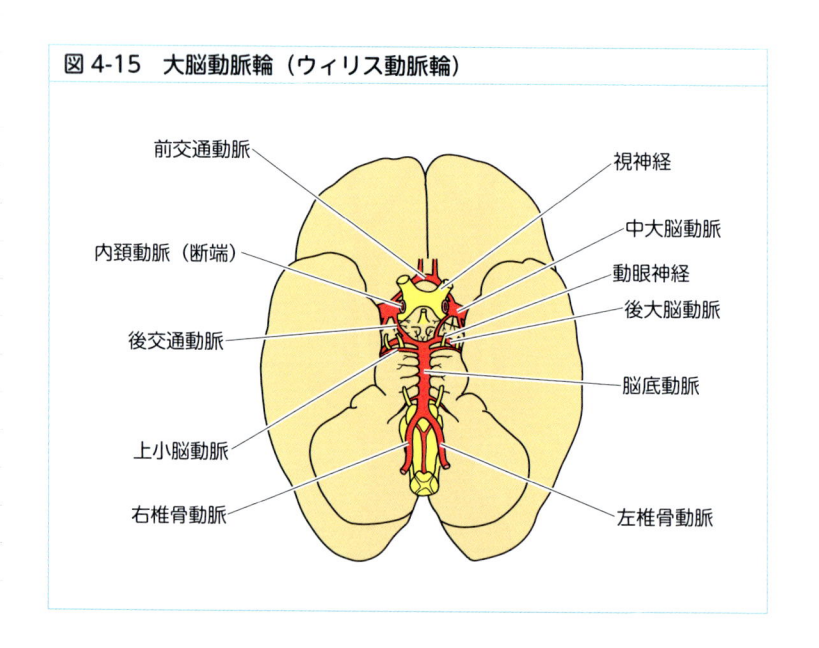

図4-15　大脳動脈輪（ウィリス動脈輪）

（前交通動脈、内頚動脈（断端）、後交通動脈、上小脳動脈、右椎骨動脈、視神経、中大脳動脈、動眼神経、後大脳動脈、脳底動脈、左椎骨動脈）

図 4-16　上肢の動脈

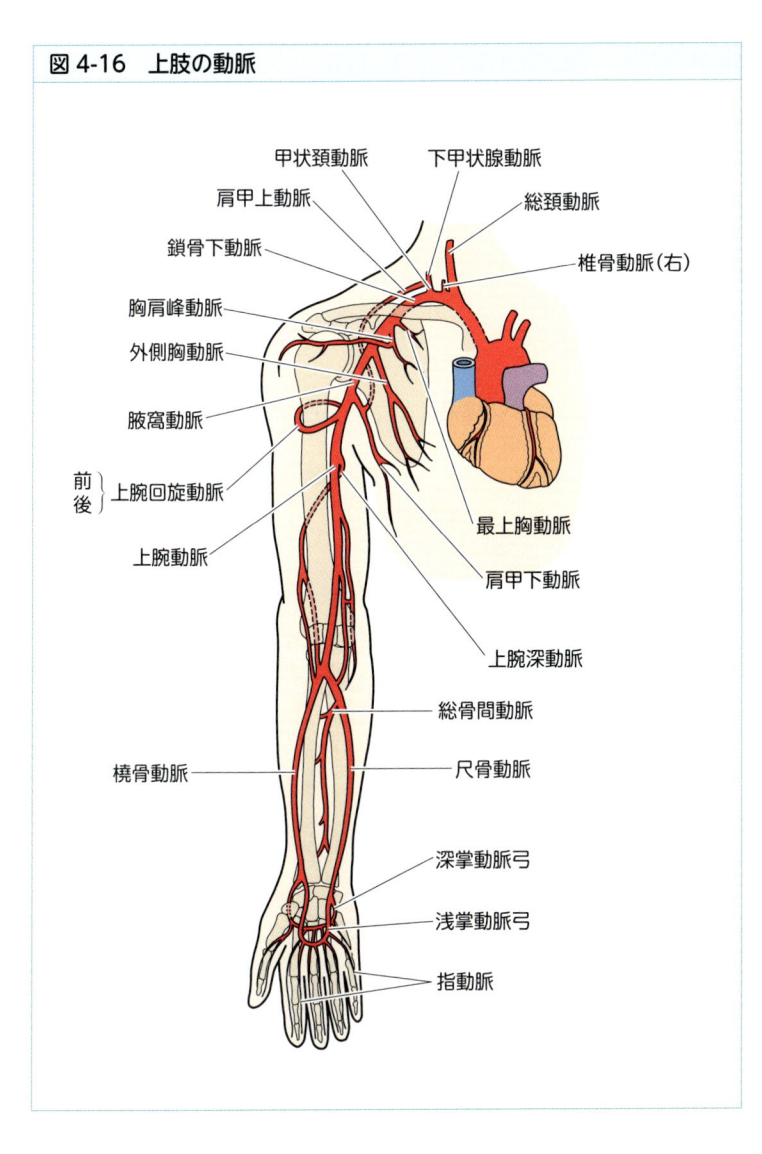

甲状頸動脈
下甲状腺動脈
肩甲上動脈
総頸動脈
鎖骨下動脈
椎骨動脈（右）
胸肩峰動脈
外側胸動脈
腋窩動脈
前後｛上腕回旋動脈
最上胸動脈
上腕動脈
肩甲下動脈
上腕深動脈
総骨間動脈
橈骨動脈
尺骨動脈
深掌動脈弓
浅掌動脈弓
指動脈

上肢の動脈

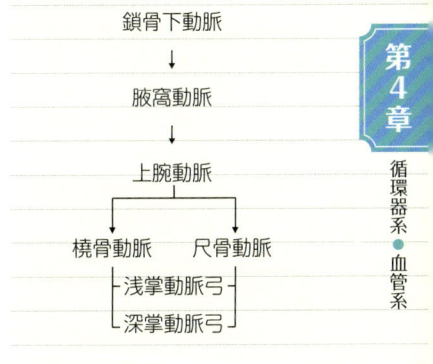

　鎖骨下動脈に続いた腋窩動脈は大胸筋下縁部から **上腕動脈** となり、上腕内側部を肘窩に至る。肘窩で尺骨動脈と橈骨動脈とに分かれ、前腕から手に分布する ▶図4-16。

胸大動脈　thoracic aorta

①壁側枝
・**肋間動脈**：10対（第3～11と肋下動脈）あり、胸壁を養う。

②臓側枝
・**食道動脈**：食道に分布
・**気管支動脈**：肺に分布し、肺の栄養動脈となる。

---

note

脈拍の触知
肘窩の上腕動脈末端部や、手首での橈骨動脈の下端部は脈拍が触知できる。

上肢の動脈
鎖骨下動脈
↓
腋窩動脈
↓
上腕動脈
┌─────┴─────┐
橈骨動脈　　尺骨動脈
┃浅掌動脈弓┃
┃深掌動脈弓┃

腋窩動脈の枝
最上胸動脈
胸肩峰動脈
外側胸動脈
肩甲下動脈
　胸背動脈
　肩甲回旋動脈
前上腕回旋動脈
後上腕回旋動脈

肋間動脈
胸壁には12対の動脈があるが、第1と第2肋間動脈は鎖骨下動脈の枝として分布する。また、第12肋骨の下は肋間とならないので、正式には第12肋間動脈でなく肋下動脈という。

肺動・静脈
肺の機能血管

気管支動・静脈
肺の栄養血管

note

腹大動脈臓側枝の発出する順番
①腹腔動脈
②上腸間膜動脈
③腎動脈
④精巣（卵巣）動脈
⑤下腸間膜動脈

腹大動脈臓側枝の有対枝、無対枝
①有対枝：腎動脈
　　　　　精巣（卵巣）動脈
②無対枝：腹腔動脈
　　　　　上腸間膜動脈
　　　　　下腸間膜動脈

腹腔動脈の3主要枝および細枝
(1) 左胃動脈
　　①食道枝
(2) 総肝動脈
　　①固有肝動脈
　　　右胃動脈
　　　右枝
　　　　胆嚢動脈
　　　　尾状葉動脈
　　　　前区動脈
　　　　後区動脈
　　　左枝
　　　　尾状葉動脈
　　　　内側区動脈
　　　　外側区動脈
　　②胃十二指腸動脈
　　　　上膵十二指腸動脈
　　　　膵枝
　　　　十二指腸枝
　　　　十二指腸後動脈
　　　　右胃大網動脈
　　　　大網枝
(3) 脾動脈
　　①膵枝
　　　　後膵動脈
　　　　下膵動脈
　　　　大膵動脈
　　　　膵尾動脈
　　②左胃大網動脈
　　　　大網枝
　　③短胃動脈
　　④脾枝

腹大動脈　abdominal aorta

①壁側枝
・下横隔動脈、腰動脈（4対）

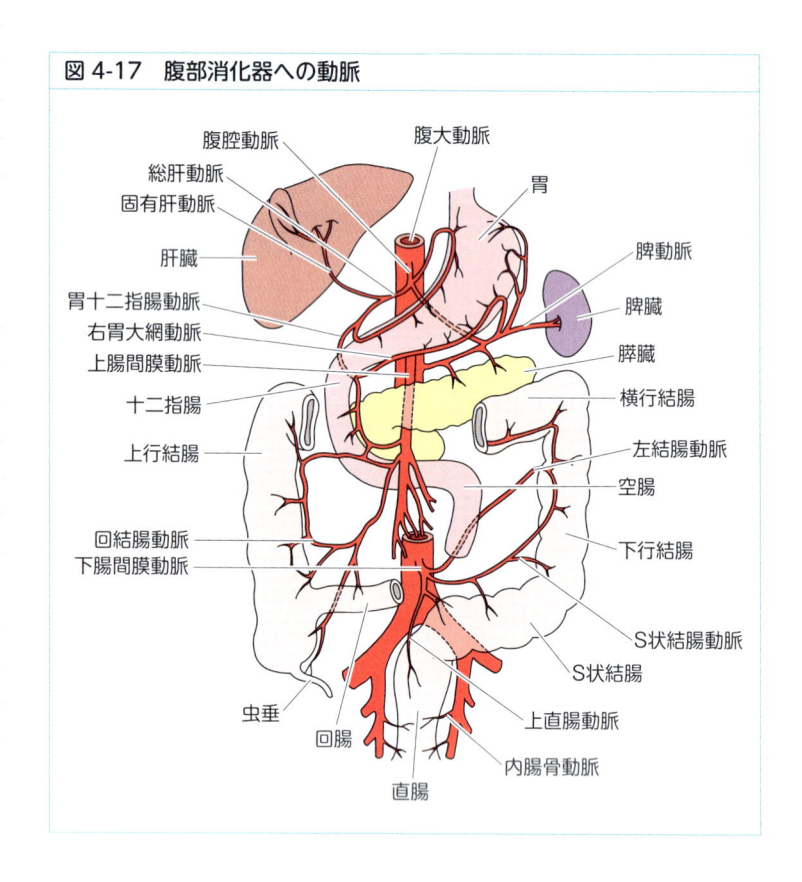

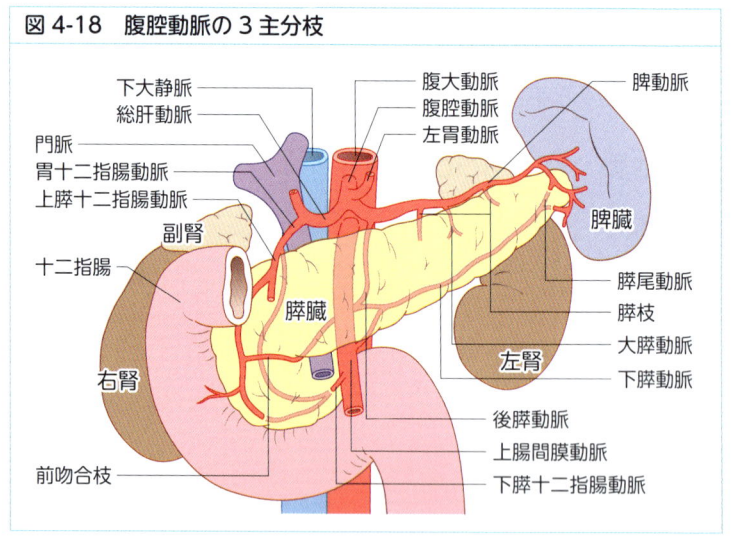

図 4-17　腹部消化器への動脈

図 4-18　腹腔動脈の3主分枝

図 4-19　女性生殖器の動脈

②臓側枝
- 消化器官に分布するもの：**腹腔動脈、上腸間膜動脈、下腸間膜動脈**
- 泌尿生殖器官に分布するもの：**腎動脈、精巣動脈、卵巣動脈**

③腹腔動脈の枝
- **左胃動脈**：胃および食道下部に分布
- **総肝動脈**：肝臓、胆嚢、胃、十二指腸、膵臓（頭部）に分布
- **脾動脈**：脾臓、胃、膵臓（体、尾部）、大網に分布

④**上腸間膜動脈の分布域**：膵臓、十二指腸、空腸、回腸、虫垂、盲腸、上行結腸、横行結腸の中央付近

⑤**下腸間膜動脈の分布域**：横行結腸の終半、下行結腸、S状結腸、直腸上部

総腸骨動脈　common iliac artery

第4腰椎体の前で、腹大動脈から左右に分かれ、仙腸関節の前で**内・外腸骨動脈**の2主大枝に分かれる。

①**内腸骨動脈**：骨盤内臓器、外陰部、殿部に分布
- 臓側枝：臍動脈、下膀胱動脈、精管動脈、子宮動脈、中直腸動脈、内陰部動脈
- 壁側枝：閉鎖動脈、上殿動脈、下殿動脈など

---

note

上腸間膜動脈の枝
下膵十二指腸動脈
空腸動脈
回腸動脈
回結腸動脈
　虫垂動脈
右結腸動脈
中結腸動脈

下腸間膜動脈の枝
左結腸動脈
S状結腸動脈
上直腸動脈

子宮動脈の枝
腟動脈
卵管枝
卵巣枝（卵巣動脈と吻合）

直腸への動脈
直腸へは上・中・下直腸動脈と3対が入るが、上直腸動脈は腹大動脈の枝である下腸間膜動脈から分枝する。中直腸動脈は内腸骨動脈から、また、下直腸動脈は内腸骨動脈の枝である内陰部動脈から分枝する。

臍動脈
胎生期の臍動脈も内腸骨動脈の枝である。出生後は閉鎖するが、初部のみは閉鎖せず上膀胱動脈を出す。

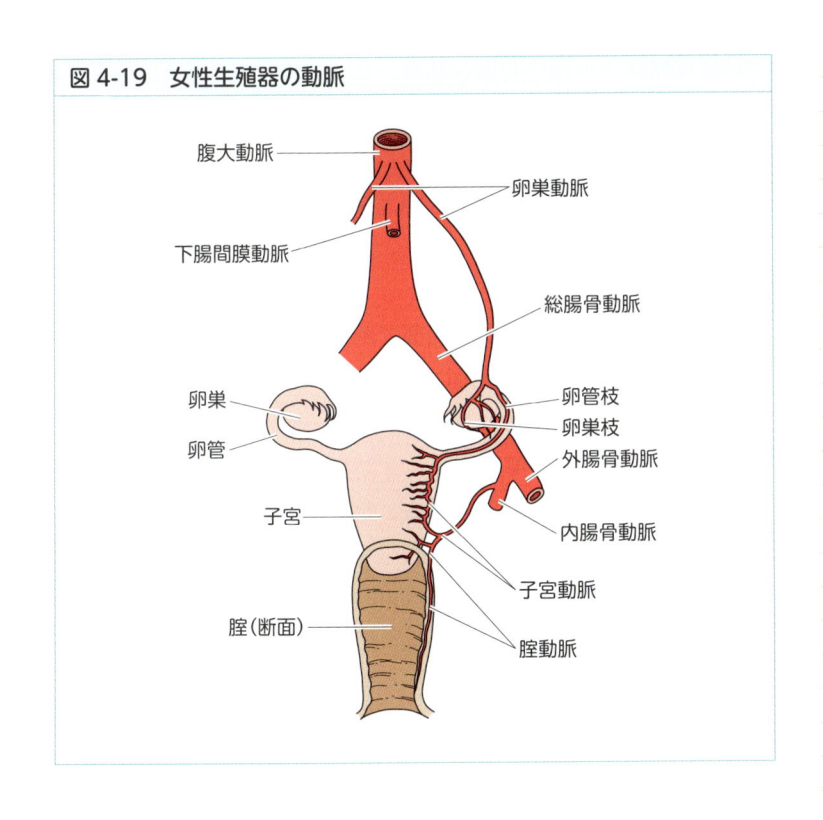

第4章　循環器系●血管系

111

note

大腿深動脈
大腿動脈の最大の枝で、大腿の前面および内側の筋のみならず、後面の屈筋群にも分布する。

下肢の動脈

外腸骨動脈
↓
大腿動脈
↓
膝窩動脈
┌──┴──┐
前脛骨動脈　後脛骨動脈
│　　　　　├──┐
足背動脈　　│　腓骨動脈
　　　　　┌┴┐
　　内側足底動脈　外側足底動脈

下肢での脈拍の触知
後脛骨動脈は、内果（うちくるぶし）の後下方、かかとの骨との間で拍動を触れることができる。

②**外腸骨動脈**：下肢の動脈の基幹
③**下肢の動脈**：外腸骨動脈は鼡径靱帯の下を通り、大腿の前面に出て大腿動脈となる▶図4-20。

・**大腿動脈**：大腿の内側、大腿三角内を下行し、大内転筋の腱裂孔を通り膝窩動脈となって、膝関節の後面、膝窩中央付近を下行する。
・**膝窩動脈**：ヒラメ筋の起始部で前・後脛骨動脈に分かれる。
・**前脛骨動脈**：下腿の前面を下行し足背部で**足背動脈**となる。足背動脈は拍動を触れる。
・**後脛骨動脈**：起始部近くで**腓骨動脈**を出し、内果の下を後ろからまわり足底の動脈となる。足底の動脈は**内側足底動脈**と**外側足底動脈**とに分かれる。

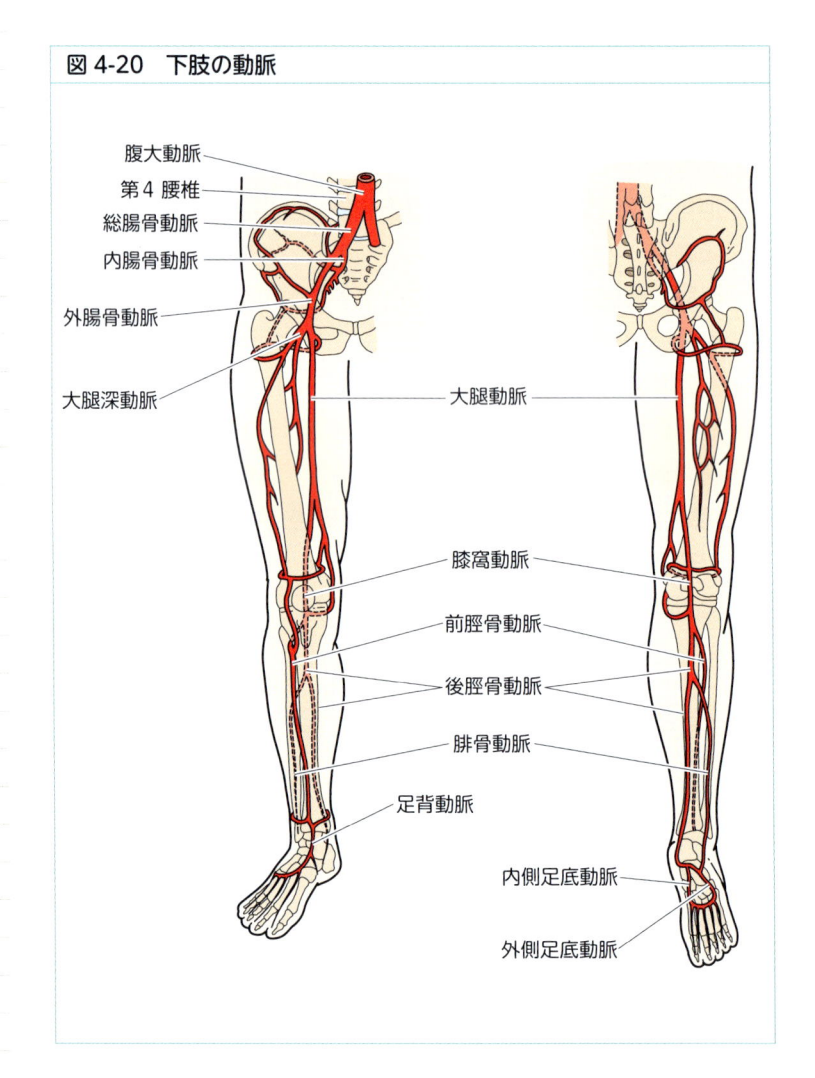

図4-20　下肢の動脈

腹大動脈
第4腰椎
総腸骨動脈
内腸骨動脈
外腸骨動脈
大腿深動脈
大腿動脈
膝窩動脈
前脛骨動脈
後脛骨動脈
腓骨動脈
足背動脈
内側足底動脈
外側足底動脈

図 4-21 手と足の動脈

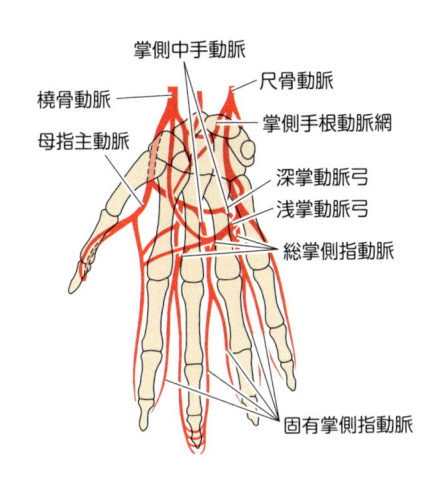

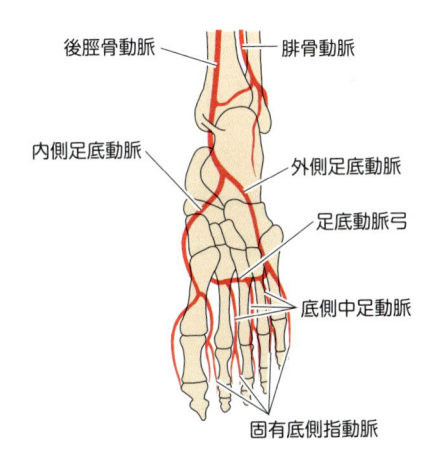

図 4-22 脈拍の触れやすい動脈の部位

浅掌動脈弓と深掌動脈弓

橈骨動脈および尺骨動脈は手根付近でそれぞれ2本の終枝となり、それらは手掌において互いに結合して浅掌と深掌の動脈弓となる。その動脈弓から中手動脈、そして指導脈となって指へ至る。

足底動脈弓

外側足底動脈と足背動脈の足底枝によって弓がつくられ、中足動脈を出し、指へと至る。

第4章 循環器系●血管系

脈拍の触れやすい動脈

浅側頭動脈
顔面動脈
総頸動脈（頸動脈三角）
上腕動脈
橈骨動脈
大腿動脈（大腿三角）
膝窩動脈
後脛骨動脈
足背動脈

note

伴行静脈

四肢末梢（上腕静脈以下、下腿の静脈以下）では2本あり、同名の動脈の両側に沿っている。

静脈が動脈と異なる点

①静脈の本幹：2本
②頭蓋腔内の静脈：硬膜静脈洞
③腹腔内消化器系などの静脈：門脈
④胸腹壁の静脈：奇静脈
⑤皮下組織内の静脈：皮静脈

腕頭静脈

内頸静脈と鎖骨下静脈とが合流したもので、左は右より著しく長い。

内頸静脈

動脈と異なり総頸静脈はなく、脳からの血液を受ける他に、動脈で外頸動脈の枝である浅側頭動脈、顎動脈、顔面動脈の分布域に一致する浅側頭静脈、顎静脈、顔面静脈などが内頸静脈に開口する。

外頸静脈

後耳介静脈や後頭静脈が合して鎖骨下静脈に注ぐ。

C 静脈系（体循環） venous system

静脈は一般には動脈と並走し、動脈と同じ名前でよばれる。それらの静脈を**伴行静脈**という。

心臓から出る大動脈が1本であるのに対し、心臓へ戻る大静脈は**上大静脈**と**下大静脈**の2本がある。このように静脈には動脈と異なる点がある。静脈の、動脈と異なる点を次に述べる▶図4-23。

上大静脈と下大静脈

①**上大静脈**：上半身からの血液を集める静脈の本幹。頭頸部と上肢の静脈を集めた左右の**腕頭静脈**が合流したもので、奇静脈も流入して右心房に入る。
②**下大静脈**：下半身からの血液を集める静脈の本幹。左右の**総腸骨静脈**が合流し1本となり、腎静脈や肝静脈も流入して右心房に入る。

硬膜静脈洞 sinuses of dura mater

脳から返る血液を受け、**内頸静脈**に注ぐ。脳硬膜のつくる静脈洞で、上矢状**静脈洞**や直静脈洞は後頭部で合流し、左右の横静脈洞に分かれ、頸静脈孔から頭蓋腔より出て、内頸静脈に移行する▶図4-25。

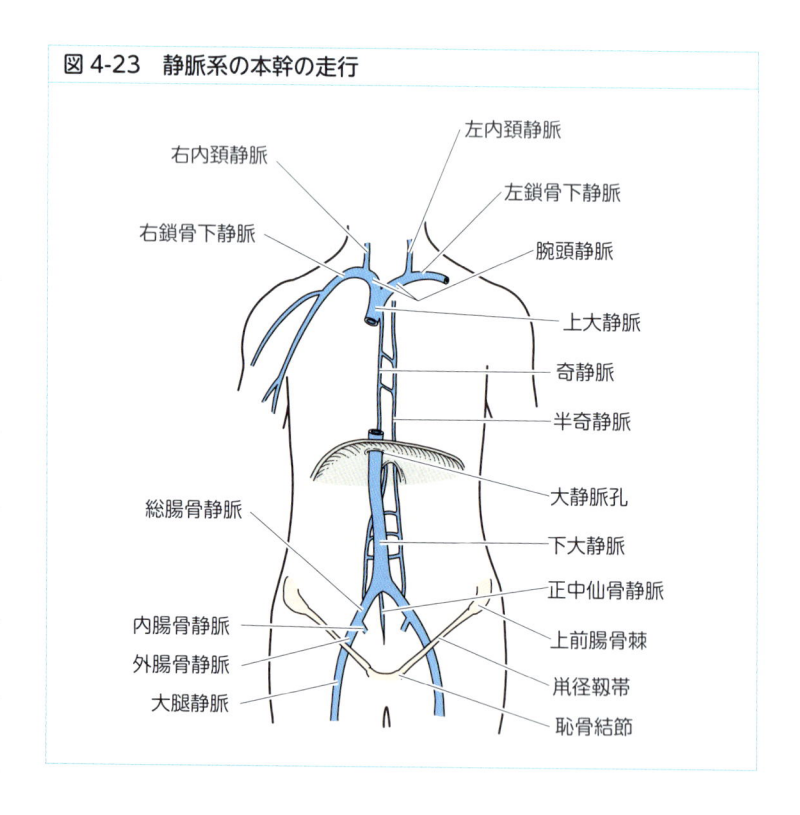

図4-23 静脈系の本幹の走行

図 4-24 頭部の主要静脈

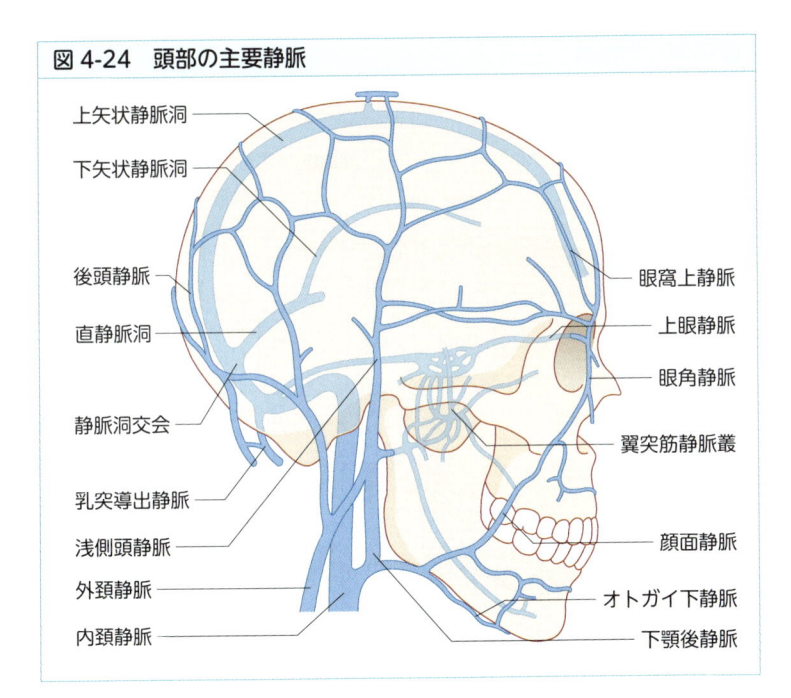

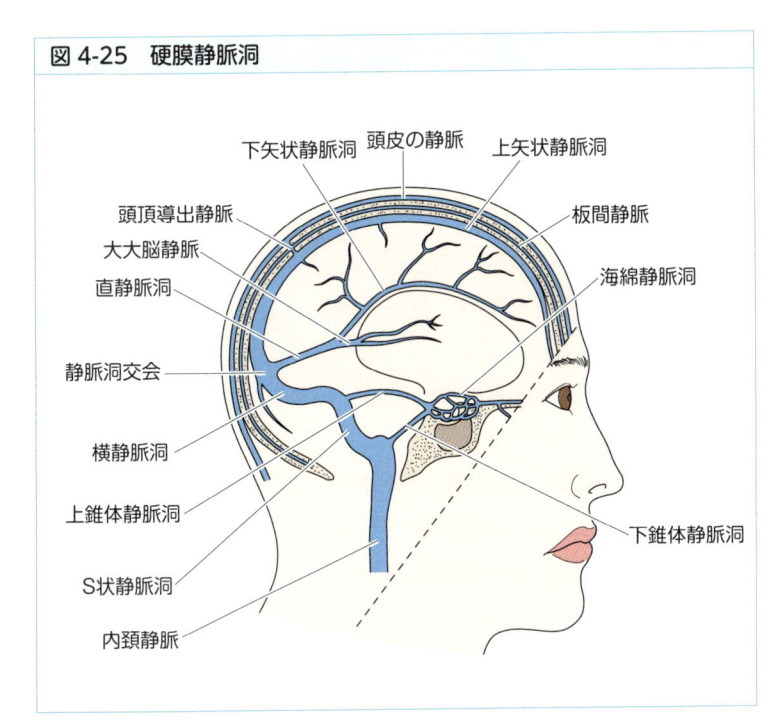

図 4-25 硬膜静脈洞

門脈　portal vein

　腹腔内の胃や腸などの消化管、膵臓および脾臓からの血液を集めて1本となり、<u>肝門</u>から肝臓に運ぶ長さ6〜8cmほどの静脈である。<u>上腸間膜静脈</u>と<u>下腸間膜静脈</u>、<u>脾静脈</u>の3本が門脈に加わる主静脈である▶図4-26。

---

note

硬膜静脈洞
頭蓋腔内の脳硬膜2葉間にあって、固有の静脈壁をもたない静脈。

主要な硬膜静脈洞
①上矢状静脈洞　②下矢状静脈洞
③横静脈洞　　　④S状静脈洞
⑤直静脈洞　　　⑥海綿静脈洞
⑦錐体静脈洞　　⑧静脈洞交会

導出静脈
静脈洞と頭蓋腔外（頭皮、顔面）の静脈とを交通する静脈で、頭蓋骨の小孔（頭頂孔、乳突孔）を通る。

板間静脈
頭蓋冠の内外両板間の板間層を走る静脈。導出静脈などによって、頭蓋の内外の静脈と合する。

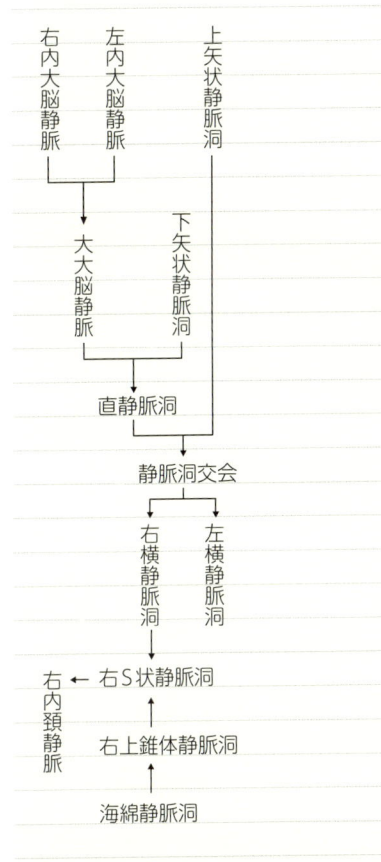

頭部の静脈系

右内大脳静脈　左内大脳静脈　上矢状静脈洞
　　↓　　　　　　↓　　　　　　↓
　　大大脳静脈　　　　下矢状静脈洞
　　　　　↓　　　　　　↓
　　　　　　直静脈洞
　　　　　　　↓
　　　　　静脈洞交会
　　　↓　　　　　↓
　右横静脈洞　　左横静脈洞

右内頸静脈 ← 右S状静脈洞
　　　　　　　　↑
　　　　　右上錐体静脈洞
　　　　　　　　↑
　　　　　　海綿静脈洞

第4章　循環器系・血管系

note

門脈
肝臓内を流れる全血液量のうち、約1/5は動脈血だが4/5は門脈血である。
門脈は、肝臓内で毛細血管網をつくり中心静脈を経て肝静脈となり、肝臓を出て下大静脈に注ぐ ▶p.172、173 図6-18、6-19。

奇静脈系
胸腹壁の血液を上大静脈に注ぐ。

肋間静脈（および肋下静脈）
同名動脈に伴い肋間部を走り、最上の1～2条以外は、右側は奇静脈、左側は上部2～4条が副半奇静脈、それ以下は半奇静脈に注ぐ。

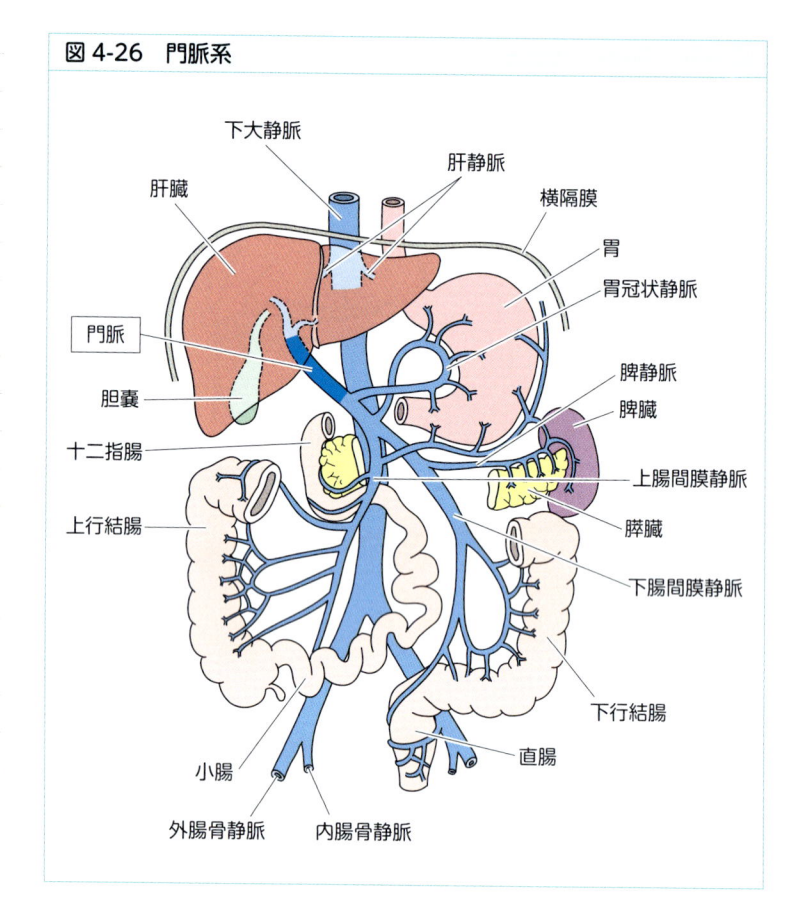

図 4-26　門脈系

（図：下大静脈、肝静脈、横隔膜、肝臓、胃、胃冠状静脈、門脈、脾静脈、胆嚢、脾臓、十二指腸、上腸間膜静脈、上行結腸、膵臓、下腸間膜静脈、下行結腸、直腸、小腸、外腸骨静脈、内腸骨静脈）

奇静脈系

　主に胸腹壁の血液を集めて脊柱の両側を上行する静脈で、**上大静脈**に注ぐ▶図4-27。

①**奇静脈**：右の上行腰静脈から続き、胸椎の右側を上行し**上大静脈**に入る。

②**半奇静脈**：左の上行腰静脈から続き、胸椎の左側を上行し、第9胸椎位で右に向かい**奇静脈**に合流する。胸壁左側で半奇静脈より上位の静脈は**副半奇静脈**とよばれる。

皮静脈　cutaneous veins

　全身の皮下組織内には**静脈網**が発達しており、これらの静脈網から出る静脈は皮下を長く走った後、深部の静脈に開口している。この、皮下の一定部位を走る静脈を皮静脈という。

①**上肢の皮静脈**：手背の静脈網（**手背静脈網**）より始まり、**橈側皮静脈**、**尺側皮静脈**、**肘正中皮静脈**、**前腕正中皮静脈**などとなる▶図4-29。

図 4-27 奇静脈系

（ラベル：右腕頭静脈、上大静脈、奇静脈、右腎静脈、下大静脈、左腕頭静脈、左最上肋間静脈、副半奇静脈、半奇静脈、第9肋間静脈、第12肋骨、左腎静脈、第3腰椎静脈、上行腰静脈、総腸骨静脈）

図 4-28 肘窩の皮静脈

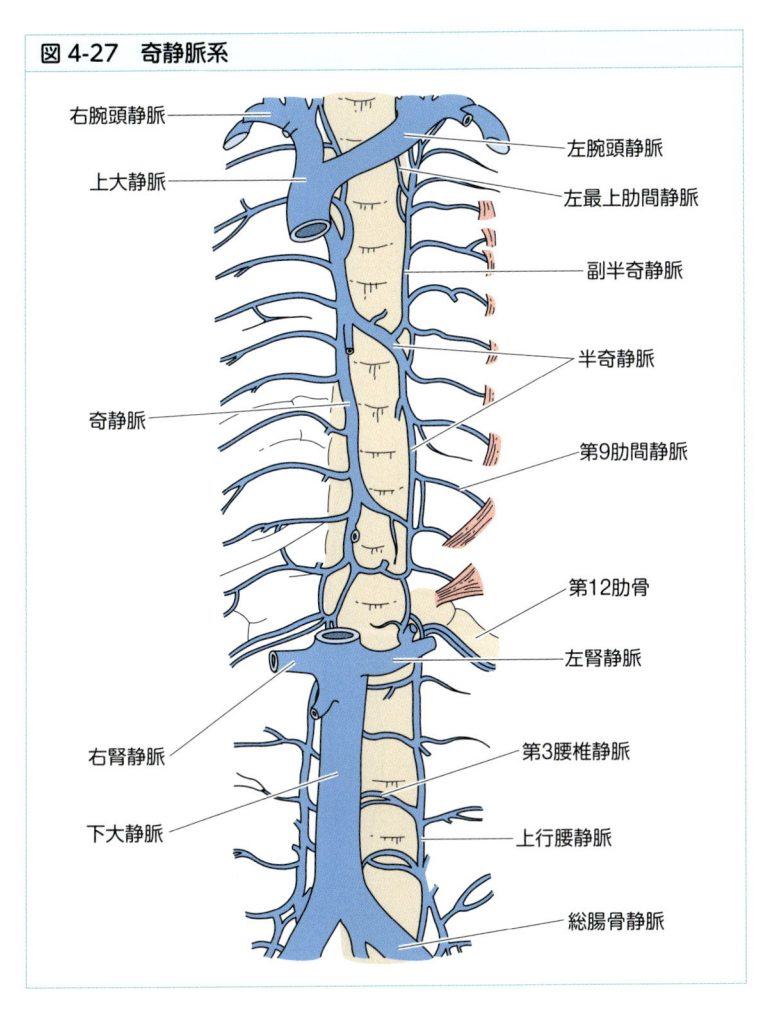

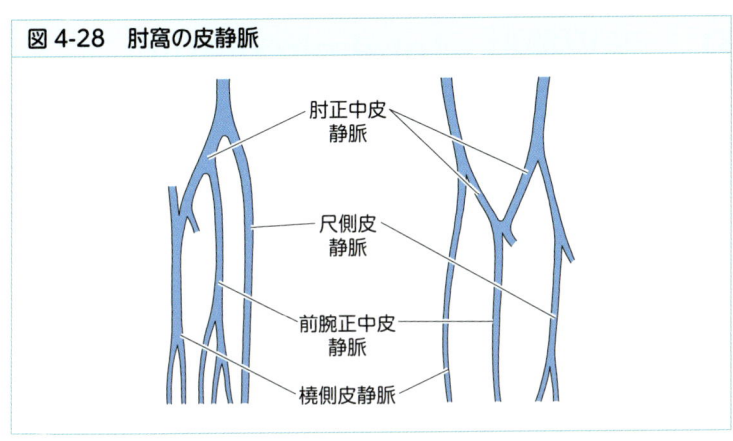

（ラベル：肘正中皮静脈、尺側皮静脈、前腕正中皮静脈、橈側皮静脈）

②**下肢の皮静脈**：足背の静脈網（**足背静脈網**）から始まり、内果の前方を通り下腿および大腿の内側を上行し、腿の付け根付近で伏在裂孔から大腿静脈に注ぐ**大伏在静脈**と、外果の後方から下腿の後面を上がり、膝窩静脈に注ぐ**小伏在静脈**がある▶図4-29。

note

静脈瘤
門脈系の血流障害が生じた場合、次の3か所に静脈瘤が形成される。食道下部の食道静脈瘤、直腸下部の痔核、そして腹壁表面ではメズサの頭とよばれる静脈瘤がみられる。

腰静脈
同名動脈に伴い下大静脈に注ぐが、腰椎の両側に上行する1枝を出し縦に交通し、上行腰静脈をつくる。上行腰静脈は、上は奇静脈および半奇静脈と、下は右および左総腸骨静脈と交通する。

橈側皮静脈
腋窩静脈に注ぐ。

尺側皮静脈
上腕静脈に注ぐ。

大伏在静脈
大腿静脈に注ぐ。

小伏在静脈
膝窩静脈に注ぐ。

肘窩の皮静脈
皮静脈の発達・走行には著しく個人差がみられる。肘窩の皮静脈は臨床的に静脈内注射や採血などに用いられる。とくに肘正中皮静脈が用いられるが、いろいろな走行をもつ。比較的特徴的な2つの型を示す▶図4-28。

第4章 循環器系・血管系

図4-29 上肢・下肢の皮静脈

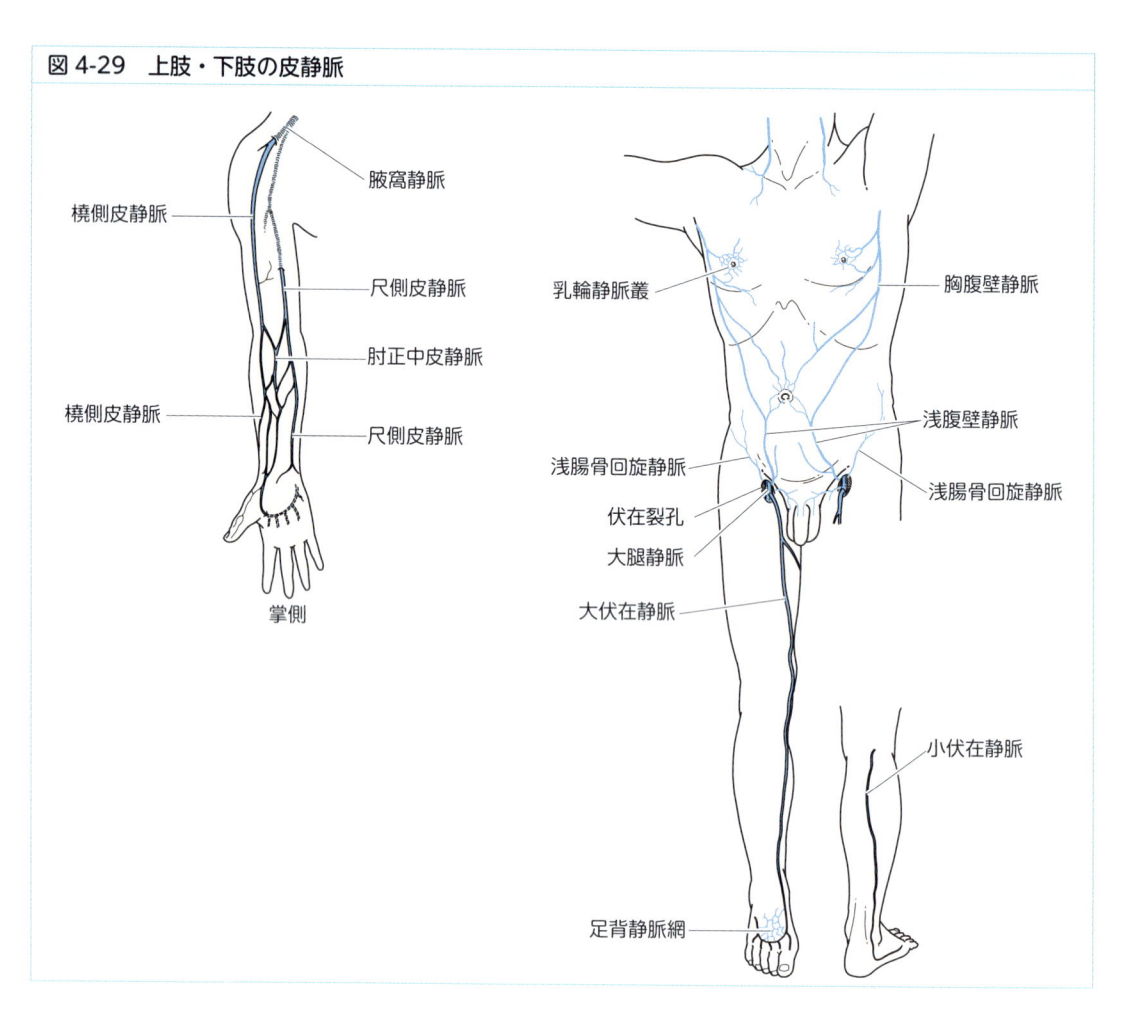

note

胎児循環の特徴
①臍静脈（1本）
②臍動脈（2本）
③動脈管（ボタロー管）
④静脈管（アランチウス管）
⑤卵円孔

出生後の胎児循環の遺存物
①肝円索（臍静脈）
②臍動脈索（臍動脈）
③動脈管索（動脈管）
④静脈管索（静脈管）
⑤卵円窩（卵円孔）

D｜胎児循環　fetal circulation

　胎児は母体の子宮内で発育成長し、肺でのガス交換、消化器系での栄養摂取、泌尿器系での老廃物の排泄は行われず、胎盤を通して母体に代行してもらっている。そのため、血液循環の経路が生後のものと異なっている▶図4-30。

臍静脈（さいじょうみゃく）　umbilical vein

　胎盤から始まる**1本**の血管で、臍帯を通って臍から胎児体内に入り、肝臓の下面で2枝に分かれ1枝は門脈に合流する。他の1枝は静脈管である。酸素と栄養に富む**動脈血**が流れている。

臍動脈　umbilical artery

　胎児の左右**内腸骨動脈**から出た2本の血管で、胎児が産出した炭酸ガスと老廃物を胎盤に送る。**静脈性血液**（**厳密には混合血**）が流れる。

図 4-30 胎児循環

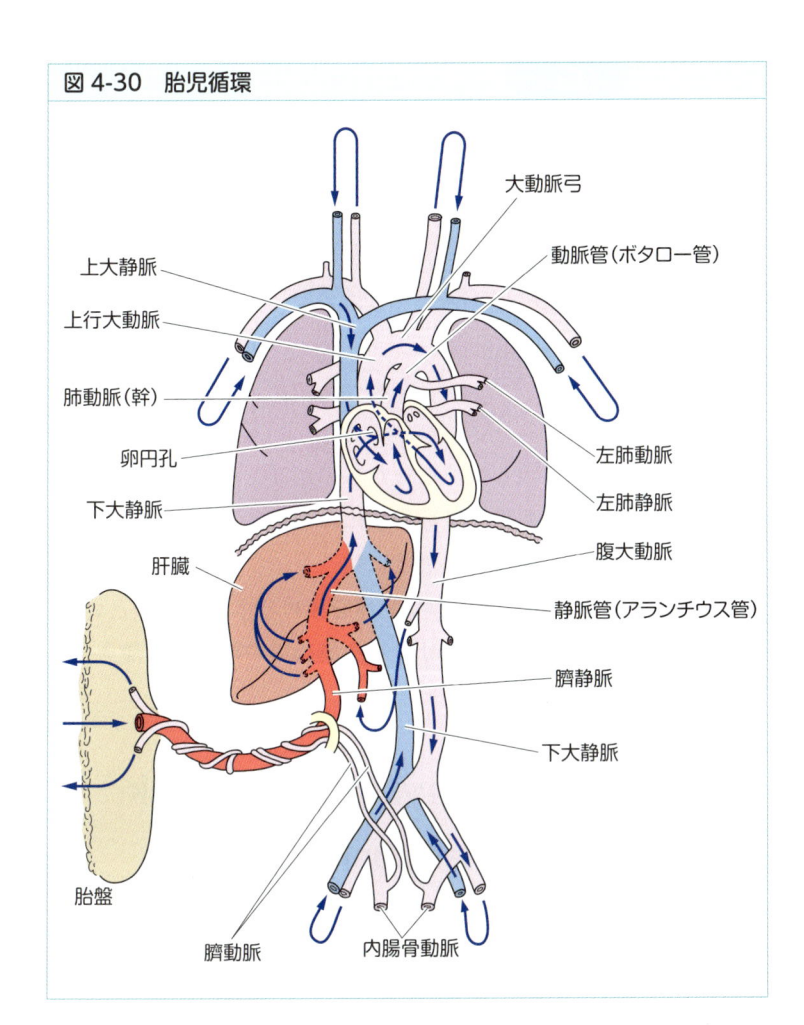

動脈管（ボタロー管）ductus arteriosus（Botallo's duct）

肺動脈と大動脈弓を結ぶ血管である。肺呼吸が行われていないため、肺動脈への血液の大部分は肺に入らず、これを通って大動脈に流れ込む。

静脈管（アランチウス管）ductus venosus（Arantius' duct）

門脈に合流する臍静脈から分かれ、下大静脈に直接注ぐ血管である。母体からの栄養は解毒も貯蔵も必要ないため肝臓を通らず、静脈管を通って直接下大静脈に入る。

卵円孔　foramen ovale

左右心房間の壁である**心房中隔**に開いている孔である。胎児は肺呼吸が行われていないため、右心室から肺、左心房へと流れる肺循環を経由する必要がなく、右心房から卵円孔を通り左心房へ入る。

先天性心疾患
卵円孔開存症、動脈管開存症、心房中隔欠損症などは、生後も閉鎖しないか、欠損のあるものをいう。

リンパ系　lymphatic system

note

リンパ系
全身の組織中の細胞と細胞との間の組織液は、毛細血管を経て血液中に戻る。一部（約10％）は毛細リンパ管に入り、リンパ管に送られ、最後は静脈に入る。この循環系をリンパ系といい、その中を通る液をリンパという。

組織液（間質液）
血液の液状成分の一部が動脈性毛細血管から浸み出し、組織の細胞間に入ったものをいう。細胞は組織液を介して物質交換を行っている。組織液のうち、高分子の蛋白質・粒子・脂質は水分・塩類とともにリンパ管に流入する。

水腫
組織液がリンパ管の回収容量を超えて貯留する状態をいう。

浮腫
リンパ管の回収容量を超えた組織液の貯留が皮下に起こった状態をいう。

静脈角
内頚静脈と鎖骨下静脈の合流部をいい、左は胸管、右は右リンパ本幹が流入する。

胸管
左右の下半身と左上半身のリンパを集める本幹で、左静脈角に入る。

1 リンパ管　lymphatic vessels

毛細リンパ管が合流し太くなったものがリンパ管で、多くの弁をもち、とくに太いものでは数珠状にみえる。リンパ管は、リンパ節を経由しながら合流し、最後はリンパ本幹となって静脈に注ぐ。左右の下半身と左上半身のリンパを集める本幹を胸管といい、左静脈角に入る。右上半身のリンパを集めて右静脈角に流入する本幹を右リンパ本幹（右胸管）という。

A｜リンパ本幹　lymphatic trunk

頚リンパ本幹　jugular trunk

頭、顔、頚のリンパ管を集める本幹である。

鎖骨下リンパ本幹　subclavian trunk

鎖骨下静脈の流域に相当し、上肢と胸部（背面上半を含む）の浅リンパ管を集める本幹である。

気管支縦隔リンパ本幹　bronchomediastinal trunk

奇静脈の流域に相当し、胸壁の深部と胸部内臓（肺と縦隔にある心臓・気管・食道など）からのリンパ管を集める本幹である。

図 4-31　リンパ管の内腔

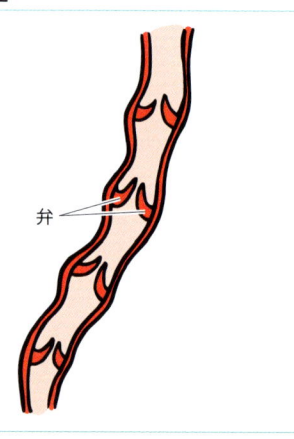

弁

腸リンパ本幹　intestinal trunks

門脈の流域に相当し、腹部内臓（胃・腸・肝臓・膵臓・脾臓など無対性の臓器）からのリンパ管を集める本幹である。

腰リンパ本幹　lumbar trunks

腹大動脈の両側にあり、下肢・腹腔と骨盤内臓の一部（有対性の腎臓・副腎・精巣・卵巣など）のリンパ管と体幹の下半分の浅リンパ管を集める本幹である。

B｜胸管　thoracic duct

第1〜2腰椎の前面で、左右の腰リンパ本幹と腸リンパ本幹が合流した**乳ビ槽**（にゅうそう）から始まり、大動脈に沿って上行し横隔膜を貫き、縦隔内で、左気管支縦隔リンパ本幹をうけて上行し、左静脈角に流入する。静脈角流入付近で左頚リンパ本幹と左鎖骨下リンパ本幹を受けている。

C｜右リンパ本幹(右胸管)　right lymphatic duct

右頚リンパ本幹と右鎖骨下リンパ本幹と右気管支縦隔リンパ本幹の3本が合流してできた、わずか1cmほどの短幹で、右静脈角に開いている。

2 リンパ節
lymph nodes

リンパ管の走行途中に介在し、被膜に包まれ、多くのリンパ管が入り（**輸入リンパ管**）、一部のくぼんだリンパ門からリンパ管が出る（**輸出リンパ管**）。

内部は細網組織からなる**リンパ洞**と、リンパ球の集まる**リンパ小節**よりなる。リンパ小節では新しいリンパ球の産生が行われる。

リンパ節は、免疫抗体を産生し、濾過装置として細菌や異物をとらえ**食作用**で処理する。

リンパ節のうち主要なものは、大血管のまわりや、内臓の各器官に出入りする血管に沿って局所的に集まる。付近の一定範囲からのリンパを集めるため、所属リンパ節といわれる。

---

note

右リンパ本幹
右上半身のリンパを集め、右静脈角に流入する。

浅・深リンパ管
浅リンパ管：皮膚または皮下にある浅在性のリンパ管
深リンパ管：深部を走る深在性のリンパ管

リンパ本幹
①頚リンパ本幹
②鎖骨下リンパ本幹
③気管支縦隔リンパ本幹
④腸リンパ本幹
⑤腰リンパ本幹

乳ビ槽
胸管の始まりの膨大部で、乳ビを入れることから乳ビ槽とよばれる。乳ビとは、腸リンパ本幹が腸壁から吸収した脂肪滴により白く濁ったリンパをいう。

頸リンパ本幹の所属リンパ節

後頭リンパ節、耳介後リンパ節、耳下腺リンパ節、顎下リンパ節、**浅頸リンパ節**（側頸部皮下で外頸静脈に沿う）、深頸リンパ節（内頸静脈に沿う）。

鎖骨下リンパ本幹の所属リンパ節

肘リンパ節、**腋窩リンパ節**・胸筋リンパ節。

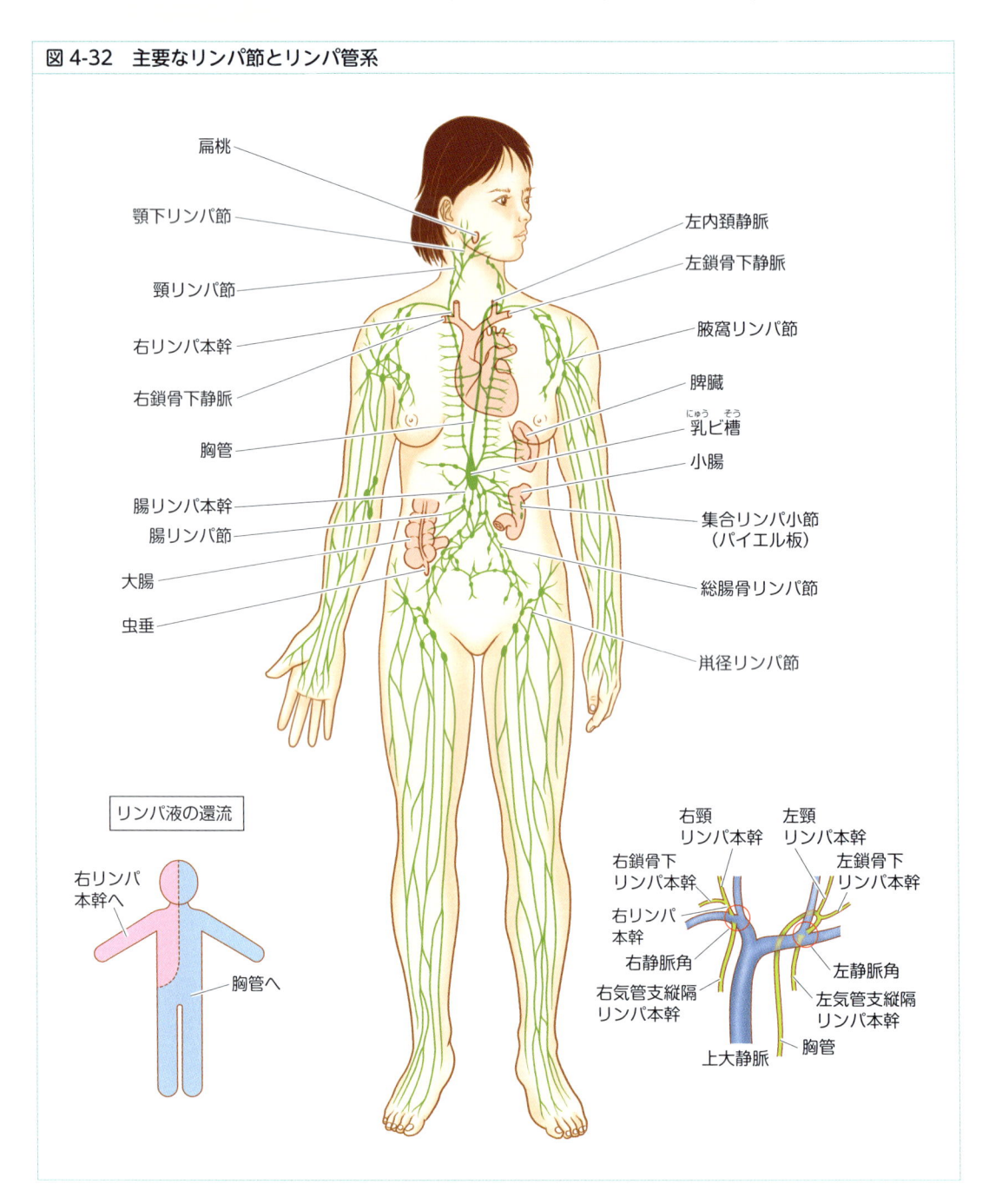

図4-32 主要なリンパ節とリンパ管系

ラベル：扁桃、顎下リンパ節、頸リンパ節、右リンパ本幹、右鎖骨下静脈、胸管、腸リンパ本幹、腸リンパ節、大腸、虫垂、左内頸静脈、左鎖骨下静脈、腋窩リンパ節、脾臓、乳ビ槽（にゅう そう）、小腸、集合リンパ小節（パイエル板）、総腸骨リンパ節、鼠径リンパ節

リンパ液の還流：右リンパ本幹へ、胸管へ

右頸リンパ本幹、左頸リンパ本幹、右鎖骨下リンパ本幹、左鎖骨下リンパ本幹、右リンパ本幹、右静脈角、左静脈角、右気管支縦隔リンパ本幹、左気管支縦隔リンパ本幹、上大静脈、胸管

気管支縦隔リンパ本幹の所属リンパ節

胸骨傍リンパ節、肋間リンパ節、気管リンパ節、気管気管支リンパ節（気管分岐部）、気管支肺リンパ節、肺リンパ節。

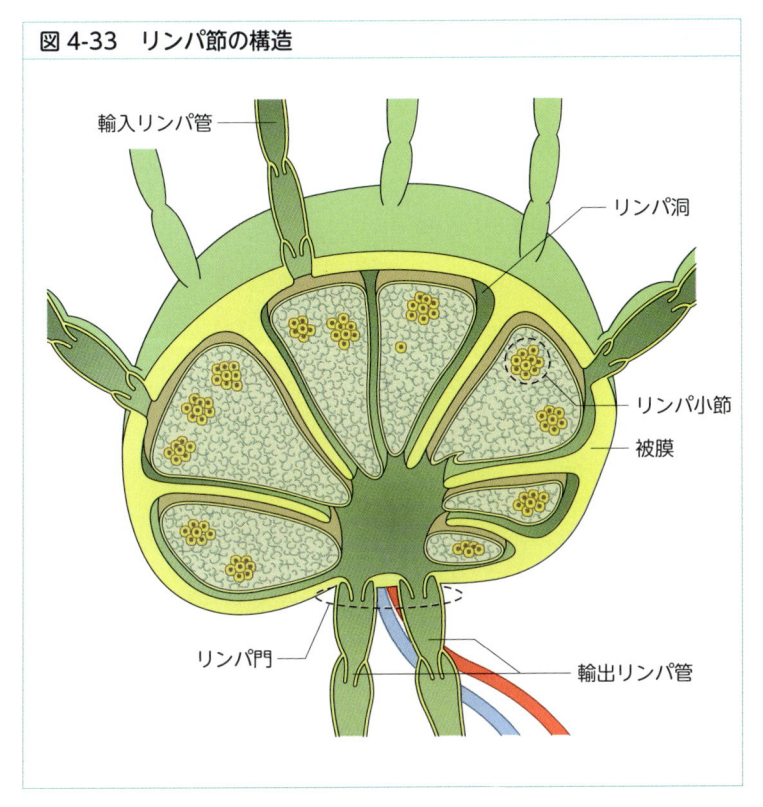

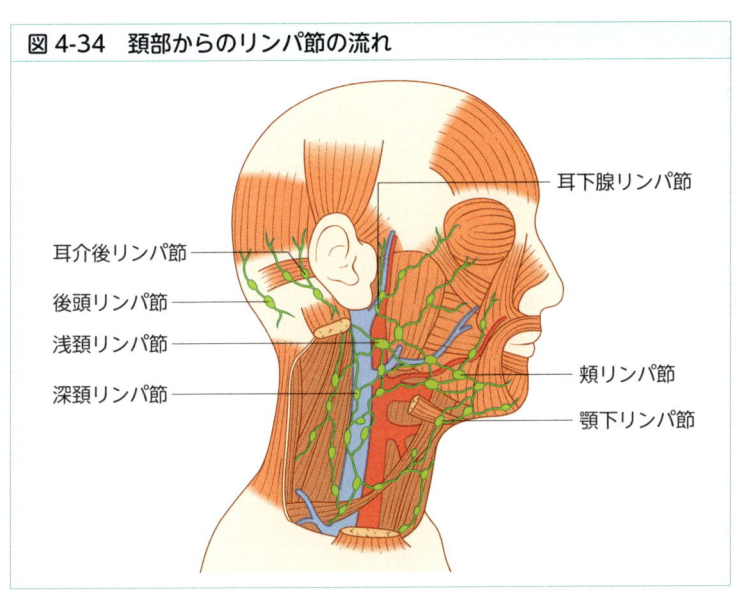

図 4-33　リンパ節の構造

- 輸入リンパ管
- リンパ洞
- リンパ小節
- 被膜
- リンパ門
- 輸出リンパ管

図 4-34　頸部からのリンパ節の流れ

- 耳下腺リンパ節
- 耳介後リンパ節
- 後頭リンパ節
- 浅頸リンパ節
- 深頸リンパ節
- 頬リンパ節
- 顎下リンパ節

note

顎下リンパ節
歯やその周辺組織の炎症などが波及して、しばしば腫脹する。

浅・深頸リンパ節
頭、顔（眼窩、鼻腔、口腔）、頸部からのすべてのリンパ管が流入し、臨床上の触診が重要視される▶図4-34。

ウィルヒョウのリンパ節
胸管の静脈流入部、左静脈角付近のリンパ節はウィルヒョウのリンパ節とよばれる。このリンパ節は、胃癌の転移の際に腫脹をきたし、左鎖骨上部での触診が臨床上重要視される。

肺門リンパ節
気管支の分枝部、とくに肺門の内外にある多くのリンパ節は気管支肺リンパ節とよばれるが、結核の初期にはこのリンパ節に炎症が起こり、肺門リンパ節ともいわれる。

リンパ球
白血球の一種で、免疫に関係している。

第4章　循環器系●リンパ系

腸リンパ本幹の所属リンパ節

腹腔リンパ節、腸間膜リンパ節、膵脾リンパ節、胃リンパ節、肝リンパ節。

腰リンパ本幹の所属リンパ節

総腸骨リンパ節、内腸骨リンパ節、外腸骨リンパ節、（浅・深）**鼠径リンパ節**、膝窩リンパ節。

図4-35 乳房部からのリンパの流れ

（鎖骨下リンパ節、腋窩リンパ節、胸筋リンパ節、胸骨傍リンパ節）

図4-36 鼠径リンパ節

（上部のリンパ節、下部のリンパ節、精索（男性）、大伏在静脈）

---

note

腋窩リンパ節
上肢、胸壁、乳房（乳腺）からのリンパを受け、乳癌の転移がここに起こる▶図4-35。

腋窩リンパ節（5大別）
①胸筋リンパ節：
　前腋窩リンパ節
②外側（腋窩）リンパ節
③肩甲下リンパ節：
　後腋窩リンパ節
④中心（腋窩）リンパ節
⑤上（腋窩）リンパ節：
　鎖骨下リンパ節

鼠径リンパ節
浅・深群があり、下肢の付け根、鼠径靭帯の下で大伏在静脈の根部にある。下肢のリンパのみでなく外陰部、会陰、肛門部のリンパをも集める。浅層のものは、腫脹すると皮膚の上からよく触れられる▶図4-36。

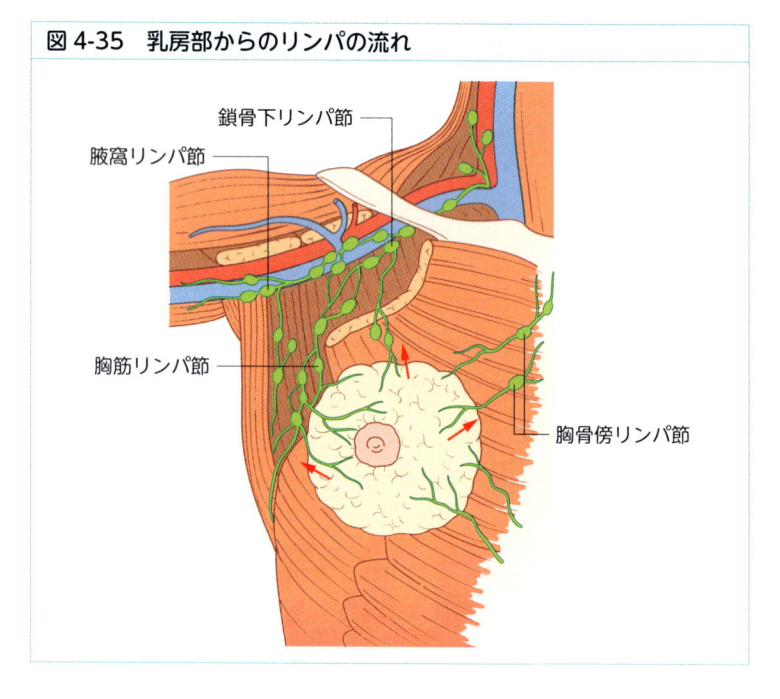

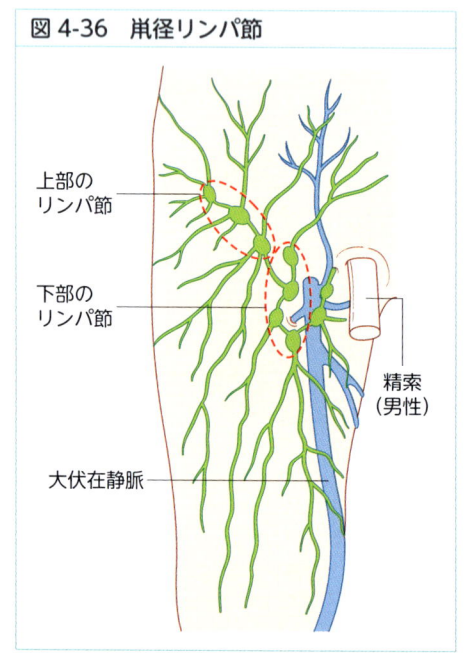

図 4-37　脾臓の位置と形態

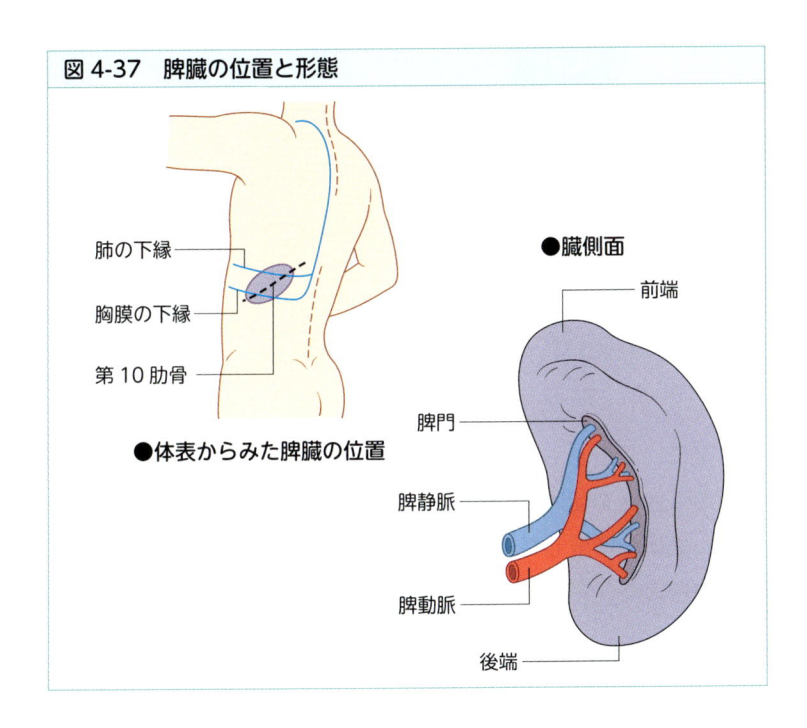

●体表からみた脾臓の位置
- 肺の下縁
- 胸膜の下縁
- 第10肋骨

●臓側面
- 前端
- 脾門
- 脾静脈
- 脾動脈
- 後端

3 脾臓 spleen

　腹腔内の左上部にあり、横隔膜と胃底部に接し、その長軸が第10肋骨に平行になるよう前下方に傾く▶図4-37。

　リンパ球の産生、赤血球の破壊、血中の細菌や異物の処理などの働きをもつ。

　脾臓内側面中央に脾動・静脈の出入りする脾門があり、内部は赤血球で満たされている。暗赤色の赤脾髄（せきひずい）と、その中を小さな白い斑点状の白脾髄（はくひずい）が散在している。

4 胸腺 thymus

　胸腺は胸骨柄のすぐ後ろにあり、心臓の前上方にある一対の器官である。小児期にはよく発達しており、新生児で10〜15g、思春期で30〜40gである。思春期以降は次第に退縮し、高齢になると脂肪組織に置き換わっている。

　胸腺は細網組織のなかにリンパ球を含む、免疫系の器官である。他のリンパ性組織より早期に発生し、T細胞（Tリンパ球・胸腺由来リンパ球）を産出し、全身のリンパ組織に分配する。

白脾髄
リンパ球を盛んに産生するリンパ小節からでき、脾（リンパ）小節ともよばれる。

食後、左脇腹が痛くなるのは
食後に左下肋部（脾腹）に疼痛を感じることがある。これは脾臓内の静脈血が一時的に貯留され、脾臓が腫脹し被膜が伸展されるからである。脾静脈血の一時的貯留は、食後消化機能が高まり消化器系の血流が増加、門脈血流量が増大するためである。

③ 心臓の生理

1 自動性と刺激伝導系
automaticity and impulseconducting system

　心臓は、収縮して心臓内の血液を動脈中に押し出し、弛緩して静脈から血液を受け入れるポンプの役割を行っている。ポンプ作用は心臓壁を構成している心筋によって行われるが、その運動は自動的にある一定の調子で収縮と弛緩とを繰り返している。

A｜心臓の自動性

　心臓は神経が切断されても、自動的に興奮し、拍動を続ける。これは心臓自身に興奮・収縮する能力、つまり自動性が備わっているためである。この自動性は心筋すべてにあるのではなく、特殊な心筋線維にのみみられる。この特殊心筋線維は一般の心筋線維と結合しているため、右心房の一部に発生した興奮が心臓全体に伝わり全体が収縮することになる。

B｜刺激伝導系 impulse-conducting system

　心筋の自動性の興奮は、右心房の**洞房結節**（洞結節、キース・フラック）に始まる。ここをペースメーカー（歩調とり）とよぶ。
　洞房結節からの興奮が、左右の心房に伝わって心房が収縮する。また、この洞房結節からの興奮は、房室結節（田原の結節）に伝わり、ここから出る**房室束**（**ヒス束**）によって心室に伝えられる。ヒス束は右脚と左脚となり、その先はそれぞれプルキンエ線維となって左右の心室の乳頭筋や心筋に付着している。ヒス束によって刺激が左右心室に達すると、左右の心室はほとんど同時に収縮する▶図4-38。
　洞房結節に始まり、プルキンエ線維に至る特殊な心筋線維によって構成される経路を刺激伝導系という。

---

note

刺激伝導系
洞房結節（洞結節）→房室結節→ヒス束→右脚と左脚→プルキンエ線維

ペースメーカー（歩調とり）
右心房の洞房結節（洞結節）

洞房結節
右心房の上大静脈開口部近く。

房室結節（田原の結節）
右心房の底で内方の心房中隔に近い部。

右脚と左脚
心室中隔の上部で房室束（ヒス束）から分かれ心室中隔内を下行する。

図4-38　刺激伝導系

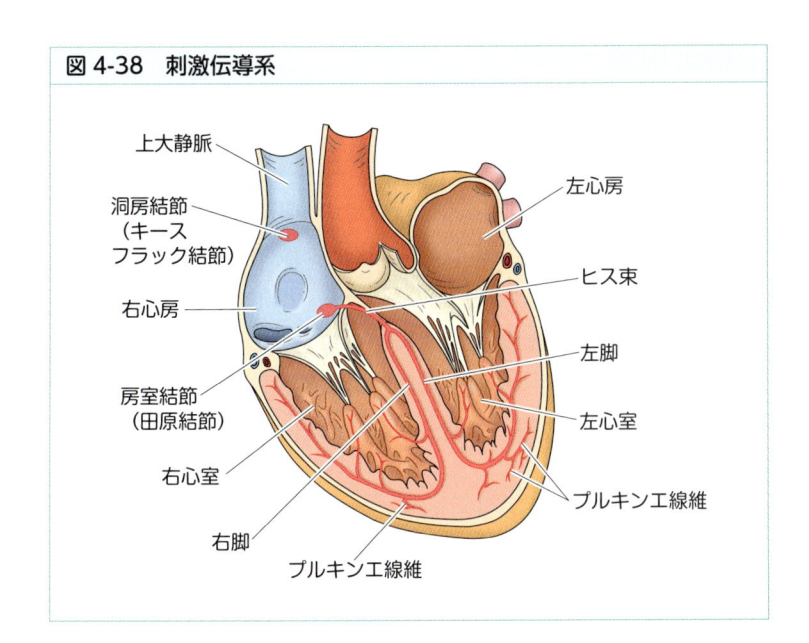

（図：上大静脈、洞房結節（キースフラック結節）、右心房、房室結節（田原結節）、右心室、右脚、プルキンエ線維、左心房、ヒス束、左脚、左心室、プルキンエ線維）

2 心臓の収縮

心筋の収縮

　心筋の収縮は、骨格筋と同じ横紋を形成するアクチンフィラメントとミオシンフィラメントの間の相互反応で、ATPのエネルギーが利用される。

　心筋は活動電位の持続時間が長く、不応期が長いため、収縮は加重しない。

①**陽性変力作用**：心筋の収縮力の増大をもたらす作用で、刺激頻度を増したり、外液のCa^{2+}を増すアドレナリン、さらにジギタリスを働かすと収縮は強くなる。

②**心筋の収縮力と長さとの関係**：心筋はその長さが伸ばされ長くなればなるほど、より大きな収縮力を発生する。

③**スターリングの心臓の法則**：心筋は血液の流入によって伸展されればされるほど大きな収縮力を発生する。心臓（心房・心室）に血液が多く入ってくると、拡張期の心筋は内圧が上がるため強く引き伸ばされ、これによって収縮期に強い力を発生させ、より多くの血液を拍出し、心拍出量は自動的に調節される。

陽性変力作用
心筋の収縮力の増大をもたらす作用

スターリングの心臓の法則
心臓の拡張期に入ってくる血液量が増すと、内圧が上がるため強く引きのばされ、収縮期により強く収縮し、より多くの血液を拍出する。

心臓の周期

　心臓は周期的に収縮・弛緩を繰り返しており、この収縮・弛緩の1回の経過を**心周期**という。**収縮期と弛緩（拡張）期**からなる。
①**心周期**：弁の開閉や収縮開始時点によって5相に細分される。
・**等容性収縮期**：心室の収縮開始から動脈弁が開くまで。
・**駆出期（拍出期）**：動脈弁の解放から閉鎖まで。
・**等容性弛緩期**：動脈弁の閉鎖から房室弁の開放まで。
・**充満期**：房室弁の開放から心房の収縮の開始まで。
・**心房収縮期**：心房の収縮から心室の収縮開始まで。

心音　heart sound

　心周期の1周期ごとに2つの音が発生する。第2音に引き続き、第3音が聞きとれることもある。
①**第1音**：収縮期のはじめに発生し、房室弁が閉じ、心室筋が収縮することにより発する音。
②**第2音**：収縮期の終わり、動脈弁が閉じることにより生ずる音。第2肋間の高さで、胸骨縁にあたる部位で最もよく聞こえる。
③**第3音**：若年者に聞かれることが多く、低周波数の小さい音で、血液が心室に急速に流入することにより生ずる。

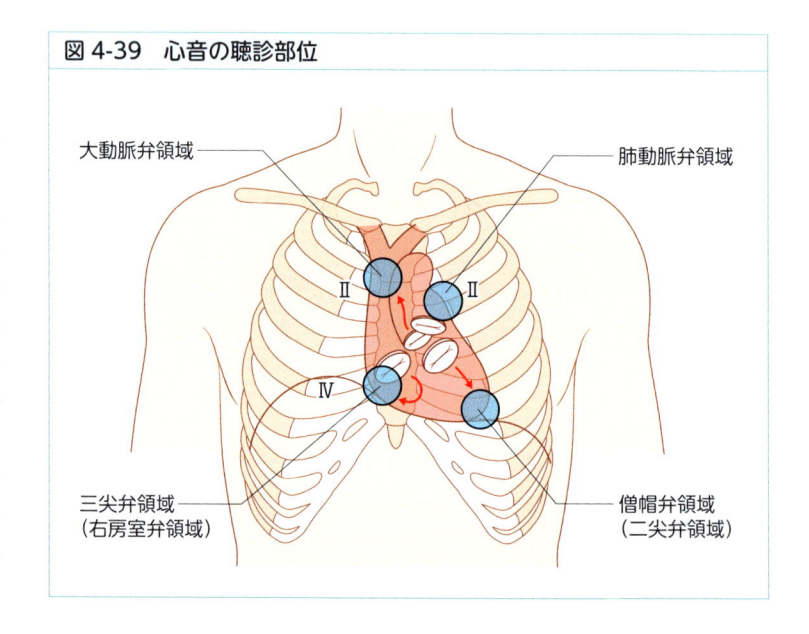

---

note

心音
第1音：心尖部で最もよく聞こえる。鈍く低い音。
第2音：両側第2肋間の高さで、胸骨縁に当たるところで最もよく聞こえる。鋭く高い音。

心雑音
弁の閉鎖不全や、十分に開かない弁狭窄症があるとき聞こえる異常な心音。

心拍数
約70回/分

心音の聴診部位
僧帽弁：心尖部
大動脈弁：右第2肋間
肺動脈弁：左第2肋間

図 4-39　心音の聴診部位

大動脈弁領域　　肺動脈弁領域
三尖弁領域（右房室弁領域）　　僧帽弁領域（二尖弁領域）

心拍数　heart rate

1分間の平均心拍数は**約70回**である。成人男子が62～72に対し、女子は70～80とやや多い。高齢者は少なく、子どもは多い。胎児、新生児は130～145回、乳幼児は110～130回、小児は80～90回である。

心拍出量　cardiac output

心室の1回の収縮と弁の開閉によって、大動脈と肺動脈に拍出される血液量を**1回拍出量**といい、成人では約**70m*l***である。心拍出量とは1分間の拍出量をいい、心拍数を約70回/分とすると約4,900m*l*/分となる。

一般には拍出量のかわりに、それを体表面積で割った心拍出係数（心係数）が用いられる。

3 心電図　electrocardiogram；ECG

心臓の興奮により発生する心筋の活動電位を記録した曲線を心電図という。

心電図の波形

標準肢導出では、1回の拍動に、**P波**、**QRS波**、**T波**の3つの波が記録される。
① P波：心房が興奮するときに発生する波
② QRS波：心室が興奮するときに発生する波
③ T波：興奮した心室筋が回復していくときに発生する波

異常心電図

① **心筋の異常**：左室肥大ではRが増大、狭心症でSTの低下が生ずる。心筋梗塞ではSTの上昇や異常なQ波が出現する。
② **電解質異常**：高カリウム血症ではQT短縮、T波の狭高化（尖鋭化）、さらにはQRSが延長する。低カリウム血症ではQTが平低化しT波のあとにU波が出現する。高カルシウム血症ではQTが短縮する。

---

note

心拍出量と心拍出係数
心拍出量（m*l*/分）：1回拍出量（m*l*）×心拍数（/分）
心拍出係数（m*l*/分/m²）：心拍出量（m*l*/分）÷体表面積（m²）
正常値：2,300～3,600m*l*/分/m²

心電図の導出法
標準肢導出：右手・左手・左足に表面電極を装置する。第1導出は左手と右手の電位の差、第2導出は左足と右手の電位の差、第3導出は左足と左手の電位の差である。
胸部単極導出：心臓に近い胸部のV_1～V_6の6点に電極をおき、単極導出法で記録する。
V_1：第4肋間胸骨右縁
V_2：第4肋間胸骨左縁
V_4：第5肋間左鎖骨中線
V_3：V_2とV_4の中間点
V_5：V_4の高さ前腋窩線
V_6：V_4の高さ中腋窩線
V_1とV_2には右心室の興奮が反映され、V_5とV_6には左心室の興奮が反映される。

期外収縮
心房または心室の規則正しいリズムの間に、余分な興奮が起こって拍動のリズムが乱れること。

房室ブロック
房室伝導が異常に遅くなり、また心拍によって伝導が行われたり、行われなくなったりする状態をいう。心筋梗塞の場合によくみられる。

note

房室ブロック第3度とは
全房室ブロックまたは心房細動により不規則な房室伝導が起こり、絶対不整脈を呈する場合である。

心房粗動
心房が250〜350回/分もの速い頻度で規則正しく興奮し、なおかつ全体としてまとまって興奮している状態。

心房細動
心房がさらに高く400〜600回/分もの頻度で、しかも心房の各部分がばらばらに興奮した状態。

心室粗動と心室細動
粗動と細動が心室で起こると、心臓のポンプ機能は失われ、数分続けば急死する。

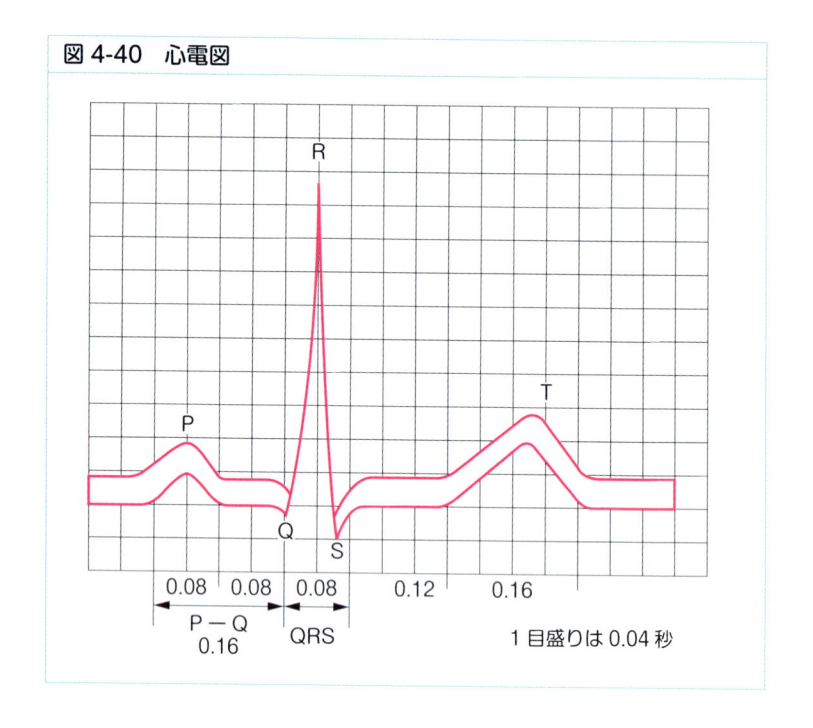

図4-40　心電図

1目盛りは0.04秒

●不整脈　arrhythmia

①**期外収縮**：QRSは間隔が延長し、波形も異常である。

②**伝導ブロック**：房室ブロックA-V blockの第1度ではPR間隔の延長が生ずる。第2度では房室間の伝導がブロックし、2回のPに1回（2：1ブロック）、3回のPに1回だけ（3：1ブロック）QRSが生ずる。

③**頻拍**：心房粗動では2：1、4：1ブロックとなる。P波は尖った鋸歯状を示し、とくにF波とよばれる。心房細動では心房の興奮は不規則で、各部で異なりP波は不規則な基線の振れとなりF波とよばれる。

4 血圧と脈拍

1 血圧 blood pressure

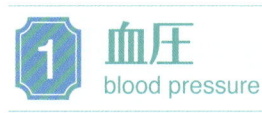

　左心室の収縮により心室内の圧力は120mmHgに上昇し、血液は大動脈に拍出される。大動脈に血液が入ってくると、血管内の圧力はいっせいに一定の圧力120mmHgを示す。このように血液が血管内で示す圧力を**血圧**という。

　心室が弛緩すると大動脈弁は閉鎖する。大動脈や動脈の壁は送り込まれた血液によって伸展しているが、受動的にもとに戻り動脈内の血液を末梢の小動脈に送る。しかし、動脈内の血液量は徐々に減り、血圧は次第に下がり、心室の拡張期の終わりのころには80mmHgくらいまで低下する。

　ヒトの血圧は年齢・性・情動・行動などによって異なる。

収縮期血圧と弛緩期血圧

①**収縮期血圧**：心臓の収縮期に記録される血圧の最高値で、**最高（大）血圧**ともいい、成人で110〜120mmHgである。

②**弛緩期血圧**：心臓の弛緩期に記録される最も低い血圧で、**最低（小）血圧**ともいい、成人で70〜80mmHgである。

③**脈圧**：動脈中の血圧は最高血圧と最低血圧の間を変動しており、この変動の幅を**脈圧**という。つまり、最高血圧と最低血圧の差をいい、40mmHgである。

平均血圧　mean pressure

　平均血圧は血圧異常の判定に臨床的に使用されており、最低血圧に脈圧の1/3を足した値である。平均血圧の正常値は、成人男子で90〜110mmHg、成人女子は80〜110mmHgである。

血圧の測定（間接法　indirect method）

　上腕にマンシェットを巻き、中に空気を送って血管を圧迫する。マンシェット内の圧が**最高血圧**を超えると下流への血流が止まる。マンシェット圧をゆっくりと下げていくと下流の血流が再

---

note

至適血圧
収縮期血圧（最高血圧）：
　110〜120mmHg
弛緩期血圧（最低血圧）：
　70〜80mmHg
脈圧：40mmHg

血圧の高低を決定するもの
①心臓の拍出する力および拍出量
②血管壁の弾力性
③末梢血管の抵抗
④血管内の血液量
⑤血液の粘性

収縮期血圧
末梢血管が収縮すると、抵抗が増加する。この抵抗に打ち勝つために心臓から血管内に血液を押し出すので収縮期血圧が上昇する。

正常の上限
40〜65歳で最高血圧130〜140mmHg、最低血圧85〜90mmHgが正常の上限として一般的に認められている。

平均血圧
＝最低血圧＋（脈圧）/3

女性の血圧
男性よりも平均10mmHg低い。

note

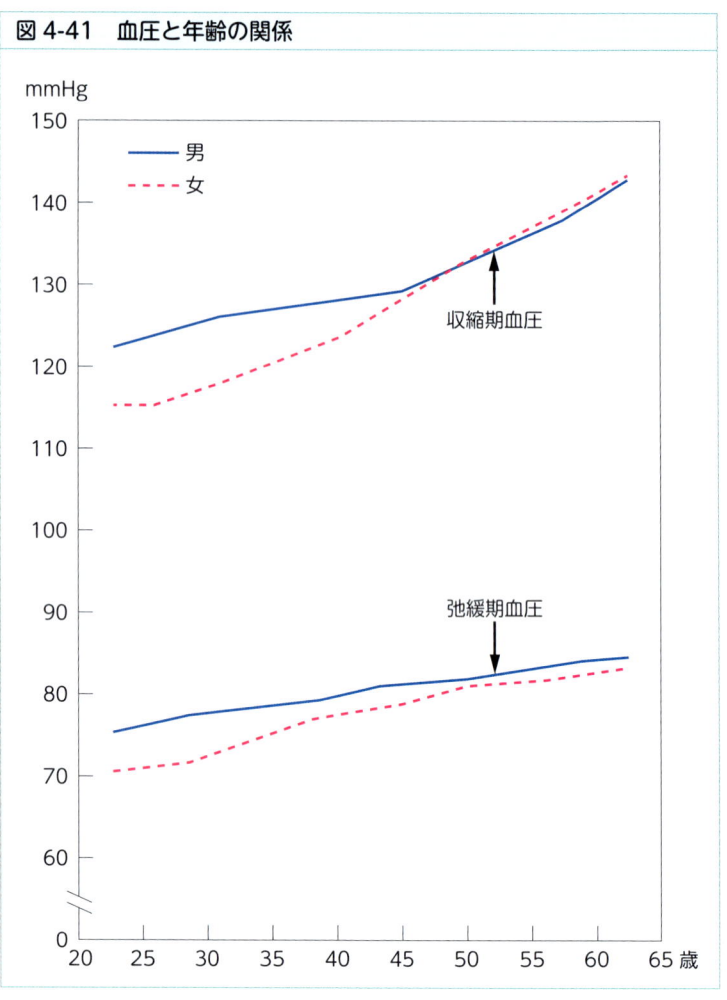

図 4-41 血圧と年齢の関係

(MASTER, A. M.et al.: "Normal Blood Pressure and Hypertension" 1952, p. 97, Led & Febiger, Philadelphia)

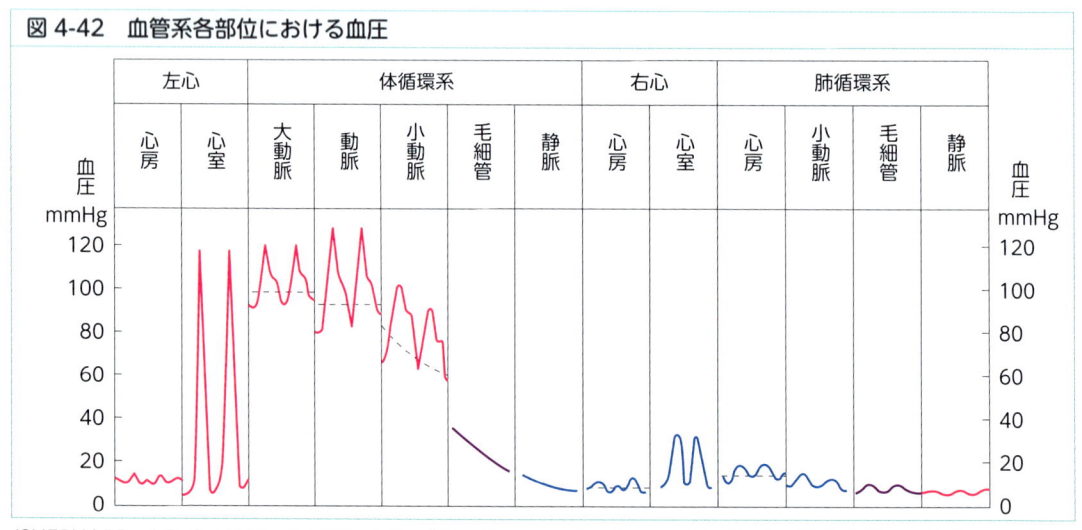

図 4-42 血管系各部位における血圧

(SHEPHARD, J.T. & VANHOUTTE, P.M.: "The Human Cardiovascular System" 1979, p. 5, Raven, New York)

開する。このときの圧を最高血圧とする。最高血圧は聴診法で血管音の聴取されるときの圧として決める。最高血圧以下に達すると**コロトコフ**（Korotkoff）**音**が拍動ごとに聞こえる。音は次第に増大し、ほぼ一定に保たれるが、さらに下げると急激に消失する。このときの圧を最低血圧という。

血圧の異常

①**高血圧** hypertension：収縮期血圧が140mmHg以上、または弛緩期血圧が90mmHg以上をいう。
②**高血圧症**：収縮期血圧だけが高い高血圧症と収縮期血圧と弛緩期血圧の両方が高い高血圧症とがある。
③**低血圧症** hypotension：収縮期血圧が100mmHg以下、弛緩期血圧が60mmHg以下の場合。

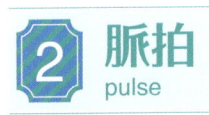

2 脈拍 pulse

　心臓の拍動ごとに血管内の圧力（内圧）は変動する。内圧の変動は血液および血管壁を通じて末梢に伝わり血管の拍動となる。これを脈拍という。脈拍は末梢に伝わるにつれて弱くなり、小動脈を越えると、普通は急激に低下する。
　結代（滞）とは、規則的な脈拍のうち1つ、2つが抜ける場合をいう。

頻脈と徐脈

　脈拍数の多いものを頻脈、少ないものを徐脈という。心臓における自動神経作用は、交感神経の刺激により拍動数を増やして頻脈を起こし、副交感神経刺激により拍動数を減少させて徐脈を起こす。また、頻脈・徐脈の存在は脈圧の変化を推知できる。すなわち、脈圧の増大は頻脈、狭小は徐脈が起きる。

速脈と遅脈

　もち上げる速さの速いものを速脈、徐々にもち上げるものを遅脈。

硬脈と軟脈

　かたく触れるものを硬脈、やわらかく触れるものを軟脈。

大脈と小脈

　大きくしっかり触れるものを大脈、細く弱く触れるものを小脈。

---

note

コロトコフ音
聴診法で聞く血管音で、血管が圧迫されたために生ずる乱流の音。コロトコフ音は、聴診器を肘窩の脈拍を感ずる部分（上腕動脈）にあてて聴取する。

収縮期血圧だけが高い高血圧症
・大動脈硬化によるもの（老人性）
・心拍出量の増すもの（大動脈弁閉鎖不全症・バセドウ病）

収縮期血圧と弛緩期血圧の両方が高い高血圧症
(1) 本態性高血圧症（原因不明）
(2) 二次性高血圧症
　①腎性高血圧症（急性または慢性腎炎・腎盂腎炎・水腎症など）
　②心血管性高血圧（大動脈縮窄症、末梢血管閉塞）
　③内分泌性高血圧（褐色細胞腫、クッシング症候群）
　④その他（妊娠高血圧症候群、結節性動脈炎）

慢性的・持続的な低血圧
内分泌器官機能低下（アジソン病）、高度の栄養障害、貧血など

不整脈
脈拍は通常、周期的・規則的に打つ。そこで不規則な脈はすべて不整脈という。

アシュネル眼球圧迫試験
眼球を圧迫すると、徐脈を起こす。これは圧迫刺激が三叉神経によって伝導されると、迷走神経（副交感神経）に反射性刺激を与えるからである。

楽しく学ぼう解剖生理
Help you understand

頚動脈と総頚動脈

総とつく学名？

　ものを飲み込んだ際、ゴックンと音が聞こえ、上がり下がりしたのど仏、アダムが禁断の木の実をあわてて飲み込もうとしてつかえたそうで、男性では目立ちます。こののど仏は甲状軟骨のことで、のどにリンゴがつかえなかった女性にもあったのでした。

　また、首を伸ばし、その甲状軟骨の上を探ってみると、U字形の骨が触れます（舌骨）。その舌骨のとなりで胸鎖乳突筋との間を軽く押さえてみますと、ドキドキと脈の拍動が感じられると思います。頚動脈（正式には総頚動脈）の拍動が皮膚の上から感じられたのです。総頚動脈は、咽頭や気管の両脇を下から上に向かって走っています。でも、気管の両わきでは胸鎖乳突筋がその上をおおっているため、はっきりとした脈は感じられないと思います。

　胸鎖乳突筋は上にいくと、耳の後ろの乳様突起につくように走行するため、総頚動脈から離れ、おおっていられなくなります。そのおおわれていない場所が先に述べた総頚動脈の脈がとれるところです。この場所を頚動脈三角とよびます。総頚動脈の脈がとれる三角形状の場所という意味ですが、その三角形の3つの縁は筋肉が構成しています。もちろん、その1つ、外側の辺は胸鎖乳突筋で、あとの2つは舌骨上筋群の顎二腹筋（の後腹）と舌骨下筋群の肩甲舌骨筋（の上腹）が辺をつくっています。

　頚動脈を「正式には総頚動脈」と書きましたが、この"総"とつく人体用語（学名）はこれ以外にも結構あります。血管などの管や神経などの長い器官に使われています。つまり、1本だったものが分かれて2本に分かれたり、2本だったものが集まって1本になった場合の、その1本に対して名づけられます。

　頚の両側を上行していく頚動脈は、顎の下で2本に分かれ1本は顔、こめかみ、後頭部などの頭の骨の外側に分布し、外頚動脈となります。分かれたもう1本は、主に頭蓋骨に囲まれた頭の中の

図 4-43　頚動脈三角と総頚動脈

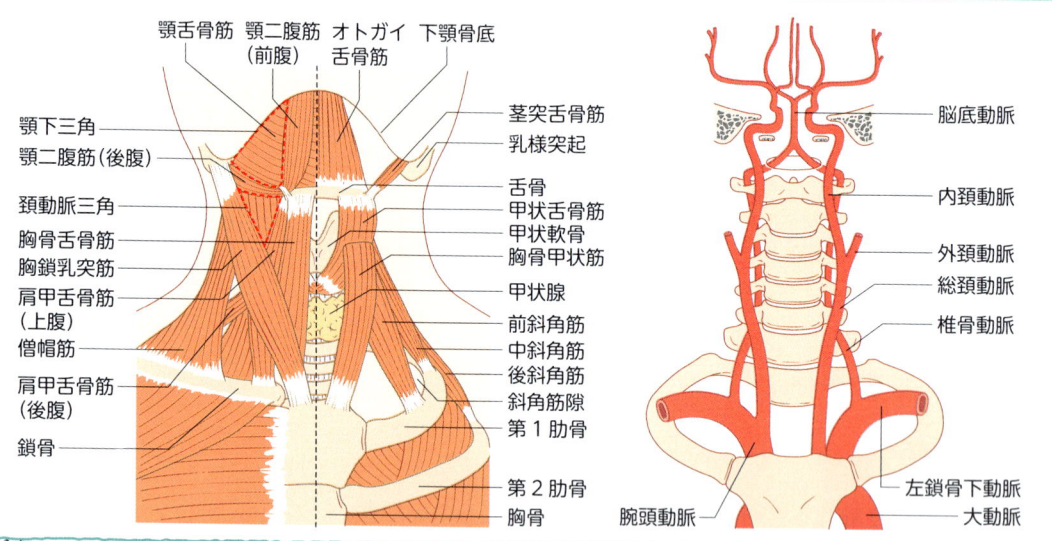

脳に分布し、内頸動脈とよばれます。したがって、外頸動脈と内頸動脈と分かれる前なので、単に頸動脈ではなく、正式には総頸動脈という学名が与えられているのです。

その他、肝臓から胆汁を運ぶ管があります。これは肝臓の左右から2本の管が出ており、右肝管と左肝管とよびます。この肝臓から出た2本の肝管は合流して1本となり、合流後の管を総肝管とよびます。

皮（下）静脈

採血や点滴、静脈注射に使われる静脈

腕をだら～んと下げてみましょう。すると、徐々に血管が浮き出してきますね。その浮き出た血管は静脈です。筋肉と筋肉との隙間を走行している動脈と一緒に静脈も走っており、伴走しているので伴行静脈といい、動脈と同じ名前でよびます。脈をとるときの橈骨動脈に伴走している静脈は橈骨静脈とよびます。しかし、浮き出てきた静脈は動脈に伴走はしていません。

筋肉は筋膜に包まれていますが、その筋膜と皮膚との間を皮下と称します。浮き出てきた静脈は、この皮下を走行して皮（下）静脈とよばれます。ここには結構脂肪があります。いわゆる皮下脂肪です。上腕三頭筋を包んでいる筋膜と皮膚との間、二の腕の後ろ側をつまんでみますと、あるでしょう。皮下脂肪が。この皮下脂肪に埋まっているような感じで皮下を走行しているのが、皮静脈です。ですから、やせて筋肉質の人のほうが腕などの静脈がはっきりと浮き出てきます。

採血や点滴、静脈注射の際に使われるのがこれらの皮静脈です。

静脈は、管内の血液を心臓に向けて運搬する血管です。ですから上肢の場合、血流は手、指から肩や脇の下（腋窩）へ向かうのです。腕を下げていれば、重力と反対方向に流れることになります。そこで重力によって逆流することがないように、静脈にはところどころに弁がついています。薄い三日月型のひだで、通常1か所に2枚相対して、ポケット状になっています。逆流した血液がそのポケットに入って弁が膨らみ、閉じられるのです。

動脈、静脈とよばれる血管の壁は、構造的にはどちらも3層からなっています。しかし、動脈は心臓の拍動によって送り出された血液がぶつかることもあって、壁が厚くなっています。とくに真ん中の筋層、力こぶをつくる筋（横紋筋）などとは異なり平滑筋といわれる筋組織なのですが、その筋層が動脈では厚いのです。それに対して、静脈の壁は薄く、弁が閉じ血管が貯留されると血管は膨隆し、皮膚をもち上げて浮き出てみえるようになるのです。浮き

図 4-44　血管の構造

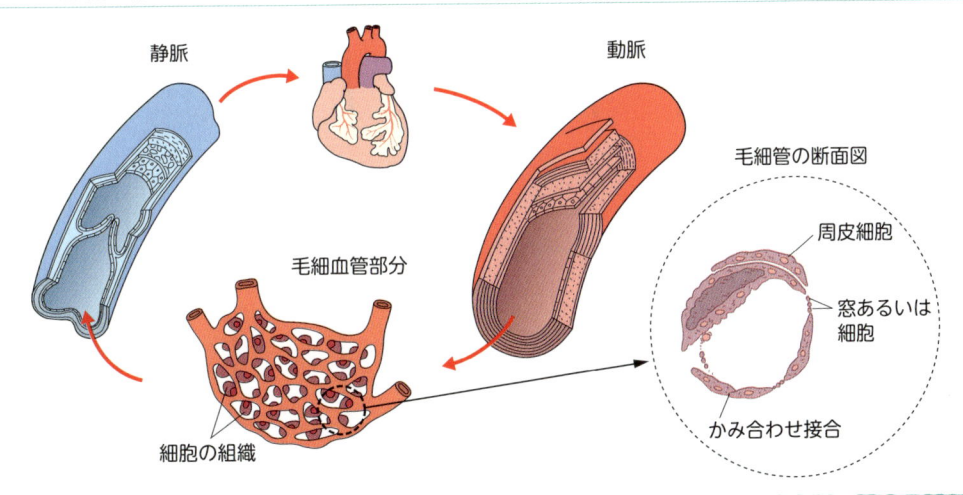

静脈　動脈　毛細管の断面図　毛細血管部分　周皮細胞　窓あるいは細胞　かみ合わせ接合　細胞の組織

135

出た静脈のところどころにみられる膨らんだ部分は、弁が存在しているところです。

　手をあげると、すーっと弁が開いて流れがよくなり、浮き出た状態がなくなるでしょう。この上肢の皮静脈ですが、手の甲をみると、網の目状にみられます。手背静脈網といわれます。前腕になると、手のひら側である前面に目立って皮静脈がみられます。手背静脈網から始まり、親指の根元付近より橈骨に沿って上腕の外側を走行するのを橈側皮静脈といいます。上腕では二頭筋、三頭筋の外側の隙間（外側二頭筋溝）に沿って走り、肩を前側にすくませると三角筋と大胸筋の境で皮膚に溝（三角筋胸筋溝）ができますが、その溝に沿って鎖骨付近まで走って深部に入りみえなくなります。深部では、腋窩動脈と伴走している腋窩静脈に合流するのです。

　また、前腕の小指側（尺側）を上行する皮静脈があり、尺側皮静脈と名づけられています。尺側皮静脈は肘の内側から、内側二頭筋溝を通って上腕の中央よりやや下で上腕筋膜を貫いて、深部の上腕静脈に合流しています。臨床でよく使われるのは、肘窩で橈側皮静脈と尺側皮静脈を結びつけている肘正中皮静脈といわれる皮静脈です。

　でも、ご自分の腕をよくご覧になってください。右腕と左腕を並べて比較しながら。どうです、同じ人の左右でもかなり違った走行がみられませんか。まるっきり同じというのはなかなかないでしょうね。この走行にはかなりのバリエーションがあり、教科書に描かれているような肘部の皮静脈に当てはまらない型もたくさんあります。ご安心ください。

図 4-45　肘部皮静脈のいろいろな型

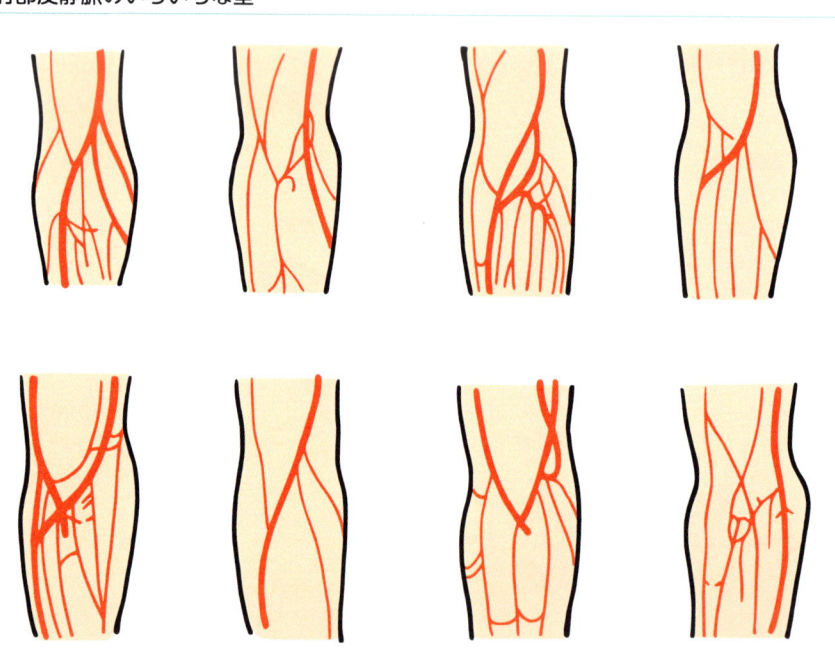

第5章

呼吸器系
Respiratory System

- 1 呼吸器系総論　*138*
  呼吸器系／呼吸

- 2 呼吸器系の器官　*139*
  鼻／咽頭／気管および気管支／肺／胸膜

- 3 呼吸の生理　*147*
  呼吸運動／呼吸数と肺気量／ガス交換とガスの運搬／呼吸の調節

楽しく学ぼう解剖生理　*151*

呼吸器系総論

1 呼吸器系
respiratory organ system

　呼吸器系とは外呼吸を行うための器官系をいい、鼻から気管支までの**空気の出入り**と**発声**に関与する**気道**と、空気と血液との間の**ガス交換の場**である**肺**よりなる。

2 呼吸
respiration

　呼吸とは、栄養素の燃焼に必要な**酸素**を取り入れ、物質代謝の結果生じた**二酸化炭素**を排出する働きをいい、**外呼吸**と**内呼吸**とがある。

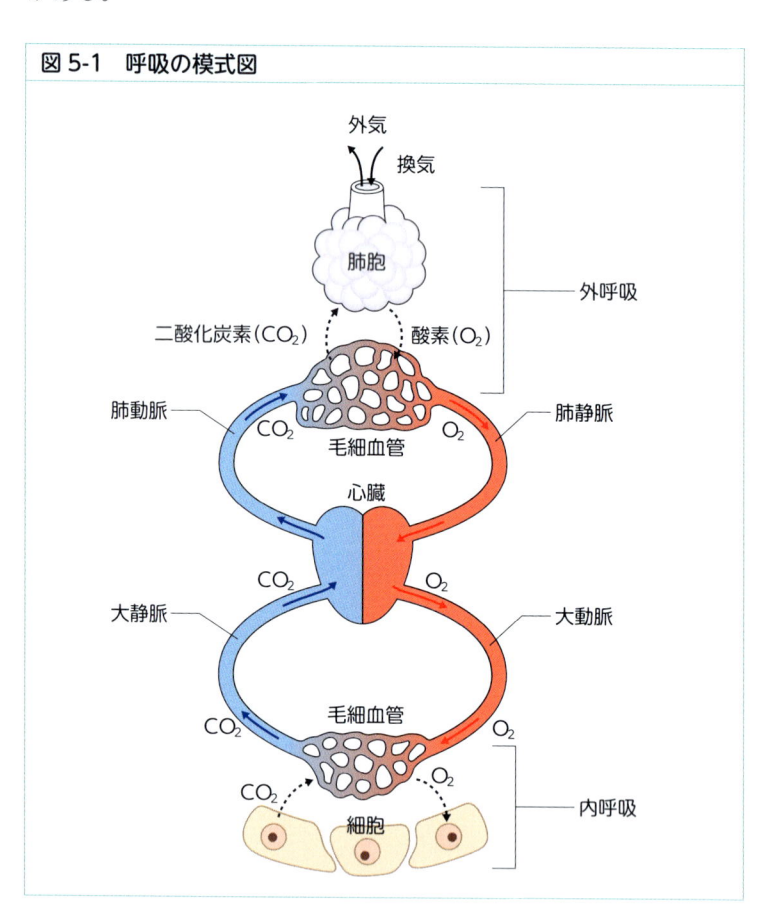

図5-1　呼吸の模式図

---

note

気道
空気の出入りする器官、肺に入る空気の温度・湿度の調節。異物の侵入防止。発声機能の働きがある。
気道はさらに喉頭より上の上気道と下の下気道の2つに分けられる。
　上気道：鼻、咽頭それに副鼻
　　　　　腔、喉頭、口腔も機能的
　　　　　にはその一部をなす。
　下気道：喉頭（声門下から）、
　　　　　気管・気管支

肺
ガス交換の場

外呼吸
肺胞内の空気と血液との間のガス交換をいう。

内呼吸
血液と組織細胞間のガス交換をいう。

2 呼吸器系の器官

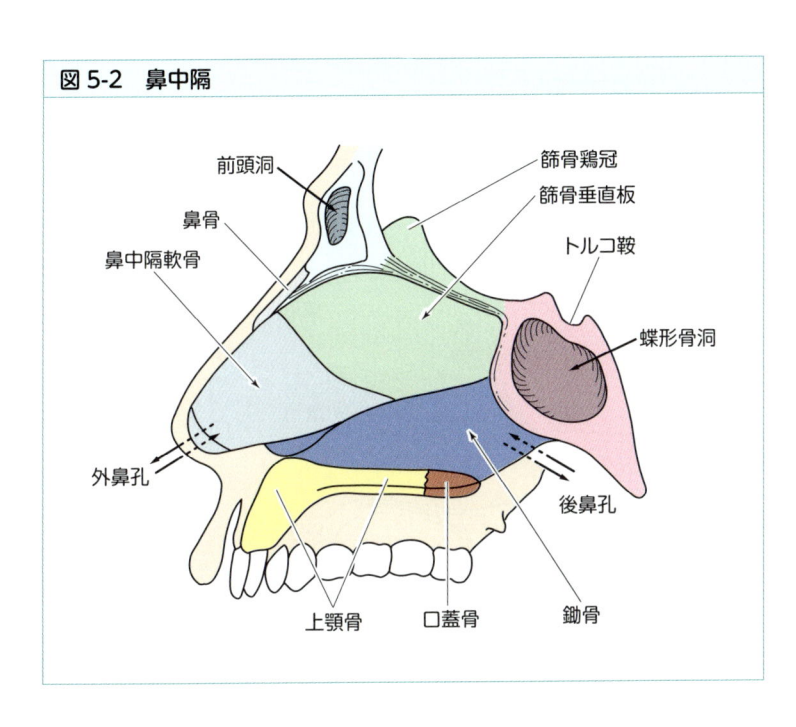

1 鼻 nose

　鼻は**外鼻**と**鼻腔**とからなり、気道の入口となる。鼻腔は**外鼻孔**より始まり、後鼻孔により咽頭腔に通じている。鼻腔内は、**鼻中隔**にて左右両半に分かれる▶図5-2。また、外鼻孔付近の鼻前庭と、鼻粘膜におおわれた固有鼻腔とに分けられる。固有鼻腔の外側壁から内腔に向かって3つの甲介が突出し、それぞれその下の部分を上・中・下鼻道という。

　鼻腔と交通している、鼻腔周囲の骨中の空洞を**副鼻腔**といい、**前頭洞・上顎洞・蝶形骨洞・篩骨洞**の4種類がある。

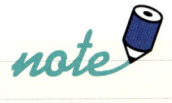

> **note**
>
> **外鼻**
> 鼻根・鼻背・鼻尖・鼻翼を区別する。
>
> **鼻中隔**
> 篩骨の垂直板・鋤骨・鼻中隔軟骨よりなる。

図5-2　鼻中隔

note

キーセルバッハの部位
鼻中隔の前下部の粘膜下、血管に富んだ部位。鼻出血(はなぢ)を出しやすい。

3つの甲介
上鼻甲介・中鼻甲介・下鼻甲介からなる▶図5-3。
上鼻甲介と中鼻甲介は篩骨の一部。下鼻甲介は頭蓋骨の一種。

鼻涙管の開口部
上鼻道と中鼻道には副鼻腔が、下鼻道には鼻涙管が開口する。

副鼻腔の開口部
中鼻道：前頭洞、上顎洞、篩骨洞の前部と中部
上鼻道：篩骨洞後部
蝶篩陥凹：蝶形骨洞（鼻腔上後部）

図5-3 鼻道と鼻涙管・耳管の開口部

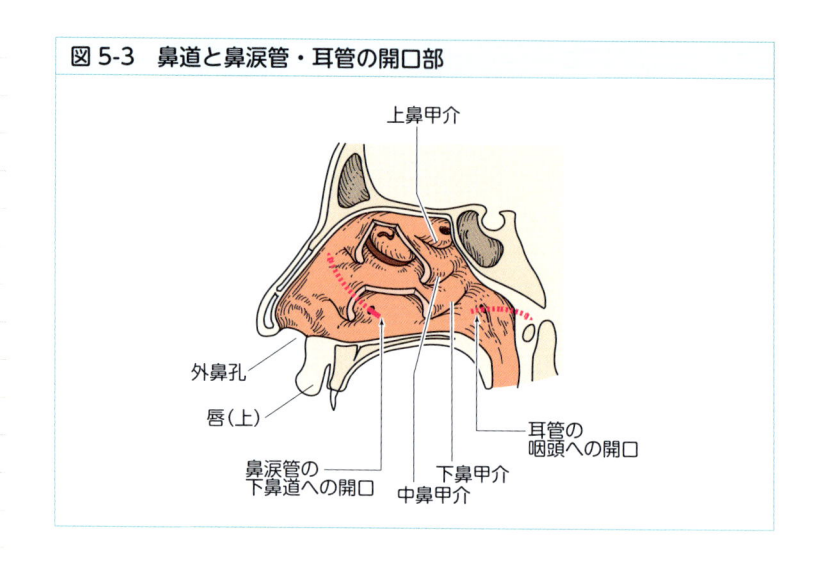

図5-4 副鼻腔の投影

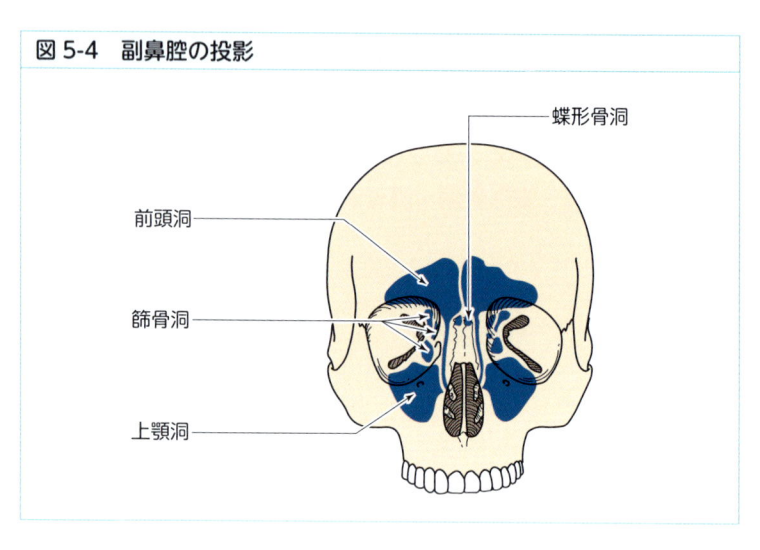

図5-5 鼻甲介と副鼻腔の開口部

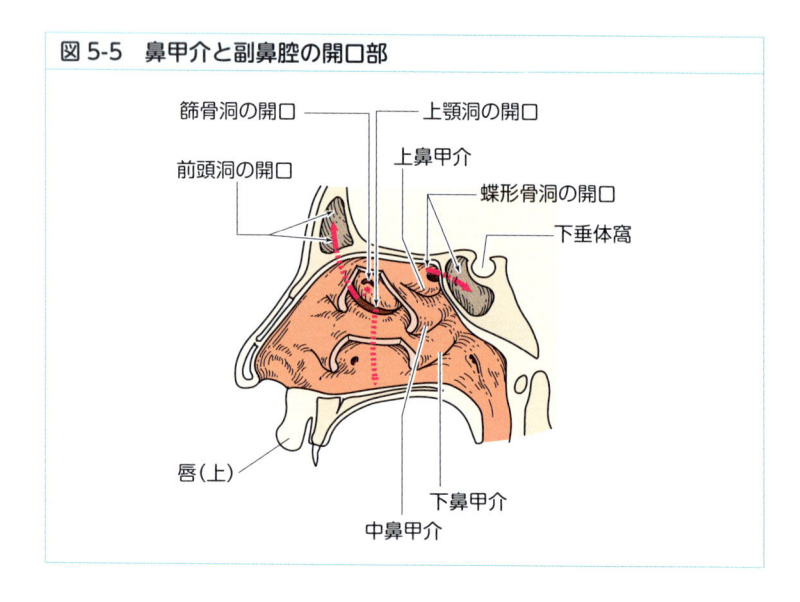

140

2 咽頭
pharynx

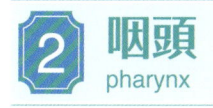

　鼻腔、口腔、喉頭の後ろにあり、頭蓋底に始まり食道に続く。**鼻部**、**口部**、**喉頭部**の3部に区別される。鼻部は後鼻孔により鼻腔と、口部は口峡により口腔と、喉頭部は喉頭口で喉頭腔に続き、そして、喉頭の後ろ喉頭部下端では食道に続く。

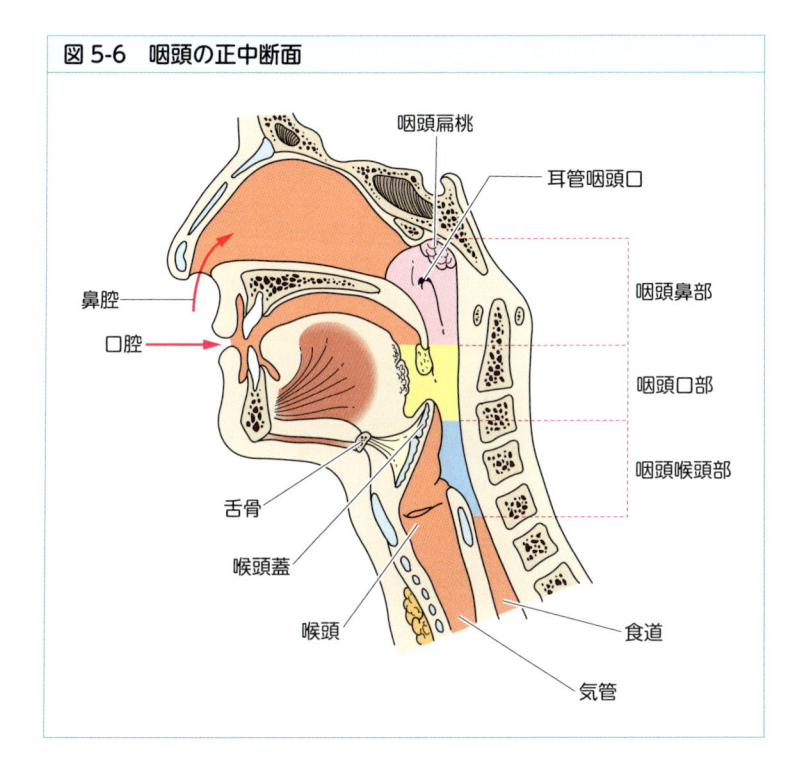

図 5-6　咽頭の正中断面

咽頭扁桃
耳管咽頭口
鼻腔
口腔
咽頭鼻部
咽頭口部
咽頭喉頭部
舌骨
喉頭蓋
喉頭
食道
気管

note

咽頭
口腔から食道への食物の通路、消化管の一部であり、鼻腔から喉頭への空気の通り道、気道の一部でもある。

耳管咽頭口
咽頭鼻部両外側壁に、咽頭と中耳を結ぶ耳管が、耳管咽頭口として開口している。

第5章　呼吸器系●呼吸器系の器官

note

喉頭
舌根から気管までで、第3〜6頚椎にかけてである。

声門
声帯ヒダと声門裂を合わせたものである。声帯ヒダを単に声帯ともいう。

喉頭腔3部
喉頭前庭：前庭ヒダより上
喉頭室：前庭ヒダと声帯ヒダの間
声門下腔：声帯ヒダより下

喉頭軟骨
①甲状軟骨
②輪状軟骨
③披裂軟骨
④喉頭蓋軟骨

喉頭隆起
「のどぼとけ」のこと。成人男性で突出した甲状軟骨をいう。

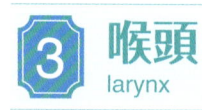

3 喉頭
larynx

　喉頭口に始まり気管に移行するまでの内腔を**喉頭腔**といい、空気の通路であると同時に**発声器**でもある。その壁は**喉頭軟骨**、靱帯、喉頭筋、粘膜からなる。喉頭腔の真ん中ごろの両側壁には**声帯ヒダ**がある。左右の声帯ヒダの間を**声門裂**という。

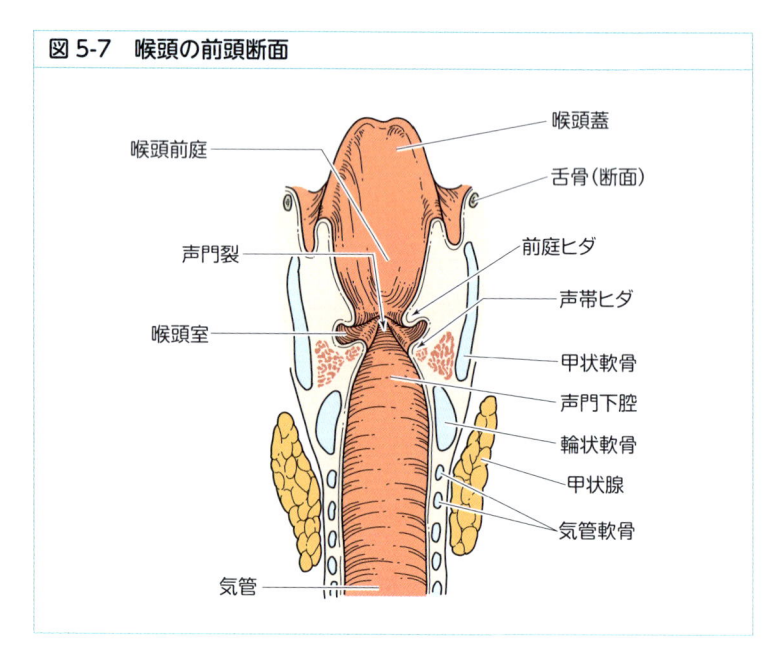

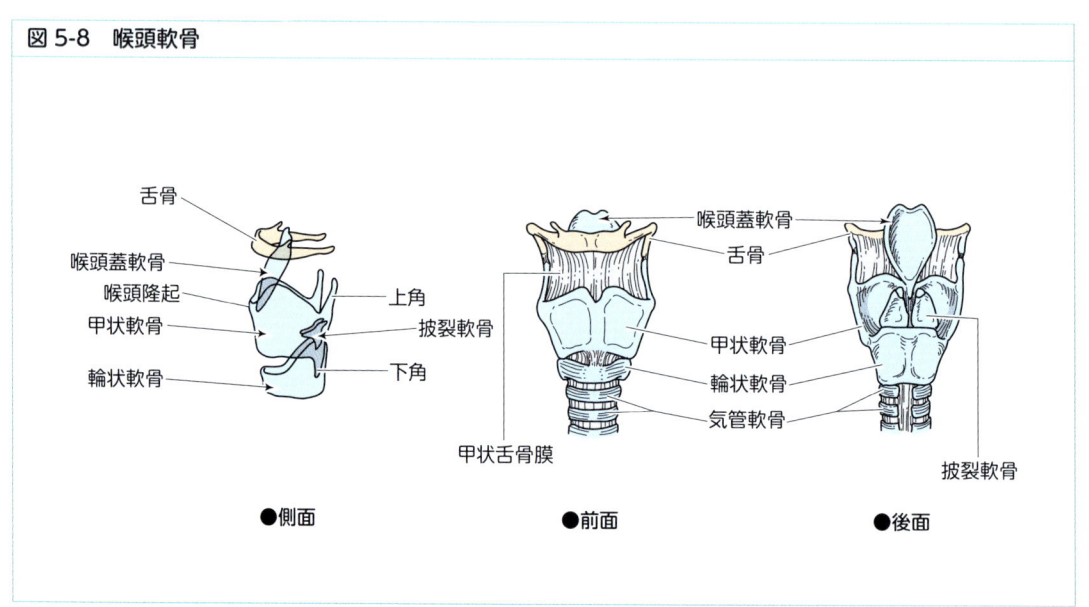

図 5-7　喉頭の前頭断面

図 5-8　喉頭軟骨

●側面　　●前面　　●後面

142

4 気管および気管支
trachea and bronchi

気管は喉頭に続き、左右の気管支に分かれるまでの約10cmの細長い管である。

気管支は肺門より肺に入り、樹枝状に分岐し肺胞となる。気管支には左右は胃の大きさの違いと連動して左右差があり、右気管支は左気管支に比べて、短く、太く、分岐より肺門に至る傾斜が急である。

5 肺
lung

肺は、胸腔の左右両側をほぼ満たし、その間にやや左にかたよった心臓をはさみ、そのため左肺は右肺より小さい。肺の上端は肺尖といい、鎖骨の上2～3cmのところに達し、下部は肺底といい横隔膜の上に乗る。内側面中央は、肺門という。右肺は3葉、左肺は2葉からなる。肺葉は多角形小葉の集まりからなり、その中を葉気管支が枝に分かれ、一定の肺区域に広がり、さらに分枝し、肺胞となる。

肺の栄養血管は、気管支動脈・静脈である。

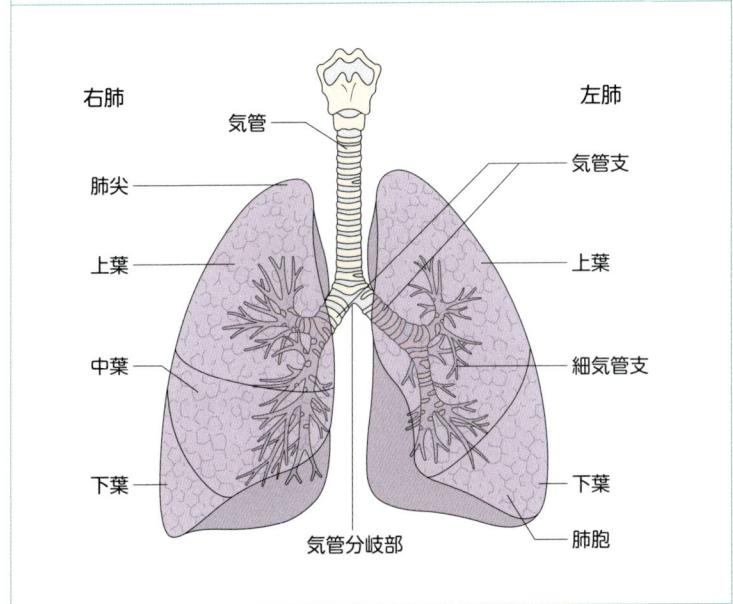

図5-9 気管・気管支・肺

（右肺：右肺、肺尖、上葉、中葉、下葉／気管、気管分岐部／左肺：気管支、上葉、細気管支、下葉、肺胞）

---

note

気管
第6頚椎に始まり、第4～5胸椎の前で分岐する。ここを気管分岐部という。

気管および気管支
多数の馬蹄形の軟骨輪（気管軟骨、気管支軟骨）からなる。後壁は軟骨を欠き、膜性壁とよばれ、平滑筋の層を含む。膜性壁の後方を食道が下行している。

気道の粘膜
線毛上皮でおおわれ、痰や異物を口から排出する。

気管支の左右差
右気管支は、太く・短く・急傾斜である。
　傾斜の角度：右―25°
　　　　　　　左―45°

右肺がやや大きい
右肺と左肺とは、およそ8：7の割合である。

肺
肋骨面・内側面・横隔面の3面を区別する。

note

右肺・左肺葉の区分
右肺は、水平裂と斜裂により上・中・下葉を、左肺は、斜裂により上・下葉を分ける。

肺葉
右肺：3葉
左肺：2葉

肺門
気管支、肺動脈・肺静脈、気管支動脈・気管支静脈、リンパ管、神経などが出入りする。

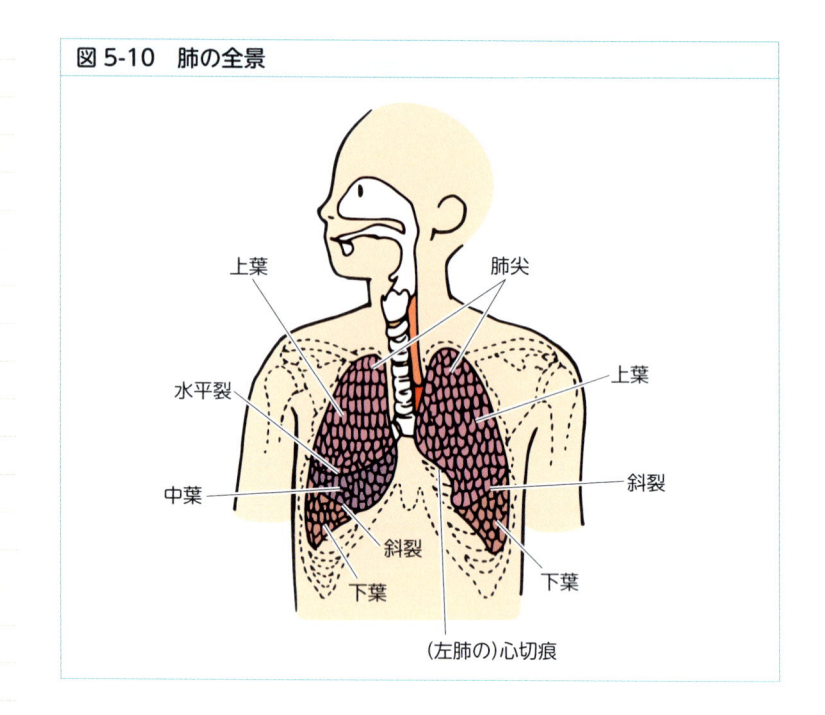

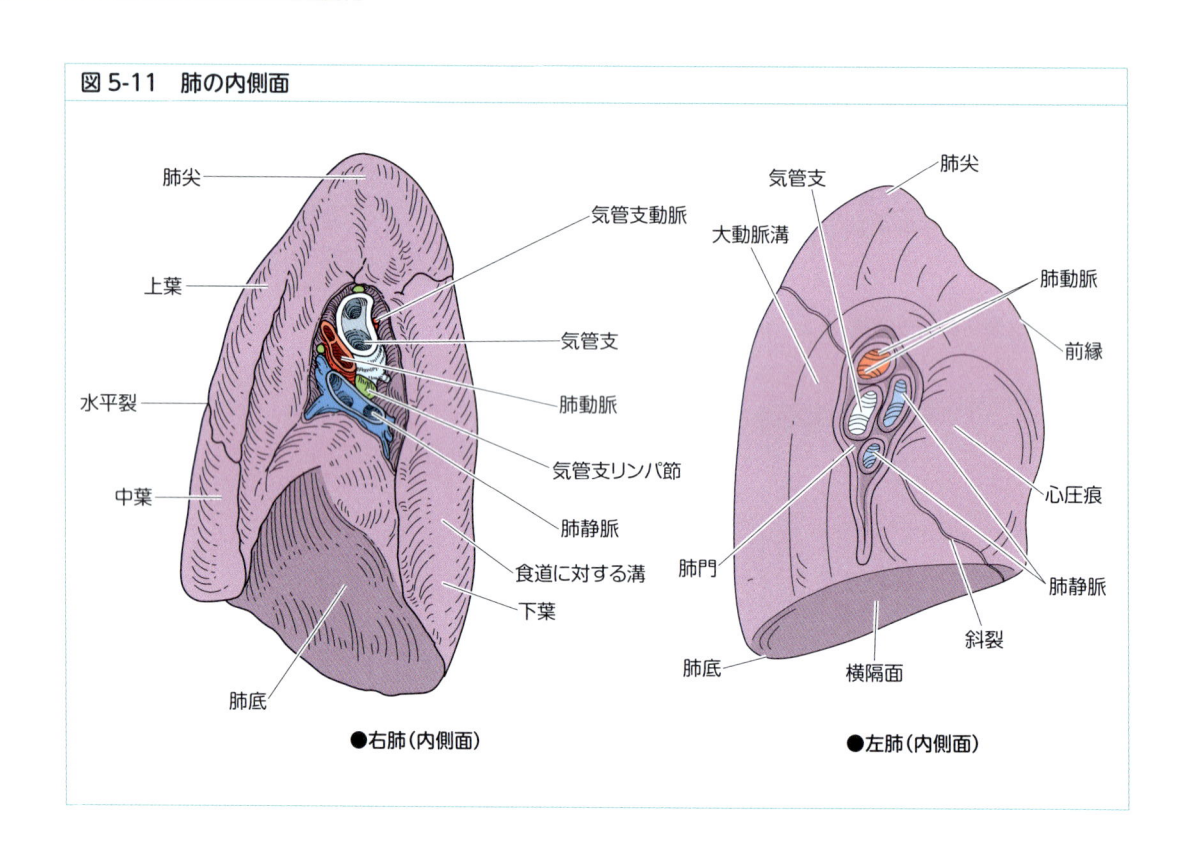

図 5-10　肺の全景

（ラベル：上葉、肺尖、水平裂、上葉、中葉、斜裂、斜裂、下葉、下葉、（左肺の）心切痕）

図 5-11　肺の内側面

（右肺（内側面）ラベル：肺尖、上葉、水平裂、中葉、気管支動脈、気管支、肺動脈、気管支リンパ節、肺静脈、食道に対する溝、下葉、肺底）

（左肺（内側面）ラベル：気管支、大動脈溝、肺尖、肺動脈、前縁、心圧痕、肺静脈、肺門、斜裂、肺底、横隔面）

●右肺（内側面）　　●左肺（内側面）

図 5-12　気管支の分岐

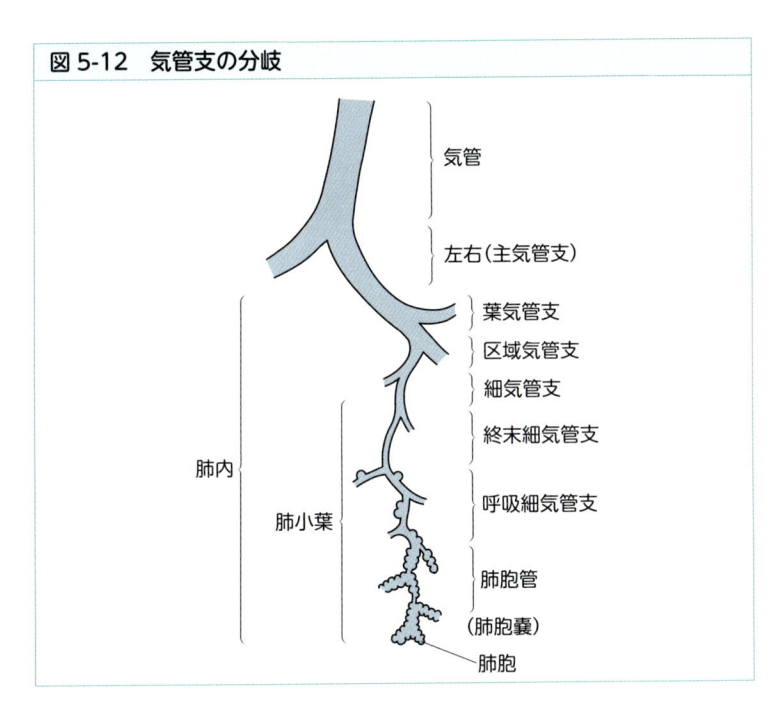

気管
左右(主気管支)
葉気管支
区域気管支
細気管支
終末細気管支
呼吸細気管支
肺胞管
(肺胞嚢)
肺胞

肺内
肺小葉

図 5-13　肺の構造(肺小葉)

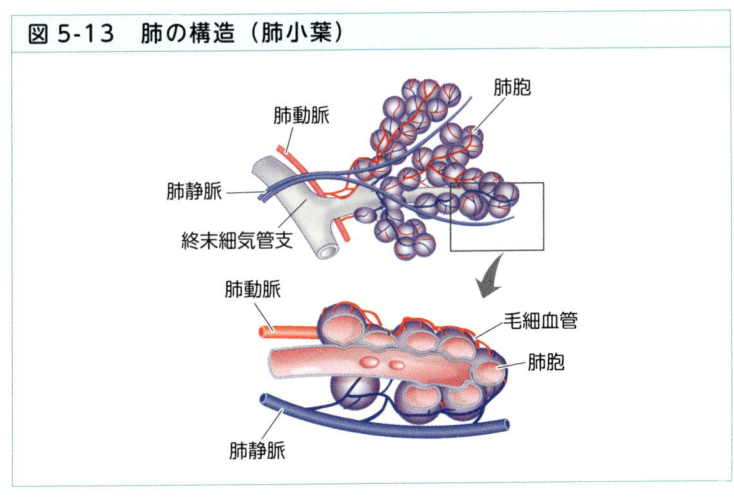

肺動脈
肺静脈
終末細気管支
肺動脈
毛細血管
肺胞
肺静脈

note

肺内での気管支の分岐

主気管支(肺門)—葉気管支—区域気管支—細気管支—終末細気管支—呼吸細気管支—肺胞管—肺胞嚢—肺胞

壁側胸膜

胸腔の内面をおおう部

3部　肋骨胸膜
　　　横隔胸膜
　　　縦隔胸膜

縦隔

前(壁)：胸骨
後(壁)：胸椎(脊柱)
左右(両壁)：縦隔胸膜(または左右の肺)
下(壁)：横隔膜
上方：開放(胸郭上口)

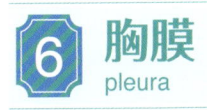

6 胸膜
pleura

　胸膜は肺を直接包み(**肺胸膜**)肺門部で折れ返り、胸腔内壁に密着する(**壁側胸膜**) 2枚の漿膜で、この2枚の間は**胸膜腔**となり、少量の漿液を分泌し、肺の拡張・収縮による肺と胸壁との摩擦を防いでいる。

　左右の肺にはさまれた胸腔の正中部を**縦隔**(じゅうかく)という。縦隔には、心臓、胸腺、気管、気管支、食道、大動脈、大静脈、胸管、神経などの器官が存在する。

note

縦隔内の器官
心臓・気管・気管支・食道・大動脈・肺動脈・肺静脈・上大静脈・下大静脈・奇静脈・半奇静脈・胸管・迷走神経・横隔神経・胸腺

縦隔の区分
上部と下部に区分され、下部はさらに前・中・後の3部に区分される。
上部：胸腺の上部、気管、食道、大動脈弓、上大静脈、腕頭静脈、奇静脈、胸管、迷走神経、横隔神経、反回神経
下部前部：胸腺の下部
中部：心臓、上行大動脈、肺動・静脈、上大静脈
後部：気管支、食道、胸大動脈、奇静脈、半奇静脈、迷走神経、胸管

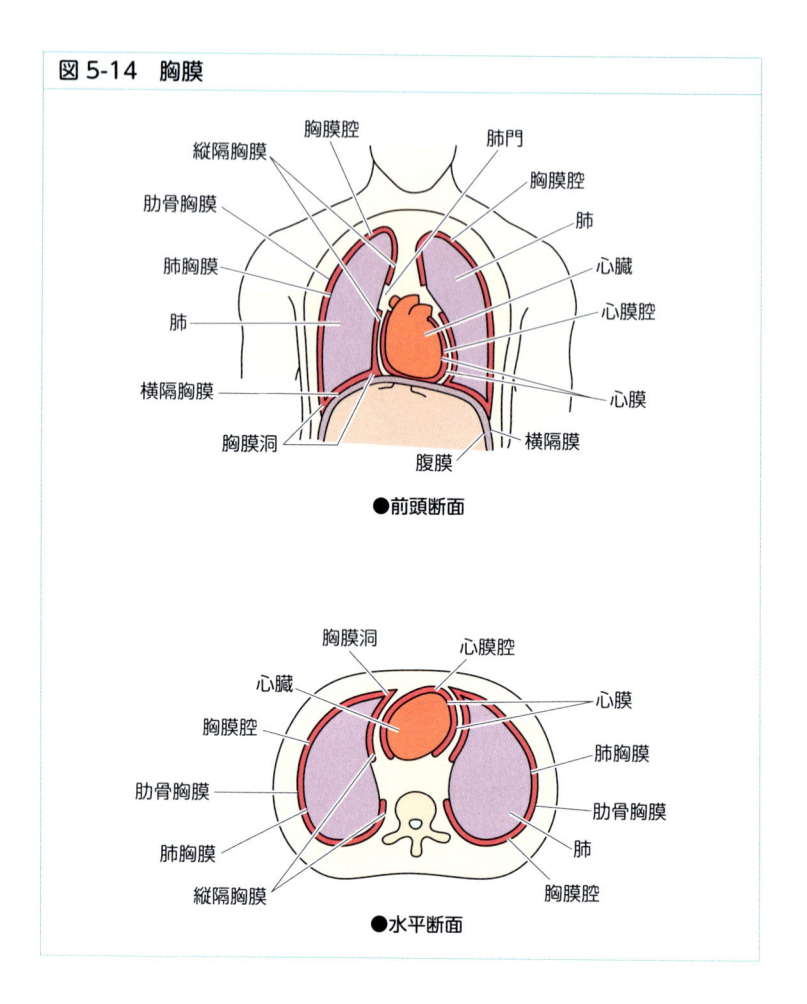

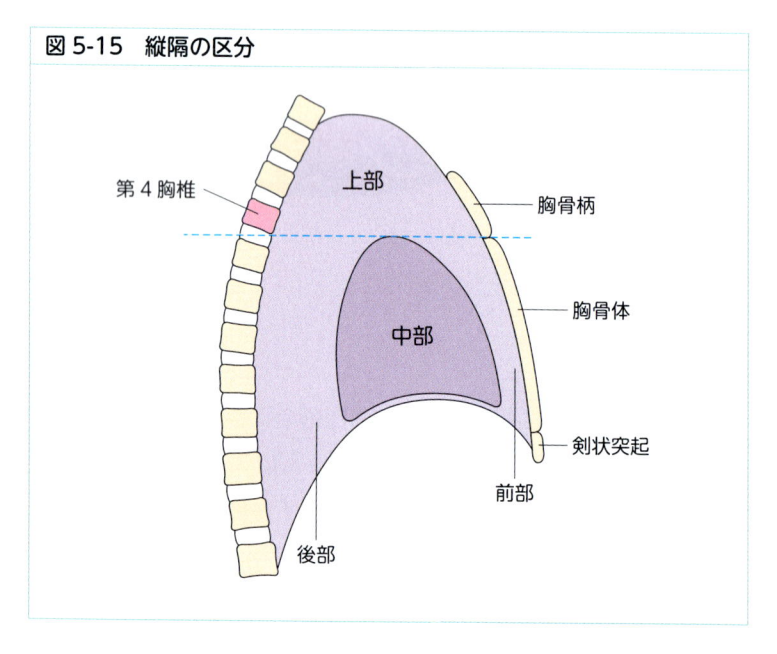

図 5-14 胸膜

●前頭断面

●水平断面

図 5-15 縦隔の区分

3 呼吸の生理

1 呼吸運動
movement of respiration

　呼吸とは、人体各器官の細胞に、代謝に必要な酸素を供給し、細胞から代謝で生じた二酸化炭素を除去する。

　肺を取り囲む胸郭によってつくられる空間、つまり胸腔を、拡大・縮小することにより呼吸運動が行われる。呼吸運動とは、吸息と呼息の運動にて肺胞内の換気を行うことである。すなわち肺呼吸（外呼吸）にて換気を行う行為（肺胞中でガス交換）のことをいう。

　吸息は、外肋間筋の収縮（胸郭の挙上）、横隔膜の収縮（沈下）により、胸腔を拡大し行われる。呼息は、内肋間筋の収縮（胸郭の下制）、横隔膜の弛緩（挙上）により、胸腔を縮小し行われる。

　換気を行う力、気体を気道中で動かす力は圧である。吸息では、胸膜腔内圧が－2～－4mmHgから－6～－7mmHgへとさらに陰圧になり、これによって肺胞内圧が陰圧になって体外から空気を吸い込む。呼息では肺胞内圧は胸郭による圧迫によって陽圧となり肺胞気が呼出される。

図 5-16　呼吸運動（胸腔の拡大と縮小）

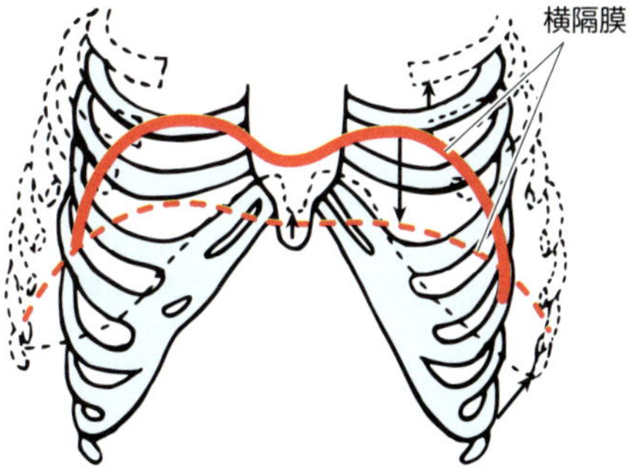

横隔膜

―― 呼息時
--- 吸息時

note

胸式呼吸
主として肋間筋の働きによる。女性に多い。

腹式呼吸
主として横隔膜の働きによる。男性に多い。

胸腹式呼吸
胸式呼吸と腹式呼吸を併用した呼吸型で、普通はこの型で呼吸。

組織呼吸（内呼吸）
血液と細胞間でのガス交換。

チェーン・ストークス呼吸
病的な呼吸型で、無呼吸の状態が続いたあと、不規則な呼吸が現れ、また無呼吸となる状態を反復する呼吸である。呼吸中枢の興奮性の低下による。

呼吸の変型
食物の嚥下、発声、せき、くしゃみ、しゃっくりなども呼吸の変型である。

気管支喘息
気管支を取り巻く平滑筋が収縮して気管支が狭くなり、呼吸困難を起こす症状。

note

肺水腫
肺の血管外組織や肺胞に水分が貯留する状態。

呼吸数
成人呼吸数：15～17回/分
新生児呼吸数：40～50回/分
呼吸数は外気温、精神的興奮、温浴、体温上昇、その他種々の原因で変動する。

死腔
気道中のガスはガス交換にあずからない。この肺胞以外のガス交換をしていない空間（鼻・口・咽頭・喉頭・気管・気管支・細気管支内）を死腔という。その容積を死腔量といい、およそ150mlである。

予備吸気量
正常の吸息後、さらに努力して吸い込むことのできる空気量。

予備呼気量
正常の呼息後、さらに努力して吐き出すことのできる空気量。

残気量
最大努力で呼出しても、なお肺胞内に残っている空気量。

肺活量
成人男性：3,000～4,000ml
成人女性：2,000～3,000ml

1秒率
努力性呼出時の最初の1秒間に全体の何％を呼出したかを示すもの。

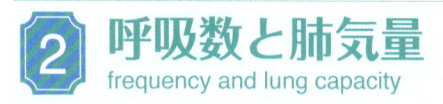

2 呼吸数と肺気量
frequency and lung capacity

健康な成人では、ふつう **15～17回/分** の呼吸数がある。睡眠時には少なく、運動時に増加する。

安静時に1回の呼吸で出入りする空気の量を **1回換気量** といい、およそ **500ml** である。

換気量のうち、死腔への換気量を差し引いた量を肺胞換気量という。

最大に吸息し、ついで最大に呼息したときの呼吸量を **肺活量** という。肺活量とは、1回換気量と予備吸気量と予備呼気量との和である。**成人男性では3,000～4,000ml、女性では2,000～3,000ml** である。肺活量のうち右肺は **約55％**、左肺は **約45％** を占める。

・肺胞換気量＝1回換気量－死腔量
・肺活量＝予備吸気量＋1回換気量＋予備呼気量
　または、肺活量＝全肺気量－残気量

毎分（分時）換気量は1回換気量と呼吸数の積で、成人で6,000～8,000ml、激しい運動時には10倍以上にも増加する。

・毎分換気量＝1回換気量×呼吸数
・毎分肺胞換気量＝（1回換気量－死腔量）×呼吸数

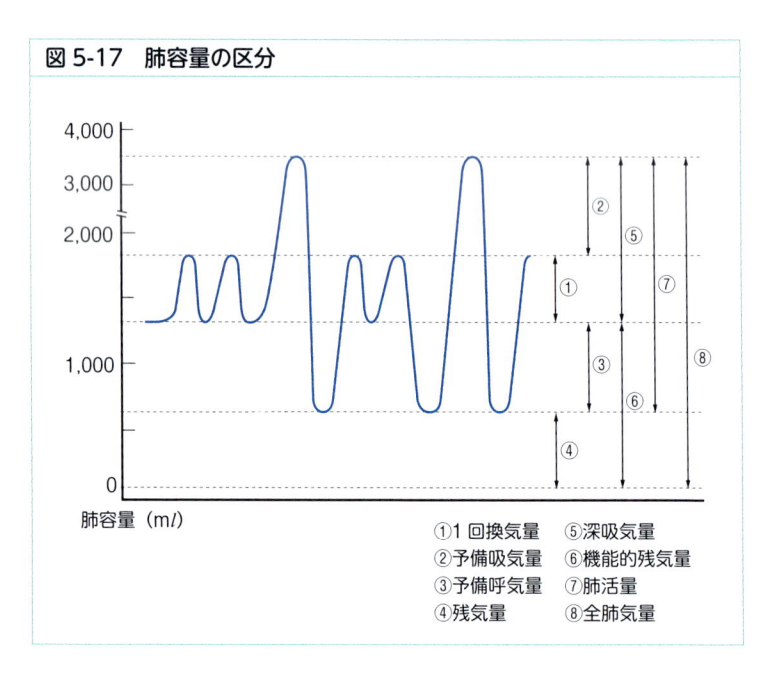

図 5-17 肺容量の区分

①1回換気量　⑤深吸気量
②予備吸気量　⑥機能的残気量
③予備呼気量　⑦肺活量
④残気量　　　⑧全肺気量

3 ガス交換とガスの運搬
gas exchange

ガス交換は、ガスの濃度（分圧）の高い方から低い方に向かって移動し、行われる。

肺胞に取り入れられた空気中の酸素（O_2）は、O_2分圧の差によって肺胞を取り囲む毛細血管の壁を通過して血液中に取り込まれる。血液に取り込まれた **O_2** は赤血球内の **血色素（ヘモグロビン）** に結合して、各所に運ばれる。

血液中の二酸化炭素（CO_2）も同様にCO_2分圧の差により肺胞内へ放出される。肺胞でのガス交換でO_2は、肺胞気中のO_2分圧100〜105mmHgと静脈中の40mmHgとの差、約60〜65mmHgの圧差によって血液中に渡される。CO_2は、静脈血中のCO_2分圧46〜60mmHgと肺胞気中の40mmHgとの差、約6〜20mmHgの圧差によって肺胞中に渡される。

組織におけるガス交換は、動脈血と組織内のガス分圧の差により、組織細胞へO_2を渡し、かわりにCO_2を受け取る内呼吸である。O_2は動脈血中のO_2分圧72〜100mmHgの圧差によって血液から組織に渡される。CO_2は組織中のCO_2分圧40〜70mmHgと動脈血中の40mmHgとの差、約0〜30mmHgの圧差によって組織から血液への拡散が行われる。CO_2の大部分（85%）は水と反応して炭酸水素イオン（HCO_3^-）として静脈血によって運ばれる。肺では再びCO_2の形となって、呼気としてCO_2を吐き出す。

吸気にはO_2が20.94%、CO_2が0.03%含まれている。O_2が消費されCO_2が産出される結果、呼気ではO_2が4〜5%減少し16%くらいとなり、CO_2が4%くらいに増加する。

表5-1 吸気と呼気の成分

	容積（%）		分圧（mmHg）				
	吸気	呼気	吸気	呼気	肺胞気	動脈血	静脈血
酸素（O_2）	21	16	158	116	100	95	40
二酸化炭素（CO_2）	0.03	4	0.3	32	40	40	46
窒素（N_2）	78	78	596	565	573	573	573
水蒸気	—	—	5.7	47	47	47	47
計	99	98	760	760	760	755	706

note

毎分換気量と毎分肺胞換気量の計算

例として1回換気量を500m*l*、死腔量150m*l*、呼吸数15回/分では、

毎分換気量：500×15＝7,500m*l*/分

毎分肺胞換気量：（500－150）×15＝5,250m*l*/分となる。

換気障害

気管支喘息のように気道抵抗が増加すると1秒率は減少する。1秒率の70%以下への低下は異常であり、閉塞性障害という。

空気の組成

N_2（窒素）約78%、O_2（酸素）約21%、CO_2（二酸化炭素）約0.03%、その他微量ガス

分圧

動脈血
　O_2分圧：95mmHg
　CO_2分圧：40mmHg

静脈血
　O_2分圧：40mmHg
　CO_2分圧：46mmHg

高山病

高山では気圧が低いため、肺胞気のO_2分圧も低い。そのため血液中のO_2が不足して、めまい・頭痛・嘔吐などの症状が引き起こされる。

ヘーリング・ブロイエル反射

肺の伸展により、肺の伸展受容器から迷走神経を通って求心性の刺激が中枢に送られる。これによって吸気中枢が抑制され吸息が中断される反射をいう。

4 呼吸の調節

呼吸運動は無意識に反射的な規則正しいリズムで行われる。その自動調節の機構は延髄の呼吸中枢の働きによる。

延髄の呼吸中枢には、吸息中枢と呼息中枢が存在する。吸息中枢の神経細胞は、延髄網様体の内腹側、オリーブ核の上方に散在し、呼息中枢は同じ延髄網様体の外背側に散在している。吸息中枢と呼息中枢とは拮抗的に働き、吸息中枢が興奮している間は、呼息中枢の働きが抑制される。吸息中枢が優位で、吸息中枢あるいは持続性吸息中枢が一次的に働き、これに外因性、内因性の刺激が働いて、吸息と呼息のリズムが生じる。

また、橋の呼吸中枢には呼吸調節中枢と持続性吸息中枢が存在している。呼吸調節中枢は橋の上部背側面にあり、興奮すると呼息が促進される。持続性吸息中枢は橋の中部から橋延髄境界部にあり、興奮すると延髄にある吸息中枢を刺激して、息を大きく吸った状態で呼吸を停止させ、この状態を持続させる作用をもつ。

呼吸中枢に影響を与える刺激は、血液中のCO_2濃度である。血液中のCO_2分圧が正常より高くなると、呼吸運動は激しくなり換気が増大する。吸気中のCO_2が5％を超えると換気亢進が起こり、呼吸困難を感じる。

末梢の化学受容器としては、頸動脈小体や大動脈小体があり、動脈血のO_2分圧、pHの低下、動脈血のCO_2分圧の上昇に反応する。

呼吸の調節
一般には延髄の呼吸中枢により、反射的に規則正しいリズムで行われる。

頸動脈小体
内頸動脈と外頸動脈の分岐部近くにあり、舌咽神経によって伝達されている。

大動脈小体
大動脈弓の上・下方に存在し、迷走神経によって伝達されている。

楽しく学ぼう 解剖生理 Help you understand

胸式呼吸と腹式呼吸

腔所を隔てる仕切り

　ふつう、運動は筋肉によって行われます。走る、跳ぶ、投げるなどの運動は足や手（上肢、下肢）の関節を動かす骨格筋の収縮によって行われます。血液が血管中を通って全身に流れるのも、元は心筋とよばれる筋肉の壁でできている心臓が、その心筋の収縮によってポンプ作用を行う運動によります。食べ物をこなす消化運動も胃や腸の壁である筋肉の働きによって行われます。

　しかし、呼吸運動に関係し空気の出し入れしている肺には筋肉がありません。ではどのようにして呼吸運動は行われているのでしょうか？　それは、肺をとり囲んでいる胸郭と、その胸郭によってつくられている空所である胸腔が関係しています。体幹内の体腔には、横隔膜とよばれる筋肉の仕切りがあり、胸腔と腹腔と体腔を上下に分けています。

2つの呼吸形式

　横隔膜は胸腔に対しては、その腔の底を形づくっていることになります。胸郭と横隔膜によって囲まれた胸腔は、その内腔容積を変化することによって肺の中に空気を取り入れたり（吸気）、外に押し出したり（呼気）しています。つまり、閉鎖空間である胸腔内圧を、肺の内圧より低くすることによって外気をよび込んでいるのです。では、胸腔内圧を低くするにはどのようにしているのでしょう。それは胸腔の容積を大きくすることによって内圧を低くしています。胸腔という腔所（空間）を大きくするのは、その空間をつくっている入れ物の形を変えるこ

図 5-18　呼吸時の胸郭の動き

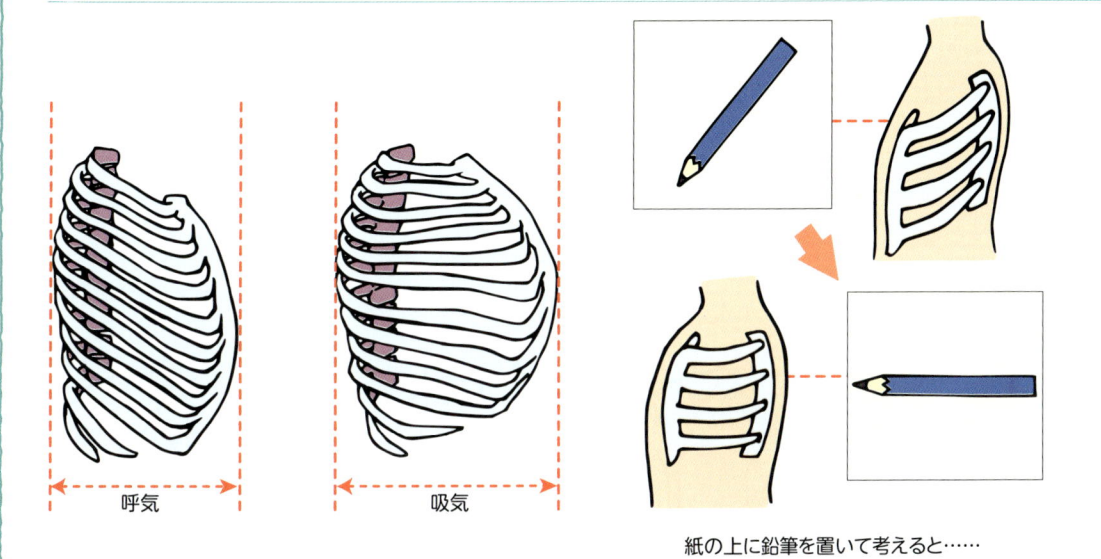

呼気　　　吸気

紙の上に鉛筆を置いて考えると……

151

とによって行っています。

　胸郭の大部分を占めている肋骨は、息を吐き出したとき、後方の胸椎から前方の胸骨や肋骨弓にかけて斜め前下方に走っています。脇から前に向かって肋骨を触って確かめてみてください。この斜めになっている肋骨が呼吸とどのように関係しているのかということです。たとえば、紙の上に長めの鉛筆を斜めにおいて、その両端から垂線を下ろしてみてください。下ろした２本の垂線の間にできる投影距離と、斜めになっている鉛筆の下端部をもち上げ、水平にしてできた両端間の距離とを比較してみてください。当然、水平においた鉛筆の両端間の距離のほうが長くなりますよね。斜めにおいた鉛筆を肋骨に置き換え、上端部を胸椎側、下端部を胸骨側とし、斜めの状態が息を吐き出したときの肋骨の位置だと考えてください。

　では、肋骨を下がっているほう（胸骨側）であげると、水平になった鉛筆の両端間の距離が投影距離より長くなったように、前後の胸幅が長くなり厚くなります。みぞおちの脇あたりで斜めになっている肋骨を触れて、思い切り深く息を吸ってみてください。肋骨が上がり、胸の厚みが増しましたね。これが鉛筆で説明した変化なのです。肋骨が上がり、胸の厚みが増したとき、胸腔の容積が増したのです。

　つまり、思い切り深く息を吸ったからではなく、吸おうとすることによって肋骨が上がり、胸が厚くなり、胸腔容積が拡大し、その内圧が低くなり、肺内に外気がよび込まれ、息を吸った状態となったのです。この際、肋骨を上げる運動を行ったのは、上下の肋骨の間にある肋間筋のうち外肋間筋の働きによります。呼気は肋骨を下げ、胸腔容積を減らして行われます。肋骨を下げるのは内肋間筋の働きによります。これら内・外肋間筋の働きにより肋骨の挙上・下制が行われ、転じて呼吸運動となる方式を胸式呼吸といいます。

　一方、胸腔の底となる横隔膜は、胸腔内に向かって下からドーム状に入り込んでいます。横隔膜とは骨格筋（横紋筋）で、体幹のまわりの壁すべてに付着しています。そこが始まりとなる中央上部の腱中心に向かって走行しています。横隔膜が働き収縮すると、頂上である腱中心は下がり、胸腔内の容積は拡大し吸気が起こります。横隔膜が弛緩し腹圧が高まると、腱中心は上方胸腔内へとドーム状に入り込み胸腔容積を減少させ呼気が起こります。この横隔膜の働きによる呼吸形式を腹式呼吸といいます。

図 5-19　呼吸時の横隔膜の動き

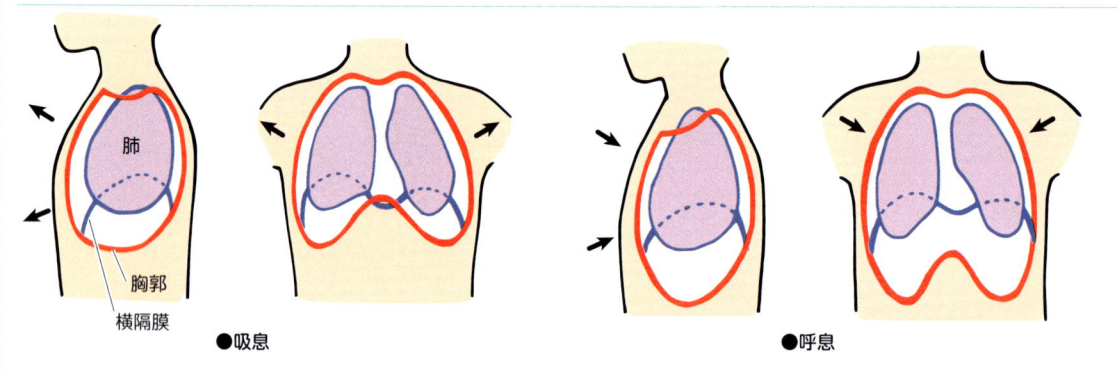

●吸息　　　　　　　　　　　　　●呼息

鼻は顔の中心

　「目から鼻に抜ける（ほど賢い）」ということわざがありますが、実際につながっています。

　顔にはものを見る目、音を聞く耳、においをかぎ呼吸する鼻、そして、ものを食べ飲む口があります。これらは鼻を中心にすべてつながっています。

　しくしく、ひっくひっく泣きじゃくると鼻水が出ますよね。ごはんを食べ、むせたとき、鼻からごはん粒が飛び出しますよね。鼻をつまみ、思い切って鼻息を出すと、耳がボワーとしますよね。

　図5-3を見てください。鼻涙管の開口、耳管の開口が描かれています。感覚器系の図11-4（p.309）を見てください。鼻涙管があります。感覚器系の図11-7（p.312）を見てください。耳管があります。呼吸器系の図5-2（p.139）を見てください。口蓋垂の後ろの上は後鼻孔です。目と鼻、耳と鼻、口と鼻、それぞれつながっています。顔の真ん中にある鼻を中心として。

　高かろうが低かろうが大切なんですよ。鼻って！

嚥下性無呼吸

　口を開いて、物を飲み込んでみてください。どうです、うまく飲み込めないでしょう。食べ物や飲み物を飲み込むときは、口は閉じていますよね。気道と消化管のどちらにも咽頭と記載されています。咽頭は、空気も通るし食べ物も通る交差点のようなところで、交通整理がなされています。

　食べ物が咽頭から食道へ行かずに気管に行ってしまったらむせてしまいますよね。そこで、気管のほうへは赤信号がともされます。その入口、喉頭口に喉頭蓋軟骨でふたがされるのです▶図5-5、5-7。そのふたがされるとき、のど仏である甲状軟骨など喉頭が引き上げられます。飲み込むときに、ゴクンとのどが鳴る瞬間です。喉頭を引き上げる運動は、下顎骨が下がっているとできません。そこで、最初にやってもらった、口を開けた状態では飲み込めないといった状況が起こるのです。喉頭口にふたがされるので気道は中断され、飲み込む瞬間は呼吸が止まることになります。

　嚥下の際に呼吸が反射的に止まる、このことを嚥下性無呼吸といいます。

第6章

消化器系
Digestive System

- **1** 消化器系総論　*156*
  消化と吸収／消化器系

- **2** 消化器系の器官　*157*
  口腔／咽頭／食道／胃／小腸／大腸／肝臓と胆嚢／膵臓／腹膜

- **3** 栄養と代謝　*178*
  栄養素／エネルギー代謝

楽しく学ぼう解剖生理　*182*

1 消化器系総論

1 消化と吸収
digestion and absorption

A｜消化　digestion

　ヒトは生きていくために、エネルギーを必要とする。そのエネルギー源となる糖質、蛋白質、脂質などを栄養素という。これら栄養素は体内で合成されるのではなく、食物として外界から取り入れる。

　消化とは食物中の栄養素を吸収しうる形に分解する過程をいい、消化管の運動による機械的消化と、消化液中の酵素作用による化学的消化とがある。1日当たりの消化液は、唾液—1,000m*l*、胃液—1,500m*l*、膵液—1,000m*l*、胆汁—500m*l*、腸液—1,000～3,000m*l*が分泌され、総計では約7,000m*l*（最大の場合）もの分泌量がある。

B｜吸収　absorption

　吸収とは、消化作用によって分解された産物であるブドウ糖、果糖、ガラクトース、脂肪酸、グリセリン、アミノ酸や、水、塩類、ビタミンなどを小腸の粘膜から血管またはリンパ管内に取り込むことである。吸収の90％は小腸で行われ、アルコールは胃にて、大腸では水が吸収される。

2 消化器系
digestive organ system

　消化器系とは、食物を摂取し、それを腸管から吸収できる程度にまで分解し、吸収して血液中に送る働きを行い、食物残渣の排泄をつかさどる器官の集まりである。

　中空性器官である消化管と、実質性器官である消化腺とからなる。消化管は口から始まり、咽頭、食道、胃、小腸、大腸、肛門で終わる。消化腺には、唾液腺、肝臓、膵臓がある。

---

note

エネルギーの産生
体は、生命を維持するために、常に栄養素を燃焼し、その物質代謝によって得られるエネルギーを利用している。

機械的消化
消化管の運動

化学的消化
消化液の分泌と消化液の酵素作用

消化の結果
炭水化物→単糖類（ブドウ糖、果糖、ガラクトース）
脂肪→脂肪酸、グリセリン
蛋白質→アミノ酸
（水、塩類、ビタミンなどはそのまま吸収される）

消化管
口腔→咽頭→食道→胃→小腸（十二指腸、空腸、回腸）→大腸（盲腸、虫垂、上行結腸、横行結腸、下行結腸、S状結腸、直腸）→肛門

消化腺
分解・吸収するために分泌物（消化液）を出す腺。唾液腺、肝臓、膵臓

2 消化器系の器官

1 口腔 oral cavity

　口は上唇、下唇（口唇・クチビル）と頬に囲まれ、内腔を口腔という。上唇と下唇の間は口裂となり、その両端を口角という。口腔は、上下の歯列により口唇側の口腔前庭と舌側の固有口腔とに分けられる。

　固有口腔内の上部は、口腔と鼻腔を分ける板状の部分である口蓋で、前2/3の硬口蓋と後ろ1/3の軟口蓋とからなる。

　固有口腔底部は舌がその大部分を占める。口腔の後方は、軟口蓋と左右の2条のヒダと舌根に囲まれた口峡となり、咽頭に連なる。

A｜歯 teeth

　歯は、上顎骨と下顎骨の歯槽突起に釘植しており、その歯槽突起は粘膜におおわれている。歯冠、歯頸、歯根の部位からなり、中心部には歯髄を入れる歯髄腔がある。歯の構成は、特殊な骨組織であるエナメル質、ゾウゲ質、セメント質からなる。エナメル質は体内で最も硬い部分である。

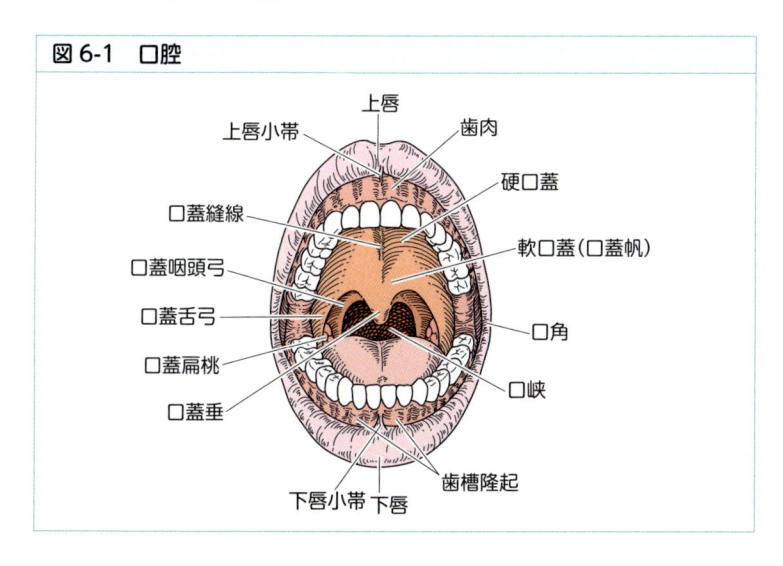

図6-1　口腔

note

口腔前庭と固有口腔の交通
口腔前庭と固有口腔は、下顎を閉じ歯列を咬合しても、第3大臼歯の後方で交通しており、閉口時にはそこを利用してカニューレを挿入し、患者に食物をとらせることができる。

硬口蓋
上顎骨と口蓋骨からなり、口腔粘膜がこれをおおっている。

軟口蓋
横紋筋とそれをおおう粘膜からなり、後部は遊離して口蓋帆となる。口蓋帆の中央は細くなって垂れ下がり口蓋垂となる。口蓋垂から両側下方へは、口蓋咽頭弓と口蓋舌弓がアーチ状のヒダとして伸びている。ヒダの間には口蓋扁桃が入っている。

note

歯の形状
歯根：歯槽内に埋没した部分。
歯頸：粘膜（歯肉＝歯に近い粘膜の部分）に埋まった部分。
歯冠：外部に現れている部分。
歯髄腔：歯の中心で歯髄を入れる。血管、神経を導く。
歯根管：歯髄腔の下端。

歯の構造
エナメル質：歯冠部
ゾウゲ質：歯髄腔の外周
セメント質：歯根部
歯髄：歯髄腔内

歯の硬さ
硬度はエナメル質、ゾウゲ質、セメント質の順。

歯の神経
歯髄内の感覚神経はゾウゲ質にも枝を出す。

歯の本数
乳歯：20本
永久歯：32本

乳歯
胎生2～3か月ころに発生し始め、生後6～7か月ころ、切歯、犬歯、第1乳臼歯、第2乳臼歯の順に萌出する。

永久歯
6～7歳ころに第1大臼歯（6歳臼歯）から萌出し、15～16歳までにほぼ生えそろう。最後に第3大臼歯（智歯、親知らず）が20歳ころに萌出する。

舌の筋
内舌筋：垂直舌筋、横舌筋、上・下縦舌筋、口蓋舌筋
外舌筋：オトガイ舌筋、舌骨舌筋、茎突舌筋、小角舌筋、大角舌筋

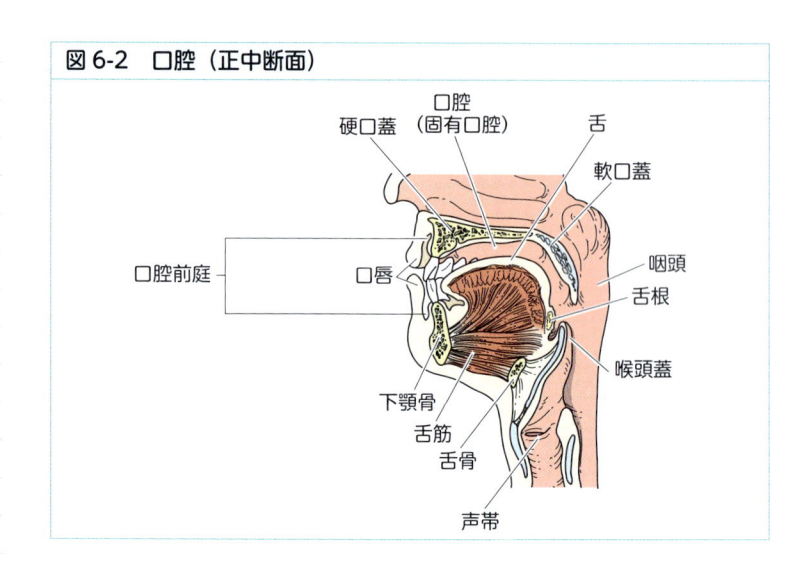

図6-2 口腔（正中断面）

成人の歯は32本あり、20本あった乳歯が6～7歳ころから脱落し生え替わり、最後に20歳ころに第3大臼歯が萌出して完成し、その後、生え替わることはなく、永久歯といわれる。

表6-1 永久歯と乳歯の本数

		右側				左側			
		大臼歯	小臼歯	犬歯	切歯	切歯	犬歯	小臼歯	大臼歯
永久歯 (32本)	上顎	3	2	1	2	2	1	2	3
	下顎	3	2	1	2	2	1	2	3
		乳臼歯		犬歯	切歯	切歯	犬歯	乳臼歯	
乳歯 (20本)	上顎	2		1	2	2	1	2	
	下顎	2		1	2	2	1	2	

図6-3 歯の断面

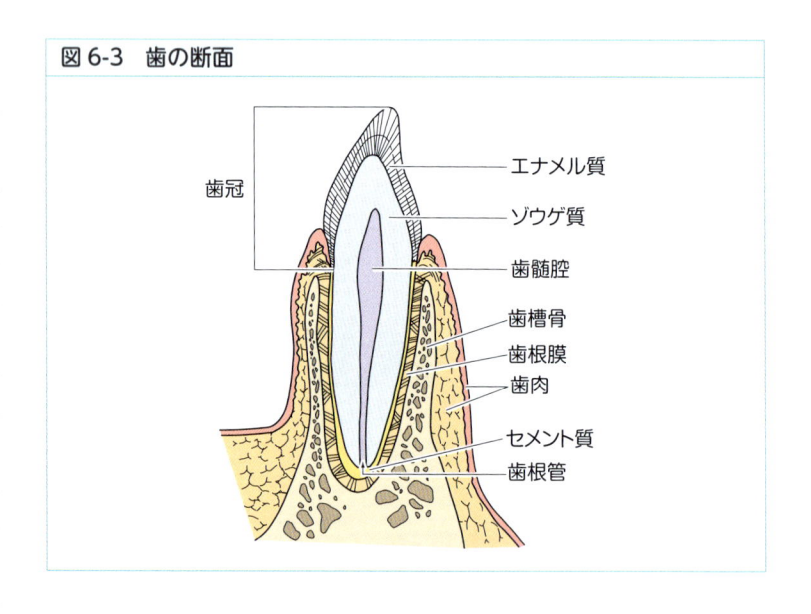

B | 舌 tongue

　舌は粘膜におおわれた横紋筋性の器官で、口腔底にある。その筋線維は舌本体を構成する**内舌筋**と、舌骨や下顎骨からおこって舌に入る**外舌筋**よりなる。

　舌は前方の**舌体**と後ろ1/3の**舌根**に分けられ、その境界はⅤ字形の**分界溝**によって区分される。

　舌背および舌縁には、粘膜の隆起または小突起があり**舌乳頭**(ぜつにゅうとう)といわれる。舌乳頭には、**糸状乳頭**・**茸状乳頭**・**葉状乳頭**・**有郭乳頭**の4種があり、茸状乳頭と葉状乳頭と有郭乳頭には味細胞をもつ**味蕾**(みらい)がある。

C | 唾液腺 salivary gland

　口腔内には、唾液を分泌する唾液腺の導管が開口している。

　そのうち**大唾液腺**（大口腔腺）として**耳下腺**、**顎下腺**、**舌下腺**の3種があり、その導管である耳下腺管は**耳下腺乳頭**に、顎下腺管と舌下腺管は**舌下小丘**に開口している。

---

note

舌の区分
舌体と舌根
舌尖：舌体の先端
舌背と舌下面：舌の上面と下面
舌縁：舌の側縁
舌正中溝：舌背の正中線上の溝

舌乳頭
①糸状乳頭：舌背に密生し、角化して白く見える。
②茸状乳頭：舌背に散在し、赤い点として見える。
③葉状乳頭：舌縁の後部に平行して前後に並ぶ高まりである。
④有郭乳頭：分界溝の前に並ぶ大形の円形台状のもので10数個ある。

耳下腺
耳介の前下方にある漿液腺。耳下腺管は口腔前庭で上顎第2大臼歯の対側の頬粘膜にある耳下腺乳頭に開口している。

顎下腺
顎下三角にある粘液と漿液を分泌する混合腺。顎下腺管は舌小帯基部の舌下小丘に開口している。

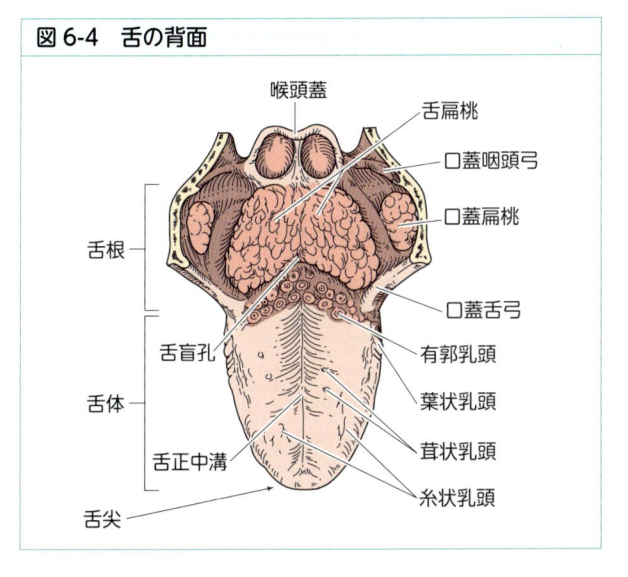

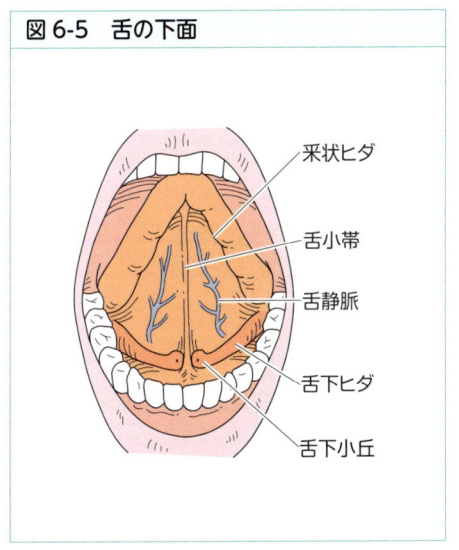

図 6-4　舌の背面

（ラベル：喉頭蓋、舌扁桃、口蓋咽頭弓、口蓋扁桃、口蓋舌弓、有郭乳頭、葉状乳頭、茸状乳頭、糸状乳頭、舌根、舌盲孔、舌体、舌正中溝、舌尖）

図 6-5　舌の下面

（ラベル：采状ヒダ、舌小帯、舌静脈、舌下ヒダ、舌下小丘）

note

舌下腺
舌の下、口腔底の粘膜下にある混合腺。大舌下腺管は舌下小丘に開くが、小舌下腺管は舌下ヒダに沿って開口している。

唾液腺管の開口部
耳下腺乳頭：耳下腺管
舌下小丘：顎下腺管、舌下腺管

おたふく風邪
耳下腺のウイルスによる炎症、流行性耳下腺炎のことで、お多福のように頬が腫れる。

小唾液腺
口唇腺、頬腺、臼歯腺、口蓋腺、舌腺がある。

唾液の働き
①口腔内と食物になめらかさを与える。
②味覚を助ける働き。
③口腔内の殺菌作用。
④デンプンの消化：デンプン消化酵素であるプチアリンの作用によって、デンプンをマルトース（麦芽糖）にまで分解する。

咽頭の区分
咽頭鼻部（上咽頭）：両外側壁に耳管咽頭口が開口。後壁上部には咽頭扁桃がある。
咽頭口部（中咽頭）：嚥下の際に口蓋帆が緊張し、鼻部と口部を遮断する。
咽頭喉頭部（下咽頭）：前壁には喉頭口があり喉頭腔に通じる。

ワルダイエル咽頭輪
咽頭鼻部と口部を輪状に取り囲み、口蓋扁桃、咽頭扁桃、舌扁桃などのリンパ組織が発達している。

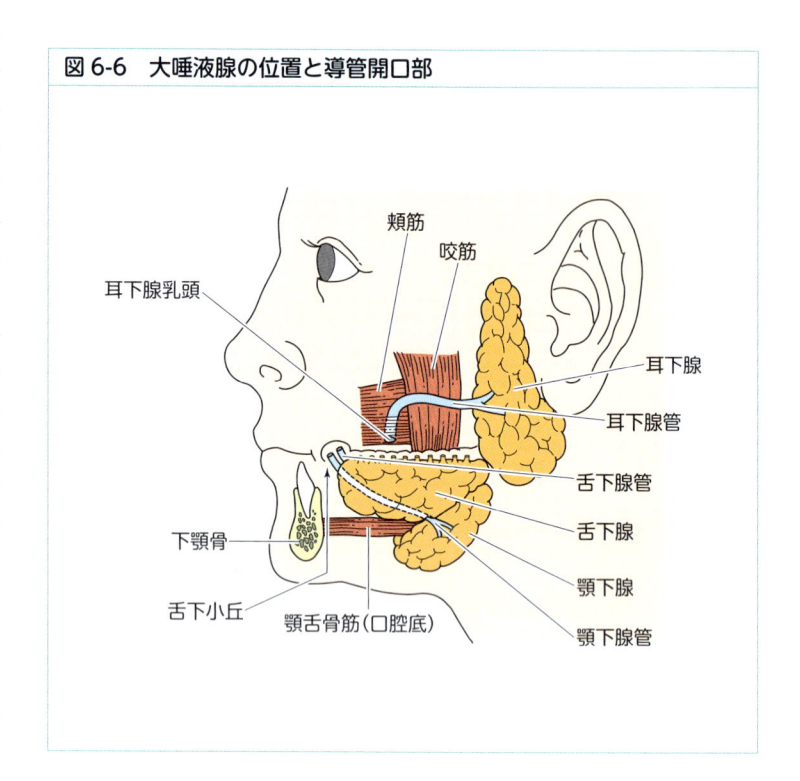

図6-6　大唾液腺の位置と導管開口部

D｜口腔における消化

口腔内に取り込まれた食物は、上下の歯間で下顎の運動によって細かく咬みくだかれ（咀嚼）、唾液とよく混ぜ合わされて飲み込みやすい形（食塊）となって飲み下され（嚥下）、咽頭、食道を通過し、胃へと達する。

唾液は、唾液腺から1日1,000～1,500m*l*分泌され、pHは約7.0、その99%以上が水で、プチアリン、ムチンなどを含んでいる。

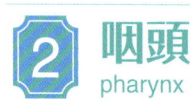

2　咽頭
pharynx

咽頭は消化器系と呼吸器系の両方に属し、消化管と気道として働く。上部は鼻腔に連なり後鼻孔より**鼻部**、口腔より口峡を介して**口部**、**喉頭部**は前下方で喉頭腔に続き、後下方は食道に移行する▶図6-7。

咽頭壁の構造は、粘膜・筋層・外膜の3層からなる。粘膜は鼻部では線毛上皮、その他の部では重層扁平上皮よりなる。筋層は咽頭挙筋群と咽頭収縮筋群に分けられ、すべて横紋筋性である。外膜は疎性結合組織よりなる。

図6-7 咽頭

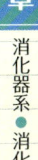

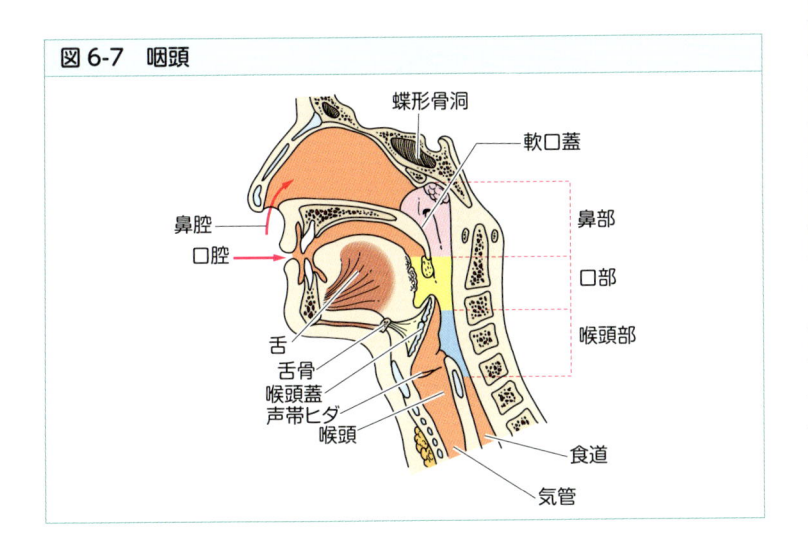

A | 嚥下　swallowing

　食塊は口腔から咽頭、食道を通って胃へと送られる。食塊が口腔内にあるときは気道が開き呼吸している。口腔から咽頭を通り食道へ移動するときは、軟口蓋が咽頭後壁に押し付けられ、喉頭蓋が喉頭口を閉じ、空気の通り道をふさぎ食塊を食道へ送る。食道では蠕動運動によって食塊は胃へと送られる。

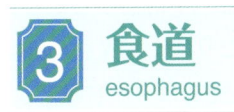

3 食道 esophagus

　咽頭に続き、脊柱の前面で気管と心臓の後ろを下行し、胃の噴門までの**約25cm**ほどの管状の器官である。その経過中、3か所の**狭窄部**(きょうさくぶ)があり、誤飲された異物が停留しやすい。
　食道壁は粘膜、筋層、外膜よりなり、粘膜は重層扁平上皮である。筋層は内輪走筋と外縦走筋の2層からなる。外膜は疎性結合組織よりなる。

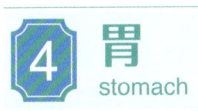

4 胃 stomach

　胃は食道に続く**噴門**(ふんもん)に始まり、左上方に胃底が膨出し、それに続き胃体が右下方に向かい、**幽門**(ゆうもん)で終わる約1,200mlの消化管中最も膨大したフクロ状の器官で、十二指腸に続く。肝臓の下面に面している右上方縁を**小弯**、左下方縁を**大弯**(たいわん)という。

---

note

咽頭の筋層
咽頭挙筋群（縦走筋に相当）：
　口蓋咽頭筋、茎突咽頭筋
咽頭収縮筋群（輪走筋に相当）：
　上・中・下咽頭収縮筋

嚥下反射
食塊が口腔から咽頭、食道を通り胃に行く運動である嚥下は反射的に行われ、その中枢は延髄である。

食道の長さ
平均25cm
切歯から噴門まで37〜40cm
（切歯から食道まで15cm）

狭窄部
①起始部：第6頸椎位
②気管分岐部：第4〜5胸椎位
③横隔膜貫通部：第10胸椎位

筋層の性状
上部1/3：横紋筋
中部1/3：横紋筋と平滑筋
下部1/3：平滑筋

第6章 消化器系●消化器系の器官

161

note

胃の位置
3/4は左下肋部、1/4が上胃部
噴門：第11胸椎左前
幽門：第1腰椎右前
角切痕：胃体と幽門との境のくびれで、エックス線写真上ではこうよぶ。

胃腺
噴門腺と幽門腺：粘液を分泌。
固有胃腺：胃底腺と胃体腺からなり、単に胃腺ともいい胃液を分泌。
主細胞：ペプシノゲンを分泌
傍（壁）細胞：塩酸を分泌
副細胞：粘液を分泌

幽門括約筋
胃壁の中輪走筋が発達肥厚して、幽門弁をつくる。

食物の胃内停滞時間
炭水化物（糖質）食、蛋白質食、脂肪食の順で長くなる。

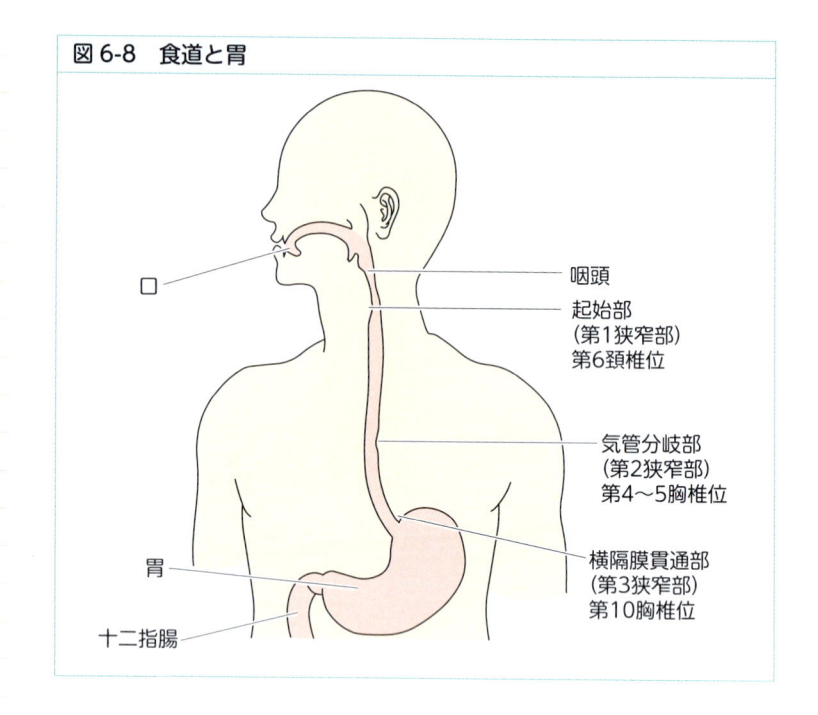

図6-8 食道と胃

咽頭
起始部（第1狭窄部）第6頸椎位
気管分岐部（第2狭窄部）第4〜5胸椎位
横隔膜貫通部（第3狭窄部）第10胸椎位
胃
十二指腸

A 胃の構造

胃壁は内側から粘膜、筋層、漿膜の3層からなる。
① **粘膜**：多数のヒダがみられ、**胃小窩**という小さなくぼみがあり、胃液を分泌する**胃腺**を構成している。
② **筋層**：**内斜走筋、中輪走筋、外縦走筋**の3層の平滑筋からなる。幽門での中輪走筋は発達し、**幽門括約筋**となり**幽門弁**をつくる。
③ **漿膜**：腹膜の続きで、小弯では**小網**に、大弯では**大網**に続く。

B 胃内消化

胃の消化は、胃の蠕動運動と胃液の分泌によって行われる。

胃の運動性

胃内に入った食物（食塊）は噴門部から幽門部への蠕動運動で送られる。蠕動は迷走神経によって盛んになり、交感神経によって抑制される。胃内容物は通常食後3〜6時間で（十二指腸へ）移送され、炭水化物食が最も速く、蛋白質食、脂肪食の順である。

図 6-9　胃

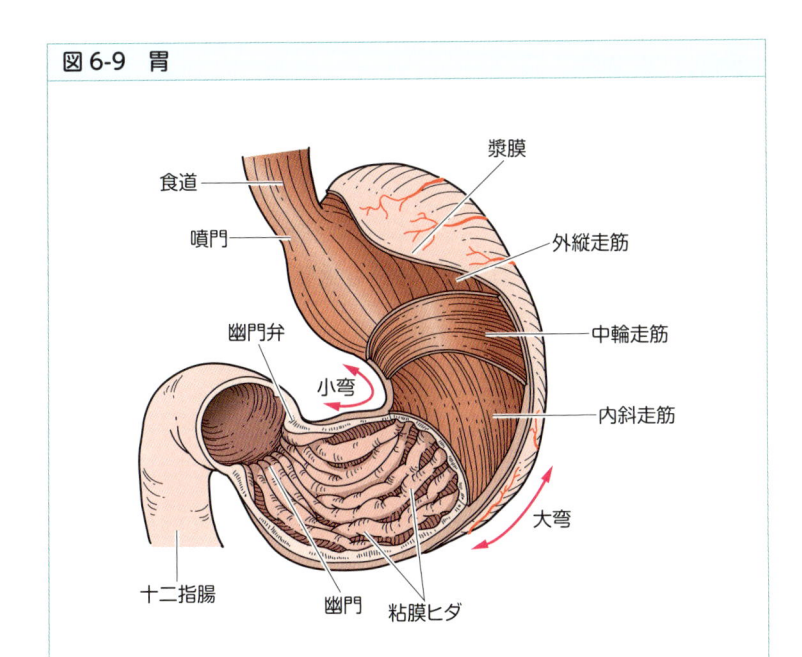

（図中ラベル：食道、噴門、幽門弁、小弯、十二指腸、幽門、粘膜ヒダ、漿膜、外縦走筋、中輪走筋、内斜走筋、大弯）

胃液分泌　gastric juice

①**胃液の成分**：無色透明で塩酸（HCl）および消化酵素（ペプシン、リパーゼ、レンニン）を含む。1回の食事で約500〜700ml、1日では1,500〜2,500ml分泌される。pHは1.0〜1.5で強酸性である。

②**胃液の働き**：胃液中の主な消化酵素はペプシンで、蛋白質を分解しペプトンにまでする。主細胞からは不活性体のペプシノゲンとして分泌され、塩酸で活性体としてのペプシンとなる。

③**胃液分泌の調節**：神経による調節〔迷走神経（副交感神経）の興奮により分泌を促進〕とホルモンによる調節とがある。食事に関する視覚、味覚、嗅覚などの条件反射による分泌、食物が胃に到達したとき粘膜が刺激されての分泌、ガストリンが分泌され血液を介し胃腺が刺激される分泌などがある。胃液の分泌は、エンテロガストロンによる抑制や、悲しみや心配事などの精神的打撃によっても抑制される。

---

note

胃液の成分
塩酸（HCl）と消化酵素（ペプシン）
1日：1,500〜2,500ml分泌
pH：1.0〜1.5

ペプシン
蛋白質分解酵素
　ペプシノゲン（主細胞で分泌）
　↓←塩酸（傍細胞で分泌）
　ペプシン
　↓
　蛋白質→ペプトン

塩酸（胃酸）
ペプシノゲンの活性化（ペプシンに）、殺菌作用

胃粘膜
粘液を分泌し胃内面をおおい、消化酵素や塩酸から保護する。

ガストリン
消化管ホルモンの1つで、胃底腺の傍細胞を刺激して塩酸を分泌させる作用がある。

エンテロガストロンの分泌
十二指腸粘膜に食物の分解産物や酸性液などが触れると、消化管ホルモンであるエンテロガストロンが分泌され、血液を介して胃に作用し、その運動性と胃液分泌を抑制する。

消化の流れ
胃で一部が消化され、かゆ状にくだかれた食物は、小腸で肝臓からの胆汁と膵臓からの膵液を受け、小腸にて分泌される腸液と混ざって完全に消化され、小腸壁から吸収される。

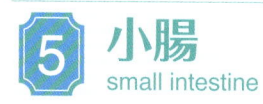

5 小腸 small intestine

胃の幽門に続き、腹腔内を蛇行して右下腹部で大腸に移行する6〜7mの管状の器官で、十二指腸、空腸、回腸に区分される。消化と吸収に関して、消化管中で最も重要な部分である。

A｜十二指腸　duodenum

第1腰椎右前で幽門に続き、C字形に弯曲し第2腰椎左で空腸に移行する。長さは25〜30cm、およそ12横指ある。内側壁には総胆管と膵管の開口部である**大十二指腸乳頭**がみられる。腹膜後器官である▶図6-10。

B｜空腸と回腸　jejunum and ileum

十二指腸空腸曲から回盲部で盲腸に連なるまでで、始めの約2/5が**空腸**、残り3/5が**回腸**で明確な境はない。小腸と大腸の移行部である**回盲部**は直角に交わっており、内部には**回盲弁**があり大腸内容の逆流を防いでいる。

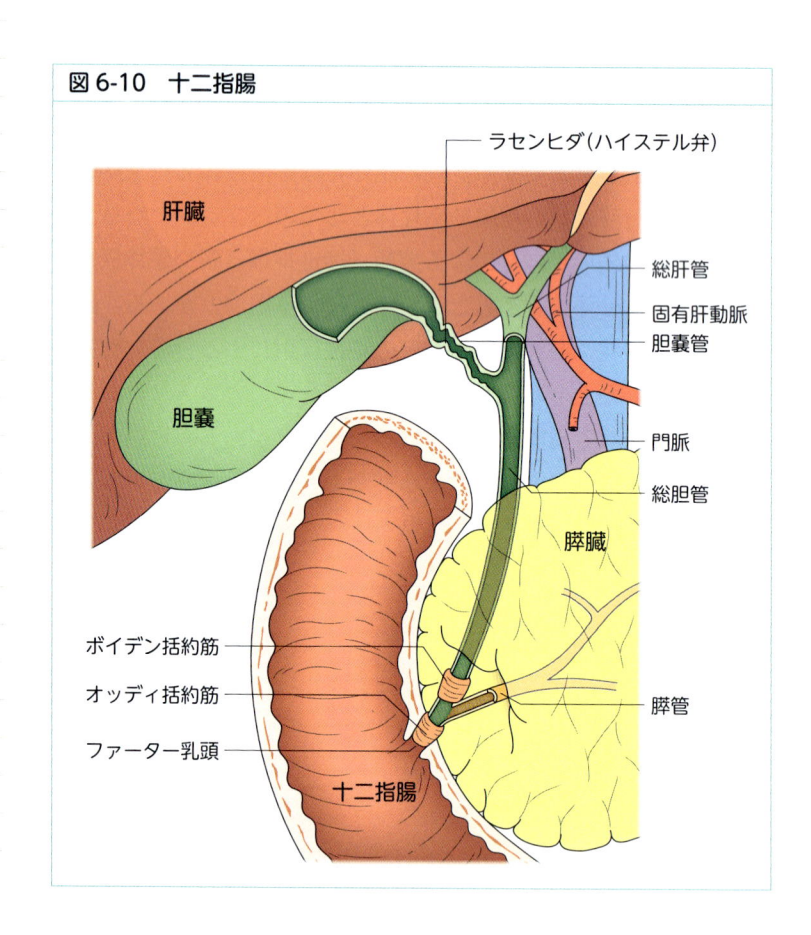

図 6-10　十二指腸

---

note

大十二指腸乳頭
ファーター乳頭ともいわれ、総胆管と膵管の開口部があり、幽門から約10cm、切歯から75cmの距離にある。総胆管の開口部にはオッディ括約筋がある。

十二指腸空腸曲
十二指腸末端で前方に向かって曲がり腹膜腔内に入り空腸に続く部をいい、トライツ靱帯で後腹壁に固着されている。

小腸粘膜の吸収面積拡大
輪状ヒダと腸絨毛

絨毛の内部
毛細リンパ管である中心乳ビ腔と毛細血管が走って、消化された栄養素を吸収している。

小腸のリンパ節
孤立リンパ小節
集合リンパ小節（パイエル板）

C｜小腸の構造

内から外へ、粘膜・筋層・漿膜の3層からなる。

粘膜には**輪状ヒダ**があり、粘膜表面には無数の小突起、**腸絨毛**がある。これらは小腸の吸収効率を上げるため粘膜の表面積を広くしている。

小腸全体の粘膜面の絨毛間には**腸腺**が、十二指腸には**十二指腸腺**が開口している。また、粘膜には**孤立リンパ小節**が散在し、回腸では多数集合して、**集合リンパ小節（パイエル板）**とよばれる。

筋層は内輪・外縦の2層からなる。漿膜は小腸の外表をおおう腹膜の**臓側葉**（臓側腹膜）で、空腸・回腸では**腸間膜**となって後腹壁につながる。

> **note**
>
> **小腸の粘膜表面積**
> **（Wilsonより）**
>
> 管腔内縁の表面積：3,300cm²
> 輪状ヒダにより増加：10,000cm²
> 絨毛により増加：100,000cm²
> 微絨毛により増加：2,000,000cm²
> 微絨毛の表面積まで計算すると、小腸の見た目の表面積より、約600倍に増加する。

図 6-11　小腸の粘膜

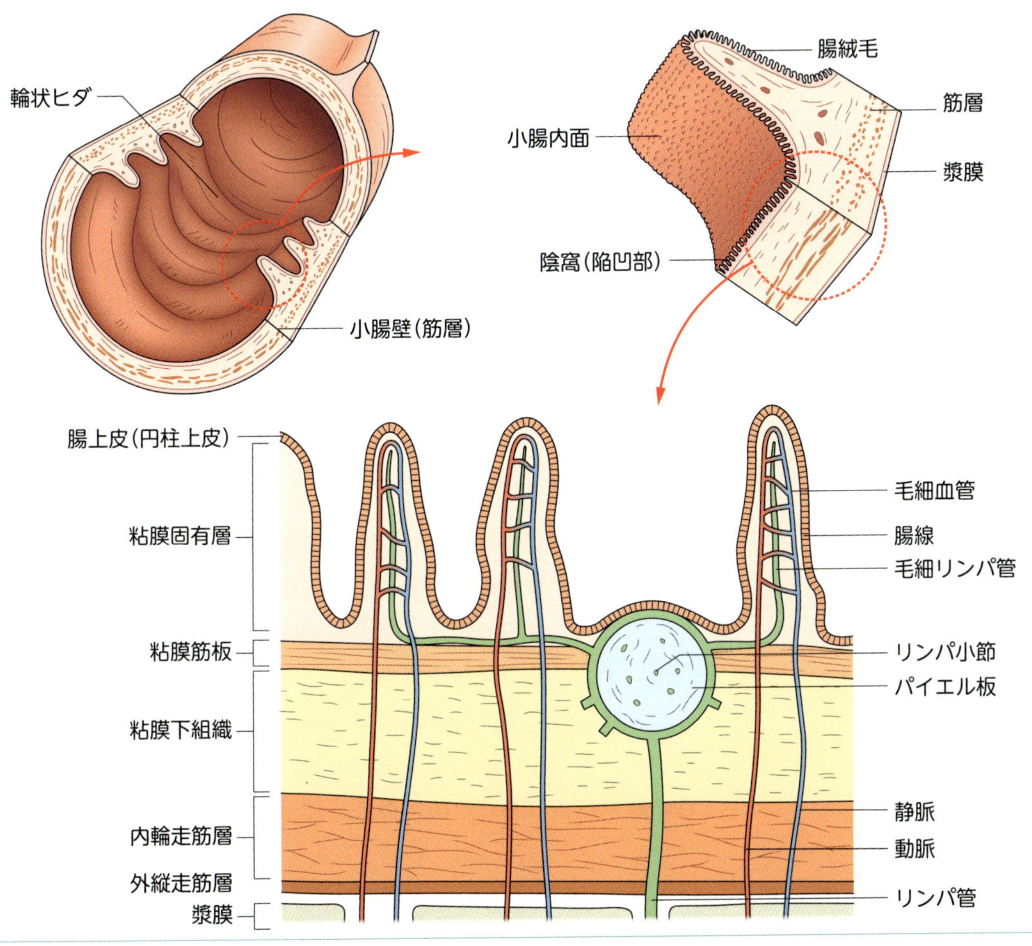

note

腸液の分泌腺
十二指腸腺（ブルンネル腺）：
　アルカリ性粘液を分泌
腸腺（リーベルキューン腺）：
　腸液を分泌

腸液の消化酵素
スクラーゼ：ショ糖→
　　　　ブドウ糖＋果糖
ラクターゼ：乳糖→
　　　　ブドウ糖＋ガラクトース
マルターゼ：麦芽糖→ブドウ糖
エレプシン：蛋白質・ペプトン・ポリペプチド→
　　　　アミノ酸
リパーゼ：脂肪→
　　　　脂肪酸＋グリセロール

ペプチターゼには、
・カルボキシペプチターゼ
・アミノペチターゼ
・ジペプチターゼ
などがある。

エンテロキナーゼ
不活性体のトリプシノゲンを活性体のトリプシンとする。

D｜小腸の消化

　胃から送られてきた食物（食塊）は、小腸の壁を形成する内輪・外縦の筋層である**平滑筋の運動**により、胆汁、膵液や腸液などの**消化液と混和**され移送される。その間に、消化液による**化学的消化**が行われる。

小腸の運動

　小腸壁を構成する平滑筋の、内側の**輪走筋**と外側の**縦走筋**の相互の働きにより、**蠕動運動、分節運動、振子運動**の3種類の運動が起きる。蠕動運動は主に内容物を口側から肛門側へ移送する役割をもつ。分節運動、振子運動は内容物と消化液を混ぜ合わせる役割をもつ。

腸液の分泌

　十二指腸腺（ブルンネル腺）、腸腺（リーベルキューン腺）から1日1,500～3,000ml分泌される弱アルカリ性の消化液で、スクラーゼ、ラクターゼ、マルターゼ、エレプシン、リパーゼなどの消化酵素を含んでいる。

①**糖質分解酵素**：スクラーゼはショ糖をブドウ糖と果糖に、ラクターゼは乳糖をブドウ糖とガラクトースに、マルターゼは麦芽糖をブドウ糖に分解する。

②**蛋白質分解酵素**：エレプシンはペプチターゼの集まりで、蛋白質とペプトン、ポリペプチドをアミノ酸にまで分解する。

③**脂肪分解酵素**：リパーゼは少量含まれ、膵液で消化されなかった脂肪を脂肪酸とグリセロールに分解する。その他、エンテロキナーゼを含んでいる。

E｜小腸の吸収

　栄養素のうち**糖質（炭水化物）**は**単糖類（ブドウ糖〈グルコース〉、果糖、ガラクトース）**として、**蛋白質**は**アミノ酸**として、**脂肪**は**脂肪酸**と**グリセロール**として小腸粘膜で吸収される。

　糖、アミノ酸は、絨毛内の毛細血管に入り、門脈を経て肝臓に入り、肝静脈にて大静脈に運ばれる。一部は、肝臓で代謝されたり、貯えられる。脂肪酸やグリセロールは、絨毛中の毛細リンパ管に取り込まれ胸管を経て静脈に運ばれる。

6 大腸
large intestine

　小腸に続く消化管の終末部で、腹腔のまわりを取り囲んで走っており、**全長約1.5m**ある。骨盤腔内を通り骨盤底を貫いて肛門として終わる。**盲腸**、**結腸**、**直腸**に区分される。小腸で吸収された残りのものから**水分を吸収**し、**糞便**を形成し排泄する。

A｜盲腸 cecum

　右下腹部で回腸と連結、大腸のうちその連結部より下方の部分で、左後壁からは**虫垂**が出る。回腸と盲腸の移行部を回盲部といい、回腸の開口部である回盲口が開き、回盲弁がある。

B｜結腸 colon

　盲腸の上端から始まり、**上行結腸**、**横行結腸**、**下行結腸**、**S状結腸**を区分する。
　腸壁の縦走筋の肥厚部を**結腸ヒモ**といい、3本ある。結腸ヒモに沿って内部に脂肪を入れた**腹膜垂**が散在する。外方への膨出を**結腸膨起**といい、内腔には**結腸半月ヒダ**が形成される。

C｜直腸 rectum

　消化管の最終部で長さ**約20cm**、第3仙椎上縁からS状結腸に続き、骨盤腔内を仙骨前面正中を下行し**肛門**として終わる ▶図6-14。

D｜大腸の構造

　小腸と似て3層構造だが、粘膜には絨毛がなく、**腸腺**は多数存在している。筋層は内輪・外縦の2層だが、結腸の外縦走筋は結腸ヒモのところだけとくに厚く、その間のところは薄い。漿膜は盲腸、結腸から直腸上部まで存在し、横行結腸とS状結腸ではそれぞれ**横行結腸間膜**と**S状結腸間膜**を有している ▶図6-12、6-13。

---

note

マックバーニー圧痛点
虫垂炎のときの圧痛点で、臍と右上前腸骨棘を結んだ線上で外側1/3の部分である。

結腸の区分
回盲弁のある部より上方から始まり上行結腸、右の側腹を上行し肝臓の下で右結腸曲として弯曲して横行結腸、胃の下を横走し脾臓の下端で左結腸曲として下に曲がり下行結腸、左の側壁を下行し左腸骨窩で内側に弯曲しS状結腸、骨盤腔を下がって第3仙椎の前で直腸となる。

第6章　消化器系●消化器系の器官

図6-12 大腸

図6-13 回盲部

図6-14 直腸

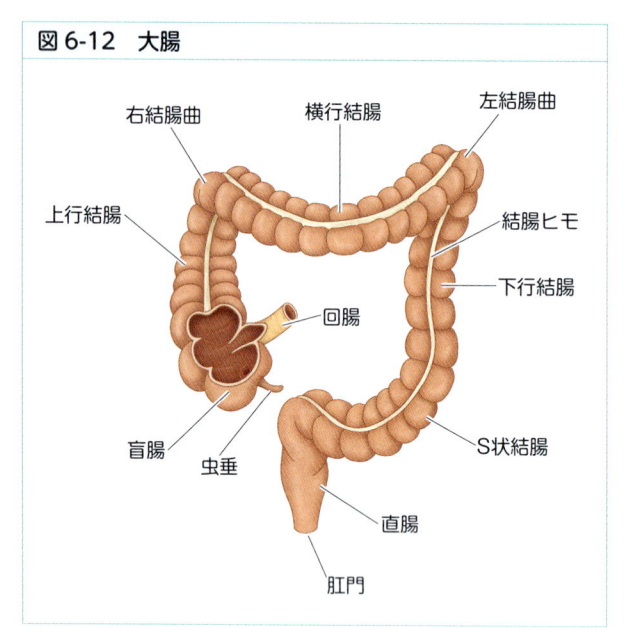

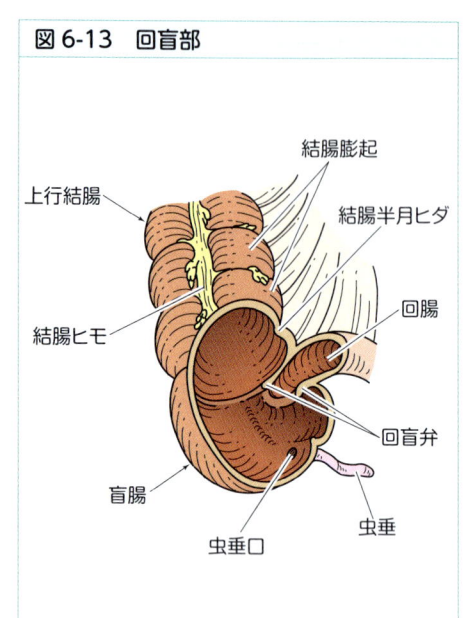

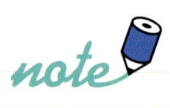

note

痔核
直腸粘膜下の直腸静脈叢が拡張すると膨隆して痔核となる。

肛門の括約筋
内肛門括約筋：平滑筋性
外肛門括約筋：横紋筋性

大腸の長さ
約1.5m
①盲腸
②結腸
　上行結腸
　横行結腸
　下行結腸
　S状結腸
③直腸

結腸ヒモ（3本）
外縦走筋の肥厚部
・間膜ヒモ
・大網ヒモ
・自由ヒモ

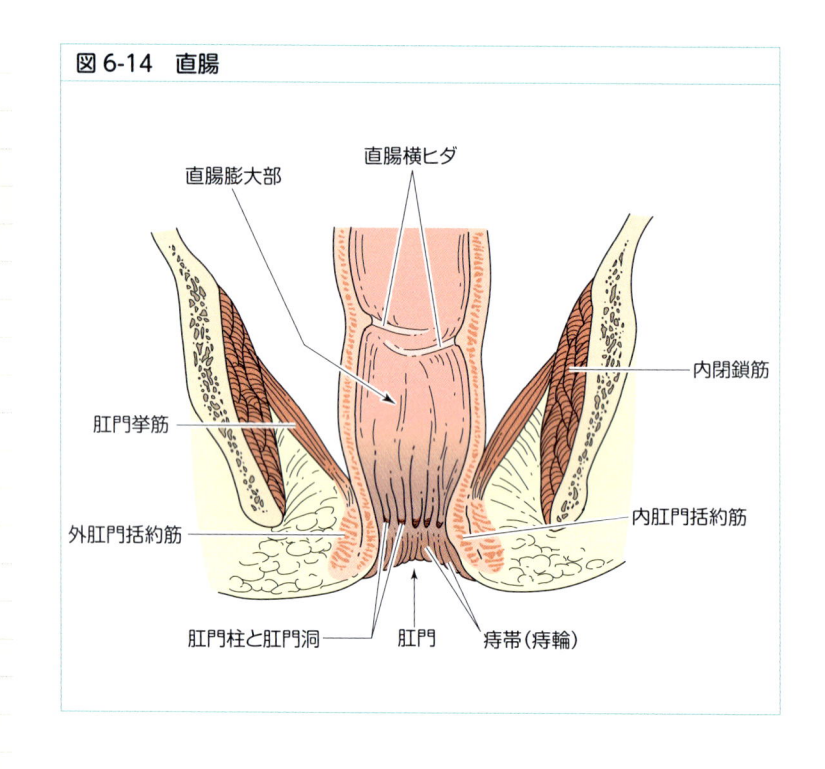

E｜大腸の消化吸収と排便

　大腸の前半分では、液状の内容物から**水および電解質を吸収**し、後半部で**糞便を形成**し、それを蓄積、排泄する。
①**大腸の運動**：蠕動運動と分節運動がみられるが、分節運動がより顕著にみられる。
②**排便**：糞便は下行結腸からS状結腸にたまる。
　これが直腸に入ると便意をもよおし、排便反射が起こって排便する。

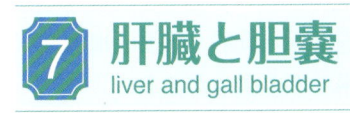

7 肝臓と胆嚢
liver and gall bladder

A｜肝臓の位置と外形

　横隔膜のすぐ下、腹腔内の右上部を占める、重さ約1,200gの器官である。その下縁は右の肋骨弓にほぼ一致し、正中線では剣状突起と臍の中間の高さに位置する。
　肝鎌状間膜によって**右葉**と**左葉**とに分けられ、下面では左右両葉にはさまれて**尾状葉**と**方形葉**とがみられる。下面で4葉に囲まれた中央部は固有肝動脈、門脈、肝管が出入りし、**肝門**という。肝臓の後上面からは数本の**肝静脈**が出て、下大静脈に注ぐ。

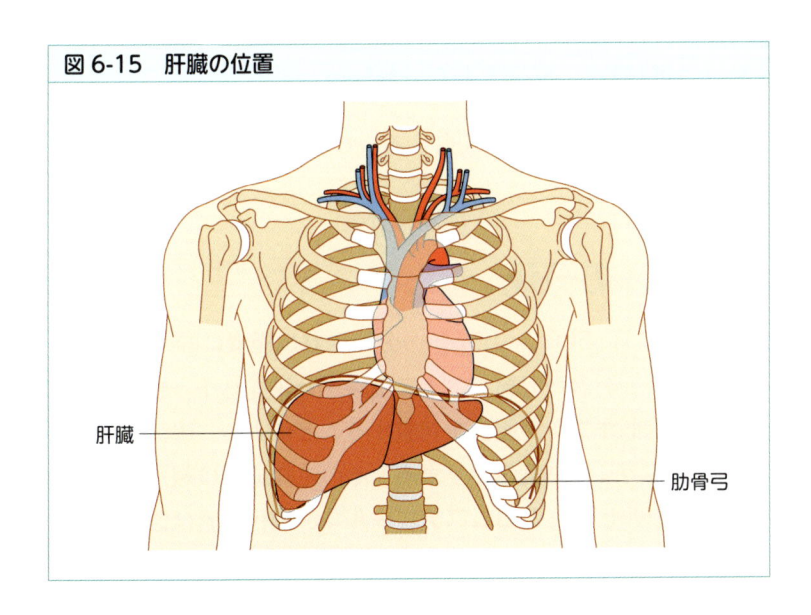

note

便秘
大腸の運動機能が低下し水分などの吸収が促進されると、横行結腸で内容物が固形化し便秘となる（大腸性便秘）。

下痢
大腸内の内容物が多量の水分を含んだまま便として排出されることで、消化不良による下痢、病原性細菌による下痢、蠕動運動亢進による水分吸収不良の下痢などがある。

肝門
固有肝動脈、門脈、左右肝管、リンパ管、神経が出入りする（肝静脈は通らない）。

固有肝動脈
肝臓に酸素に富んだ血液を供給する動脈。

門脈
胃や腸からの栄養に富んだ血液と脾臓や膵臓の血液を集め肝臓に送り込む静脈。

図6-15　肝臓の位置

肝臓／肋骨弓

note

肝管
肝臓で分泌された胆汁を集めて運ぶ管で、胆嚢からの胆嚢管と合流し、総胆管となって十二指腸に注ぐ。

肝臓の障害
①黄疸：肝細胞が侵されたり、肝管が詰まる場合。
②脂肪の消化が悪くなる：消化管内に胆汁が出ない場合。
③癌：好発する。
④肝硬変：肝実質がアルコールやいろいろな毒素のため侵され、肝臓が萎縮して硬くなり黄色を呈する。
⑤肝炎：流行性肝炎―経口感染、血清肝炎―血液や血液製剤の注射の後で起こる。

B｜肝臓の構造

肝臓は直径1〜2mmの六角柱状をした肝小葉の集まりで、それぞれの角には小葉間動脈、小葉間静脈、小葉間胆管が3本集まり1つの組をつくる。各肝小葉の中心には中心静脈があり、合流して肝静脈に注ぐ。小葉間胆管は、胆汁を運ぶ導管で肝管に集まる。小葉間動脈は固有肝動脈の、小葉間静脈は門脈の枝で中心静脈に注ぐ。

C｜肝臓の働き

栄養の処理、貯蔵、中毒性物質の解毒、分解、排泄、血液性状の調節、胆汁の分泌、身体防衛作用などの働きがある。
①ブドウ糖（グルコース）からグリコーゲンをつくり、肝臓内に貯える。血液中にブドウ糖が不足すると、グリコーゲンをブドウ糖に分解して血液中に送り出す。
②血漿蛋白中にあるアルブミンとフィブリノゲンは肝細胞で生成され、不要なアミノ酸を分解し尿素をつくる。
③脂肪酸の分解やコレステロールの生成を行う。
④余分なエストロゲン（女性ホルモン）や抗利尿ホルモン（ADH）の破壊や不活化を行う。
⑤胆汁を分泌する。
⑥血液中の有毒物質を分解して無毒化したり、胆汁中に排泄して除く。
⑦フィブリノゲン、プロトロンビンを生成し血液凝固に関係する。
⑧血液の貯蔵を行う。
⑨ビタミンを貯蔵する。

D｜胆嚢　gall bladder

肝臓の下面につき、胆汁を貯える。なすの形をしたふくろ（嚢）状である。

E｜胆汁の分泌

肝臓で1日に500〜1,000ml分泌され、胆嚢に貯えられる。
必要なとき胆嚢が収縮し、十二指腸へ分泌される。胆嚢の収縮はコレシストキニンが胆嚢を刺激することによる。胆汁は苦みがあり、アルカリ性で黄色を呈する。その主な成分は胆汁酸と胆汁色素（ビリルビン）とコレステロールで、消化酵素は含まれていない。働きは脂肪の消化吸収を間接的に促進することである。

図 6-16　肝臓の前面

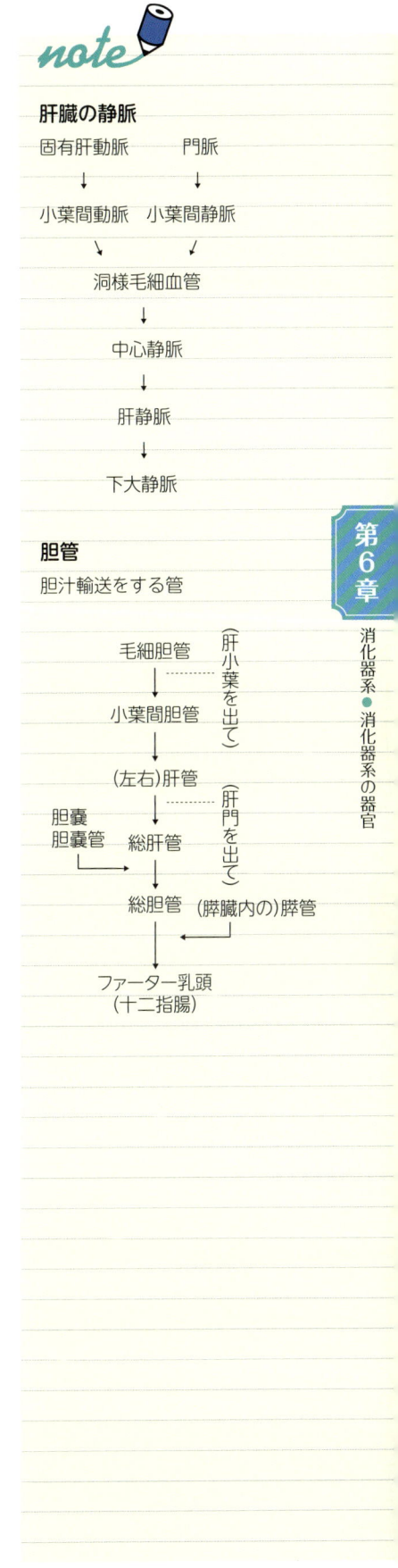

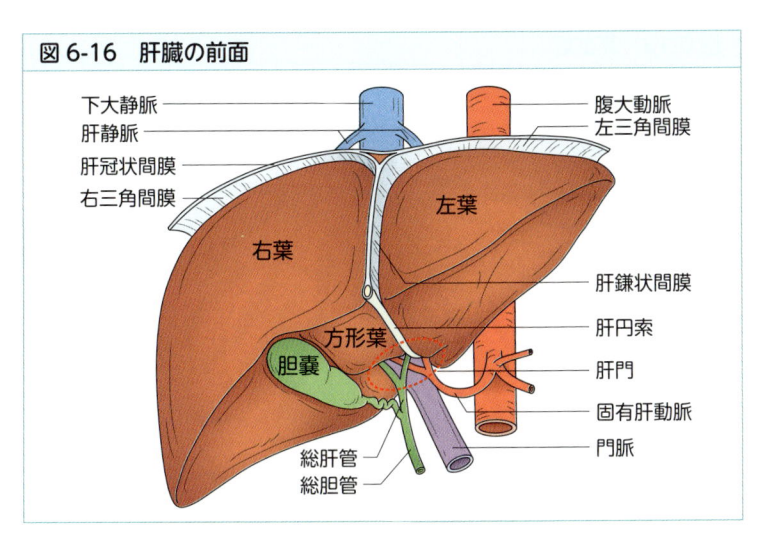

下大静脈
肝静脈
肝冠状間膜
右三角間膜
腹大動脈
左三角間膜
右葉
左葉
肝鎌状間膜
方形葉
肝円索
胆嚢
肝門
固有肝動脈
総肝管
総胆管
門脈

図 6-17　肝臓の下面

門脈
静脈管索
肝静脈
下大静脈
尾状葉
総肝管
右葉
肝門
左葉
固有肝動脈
総胆管
肝円索
方形葉
胆嚢
胆嚢管

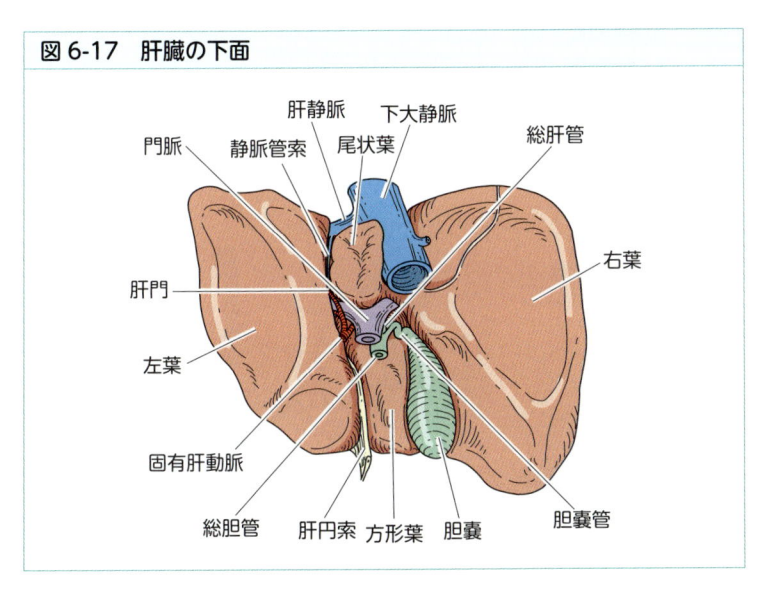

note

肝臓の静脈

固有肝動脈　　門脈
↓　　　　　　↓
小葉間動脈　　小葉間静脈
　↓　　　　　↓
洞様毛細血管
↓
中心静脈
↓
肝静脈
↓
下大静脈

胆管

胆汁輸送をする管

毛細胆管　　（肝小葉を出て）
↓
小葉間胆管
↓
(左右)肝管　（肝門を出て）
↓
胆嚢　　　　総肝管
胆嚢管 →
↓
総胆管　　（膵臓内の）膵管 ←
↓
ファーター乳頭
(十二指腸)

第6章　消化器系 ● 消化器系の器官

171

note

肝臓の働き
(1) 物質代謝
　①糖代謝、グリコーゲンの生成あるいは処理
　②蛋白質代謝、アルブミンの生成とアミノ酸の処理
　③脂質代謝
　④ホルモンの不活性化作用
(2) 胆汁の生成
(3) 解毒作用
(4) 血液凝固への関与
(5) 造血・壊血作用
(6) 血液の貯蔵
(7) 水代謝の調節
(8) ビタミンの貯蔵

肝機能検査
①糖代謝機能：ブドウ糖負荷試験・ガラクトース負荷試験
②蛋白質代謝機能：血清蛋白濃度・血清蛋白分画測定（電気泳動法）・各種の膠質反応（チモール混濁試験・硫酸亜鉛混濁試験）
③脂肪代謝機能：血清総コレステロール定量。コレステロール/コレステロールエステル比
④胆汁生成排泄機能：十二指腸液の検査、血清ビリルビン濃度の測定、尿ウロビリノゲン・ビリルビン、便ウロビリノゲン・ビリルビン
⑤異物排泄機能：BSP試験、ICG試験
⑥酵素機能：血清アルカリホスファターゼ・コリンエステラーゼ・トランスアミナーゼ（AST、ALT）・ロイシンアミノペプチダーゼ・γグルタミルトランスペプチダーゼ

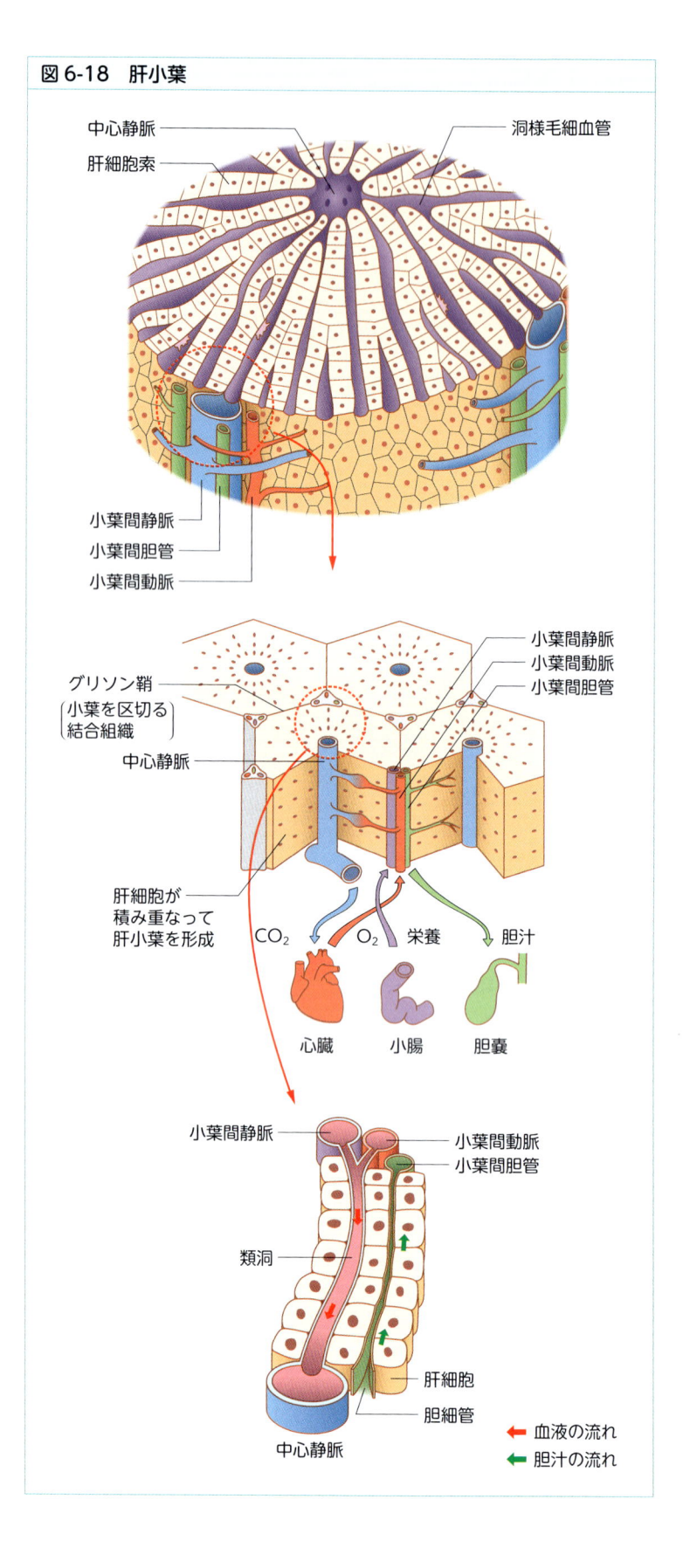

図 6-18　肝小葉

図6-19　肝臓の構造

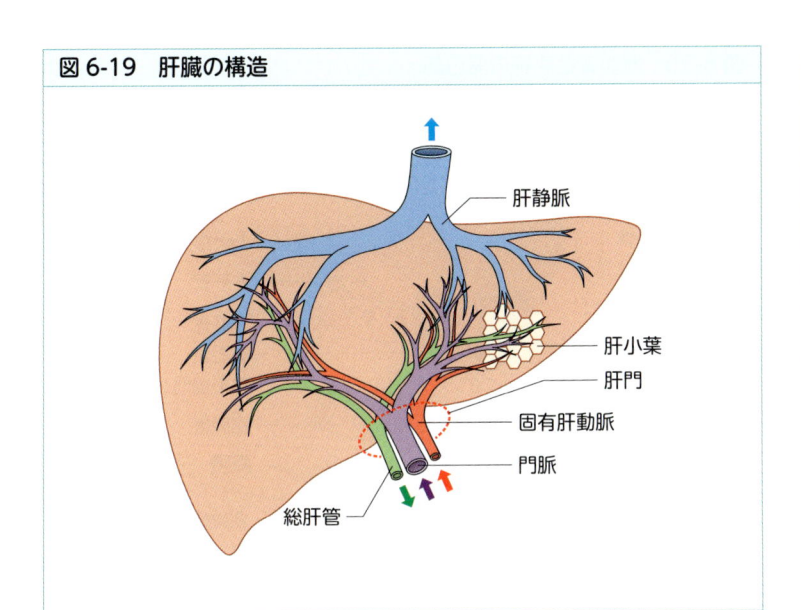

8 膵臓
pancreas

消化腺であり、内分泌腺でもある。

A｜位置と外形

膵臓は第1と第2腰椎の前に横たわり、腹膜腔の後ろにあり、後腹壁に接する。右端は十二指腸の弯曲部にはまり**膵頭**といい、ここから胃の後面を右から左に走り**膵体**、左端は細く脾臓に接し**膵尾**という。

B｜膵臓の構造

外分泌部：小葉間結合組織に囲まれた小葉からなり、各小葉の導管は**膵管**に合流、**総胆管**と合し、**ファーター乳頭（大十二指腸乳頭）**へ注ぐ。副膵管は小十二指腸乳頭に注ぐ。

内分泌部：ランゲルハンス島（膵島）といい、その数は100万といわれる。β細胞からはインスリン、α細胞からはグルカゴンというホルモンが分泌される。

コレシストキニン
消化管ホルモンの1つで、脂肪性食が十二指腸粘膜に触れたとき生成分泌され、血液を介し胆嚢に達し、胆嚢壁を収縮させ、オッディ括約筋を緩める。

胆汁の成分
①胆汁酸
②胆汁色素（ビリルビン）
③コレステロール
※消化酵素は含まれない。

胆汁の働き
脂肪の消化吸収の促進

膵臓障害による痛み
急性膵臓炎または膵臓内の出血時には、膵臓の部位に一致して激しい腹痛を起こす。

図 6-20　総胆管と膵管の開口部

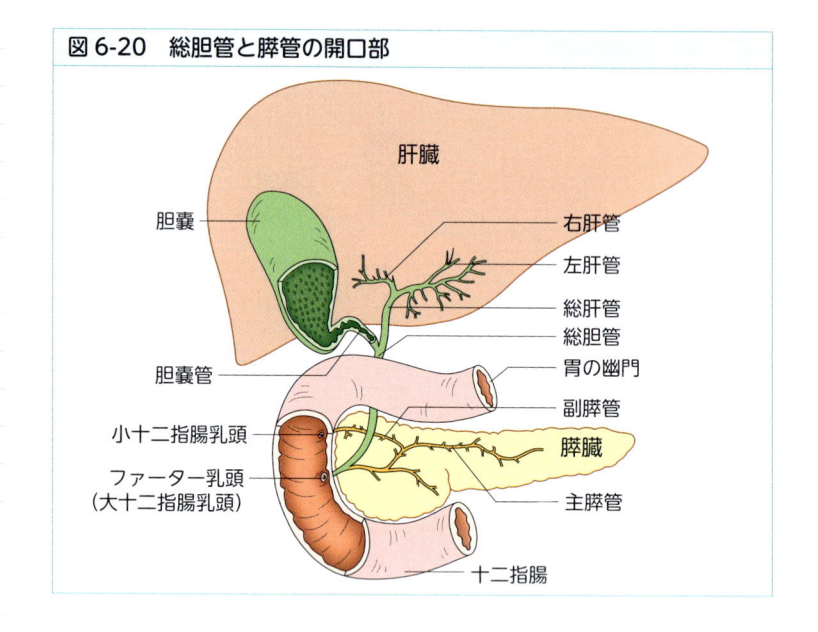

肝臓
胆嚢
右肝管
左肝管
総肝管
総胆管
胃の幽門
胆嚢管
副膵管
小十二指腸乳頭
膵臓
ファーター乳頭
（大十二指腸乳頭）
主膵管
十二指腸

C｜膵液の分泌

　膵臓外分泌部から1日に**約500～1,000ml**分泌される**膵液**は、3大栄養素の消化酵素を含み、**弱アルカリ性**（pH8～8.5）で胃液にて酸性になった食物を中和し、消化酵素を働かせる。胃の酸性の内容物が十二指腸粘膜に触れると**セクレチン、コレストキニン**というホルモンが分泌され、血液を介して膵臓を刺激し膵液を分泌させる。

D｜膵液の成分と働き

　糖質分解酵素の**アミロプシン**、蛋白質分解酵素の**トリプシノゲン、キモトリプシノゲン、カルボキシペプチターゼ**、脂肪分解酵素の**ステアプシン**などが膵液中の消化酵素である。アミロプシンはデンプンをデキストリン、マルトース（麦芽糖）にまで分解する。不活性体であるトリプシノゲンはエンテロキナーゼにより活性体トリプシンとなり、蛋白質をペプチドにまで分解する。不活性体キモトリプシノゲンはトリプシンにより活性体キモトリプシンとなり蛋白質をペプチドにまで分解する。カルボキシペプチターゼはペプチドをジペプチドにまで分解する。ステアプシンは脂肪を脂肪酸とグリセロールにまで分解する▶図6-21。

セクレチン
消化管ホルモンで、このホルモンの刺激で分泌される膵液は水分、炭酸水素ナトリウムが多く消化酵素は少ない。

コレシストキニン
消化管ホルモンで、このホルモンで分泌される膵液は消化酵素に富んでいる。

糖質分解酵素
アミロプシン（膵アミラーゼ）

蛋白質分解酵素
トリプシノゲン（トリプシン）、キモトリプシノゲン（キモトリプシン）、カルボキシペプチターゼ

脂肪分解酵素
ステアプシン（膵リパーゼ）

図 6-21 分解酵素の働き

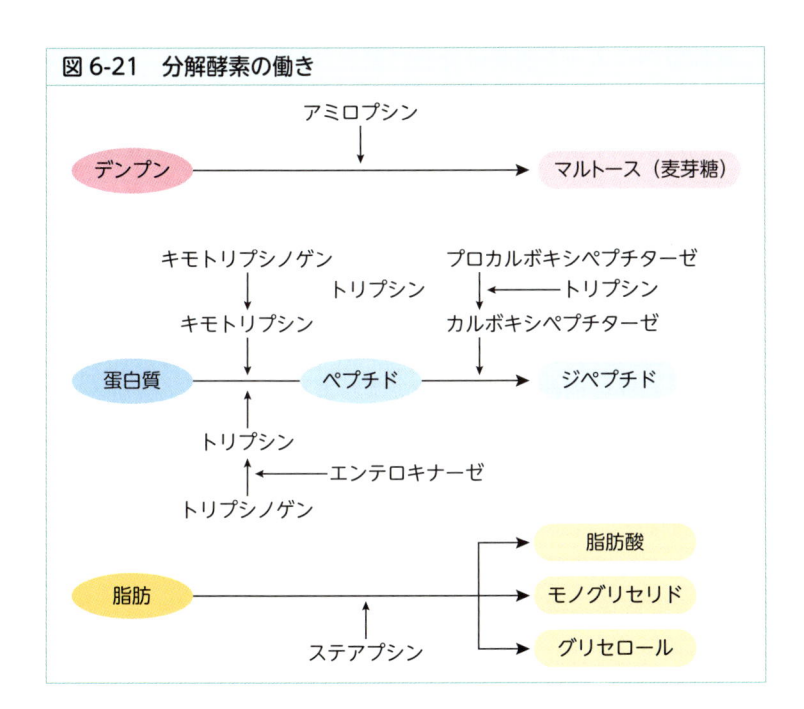

デンプン —アミロプシン→ マルトース（麦芽糖）

蛋白質 —キモトリプシノゲン/キモトリプシン（トリプシン）→ ペプチド —プロカルボキシペプチターゼ/カルボキシペプチターゼ（トリプシン）→ ジペプチド

トリプシノゲン —エンテロキナーゼ→ トリプシン

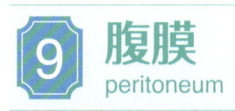

脂肪 —ステアプシン→ 脂肪酸／モノグリセリド／グリセロール

9 腹膜 peritoneum

腹膜は漿膜よりでき、**壁側腹膜**と**臓側腹膜**とが区別され、両者の間は腔（漿膜腔）となり、これを**腹膜腔**という。漿液を入れて臓器の運動による器官と体壁および各器官相互間の摩擦を防止している。

A 壁側腹膜

腹腔壁の全内表面をおおい、全体として大きな腹膜腔をつくっている。

B 臓側腹膜

壁側腹膜の一部は、横隔膜下面と後腹壁から反転して、腹腔内臓器の表面を包み臓側腹膜となる。臓側腹膜におおわれる器官は、胃、小腸（十二指腸の一部を除く）、大腸（直腸下部を除く）、肝臓、脾臓、精巣、卵巣、子宮の上部、膀胱の後上部などである。腹腔後壁の壁側腹膜より後ろにある器官は臓側腹膜に包まれることなく**腹膜後器官**とよばれ、十二指腸、膵臓、腎臓、副腎、尿管、腹大動脈、下大静脈、胸管、交感神経幹などがある。

腹膜後器官
十二指腸、膵臓、腎臓、副腎、尿管、腹大動脈、下大静脈、胸管、交感神経幹

175

> note
>
> **腹膜腔**
> 女性：膀胱子宮窩
> 　　　直腸子宮窩＝ダグラス窩
> 男性：直腸膀胱窩

骨盤腔内に入った腹膜は骨盤内臓をおおい、男性では直腸と膀胱の間に腹膜腔をつくり直腸膀胱窩という。女性では直腸と子宮との間および子宮と膀胱との間に腹膜腔をつくり、それぞれ直腸子宮窩またはダグラス窩および膀胱子宮窩という。

C｜肝鎌状間膜 falciform ligament of the liver

臍と肝臓との間、前腹壁の腹膜が正中面で鎌状のヒダをつくっている。ヒダの内部には**肝円索**がはさまれている。

① **小網**：網嚢の前壁をなし、肝臓下面と胃の小弯と十二指腸上部に張る。
- **肝胃間膜**：肝臓下面と胃の小弯との間。
- **肝十二指腸間膜**：肝臓下面と十二指腸上部との間（総胆管、固有肝動脈、門脈を包む）。

② **大網**：胃を包み、大弯から起こり、下垂し、反転して上行し横行結腸に達する4枚の腹膜である。

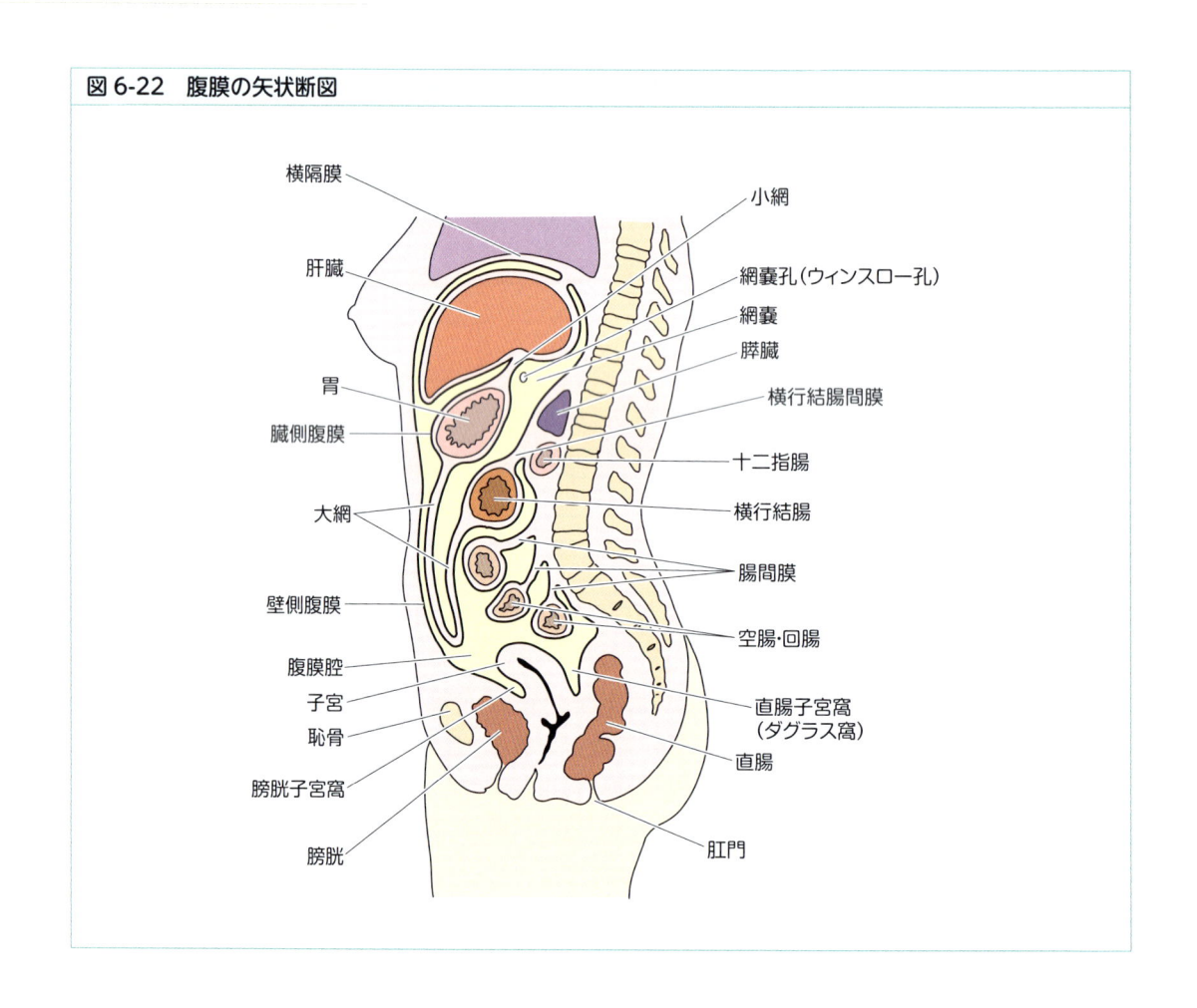

図 6-22　腹膜の矢状断図

図6-23 腹膜の横断面（下面観）

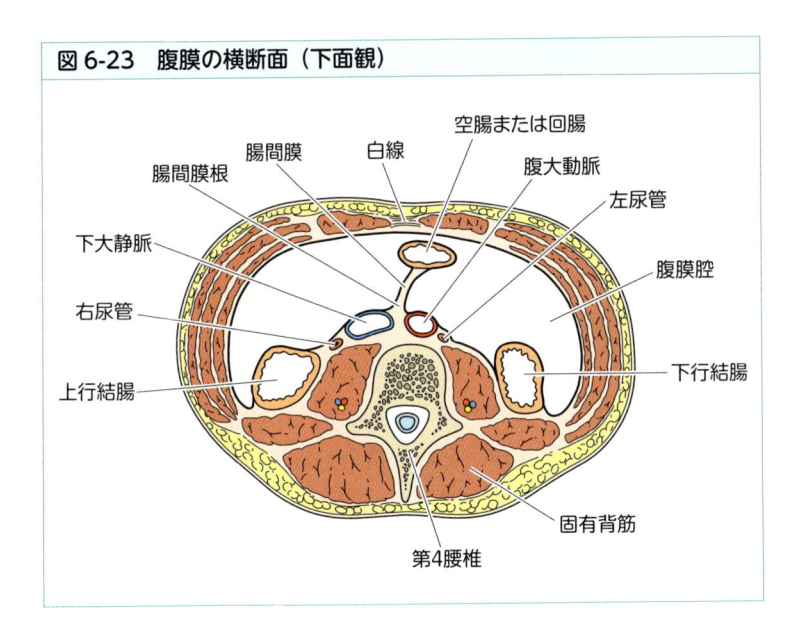

（ラベル：腸間膜根、腸間膜、白線、空腸または回腸、腹大動脈、左尿管、腹膜腔、下行結腸、固有背筋、第4腰椎、上行結腸、右尿管、下大静脈）

D｜腸間膜　mesentery

腸間膜根（第2腰椎左側と右腸骨窩を結ぶ約15〜18cmの間）から起こり、**空腸**、**回腸**の大部分に広がりこれらをおおう。

E｜結腸間膜　mesocolon

結腸のうち横行結腸とS状結腸を包み、**横行結腸間膜**、**S状結腸間膜**といわれる。

腸間膜
小腸に行く血管（上腸間膜動静脈）・神経・リンパ管が通っている。

3 栄養と代謝

1 栄養素
nutrient

　栄養素のうちエネルギー源となる、**糖質・蛋白質・脂質**を3大栄養素といい、エネルギーとはならないが生きていくための働きを円滑にする栄養素にビタミンや無機物がある。

A｜3大栄養素

　3大栄養素の酸化による熱量は、糖質1gが4（4.1）kcal、蛋白質1gが4（4.1）kcal、脂質1gは9（9.3）kcalのエネルギーを生じる。

糖質

　炭水化物ともいわれ、最も一般的なエネルギー源である。単糖類（ブドウ糖〈グルコース〉・果糖・ガラクトース）、二糖類（ショ糖・麦芽糖・乳糖）、多糖類（デンプン・グリコーゲン・セルロースなど）からなる。米、パン、イモ類などに含まれている。

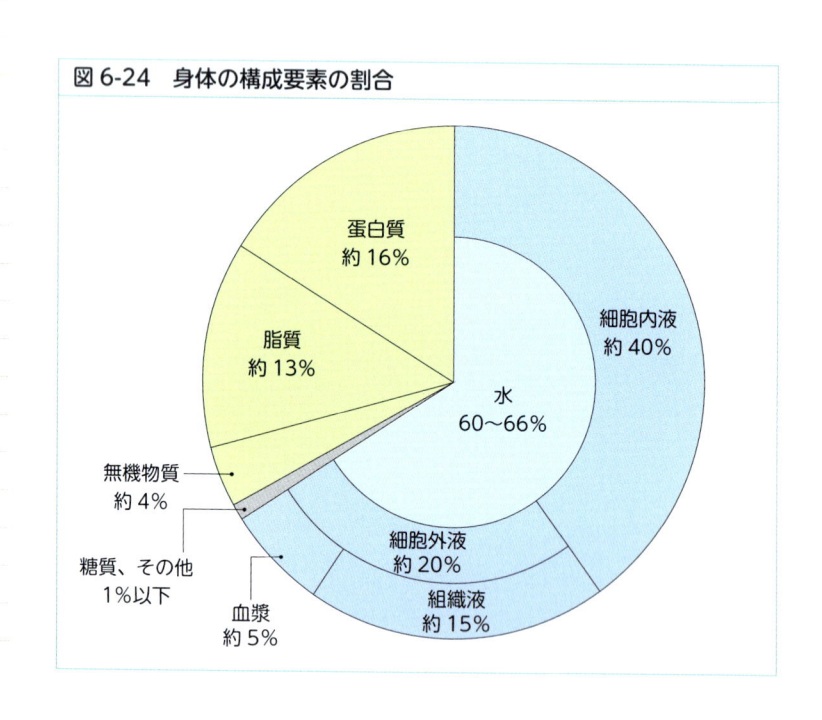

図6-24　身体の構成要素の割合

- 蛋白質 約16%
- 脂質 約13%
- 無機物質 約4%
- 糖質、その他 1%以下
- 水 60〜66%
  - 細胞内液 約40%
  - 細胞外液 約20%
    - 組織液 約15%
    - 血漿 約5%

---

note

身体の構成要素
生体の約60％は水であるが、残りの40％は脂肪と蛋白質でできている。

エネルギー量（熱量）
糖質1g：4（4.1）kcal
蛋白質1g：4（4.1）kcal
脂質1g：9（9.3）kcal

ブドウ糖（グルコース）
血糖として直接のエネルギー源となる。一部はグリコーゲンとして肝臓、骨格筋に貯えられる。このブドウ糖が尿中に出てきたものを糖尿という。

第6章

脂質（脂肪）

エネルギー貯蔵物質としての特性をもつ。皮下、腹腔内、筋肉間などに蓄積脂肪として存在する。

蛋白質

生命の維持に最も大切な物質で、細胞の構成蛋白質や酵素やホルモンになる。人体固形成分の47〜54％を占めている。腸から吸収されるアミノ酸からできている。余剰のアミノ酸の蓄積はできない。

必須アミノ酸　essential amino acid

生体内で合成できないか、またはきわめて合成しにくいため、外部より食物としてとらなければならないアミノ酸。

B｜無機物　mineral

身体を構成する成分となり、また種々の生理機能維持に関係している。骨や歯などの支持組織として存在し、体液の浸透圧の平衡維持、筋肉の収縮、血液の凝固などの働きをもつ。尿、糞便、汗などによって体外に排泄され、食物から補給を必要としている。

Na（ナトリウム）、K（カリウム）、Ca（カルシウム）、Mg（マグネシウム）、P（リン）、S（イオウ）、Cl（塩素）の7種で全体の60〜80％を占める▶図6-25。

C｜ビタミン　vitamin

ビタミンはホルモンと同様に人体の諸機能を調整する物質で、少量あれば十分である。ホルモンが体内の内分泌腺で生成分泌されるのに対し、ビタミンは体内で合成することはできず、食物として体外からとられている。

ビタミンA

脂肪に溶け、動物の肝臓、肝油、バター、卵黄、ニンジン、ホウレン草などに含まれる。ロドプシンの構成成分である。

ビタミンB群：水溶性

①**ビタミンB_1**（抗神経炎性ビタミン）：酵母、胚芽、キャベツ、卵黄中に多く、糖質代謝に欠くべからざるもの。糖質を多く摂取するほど多量に必要で、白米を常食とすると欠乏症になりやすい。

---

note

動的平衡
身体を構成する蛋白質は絶えず交代している。

必須アミノ酸（9種）
イソロイシン、ロイシン、リシン、メチオニン、フェニルアラニン、スレオニン、トリプトファン、バリン、ヒスチジン

微量元素
Fe（鉄）、Cu（銅）、I（ヨウ素）、Zn（亜鉛）、F（フッ素）、Co（コバルト）、Mn（マンガン）など。Feが欠乏すると鉄欠乏性貧血となる。女性では月経によってFeが失われるので、男性必要量の30〜90％増の摂取量が必要。

水溶性ビタミンと脂溶性ビタミン
水溶性ビタミン：ビタミンB群、C、P
脂溶性ビタミン：ビタミンA、D、E、F、K

図 6-25　体内の無機物の量

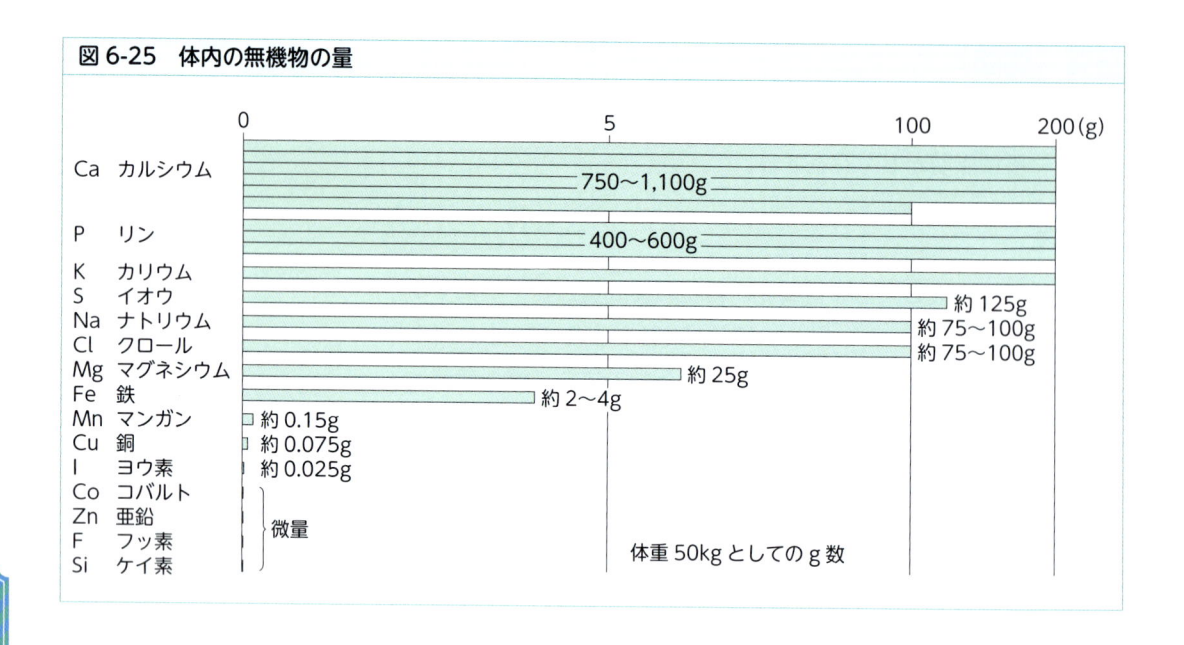

元素	名称	量
Ca	カルシウム	750〜1,100g
P	リン	400〜600g
K	カリウム	約125g
S	イオウ	約75〜100g
Na	ナトリウム	約75〜100g
Cl	クロール	約25g
Mg	マグネシウム	約2〜4g
Fe	鉄	約0.15g
Mn	マンガン	約0.075g
Cu	銅	約0.025g
I	ヨウ素	微量
Co	コバルト	微量
Zn	亜鉛	微量
F	フッ素	微量
Si	ケイ素	微量

体重50kgとしてのg数

note

ビタミン欠乏症
(1) ビタミンA：夜盲症、眼球乾燥症
(2) ビタミンB群
　①ビタミンB₁：脚気、神経炎
　②ビタミンB₂：発育不全、栄養障害、口内炎、口角炎
　③ニコチン酸：ペラグラ症、皮膚角化、色素沈着、慢性下痢、舌の発赤や痛み
　④ビタミンB₆：脂漏性および剥離性皮膚炎、口内炎、舌炎
　⑤葉酸：貧血（巨赤芽球性貧血）
　⑥ビタミンB₁₂：悪性貧血
(3) ビタミンC：壊血病
(4) ビタミンD：くる病
(5) ビタミンK：出血傾向

②**ビタミンB₂**：酵母、バナナ、緑葉野菜、卵黄、牛乳などに含まれる。酸化還元酵素の補酵素として働く。

③**ニコチン酸（抗ペラグラ因子）**：肉類、牛乳、卵黄中に含まれる。内呼吸、糖と蛋白の代謝、脂肪合成に重要。

④**ビタミンB₆**：麦、魚、肝臓に含まれ、アミノ酸代謝に重要な役割を果たす。

⑤**葉酸**：酵母、肝臓、ホウレン草などに含まれる。

⑥**ビタミンB₁₂（抗悪性貧血作用をもつ）**：肝臓、肉、卵、牛乳中に多い。赤血球造血を促進。

ビタミンC

水溶性、種々の野菜や果物（トマト、ミカン、レモン、豆もやしなど）に含まれる。

ビタミンD

脂肪に溶け、肝油、卵黄、シイタケなどに含まれるエルゴステロールが体内で日光中の紫外線を受けてできたもの。リン酸およびカルシウムの吸収を促進、リン酸カルシウムの蓄積を促進。

ビタミンK

青い野菜に含まれ、肝臓におけるプロトロンビン生成に関与。不足すると出血しやすくなる。

2 エネルギー代謝
energy metabolism

栄養素が体内で酸化燃焼し、化合物となるときにエネルギーを発生する。このエネルギーは筋収縮や腺の分泌など生命維持や日常生活を送る際の細胞の仕事のエネルギーとなる。このエネルギーは、熱、仕事、貯蔵の3つに分けられ、そのエネルギーの出納をエネルギー代謝という。

A｜呼吸商(RQ) respiratory quotient

単位時間内に排出されたCO_2と消費されたO_2の比（CO_2/O_2）——糖質1.0、脂肪0.7、蛋白質0.8

B｜基礎代謝 basal metabolism(BM)

目覚めている状態で、生命を維持するために必要最小限の動作、すなわち心臓の拍動、呼吸運動および体温を保持するために必要なカロリー量である。

男子20歳：約1,500kcal、女子20歳：約1,200kcal

異化作用
栄養素または生体構成物質を分解し、エネルギーを放出。

同化作用
栄養素から生体構成物質を合成すること。

楽しく学ぼう解剖生理
Help you understand

大便が黄色なのは、胆汁色素が関係する

　胆汁色素であるビリルビンは、赤血球中のヘモグロビンの代謝分解物質です。ヘモグロビンは肝臓内で鉄とビリルビンになります。ビリルビンは胆汁中に分泌され、腸管に排泄されます。腸管内でビリルビンは腸内細菌によってウロビリノーゲンとなります。さらにステルコビリノーゲンを経て、ステルコビリンとなって大便中に排泄されます。ステルコビリンによって大便は黄色となるのです。

内臓

胸腔内の内臓の位置は椎骨が目標点

　胸郭によって囲まれた腔所を胸腔といい、中には左右の肺や心臓が納まっており、胸腔（胸部）内臓といいます。その胸腔は底を横隔膜がつくっていて、胸腔と腹腔の境となっています。胸腔の壁となる胸郭、その上部を胸郭上口といい、顔から喉を通ってくる食道や気管が入って通り過ぎていきます。気管は両肺にいくため、左右の気管支に分枝します。この分枝点、気管分枝部は第4〜5胸椎の前くらいに位置します。気管を押した頸窩の下にある胸骨上縁は肋骨が前下方へと下降しているため、第2胸椎あるいは第3胸椎の高さとなります。食道は筋性の管ですが、咽頭に続いて胃に至るまでに3か所で狭くなっています。それを食道の生理的狭窄部とよびます。最初は咽頭に続き食道となったところ、食道の始まり起始部で、そこは第6頸椎の高さに相当します。咽頭から分かれて続く、気道（喉頭と気管）が前を、食道が後ろを走行しますが、頸部から胸腔に至っても食道は気道の後ろを下降します。

　気道は、気管が左右の気管支に分岐して食道の前から離れます。そこまで気管の後ろを下降していた食道は、その気管分枝部で前方の気管がなくなり、やや前方に移動しながら下降することになります。

図 6-26　椎骨と内臓の位置

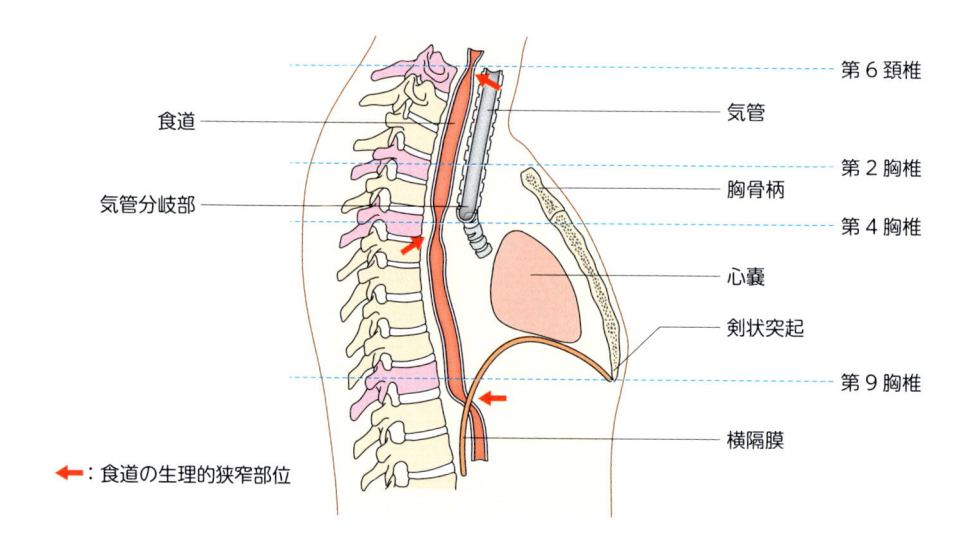

食道
気管分岐部
第6頸椎
気管
第2胸椎
胸骨柄
第4胸椎
心嚢
剣状突起
第9胸椎
横隔膜

←：食道の生理的狭窄部位

そこで、食道は第2狭窄を起こします。気管分枝部は第4～5胸椎の高さです。胸腔内を下降した食道は、胸腔下口を閉じている筋肉、横隔膜を貫いて腹腔へと入ります。すなわち、横隔膜の食道裂孔を貫通します。この際、第3の狭窄が起こります。食道の横隔膜貫通部は、およそ第10胸椎の高さになります。

このように、胸腔内の内臓の位置・高さを推測するには、柱を構成する椎骨が1つの目標点になります。

みぞおちの上部で、ちょっと下への出っ張りとして触れられる剣状突起は、個人差のある部分ですが、およそ第9胸椎の高さにあります。横隔膜は剣状突起から始まる部分（胸骨部）もあり、そこより上のほうへドーム状の天井が位置しています。体幹（胴体）の内腔、胸腔と腹腔は横隔膜が境となっていますが、その横隔膜は胸郭の中に入り込んでいることになります。

そうしますと、横隔膜より下、腹腔（腹部）の内臓で横隔膜下面に接している肝臓と胃は、胸郭を構成している肋骨に取り囲まれていることになります。ただし、下位の肋骨は、その肋軟骨が肋骨弓となって胸骨体の下端に結合するため、みぞおちとして肋骨のない部分があることになります。胸椎・腰椎・肋骨に肝臓と胃を投影してみますと、みぞおちの上部に肝臓の一部が、左下部には胃の一部が触れられることになります。図は、腹腔（腹部）内臓のうち上腹部に位置する、胃・十二指腸、肝臓・胆嚢、膵臓・脾臓の位置を骨格に投影したものです。

脾、肝、心、肺、腎、五臓の位置関係

食道に続く胃の入り口を噴門といいますが、左側の第7肋軟骨上に投影されます。胃の出口である幽門は第1腰椎の高さでその右側に位置します。そのもっと右側、右鎖骨中線（右鎖骨の中央を通る上下の垂線）と右肋骨弓の交点にて肝臓の前下面に位置する胆嚢が触れます（胆嚢圧痛点）。

胃の幽門から続く小腸の始まり部分にある、約12横指（1横指は約2cm、25～30cm）の長さをもつ十二指腸は、第2腰椎をC字形に取り巻くように臍のすぐ上方で投影されます。実際には、このC字形の十二指腸が取り囲むのは膵臓で、膵頭がはまり込み、膵体・膵尾と左方へ横に向かって走り、尾部の膵尾は脾臓に接しています。膵臓の大部分は胃の裏側に位置しています。脾臓は胃の上部左側の後ろにあり、背面の左側、第9～11肋骨の内側に接しています。走ったあとなど、横っ腹、脇腹が痛くなったりすることがありますが、その脇腹を脾腹ということもあります。ちょうど脾臓のあるあたりですね。

図6-27　上腹部の内臓の位置

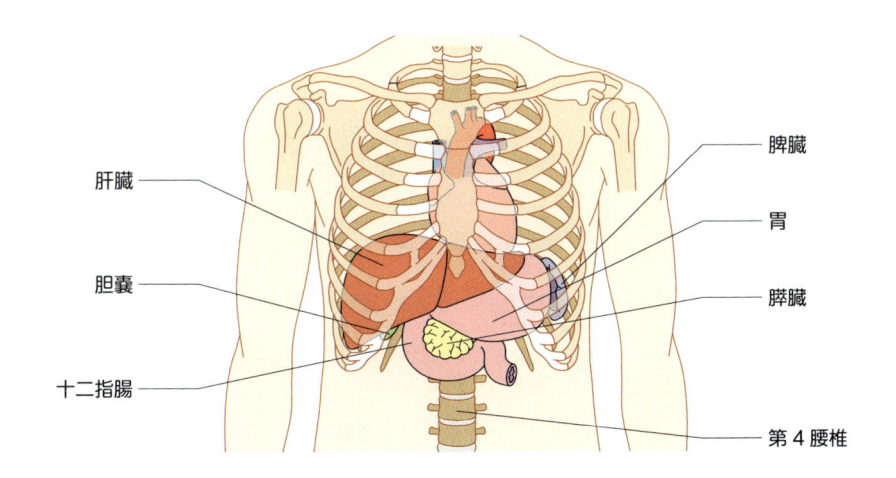

腎臓は腹腔の背面にあり、肺と同様左右一対、2個ある臓器です。後腹壁、つまり腰の両側にあり、第12胸椎から第3腰椎までの高さで、右側が上にある肝臓と接してやや低く、左より半椎体下に位置しています。腰をさすってみると、真ん中に胸椎や腰椎の棘突起が触れ、その両側にいちばん下の肋骨である第12肋骨が触れます。第11と第12肋骨は浮遊肋骨ともいわれ、その先端の肋軟骨は前にまわり込んで胸骨に結合することはありません。第11肋骨の先端は脇腹のあたりで、第12肋骨は脇腹までまわり込むこともなく、非常に短く背面で先端が触れます。その第11肋骨と第12肋骨に、腎臓を投影することができます。左の腎臓は第11と第12肋骨にて横切られ、半椎体低い右腎臓は、第11肋骨の上にややひっかかるかどうかといったくらいで、第12肋骨に上部が横切られるように投影されます。左腎臓の上外側に位置している脾臓、その長軸の背面への体表投影は、左第10肋骨とほぼ平行しています。

　ところで、この脾臓・肝臓そして胸腔内にある心臓、肺と腎臓を漢方では五臓といいます。そう、五臓六腑といわれる五臓です。

消化管

体の中にある外部？

　肝臓、膵臓、脾臓などは、その内部が組織、細胞で詰まっている状態で、実質臓器（実質器官）といわれています。それに対して、胃とか十二指腸は内部が管腔となっており、中腔器官といいます。そのうえ、胃や十二指腸はこの管腔内に食物を通すので消化管とよばれます。

　つまり、消化管は口（顔面における皮膚の裂け目を口裂といい、その中を口腔という）に始まり、咽頭→食道→胃→小腸（十二指腸→空腸→回腸）→大腸〔盲腸→結腸（上行結腸→横行結腸→下行結腸→S状結腸）→直腸〕、そして直腸の開口部である肛門で終わります。

　口から肛門まで蛇行していますが、その管腔は続いており、口も肛門も外界に開口しているため、この消化管は体の中にある外部といわれることもあります。これらの管腔は筋にて構成された壁をもち、その大部分は、内側が輪状の筋線維、外側が縦走する筋線維によってできています。また、その筋線維は、食道の上1/3を過ぎるあたりから、手や足の筋（横紋筋）とは異なった平滑筋ででき

図6-28　大腸の構造

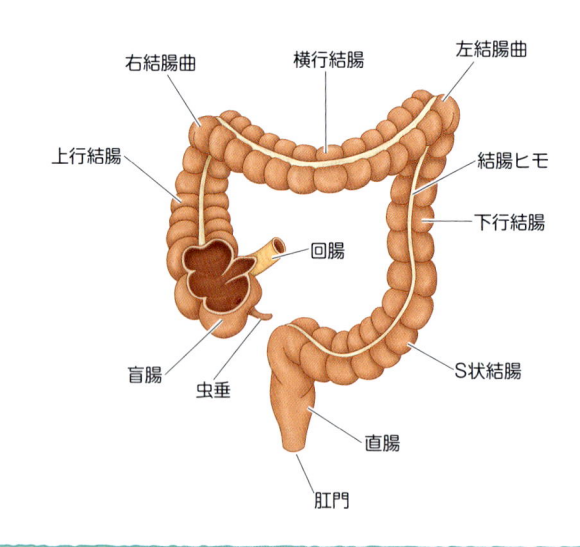

ています。

　心臓や血管にも血液が通る途中に弁があるといいましたが、この消化管にも何か所か弁様の構造がみられます。ただ、この管腔器官の弁様構造は、輪状になった筋がより発達して弁としての機能をもったものです。OKサインではありませんが、親指と人差し指で「○」と輪をつくってみてください。その輪を絞り込むと輪は徐々に小さくなっていきますね。この輪の中に石けんでも入れて輪を閉じていきますと、ツルっと中の石けんが上に移動します。これが輪状の筋による食物（食塊）の移動、蠕動運動です。

　この輪を完全に閉じてしまえば空間がなくなってしまいます。つまり輪走筋で管腔を閉じてしまえば、食物の通り道が塞がれてしまったことになります。通り過ぎたものが、戻らないように閉じてしまえば、それば逆流防止の弁ということになります。こうした場所が胃の最後（幽門）、十二指腸の移行部にあります。この弁を幽門弁とよびます。幽門弁をつくっているのは、幽門で発達した輪走筋で、幽門括約筋とよばれるものです。

大腸の"行き詰まり"

　幽門弁を過ぎると小腸になります。小腸から大腸への移行する部分を回盲部といいます。そこにも弁があります。回盲部とは小腸の最後である回腸と、大腸の始まりである盲腸との移行部であるから、そうよばれています。盲腸の「盲」とは"行き詰まり"を意味し、回腸内腔が大腸に開く口、回盲口より大腸の内腔は下方に5～6cm下行し、行き詰まりの嚢状となっています。その部分を盲腸と名づけています。回盲口より上の大腸を結腸といいます。回盲口で回腸の末端は大腸の内腔に突出し、ヒダ状を呈して回盲弁とよばれます。回盲弁の部分では、回腸の輪走筋が括約筋様に囲み、小腸の内容物が大腸に流入するのを調節し、大腸からの逆流を防いでいるといわれています。

　盲腸から始まる大腸も、その壁は内輪走・外縦走の平滑筋より成り立ちますが、結腸ではその縦走筋の一部が束状に集まってヒモ状の構造をつくり、結腸ヒモとよばれています。上行結腸でその3本を盲腸に向かってたどると、集束して盲腸の後内側壁から突出する虫垂の基部にたどり着きます。この虫垂が炎症を起こして虫垂炎となる臓器です。一般的には盲腸炎とよばれていることが多かったようですが。

　右下腹部が痛く虫垂炎を疑った際、体表での圧痛点として、マックバーニー点とよばれるものがあります。それは、臍と右の上前腸骨棘とを結ぶ線上で、外側（右上前腸骨棘）から1/3の点です。

図6-29　圧痛点

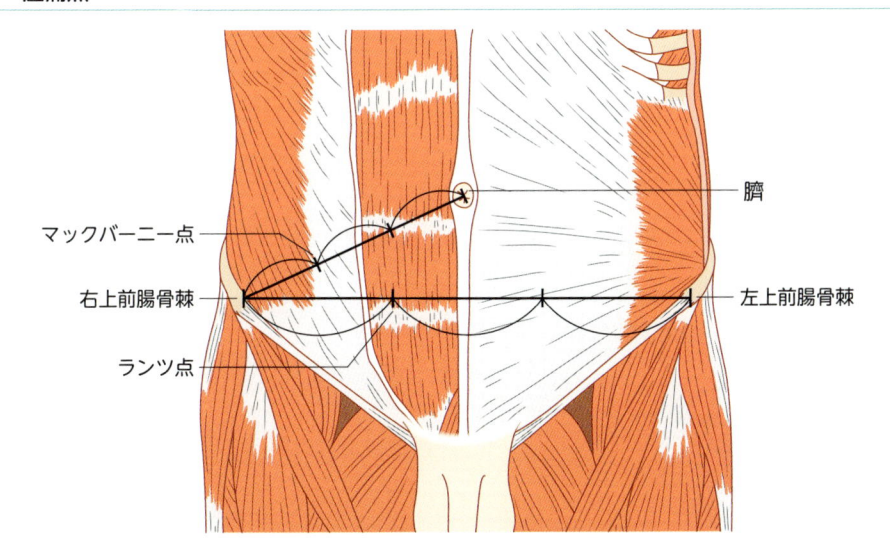

この上前腸骨棘とは、両腰というより脇腹に手を当てると骨盤の骨が触れると思いますが、その骨の縁を後ろから前にたどっていくと前方で高まりとして感じる部分にいたります。その部分をいいます。その先には骨はなく、腹部の筋のみとなるでしょう。触れるのは筋ではなく、腹部の脂肪（皮下脂肪）ですか？いや、それは個人差というものでしょう。骨盤の縁の、前方の高まりを上前腸骨棘といいます。

同じ大腸でも骨盤腔内に入った直腸には結腸ヒモはみられません。でも壁を構成する筋の構造は同じで、直腸の出口である肛門に至ると輪走筋が発達して括約筋となっています。これが肛門括約筋です。肛門部も直腸といった消化管の一部で、その壁は平滑筋でできています。輪走筋の外の縦走筋は末端では徐々に消失していきます。内肛門括約筋の外側には肛門挙筋の筋線維（横紋筋）からなり、肛門を輪状に取り囲んでいる筋層があります。それを外肛門括約筋とよびます。くだんの内輪走筋、平滑筋からなる括約筋を内肛門括約筋とよんでいます。

消化管の長さは？

口から肛門までの食物の通る道を消化管といいますが、管らしくみえる食道からの長さをみてみますと、食道25cm・胃の大弯49cm（小弯は13cm）・小腸6〜7m・大腸1.5mといわれています。小腸は生体では3mぐらいという記載もあり、骨や軟骨で形づくられてはいないので、伸縮の度合いで長さは変化してしまいます。もちろん身長の違いがありますから、個人差というものもあります。

各種の動物の腸の長さを体長を基準にして比べてみますと、ヒトが5倍であるのに対し、草食動物はみんな長く、ウマは10倍、ウシは22倍、ヒツジは25倍もあります。

第7章

泌尿器系
Urinary System

- 1　泌尿器系総論　*188*
  尿の生成と排泄／泌尿器系

- 2　泌尿器系の器官　*189*
  腎臓／尿管／膀胱／尿道

- 3　尿の生成と排泄　*195*
  尿の成分／尿の生成／クリアランス／腎機能の調節／排尿

泌尿器系総論

note

泌尿器系
尿の生成：腎臓
体外への排泄：尿路

排泄
体内の不要な代謝産物または有害物を体外に排除する働き

尿排泄の働き
①血中の不要産物、有害物除去
②血液の浸透圧調節
③全血液量調節
④血液のpH調節
⑤血漿組成の調節

尿路
腎盂（腎臓）→尿管→膀胱→尿道

第7章

1 尿の生成と排泄

　血液中の蛋白質分解産物である尿素、尿酸、クレアチニンや、食塩、その他の電解質、水などが、**腎臓**で尿として生成され、尿路を通り体外へ排泄される。

2 泌尿器系
urinary organ system

　尿を生成する腎臓と、その尿を体外に排泄する**尿管、膀胱、尿道**などの**尿路**からなる。

2 泌尿器系の器官

1 腎臓
kidney

脊柱の両側に左右1対ある**実質性器官**で、後腹壁に接着している**腹膜後器官**である。

A｜腎臓の位置と外形

脊柱の両側、第11胸椎から第3腰椎に位置し、右は左よりやや低い。赤褐色でソラマメ状をしており、内側面はやや陥凹し腎門とよばれる。**腎門**には**腎動脈**、**腎静脈**、**尿管**、神経、リンパ管などが出入りしている ▶図7-1。

> **note**
>
> **腎臓の位置**
> 第11胸椎から第3腰椎位。右は左よりやや低い。
>
> **腎門**
> 腎動脈、腎静脈、尿管、神経、リンパ管などの出入部。

図7-1 腎臓の位置

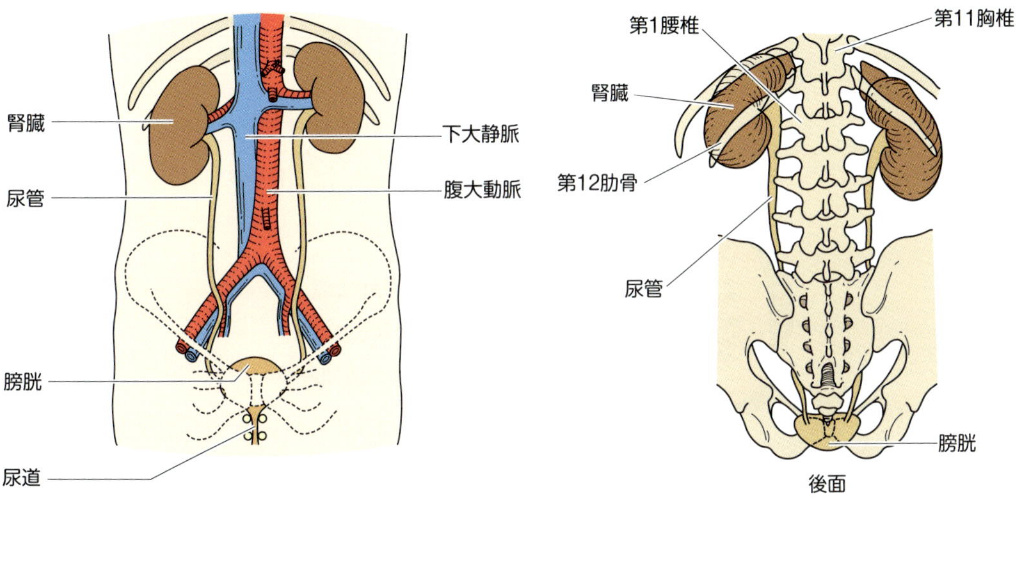

後面

B | 腎臓の構造

腎門から出る尿管の上端は、腎内では扇状に広がって**腎盂**（腎盤）となる。その先は10数個の杯状の**腎杯**に分かれ集合管を受けている▶図7-2。

実質は外層の**皮質**と内層の**髄質**に区分される。髄質は円錐状の**腎錐体**をつくり、その先は**腎乳頭**となって腎杯内に突出する。皮質は髄質を取り巻き、腎錐体の間に入り**腎柱**となる。

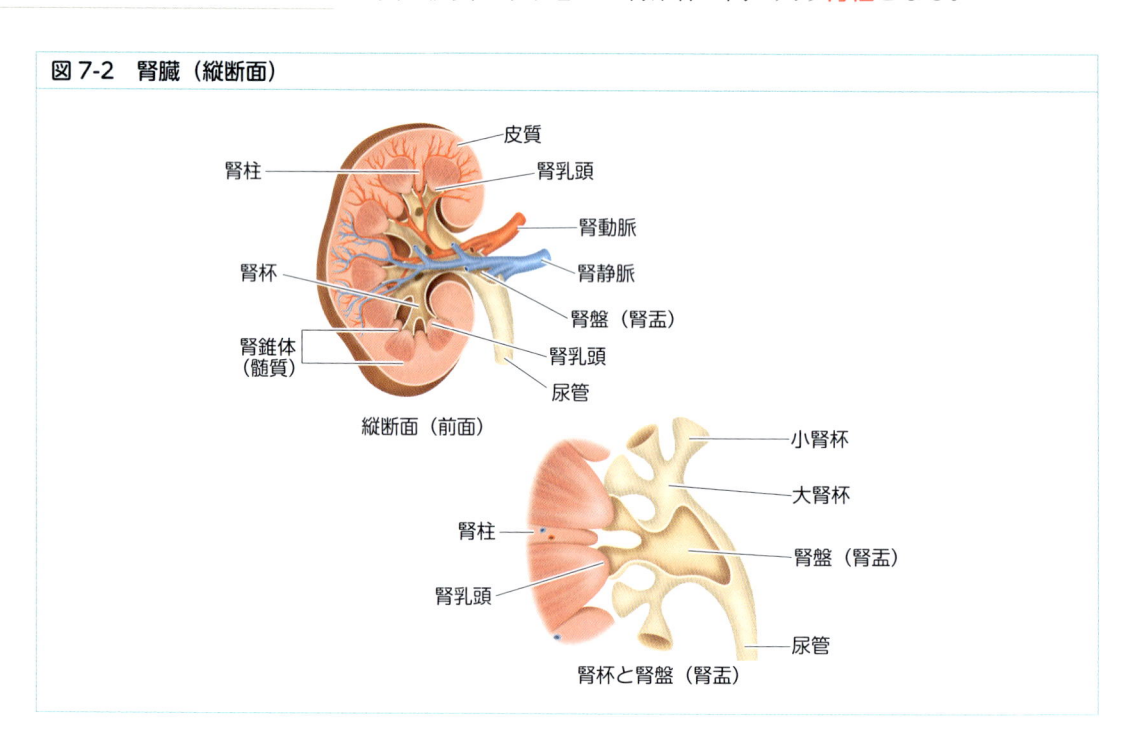

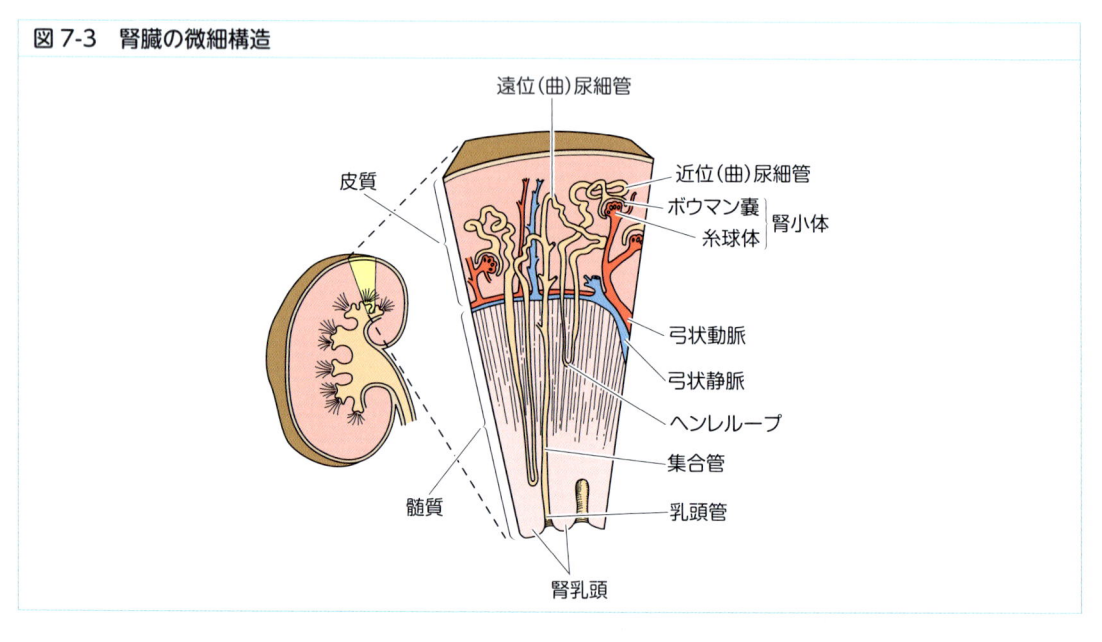

図7-2 腎臓（縦断面）

縦断面（前面）
- 皮質
- 腎柱
- 腎乳頭
- 腎動脈
- 腎杯
- 腎静脈
- 腎盤（腎盂）
- 腎錐体（髄質）
- 腎乳頭
- 尿管

腎杯と腎盤（腎盂）
- 小腎杯
- 大腎杯
- 腎柱
- 腎乳頭
- 腎盤（腎盂）
- 尿管

図7-3 腎臓の微細構造
- 皮質
- 遠位（曲）尿細管
- 近位（曲）尿細管
- ボウマン嚢 ┐腎小体
- 糸球体　　┘
- 弓状動脈
- 弓状静脈
- ヘンレループ
- 集合管
- 乳頭管
- 髄質
- 腎乳頭

皮質には腎小体が密集し、それには尿細管がつながっている。**尿細管**は集められ**集合管**となる。集合管は髄質内を走行し、集合管どうしが合流して、1つの乳頭につき20～30本の乳頭管となり、腎乳頭の先端から腎杯に開口している。

1個の腎小体とそれに続く尿細管を合わせて**ネフロン**（**腎単位**）とよぶ。ネフロンは腎臓の構成単位で、1個の腎臓におよそ100万個あるといわれる。

①**腎小体**（**マルピギー小体**）：毛細血管が集まった**糸球体**とそれを包む**ボウマン嚢**（糸球体嚢）からなり、これから尿細管が出る直径0.2mmほどの器官で、皮質中に存在している。糸球体には細動脈が出入りしており、入る細動脈を**輸入管**（輸入細動脈）、出る細動脈を**輸出管**（輸出細動脈）という ▶図7-4、7-5。

②**尿細管**：糸球体嚢の内腔から出て、皮質→髄質→皮質→髄質と往復する全長4～7cmの細い管で、集合管となり、そして乳頭管となって腎乳頭で腎杯に開口する。

尿細管の初部は**近位曲尿細管**として腎小体周辺を蛇行し、髄質内に下行し直尿細管となり、**ヘンレループ**として折れ返り、皮質に戻り**遠位曲尿細管**となり、また髄質に入り集合管に注ぐ。

③**腎臓の血管**：腎門から入った腎動脈は葉間動脈となって腎柱を進み、皮質と髄質の間で**弓状動脈**となり、皮質に向かう**小葉間動脈**を出す。**小葉間動脈**からは細動脈である**輸入管**が糸球体嚢の中に入り、毛細血管網となって糸球体をつくったあとに再び集まって細動脈となり、**輸出管**として出る。輸出管は尿細管周囲で毛細血管網をつくり、そして静脈となって、腎門から**腎静脈**として出て**下大静脈**に注ぐ。

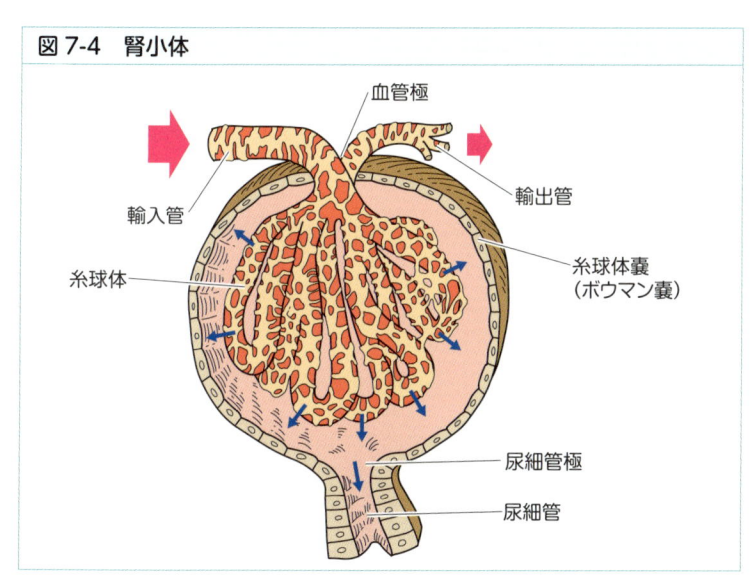

図7-4　腎小体

（血管極、輸入管、輸出管、糸球体嚢（ボウマン嚢）、糸球体、尿細管極、尿細管）

---

note

髄質と皮質
髄質：内層で、腎錐体（集合管の集まり）と腎乳頭
皮質：外層、腎小体密集、腎柱（内層に入り込んだ部）

腎小体（マルピギー小体）
糸球体とボウマン嚢（糸球体嚢）
血管極
尿管極

ネフロン（腎単位）
1個の腎小体とそれに続く尿細管

腎小体と尿細管のつながり
腎小体の糸球体嚢→近位曲尿細管→直尿細管→ヘンレループ（下行脚→上行脚）→遠位曲尿細管→集合管

腎臓の血管
腎動脈→葉間動脈→弓状動脈→小葉間動脈→輸入管（輸入細動脈）→糸球体（毛細血管網）→輸出管（輸出細動脈）→毛細血管網→小葉間静脈→弓状静脈→葉間静脈→腎静脈→下大静脈

尿管結石
腎結石が下行し尿管内に入って、その途中に停留したもの。

図 7-5　尿生成と血流方向（尿細管再吸収）

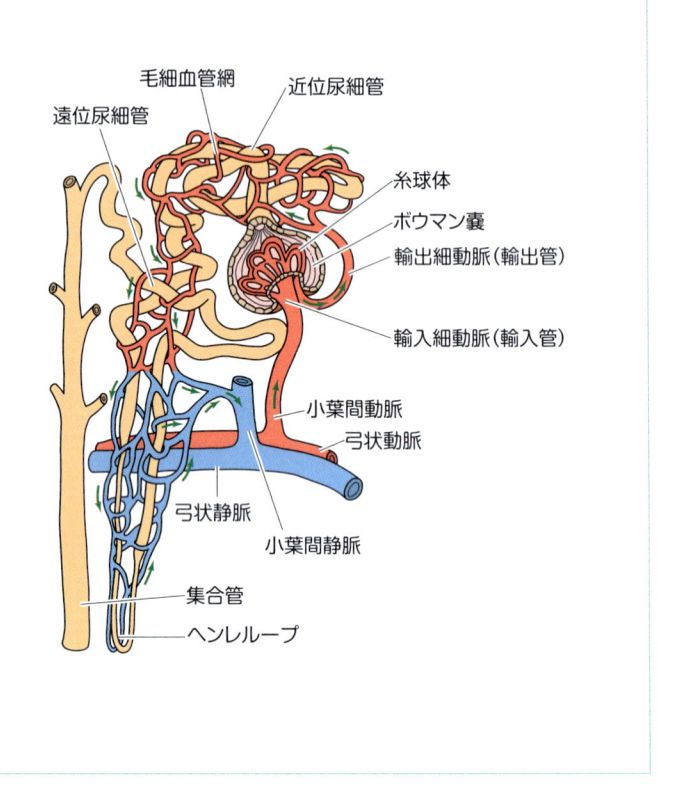

尿管狭窄部
①腎盂から尿管移行部
②総腸骨動脈との交差部
③膀胱壁を貫く部

2 尿管
ureter

　腎盂から始まり腎門を出て膀胱まで走る長さ約30cm、直径4〜7mmの平滑筋性の管である。狭窄部が3か所あり、結石や癌の好発部位となっている。

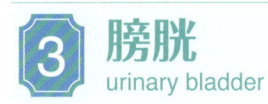

3 膀胱
urinary bladder

　尿管によって送られてきた尿を貯えるおよそ500mlの容量をもつ筋性のふくろ状の器官で、骨盤腔内で恥骨結合の後ろにある。男性は直腸が、女性は子宮と腟が接している。

　前上部の膀胱尖と後下部の膀胱底と中間部の膀胱体の3部に区分する。

　膀胱底部で、後方左右には尿管が開き（**尿管口**）、前方正中部からは尿道が出る（**内尿道口**）。

　膀胱壁は粘膜、筋層、漿膜の3層よりなる。粘膜は移行上皮で尿量によりその厚さを変える。筋層は内縦・中輪・外縦3層の平滑筋からできている。

note

膀胱三角
膀胱底部内面で左右尿管口と内尿道口の3点のつくる三角の平滑な粘膜部。

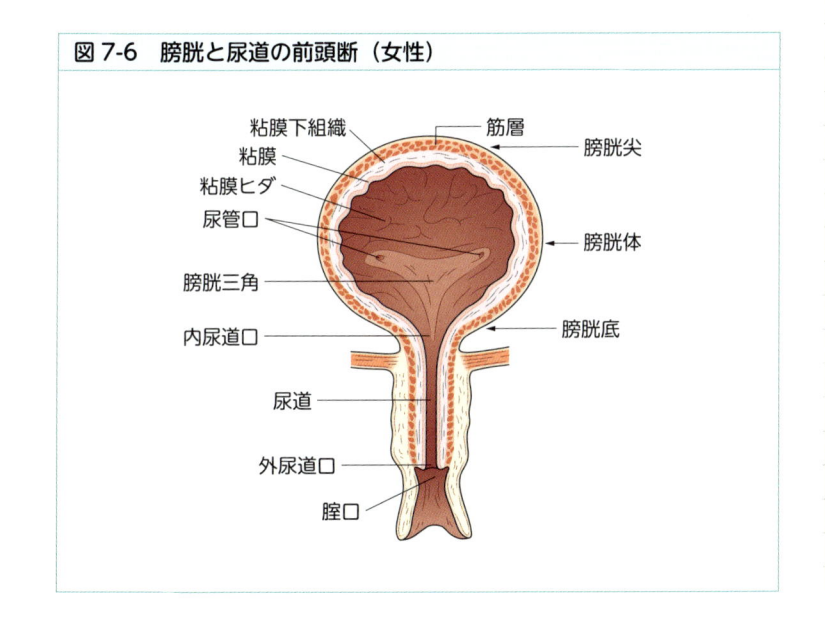

図 7-6　膀胱と尿道の前頭断（女性）

note

女性と男性の尿道
女性尿道は長さが短いので、外尿道口からの尿路感染が膀胱疾患を引き起こしやすい。
男性尿道は内尿道口から外尿道口まで全体がS状に走るので、導尿の際に注意を要する。

尿道の性差
男性：16〜18cm
女性：3〜4cm

尿生殖隔膜
骨盤出口の前方部をみたす筋（尿道括約筋と深会陰横筋）によっておおわれ、内外の筋膜を含め全体として尿生殖隔膜といわれる。

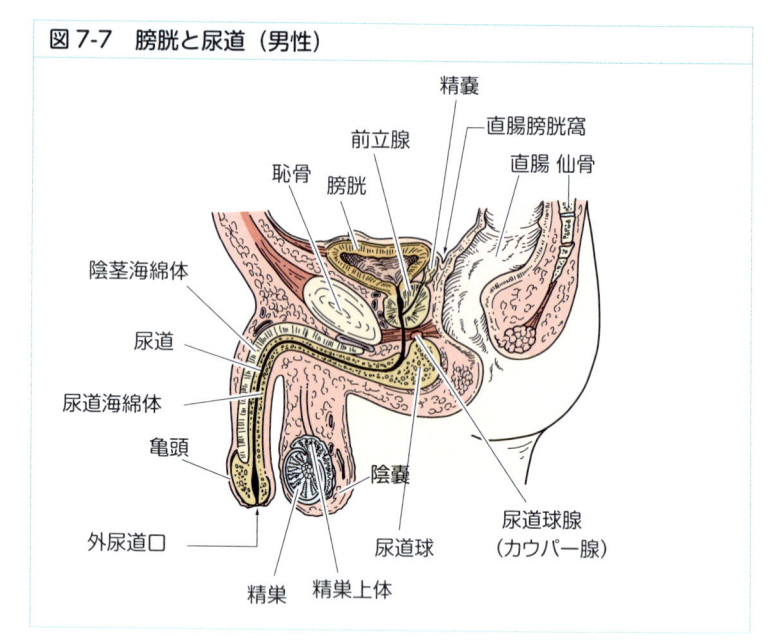

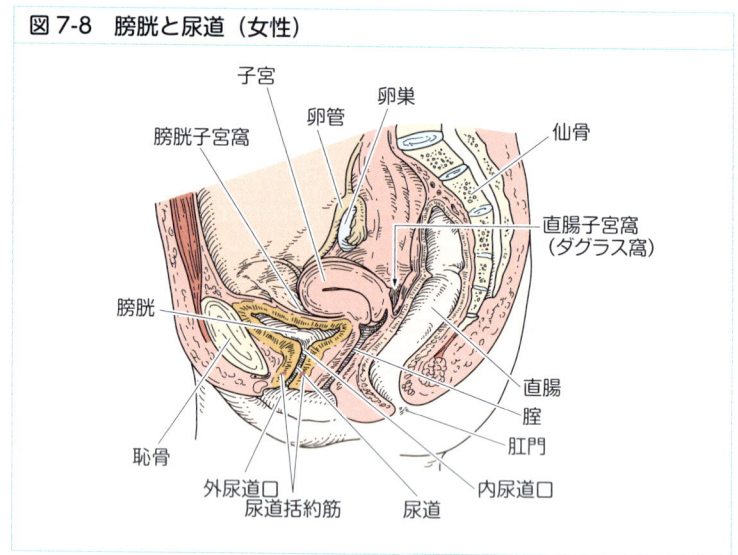

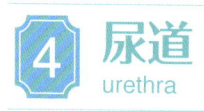

図 7-7　膀胱と尿道（男性）

図 7-8　膀胱と尿道（女性）

4 尿道
urethra

　膀胱内の尿を内尿道口から体外に排泄する管で、外尿道口までの走行と長さは、男女で著しく異なる。

　男性尿道は、前立腺を貫き、陰茎内を走り、亀頭先端に外尿道口が開く。女性尿道は、腟の前方を下走し、腟前庭に外尿道口が開く。

　膀胱から尿道の始まる部分（内尿道口）には**膀胱括約筋**（平滑筋性）が、尿生殖隔膜を貫く部分には**尿道括約筋**（横紋筋性）が尿道を輪状に囲んでいる。

3 尿の生成と排泄

1 尿の成分 urine

　成人の1日の尿量は約1,000〜1,500mlで、そのうち95％が水、残りの5％が固形物である。

　尿の性状は、淡黄色をなし、比重1.015〜1.030、pH5〜7、固形物の主な成分は尿素、尿酸、クレアチニン、塩素、ナトリウム、カリウム、アンモニアなどである。

2 尿の生成

　尿は血液が腎臓を通過する際に濾過、再吸収されたうえで生成される。血液は腎臓内の腎小体を流れる間に濾過され、**原尿**がつくられる。原尿は尿細管を通過する際に必要な物質が**再吸収**され、そのうえで尿として排出される。

①**腎小体での原尿生成**：血液が糸球体を通る間に、血球と蛋白質以外の成分である水分、尿素、尿酸、クレアチニン、電解質、糖などが濾過され**原尿**がつくられる。

　腎臓には常時心拍出量の1/4に相当する血液（約1,200ml）が流れ、1日に約160lの原尿がつくられる。

②**尿細管での再吸収と分泌**：原尿は尿細管を流れる間に ▶図7-5、水やナトリウム、ブドウ糖、アミノ酸などが**再吸収**され、周辺の毛細血管のなかの血液に戻される。原尿は1日に約160lつくられているが、そのなかの水の**99％は再吸収**され、残りの1％が尿として排出される。

　ある種の有機酸（フェノールレッド、パラアミノ馬尿酸、ペニシリンなど）やH^+（水素イオン）、K^+（カリウムイオン）、NH_4^+（アンモニウムイオン）などは、糸球体を通過した血液に含まれていると、尿細管周囲の毛細血管から尿細管内の尿中に分泌され排出される。

---

note

尿
尿は体液の恒常性を維持するために、不要な代謝産物や異物の排泄、体液量と体液組成の調節を、腎臓における生成過程を通じて行っている。
尿の色が黄色なのは、ウロクロームという色素による。

尿の性状
1日尿量（成人）：約1,000〜1,500ml
　多尿：2,500ml/日以上
　乏尿：500ml/日以下
　無尿：100ml/日以下
色：淡黄色
比重：1.015〜1.030
pH：5〜7
固形物の主な成分：尿素、尿酸、クレアチニン、塩素、ナトリウム、カリウム、アンモニア

尿細管再吸収
①栄養物質の再吸収：ブドウ糖、アミノ酸、ビタミンC
②電解質の再吸収：ナトリウム、カリウム、塩素
③水の再吸収：糸球体濾液の99％は再吸収

糖尿
尿細管によるブドウ糖の再吸収能力には限度があり、血中濃度が正常血糖値（100mg/ml）の約2倍近く（160〜200mg/ml）になると、尿の中にブドウ糖が排泄される。

A ｜ 尿細管各部位での輸送

①近位曲尿細管

Na、Cl、K ｜
水　　　　 ｜ 70～80％再吸収

グルコース（ブドウ糖） ｜
アミノ酸　　　　　　　｜ ほとんど完全に再吸収
濾過された蛋白質　　　｜

パラアミノ馬尿酸（PAH）　　｜
ペニシリンなどの有機塩　　　｜ 分泌

②ヘンレループ

Na、Cl、K ｜
水　　　　 ｜ 再吸収

③遠位曲尿細管・集合管

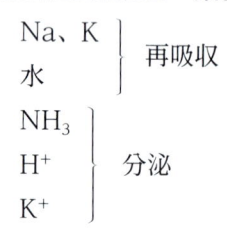

Na、K ｜
水　　 ｜ 再吸収

NH_3 ｜
H^+　 ｜ 分泌
K^+　 ｜

3 クリアランス
clearance

　クリアランスとは腎臓の排泄機能を数字で表したものであり、1分間に腎臓によって除去される物質が何mlの血漿中に含まれていたかで示される。

　ブドウ糖（グルコース）は尿細管で完全に再吸収されるため、尿中には排泄されない。したがって、血漿はブドウ糖に関しては清掃されず、ブドウ糖のクリアランスは0である。糸球体濾過のみで、再吸収も分泌も受けないイヌリンなどは、125mlくらいの値を示す。

4 腎機能の調節

　体液の浸透圧と量は、腎臓からの水やNaの排泄、飲水によって調節される。

クリアランス

$$Cx = \frac{Ux \times V}{Px}$$

Cx：クリアランス（ml/min）
Ux：尿中の濃度（mg/ml）
V：1分間の尿量（ml/min）
Px：血液中のある物質xの血漿中の濃度（mg/ml）

代表的な物質のクリアランス（ml/min）

グルコース（ブドウ糖）：0
尿素：70
クレアチニン：140
イヌリン：125
ダイオドラスト：560
パラアミノ馬尿酸（PAH）：585

A｜体液浸透圧の調節

抗利尿ホルモン（ADH）による。細胞外液の浸透圧が上昇すると、間脳の視床下部の前部にある浸透圧受容器を介して抗利尿ホルモン（ADH）が放出される。ADHは血液によって腎臓に運ばれ、集合管の水の透過性を高め、水の再吸収が増えて尿の水分量が減る。

体液の浸透圧が高くなると、口渇感により飲水行動が起こる。水の過剰摂取によって体液浸透圧が下がると、ADHの分泌が減る。

B｜体液量の調節

NaClが摂取されると浸透圧濃度維持のため水が保持され、細胞外液量が増す。逆にNaClが減ると水分排泄量が増し、体内の水分が減る。細胞外液量は主としてNaCl量によって規定されている。

Naの再吸収は、遠位曲尿細管や集合管で行われアルドステロンにより促進される。排泄は心房性ナトリウム利尿ペプチド（ANP）で促進される。

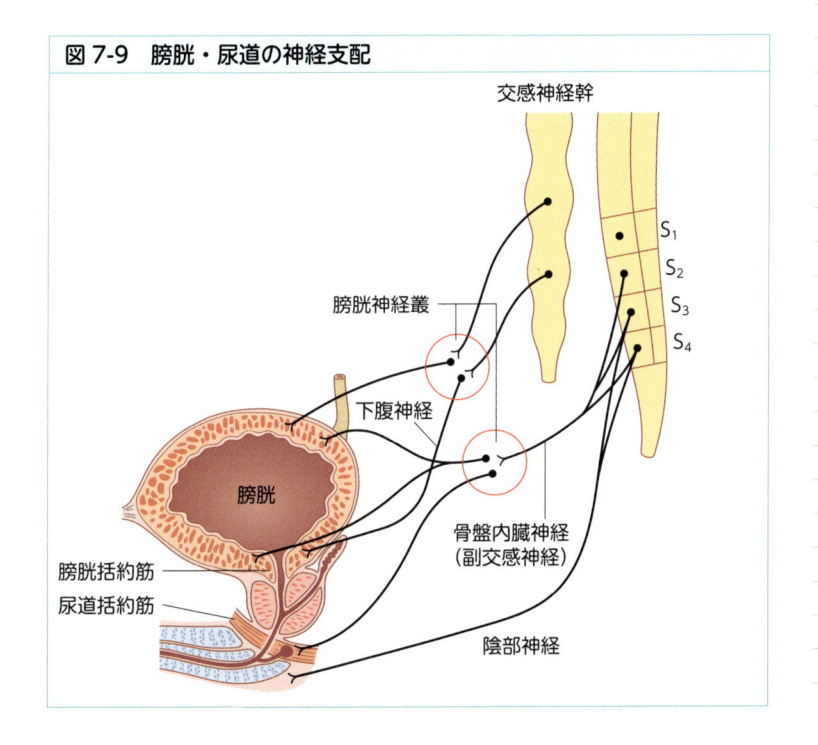

ADHの分泌
ADH分泌を刺激：交感神経刺激、アンギオテンシンⅡ、ニコチン
ADH分泌を抑制：アルコール、寒冷、心房性ナトリウム利尿ペプチド（ANP）

レニン・アンギオテンシン・アルドステロン系
レニン（傍糸球体細胞により生成され、輸入細動脈中に放出）
　↓　血液中のα-グロブリンに作用
アンギオテンシンⅠ（ANGⅠ）を生ずる
　↓　ANG変換酵素の作用でアンギオテンシンⅡ
副腎皮質に働き、アルドステロンを放出させる

アルドステロンの作用
腎臓の遠位曲尿細管、集合管、大腸の上皮に働いてNaの再吸収を高め、Naの排泄量を減らす。

図7-9　膀胱・尿道の神経支配

note

排尿
膀胱内容量
200〜400ml：尿意を感じる
400mlに達する：排尿が起こる
600〜800ml：下腹痛が起こる
頻尿：約10回/日以上
尿失禁：不随意に排尿の行われること。

排尿反射
膀胱の中の尿量が400mlぐらいになると、膀胱の内圧は急に高くなり、膀胱壁の平滑筋が引き伸ばされ、壁に分布している感覚神経の刺激が強くなり、反射的に膀胱壁の収縮が起こるようになる。

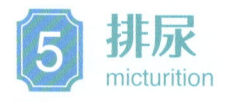

5 排尿
micturition

　正常排尿回数はおよそ4〜6回/日である。
　膀胱壁の3層の平滑筋が収縮し、膀胱括約筋が弛緩すると排尿が起こる。
　排尿反射の中枢は仙髄（S_2〜S_4）である▶図7-9。
　副交感神経により、膀胱壁は収縮、膀胱括約筋は弛緩し、排尿が起こる。

第8章

生殖器系
Reproductive System

- 1 生殖器系総論　*200*
- 2 女性生殖器　*201*
  卵巣／卵管／子宮／腟／女性外陰部／乳腺／会陰
- 3 男性生殖器　*206*
  精巣（睾丸）／精巣上体（副睾丸）／精管／精嚢／前立腺／
  尿道球腺（カウパー腺）／陰茎／陰嚢
- 4 生殖の生理　*211*
  男性の性機能／女性の性機能

楽しく学ぼう解剖生理　*217*

1 生殖器系総論

生物は個体維持のみでなく、種の存続をはかるため新しい個体をつくる。そのために生殖がなされるが、生殖には**無性生殖**と**有性生殖**がある。ヒトは有性生殖を行い、男性側の**精子**が女性側の**卵子**に接合し、新しい個体が生ずる。この生殖を行う器官を**生殖器**といい、有性生殖では発生学的には共通であるが、男性と女性では成長過程で形態的に異なった器官となる。

女性生殖器
female reproductive organ

1 卵巣 ovary

骨盤腔内で子宮の両側にあり、**子宮広間膜**の後面に包まれる長さ約3cm・幅約1.5cm・厚さ約1cmの卵円形の器官である。

卵巣は**皮質**と**髄質**からなり、皮質には種々の発達段階の**卵胞**(らんぽう)が散在し、幼若のものは表面近くに集まる。これら種々の卵胞の間に卵胞の排卵後の産物である黄体とその萎縮したものがある。髄質は血管・リンパ管・神経に富む。

胞状卵胞（**グラーフ卵胞**）は、卵巣の表面に盛り上がり、破れて卵子を腹膜腔に**排卵**する。排卵直前の卵胞を**成熟卵胞**という。

2 卵管 uterine tube

卵巣から子宮底の外側までの間を、子宮広間膜内の上縁に沿って走る長さ約7〜15cmの細い管である。

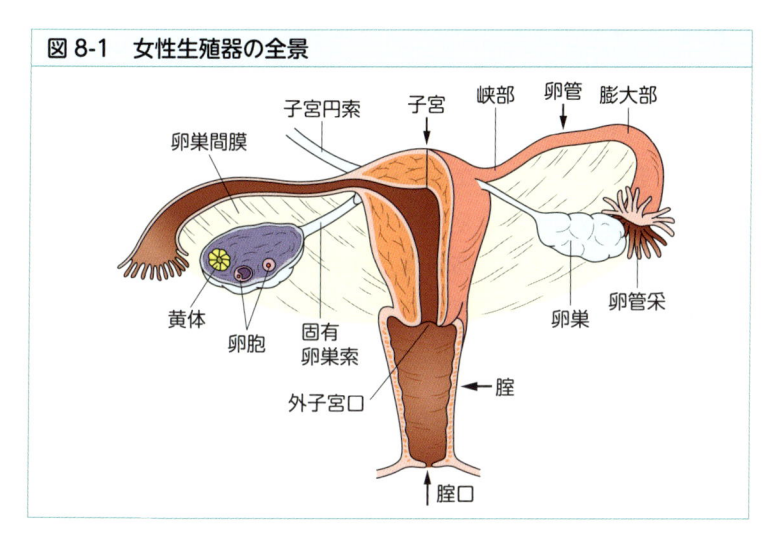

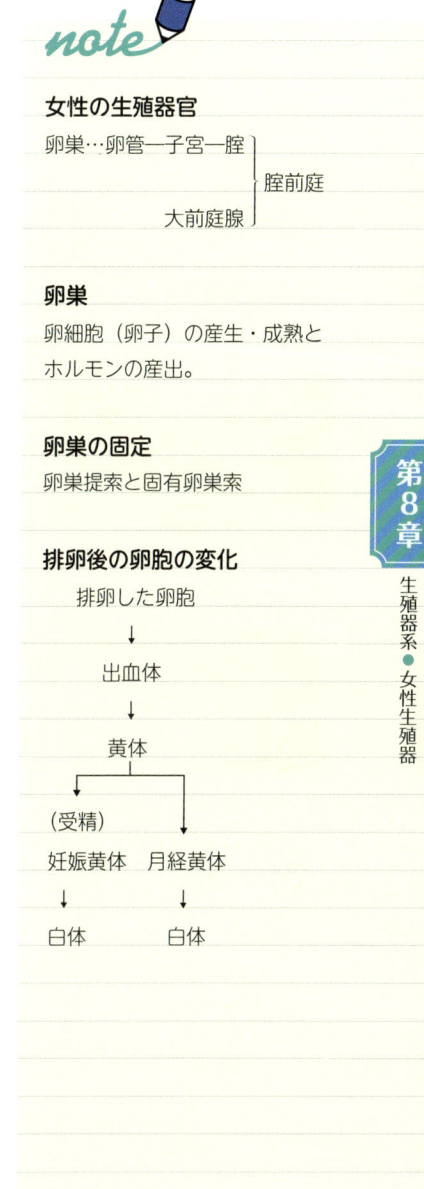

図8-1 女性生殖器の全景

ラベル：卵巣間膜、子宮円索、子宮、峡部、卵管、膨大部、黄体、卵胞、固有卵巣索、外子宮口、腟、卵巣、卵管采、腟口

---

note

女性の生殖器官
卵巣…卵管―子宮―腟
　　　　　　　　　　}腟前庭
大前庭腺

卵巣
卵細胞（卵子）の産生・成熟とホルモンの産出。

卵巣の固定
卵巣提索と固有卵巣索

排卵後の卵胞の変化
排卵した卵胞
↓
出血体
↓
黄体
↓（受精）
妊娠黄体　　月経黄体
↓　　　　　　↓
白体　　　　白体

第8章　生殖器系●女性生殖器

note

卵子の輸送
卵管壁の線毛上皮の線毛運動と平滑筋の蠕動運動により、卵子を子宮に送る。

子宮の平均の大きさ
長さ7cm、幅4cm、厚さ3cm。妊娠中は長さ30cm、幅25cmくらいにまで達する。

子宮の位置の固定
子宮広間膜と子宮円索

子宮円索
鼡径管を経て、大陰唇の皮下に放散する靱帯である。

ダグラス窩（直腸子宮窩）
子宮後壁と直腸との間の腹膜でおおわれた深いくぼみ。

子宮の各部と内腔
子宮体：子宮腔
子宮頚：頚管

子宮粘膜の周期的変化
増殖期：月経の終わったときより内膜の肥厚が起こる
↓
分泌期：卵巣における排卵とともに始まる
↓
月経期（剥離期）：子宮内膜が萎縮し、浅い部分の機能層の組織が壊死し、剥脱し、出血を起こす

子宮内腔（卵管子宮口）に続き、先端は漏斗状に腹腔に開く。**卵管腹腔口**の漏斗の外周縁は卵管采とよばれ、一部は卵巣に付着している。漏斗に続く卵管の外側端1/3は**卵管膨大部**とよばれ、子宮近くの約1/3は**卵管峡部**である。

卵管壁は粘膜、筋層、漿膜からなる。粘膜には線毛があり、卵子を子宮に送る。筋層は平滑筋で、漿膜は子宮広間膜の一部である。

3 子宮 uterus

A｜位置と外形

骨盤腔内で**膀胱と直腸の間**にあり、底辺が上になる下向きの二等辺三角形状で、前後に扁平な形をしている。正常では**前傾、前屈状態**をとり、**子宮広間膜**と**子宮円索**によって固定されている。

B｜子宮の構造

子宮は、**底・体・頚**に分けられる。上端の子宮底の両外側からは、**卵管、固有卵巣索、子宮円索**が出ている。体と頚の間はややくびれて子宮峡部とよばれる。子宮頚部の下端は丸く腟のなかに突出し、子宮頚の腟部とよばれる。

子宮内腔も**子宮腔・頚管**に分けられ、子宮腔の上両外側には**卵管子宮口**が開口している。体部と頚部の移行部はくびれて、頚管に続き、外子宮口で腟に開く。

C｜子宮壁の構造

粘膜、筋層、漿膜からなる。粘膜は**子宮内膜**といい線毛上皮でおおわれ、多数の子宮腺をもつ。卵巣周期・排卵に関連して一定の周期的変化が起こる。筋層は、内縦・中輪・外縦の平滑筋3層からなる。漿膜は腹膜の続きで子宮の最外層にあり、両側では子宮広間膜をつくる。

図 8-2 子宮と腟の前頭断

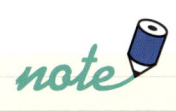

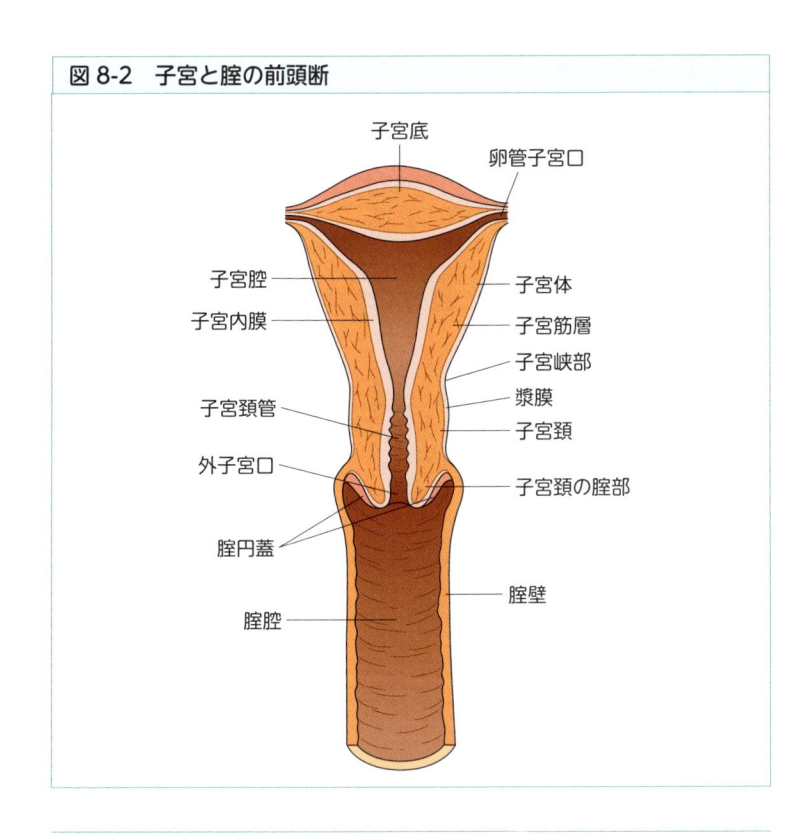

4 腟 vagina

　子宮の下につながり、長さ7cmほどの管腔器官で、**交接器および産道**でもある。上端では子宮腟部を輪状に取り巻く溝、**腟円蓋**があり、下端は**腟口**として外陰部の腟前庭に開く。

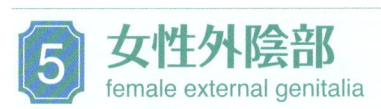

5 女性外陰部 female external genitalia

　恥丘・陰核・大陰唇・小陰唇・大前庭腺・腟前庭が含まれる。
　大陰唇は左右から外陰部の外郭をつくる皮膚のふくらみで、前方の交連部を恥丘という。大陰唇の内側には左右1対の皮膚のヒダがあり、小陰唇といい腟前庭を取り囲んでいる。小陰唇の前方、左右が合する海綿体からなる部分を陰核という。腟前庭には、**腟口と外尿道口が開口**している。腟口の後方両側には大前庭腺（バルトリン腺）があり、その導管は腟口の両側に開き粘液を分泌する▶図8-3。

女性外陰部
恥丘・陰核・大陰唇・小陰唇・大前庭腺（バルトリン腺）・腟前庭

図 8-3　女性外陰部

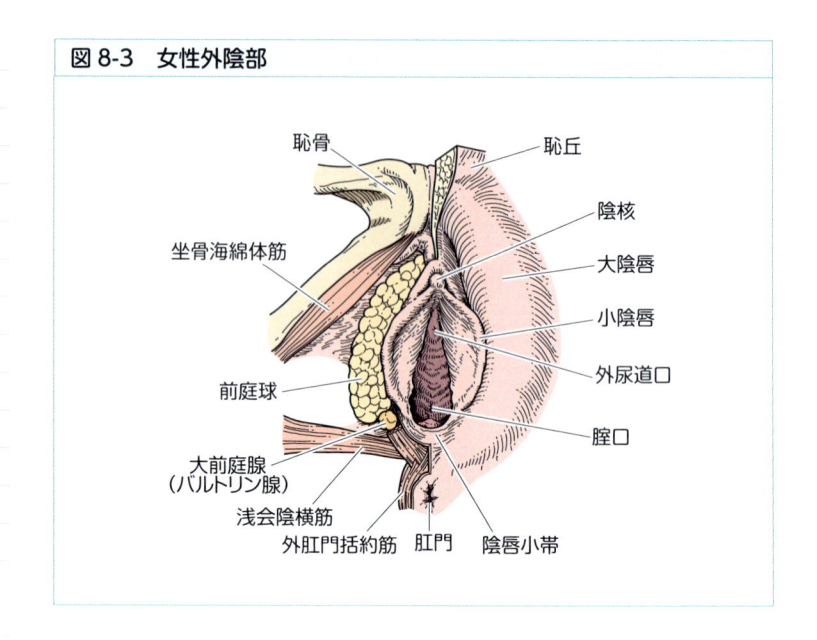

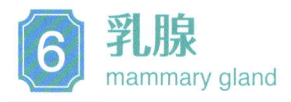

6 乳腺
mammary gland

　皮膚腺であるが、女性生殖器の補助器官でもある。前胸部のふくらみをつくる乳房と乳頭、乳輪からなる。乳房の脂肪組織内にある乳腺は10数個から20個ほどの乳腺葉からなり、それぞれ乳管を出し乳頭に開く。

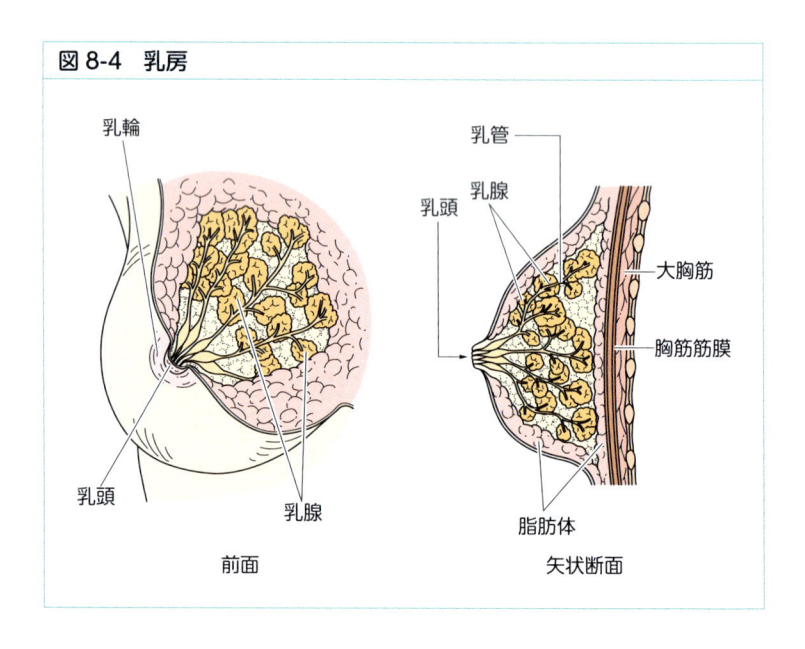

図 8-4　乳房

7 会陰
perineum

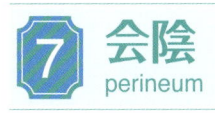

　骨盤の出口、恥骨結合から尾骨に至るまでをいう。女子の場合、臨床的には腟口から肛門までの部を会陰という。

　会陰の部位は、左右の坐骨結節を結ぶ線を引くと、前後2つの三角領域に分けられる。前方三角部には尿道や腟が開口しており、尿生殖三角あるいは尿生殖部という。

　後方三角部には肛門があり、肛門三角あるいは肛門部といわれる。

　尿生殖三角の表面は、皮膚でおおわれ、その深部に会陰浅筋膜と尿生殖隔膜とがある。尿生殖隔膜は恥骨弓の間に張っている三角形の線維性膜で、上・下2枚の筋膜からなる。この2枚の筋膜の間には深会陰横筋、尿道括約筋がある▶図8-5。

尿生殖三角
恥骨にはさまれた三角形の部で、深会陰横筋が走り、その上・下面をおおう筋膜、会陰浅筋膜と尿生殖隔膜の部。尿道や腟が貫いている。

肛門三角
肛門を中心にした肛門挙筋と、その上・下の筋膜とをあわせた部。肛門を取り囲む輪状の筋は、外肛門括約筋である。

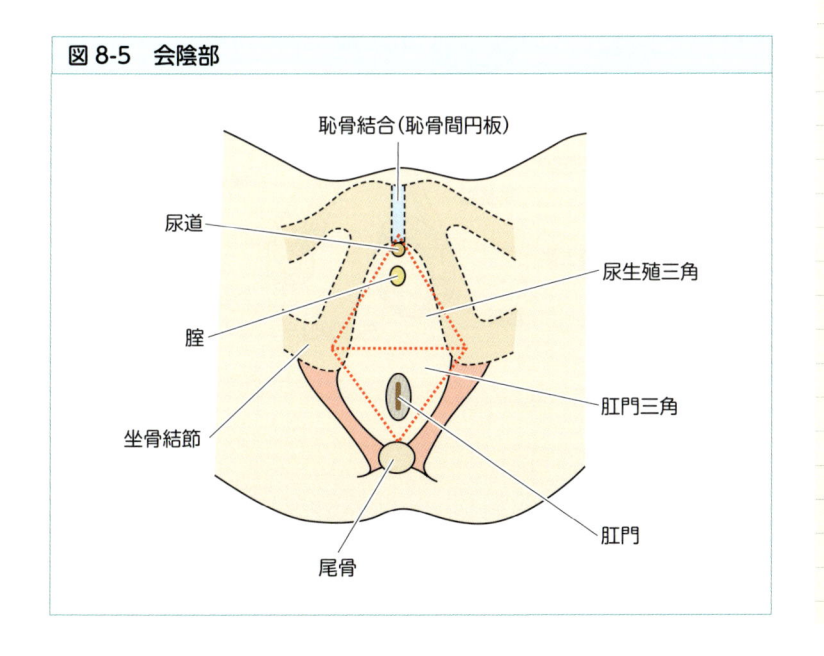

図8-5　会陰部

③ 男性生殖器
male reproductive organ

note

男性の生殖器官
精巣
　｜
精路
（精巣上体—精管—精嚢—射精管—尿道）
　　　　＋
　　　　海綿体
　　　　＝
　　　　陰茎（交接器）

精細管
曲精細管（精子形成）
　↓
直精細管（曲精細管が合して、各小葉に1本ずつ）

1 精巣（睾丸）
testis

　陰嚢中に左右1対あり、**精巣上体**とともに被膜に包まれ、扁平楕円形をした約8〜8.5gの実質性器官である。
　線維性の白膜に包まれ、その実質は多数の小葉に分けられる。各小葉には数条の**曲精細管**があり、この曲精細管で精子がつくられる。曲精細管は直精細管となり、それらは集合して精巣の後方に**精巣網**をつくり、そこから15〜20本の**精巣輸出管**が起こり、精巣上体に入る。

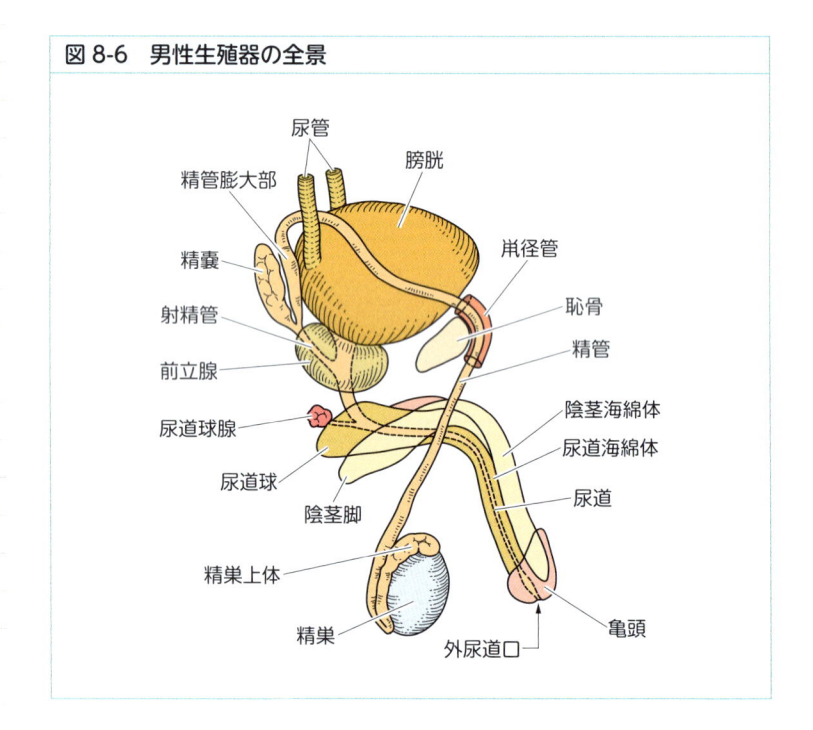

図8-6　男性生殖器の全景

図8-7 精巣（矢断面）

（図の注記：精索、精巣への神経と血管、精巣上体管（精巣上体頭部）、曲精細管、精巣輸出管、精管、精巣網、直精細管、精巣上体管（精巣上体尾部）、白膜）

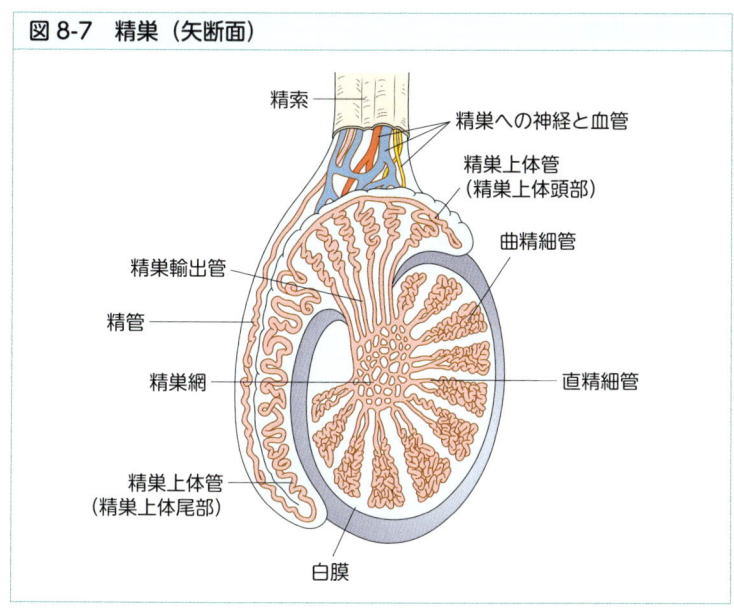

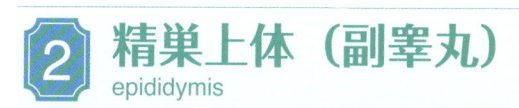

2 精巣上体（副睾丸）
epididymis

　精巣の上端から後縁に接して存在する。精巣の後上縁から出る15〜20本の精巣輸出管が精巣上体の上部に入り、合流しつつ下行し、1本の**精巣上体管**になる。精巣上体管は精巣上体の頭部から尾部まで迂曲下行し、尾部から出て**精管**となる。

3 精管
deferent duct

　精巣上体管に続き、鼠径管内を通って腹腔内に入り、膀胱の後ろで**精管膨大部**をつくった後、前立腺を貫き、精嚢の導管と合して、**射精管**となって左右別々に尿道に開く。全長40〜50cmの比較的太い（約3mm）平滑筋からなる管である▶図8-8。

　精巣上体管から始まり鼠径管内を通る部分は、血管や神経などと共通の索状物となり、**精索**とよばれる。

　精管膨大部の末端は、精嚢の導管と連結して射精管となる。

4 精嚢
seminal vesicle

　膀胱後面で精管膨大部の外側にある紡錘状の嚢で、左右1対ある。淡黄色を帯びたアルカリ性の分泌物を出し、射精の際、前立腺の分泌物とともに**精液**として排出される▶図8-9。

---

note

精細管と精管
精巣内：精細管（曲精細管→直精細管）→精巣網→精巣輸出管（精巣上体内）→精巣上体管→精管

精子の産生
精細管（曲精細管）
精祖細胞→精母細胞→精娘細胞→精子細胞→精子

精巣下降
胎生2か月終わりころまで後腹壁に付着していた精巣は、下降を始め、鼠径管を通って腹腔内から外に出、胎生末期には陰嚢内に入る。

射精管
精管の終部で、精嚢の導管と合したところから尿道に開口するまでをいう。左右の射精管は、並んで前立腺内を前下方に走り尿道の後壁に開口する。

鼠径管内を通るもの
男性：精索（精管、精巣挙筋、筋膜、精巣動・静脈、神経などの共通の索状物）
女性：子宮円索

note

図 8-8 精管

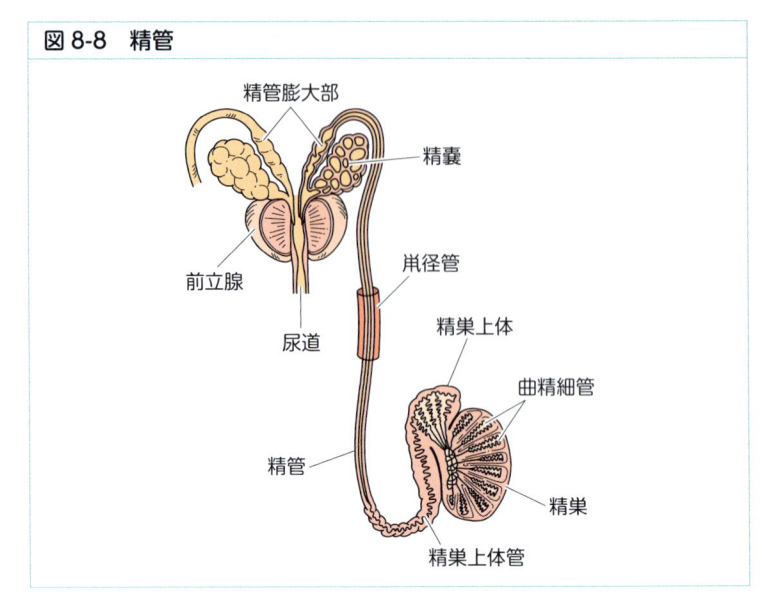

精管膨大部／精嚢／前立腺／鼠径管／尿道／精巣上体／曲精細管／精管／精巣／精巣上体管

図 8-9 精嚢・前立腺・尿道球腺

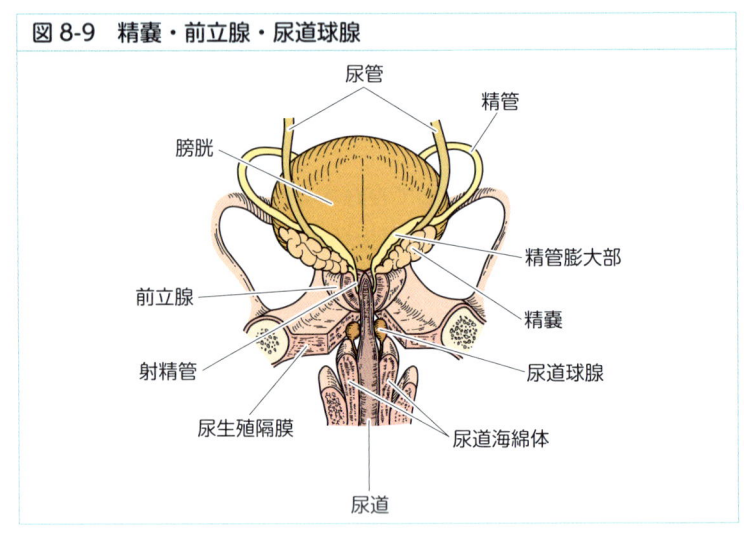

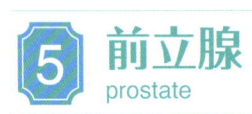

尿管／精管／膀胱／精管膨大部／前立腺／精嚢／射精管／尿道球腺／尿生殖隔膜／尿道海綿体／尿道

5 前立腺
prostate

　膀胱の下で、恥骨結合と直腸の間にあり、射精管と尿道起始部を取り囲む腺である。

　精臭のある乳白色の液を尿道中に出し、精子の運動を促進する。

6 尿道球腺（カウパー腺）
bulbourethral gland（Cowper's gland）

　前立腺のすぐ下、尿生殖隔膜中にあり、小さな球状の腺で、左右1対ある。導管が尿道に開き、アルカリ性の粘液を分泌する。

付属生殖腺
精嚢・前立腺・尿道球腺

前立腺肥大症
高齢者にみられ、尿道が圧迫され排尿困難が起こる。直腸内に指を入れると肛門から約5cm上方で前方によく触れる。

尿道球腺の分泌物
尿道の粘膜表面を潤滑にする働きがあり、分泌は性的興奮によって反射的に起こる。

7 陰茎
penis

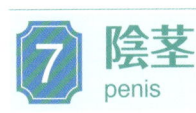

　尿路と交接器をかねる器官で、根・体・亀頭の3つに分けられる。背側の**陰茎海綿体**、腹側の**尿道海綿体**、その先端の亀頭からなる。尿道海綿体のほぼ中央を尿道が通り、**亀頭**の先端に外尿道口として開く。陰茎海綿体は血管に富み、多量の血液が注がれ勃起（ぼっき）の主役となる。陰茎の皮膚は亀頭との移行部でたるみ、**包皮**（ほうひ）とよばれる。

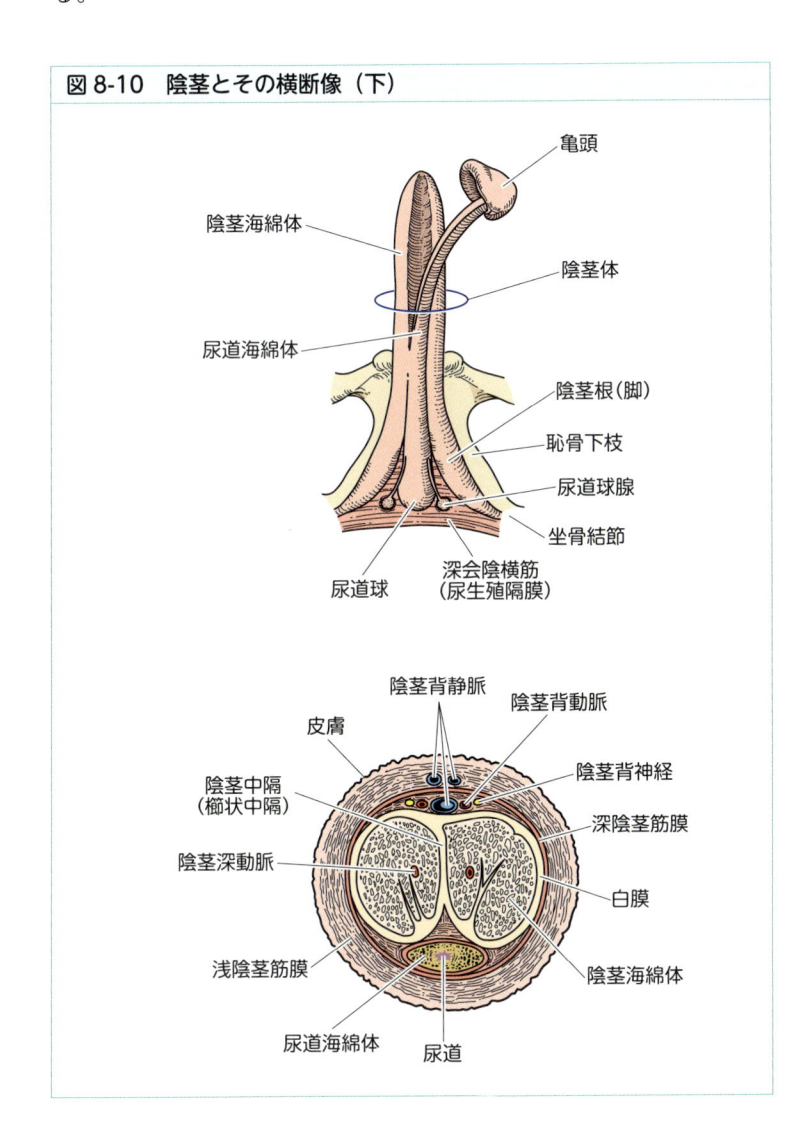

図8-10　陰茎とその横断像（下）

[図：陰茎の外観と横断像]
- 亀頭
- 陰茎海綿体
- 陰茎体
- 尿道海綿体
- 陰茎根（脚）
- 恥骨下枝
- 尿道球腺
- 坐骨結節
- 尿道球
- 深会陰横筋（尿生殖隔膜）
- 皮膚
- 陰茎背静脈
- 陰茎背動脈
- 陰茎中隔（櫛状中隔）
- 陰茎背神経
- 深陰茎筋膜
- 陰茎深動脈
- 白膜
- 浅陰茎筋膜
- 陰茎海綿体
- 尿道海綿体
- 尿道

---

note

包茎
子どものときは亀頭も包皮におおわれている。大人になると包皮が後退して亀頭が露出するようになるが、露出せず包皮を被った陰茎をいう。

勃起
精神作用や反射作用で、海綿体に多量の血液（動脈血）が注がれると、周辺の静脈は圧迫され血液の流出が妨げられ、海綿体は充血、膨張して硬くなり、陰茎は勃起する。

海綿体
陰茎の主体をつくり、左右2個の陰茎海綿体と1個の尿道海綿体、合計3個からなる。

第8章　生殖器系・男性生殖器

note

陰嚢内の温度
一般に腹腔内より若干低く、このような温度で精巣の精子形成は活発に行われる。
外界の温度が高いと平滑筋が弛緩し、低いと収縮して、陰嚢皮膚を伸縮させ、陰嚢内の温度を調節するといわれている。

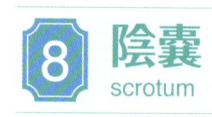

8 陰嚢 scrotum

　腹壁の皮膚の続きで、精巣・精巣上体と精索の一部を包み、ふくろ状をなし、収縮時は表面にヒダが生じている。正中線の皮膚の表面はやや高くなり**陰嚢縫線**といい、その内部は中隔に続き、左右に分けられている。

　陰嚢縫線は前方では陰茎の縫線に、後方では会陰の縫線に連なる。皮下には脂肪組織はないが、肉様膜とよばれる平滑筋層が発達している。

4 生殖の生理　reproduction

　ヒトは**有性生殖**で、雌雄それぞれが生殖細胞をつくり生殖を行う。生殖細胞をつくる器官を**性腺**といい、男性の精巣と女性の卵巣がその働きを行う。精巣でつくられた生殖細胞は**精子**で、卵巣でつくられた生殖細胞が**卵子**である。

1 男性の性機能

　精巣において、**精子の産生**と**男性ホルモン（アンドロゲン）の分泌**が行われる。

A｜精子形成　spermatogenesis

　精子は精巣の**曲精細管**で産生される。精細管壁の精上皮から**精祖細胞**が生じ、**精母細胞**、**精娘(せいじょう)細胞**と分化して**精子細胞**となる。精子細胞は成熟し、形を変え**精子**となる。精子の受精能力は射出後2〜3日と考えられている▶図8-11。

B｜男性ホルモン（アンドロゲン）の分泌

　精細管の間、結合組織内にある**間質細胞（ライディッヒ細胞）**から分泌。主要ホルモンは**テストステロン**で、第2次性徴の発現、男性生殖器の発達、精子細胞の成熟を促す、などの作用をもつ。
　男性の第2次性徴には体毛の増加、頭髪の減少、外生殖器の増大、音声の低音化などがある。

---

note

精子
頭部、中間部、尾部に区別。頭部には遺伝情報をもつDNAが詰まっている。
尾部は鞭毛を形成し、運動性をもつ。
精母細胞ができ、精子完成までの全過程はおよそ74日を要する。

精液
付属生殖腺からの分泌物が精子に加わり精液がつくられる。
1回の射精で2〜4mlの精液が排出され、その中には2〜3億の精子が含まれている。

テストステロンの作用
第2次性徴の発現
男性生殖器の発達
精子細胞の成熟促進

図 8-11　精子形成

図 8-12　卵子と精子

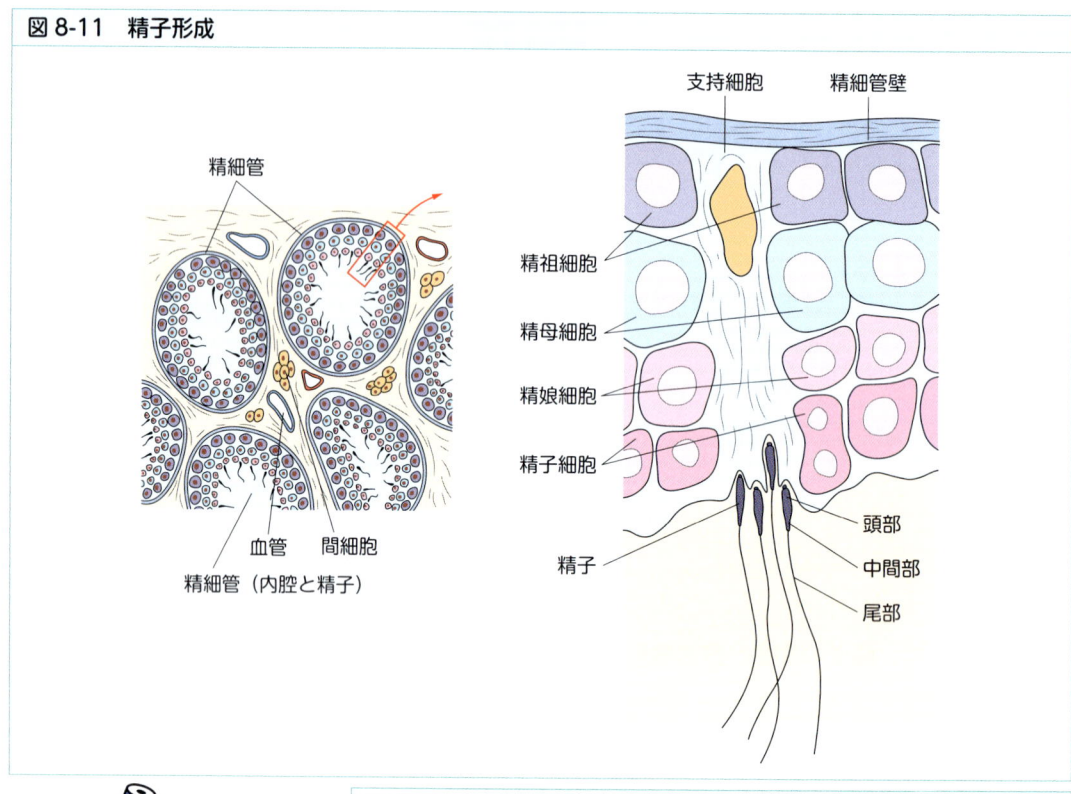

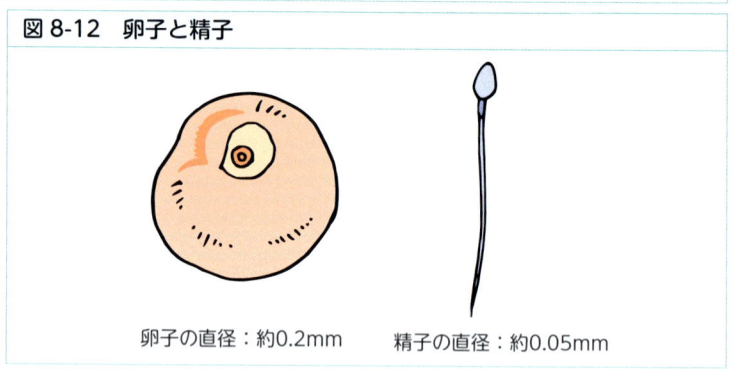

卵子の直径：約0.2mm　　精子の直径：約0.05mm

2 女性の性機能

卵巣において、**卵子の産生**と**女性ホルモン**（卵胞ホルモン：エストロゲン、黄体ホルモン：プロゲステロン）**の分泌**が行われる。

A｜卵子形成と排卵　oogenesis, ovulation

卵巣中に、原始卵胞とその中心部に**卵母細胞**がある。毎回の月経とともに卵胞刺激ホルモン（FSH）の作用により卵胞が成熟を始める。卵胞の成熟に伴って、卵母細胞も成熟し**卵子**となる。

成熟した**卵胞**、成熟卵胞またはグラーフ卵胞に黄体形成ホルモン（LH）が作用すると、卵胞壁は破れ、成熟した卵子が腹腔に飛び出す。これを**排卵**という。

図8-13 卵巣・卵胞の発育

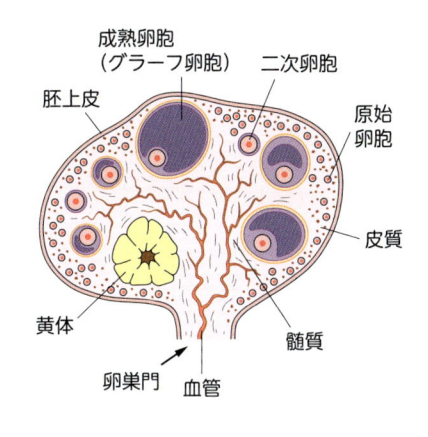

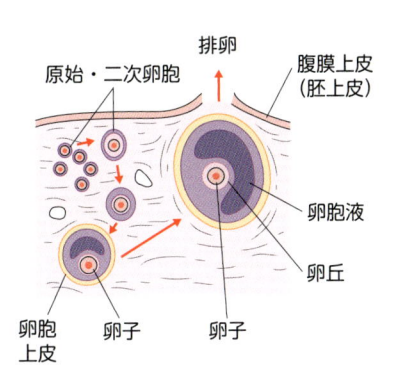

 排卵した後の卵胞はただちに黄体化を開始し、24〜96時間以内に**黄体**の形成が完成される。卵子が受精すれば、さらに**妊娠黄体**に変化し、ますます増大し妊娠11〜12週にその機能は頂点に達する。以後次第に退行して妊娠末期に至り**白体**となる。受精しなければ**月経黄体**となり、次の月経の始まる4日ほど前から黄体は退化し白体となって消失する。

> **note**
>
> **原始卵胞**
> 新生児では両方の卵巣で数十万個ある。12〜16歳では約40万個と加齢に伴い減少するが、18〜24歳でも約15万個あまりある。しかし、完全に成熟するのはそのうち数百個くらいにすぎない。つまり、女性の一生のうち月経のある期間を約35年、月経周期を30日として概算すると12×35＝420個前後にすぎない。
>
> **成熟卵胞**
> 性腺刺激ホルモンの影響を受けて成熟した卵胞で、グラーフ卵胞ともいう。

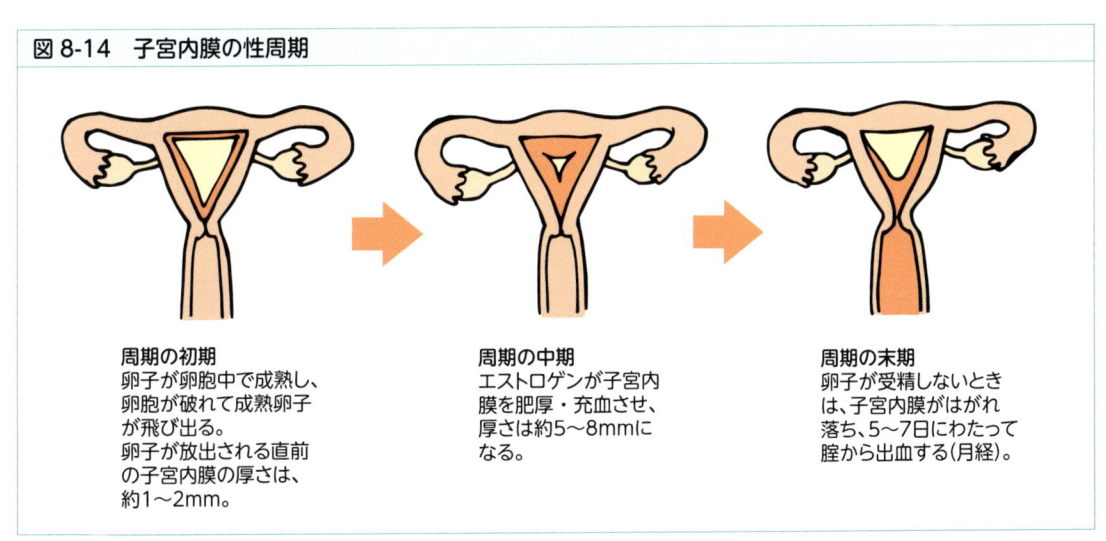

図8-14 子宮内膜の性周期

周期の初期
卵子が卵胞中で成熟し、卵胞が破れて成熟卵子が飛び出る。
卵子が放出される直前の子宮内膜の厚さは、約1〜2mm。

周期の中期
エストロゲンが子宮内膜を肥厚・充血させ、厚さは約5〜8mmになる。

周期の末期
卵子が受精しないときは、子宮内膜がはがれ落ち、5〜7日にわたって腟から出血する（月経）。

note

性腺刺激ホルモン（ゴナドトロピン）
卵胞刺激ホルモン（FSH）
黄体形成ホルモン（LH）

排卵
毎月1度、成熟卵胞が破れ、成熟した卵子を腹腔内に排出すること。

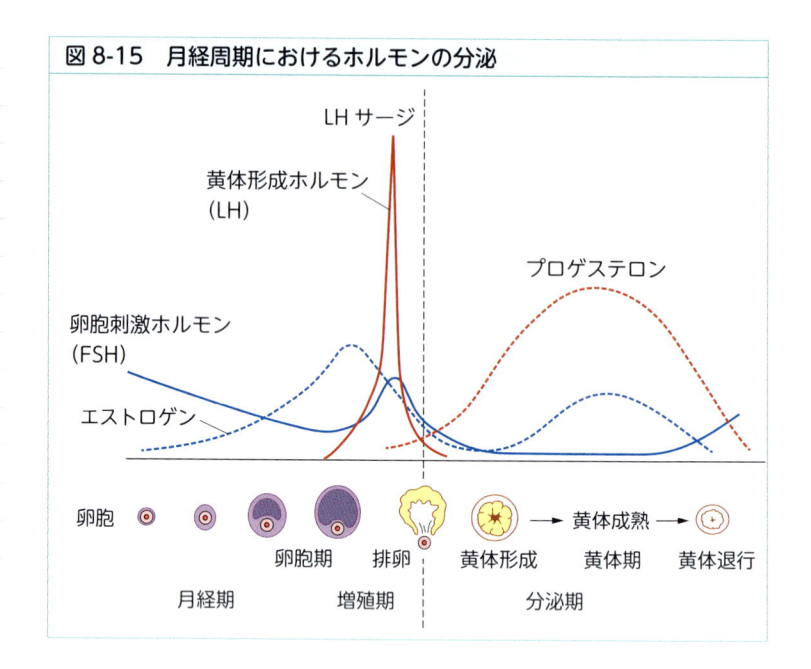

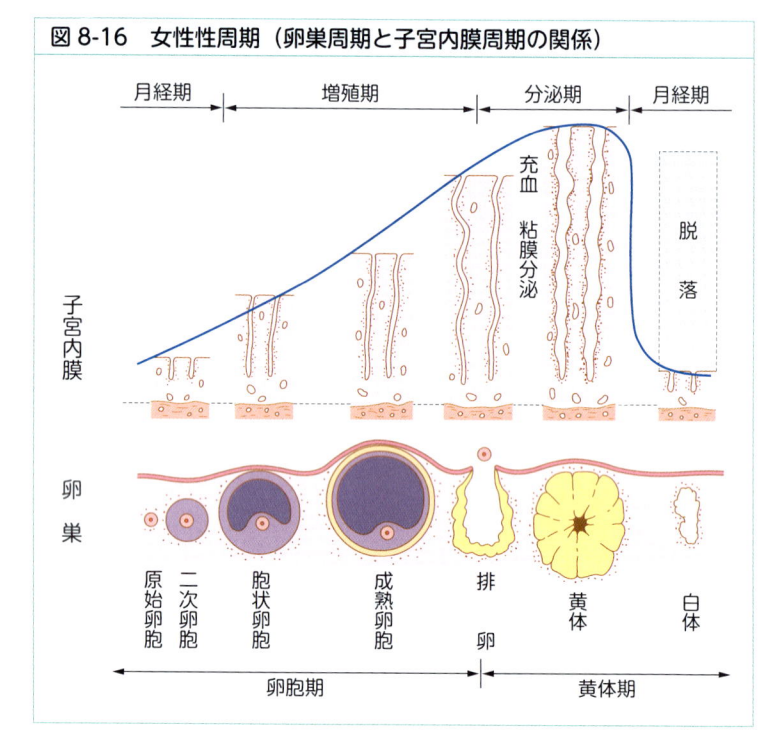

図 8-15 月経周期におけるホルモンの分泌

図 8-16 女性性周期（卵巣周期と子宮内膜周期の関係）

図 8-17 受精と着床

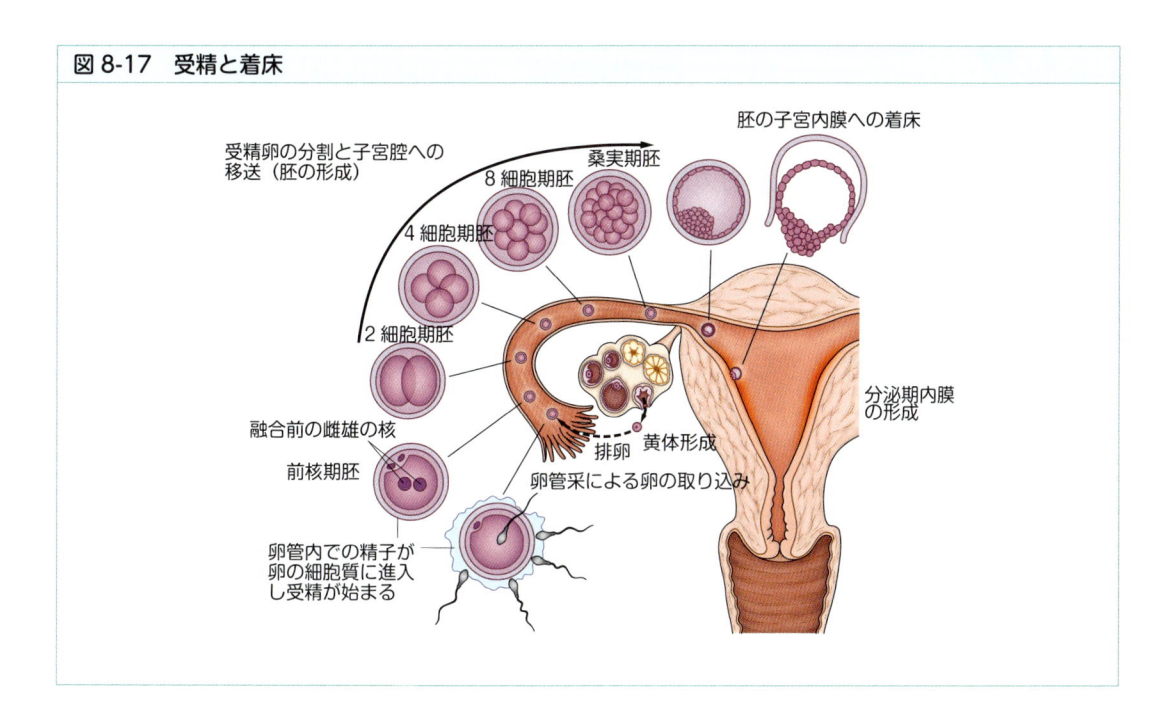

- 受精卵の分割と子宮腔への移送（胚の形成）
- 胚の子宮内膜への着床
- 桑実期胚
- 8細胞期胚
- 4細胞期胚
- 2細胞期胚
- 融合前の雌雄の核
- 前核期胚
- 排卵
- 黄体形成
- 卵管采による卵の取り込み
- 卵管内での精子が卵の細胞質に進入し受精が始まる
- 分泌期内膜の形成

図 8-18 胎盤

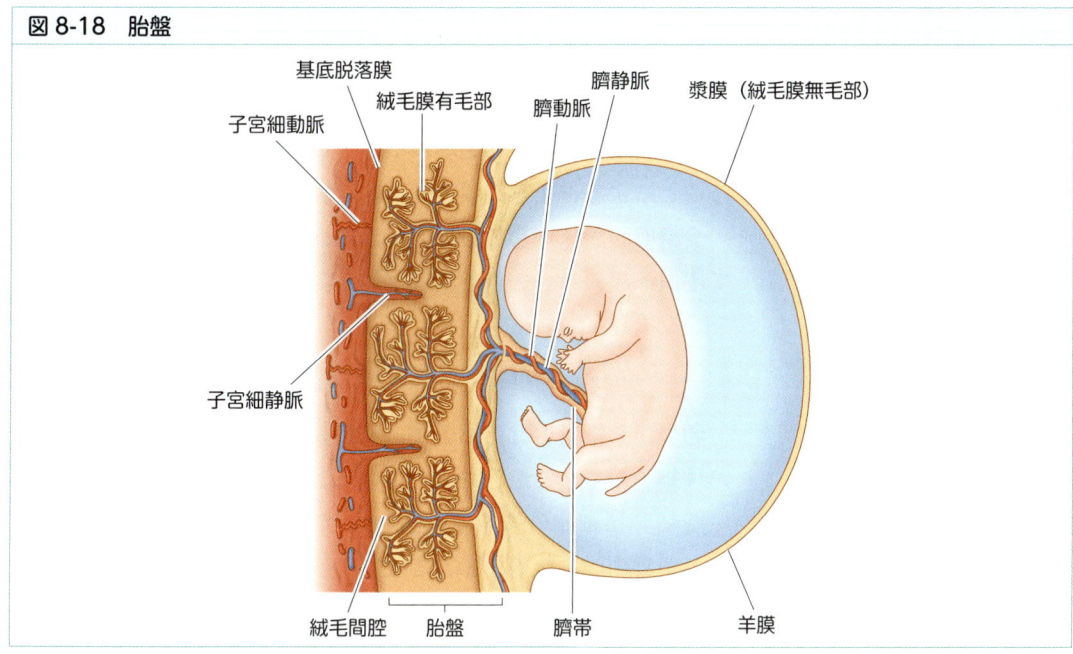

- 基底脱落膜
- 絨毛膜有毛部
- 臍静脈
- 臍動脈
- 漿膜（絨毛膜無毛部）
- 子宮細動脈
- 子宮細静脈
- 絨毛間腔
- 胎盤
- 臍帯
- 羊膜

第8章 生殖器系●生殖の生理

note

卵巣周期
原始卵胞→成熟卵胞（胞状卵胞またはグラーフ卵胞）→排卵→排卵後の卵胞：黄体（受精：妊娠黄体、未受精：月経黄体）→白体

子宮内膜の性周期におけるホルモンの作用機序
①卵胞刺激ホルモン（FSH）の作用により卵胞が成熟
②成熟卵胞はエストロゲンを分泌
③卵胞の増大に伴いエストロゲンの分泌量は増加し、卵胞刺激ホルモン（FSH）分泌にブレーキをかける。
④卵胞が成熟すると黄体形成ホルモン（LH）が急激に放出され（これをLHサージという）、その約1日後に排卵が起こる。
⑤排卵後、卵胞は黄体となり、エストロゲンとプロゲステロンが分泌される。プロゲステロンは子宮内膜を分泌期の状態に変化させる。エストロゲンとプロゲステロンの分泌により、卵胞刺激ホルモン（FSH）と黄体形成ホルモン（LH）の分泌が抑制される。
⑥排卵後約1週間ごろから黄体は退行し始め、それに伴いエストロゲンとプロゲステロンの分泌も低下する。その結果、消退出血（月経）が起こる。
⑦エストロゲン、プロゲステロンの分泌低下が刺激となり、卵胞刺激ホルモン（FSH）の分泌が増加され、次の卵胞が成熟する。

妊娠期間
着床前の月経（最終月経）の開始日から満280日から満286日が正常の妊娠期間である。10に分けて妊娠月とし、週では40週としている。分娩予定日とは、最終月経から数えて280日目をいう。

B｜卵巣周期　ovarian cycle

1つの卵胞の成熟、排卵、黄体形成、白体化という変化は約28日の期間で起こり、この変化の期間が終わると、続いて別の卵胞に同様な変化が起こる。この卵胞が変化する約28日の周期を卵巣周期という。

C｜女性ホルモン（卵巣ホルモン）

卵巣から分泌され、卵胞ホルモンと黄体ホルモンとがある。
①**卵胞ホルモン（エストロゲン）**：エストラジオール（E_2）、エストロン（E_1）、エストリオール（E_3）の3種があり、第2次性徴の発現、卵胞の発育、卵管の運動促進、子宮内膜の増殖肥厚などの作用を行う。
②**黄体ホルモン（プロゲステロン）**：黄体から分泌されるホルモンで、子宮内膜の分泌を促進して、受精卵の着床をしやすくする。妊娠時、子宮筋の興奮性を低下させ、また排卵を抑制する。

D｜子宮内膜（子宮粘膜 endometrium）の性周期

卵巣周期に伴って卵胞ホルモン・黄体ホルモンの分泌が変化することによる、子宮内膜の周期的な変化をいう。
受精卵の着床が起こらないときは、子宮内膜の機能層は剥離して出血が起こる。これを**月経**という。

E｜受精と着床　fertilization, implantation

卵巣から排出された卵子が、卵管膨大部で精子と接合し、最初の体細胞ができることを**受精**という。
受精卵は細胞分裂をくり返しながら卵管内を子宮内まで下がり、子宮内膜に定着する、これを**着床**という。
着床した受精卵は母体内で発育を続けるが、この状態を**妊娠**という。着床が起こると**胎盤**が形成され、母体より栄養を取り、**胞胚**、胎芽、胎児と発育し、分娩によって体外に出される。

楽しく学ぼう解剖生理 Help you understand

胎児と骨盤の性差

胎児が入れる空間

　私たちは、お母さんのお腹から生まれました。では、お腹の中のどこにいたのでしょう。いわずとしれた子宮の中です。ということは、子宮の中は胎児が入れるだけの空間があるということですね。

　子宮とは、内腔（子宮腔）のある筋性の器官なのです。筋性というのは、この子宮の壁が組織学的には内層・中間層・外層の3層からなっていて、その外層は子宮外膜とよばれる漿膜層、内層は子宮内膜とよばれる粘膜層で、両膜に挟まれた中間層が子宮筋からなる筋層となっています。

　この子宮、ふだんは前方が恥骨結合で閉じられた小骨盤の内部、骨盤腔の中央に位置しています。これは妊娠していないときの状態です。

　子宮壁に着床した胎児は、およそ10か月間、子宮内で生活しますが、その間に2か月目18mmだった身長が、6か月では338mm、10か月では475mmと成長していきます。

　子宮は胎児だけでなく、胎膜、羊水、胎盤などが入っていて、子宮腔は顕著に拡大していきます。そうすると、まわりが骨で囲まれている骨盤腔内には収まりきらなくなり、上方へ腸を押し上げ、腹腔内へと進入していきます。約5か月（20週）で、子宮の底部、上縁部はおへその高さに達します。そして、みぞおちあたりまで上がり、もちろん前方へも迫り出して、あのような大きなお腹となるのです。

　"みぞおち"って、左右の肋骨弓が胸骨に結合しているその下の空間でしたね。肋骨と骨盤の間が狭いと、大きくなった子宮が、横隔膜が胸腔内にドーム状に入っているように、胸腔内に入りこんでしまうことにならざるをえないですよね。そうすると、肋骨が邪魔をして前方へと出っ張った大きなお腹になれないことになってしまいます。

　子宮内の胎児が成長し、それに合わせて妊婦のお腹が大きくなるためには、骨盤と肋骨の間、上下の距離が長いほうがよいわけです。つまり、胴が長いほうがいいですよね。そこで、「（妊娠しない）男性より、（妊娠する）女性のほうが胴は長い」ということになります。

図 8-19　胎児の成長と母体

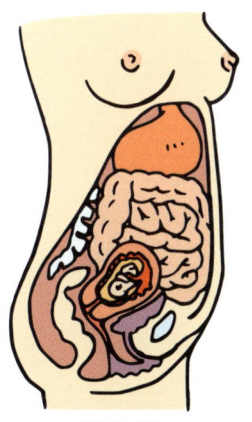

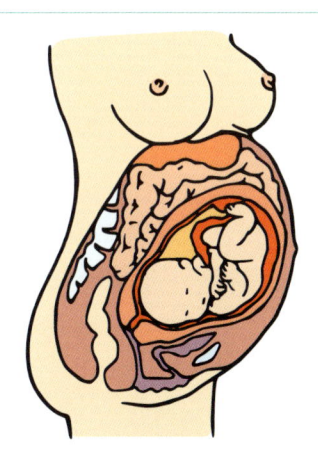

妊娠12週　　　妊娠20週　　　妊娠36週

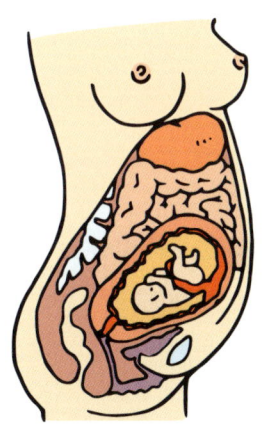

217

たとえば、比較のために男女2人で並んで、それぞれ親指と人差し指の間で腰を挟むように、腰に手を当ててみてください。そう、足を開き胸を張れば、威張っているような姿勢です。そのとき、親指から人差し指にかけてのラインが、骨盤の上の縁に乗っているように手を置いて、そして、その手をちょっと上にずらしてみてください。すると、男性ではすぐに手の甲側が肋骨に触れるはずです。しかし、女性は少し上げたくらいでは触れないでしょう。つまり、横っ腹、肋骨と骨盤の間の幅が女性のほうが広いのです。

再び「女性のほうが胴は長い」

男性と女性とでは、骨盤の形に違いが認められ、骨盤の性差といわれます。この性差は、妊娠・出産といった機能をもった女性の骨盤と、そのような生理的機能をもたない男性骨盤といった観点で比較すると、その差異が明確になってきます。

骨盤腔に入りきれなくなった胎児を入れた子宮は、体幹上方腹腔方向に拡大していくわけです。骨盤腔の入口、分界線より上は大骨盤といい前方は解放され、腸骨翼によって受け皿のようになっています。骨でできた「盤」のいわれとなっています。

この盤は、横に広いほうが受け皿としては安定がいいですよね。骨盤も前方からみて左右側方に広いほうが安定がよいのです。盃の上の縁から底までの斜面の長さが同じであったとしても、その傾斜が左右とも緩やかであるほうが、上縁間の距離が離れて広い受け皿となります。また傾斜が緩やかであるほうが滑りにくく安定がよいということです。

ということで、子宮を乗せた場合に安定をよくしたい女性のほうが、腸骨翼の傾きが緩やかで、骨盤の左右間の幅が広いのです。といっても、骨盤の幅（腸骨幅）の生体計測値は男性26.9cm、女性26.6cmと、ほとんど差はなく、数値上ではやや男性のほうが大きい平均値で、幅の広い骨盤をもっています。でも体全体を比較すると、男性が大きいのですから、当然といえば当然の値です。

しかし、全体が大きければ部分も大きいというのなら、その全体を同じ大きさに合わせてみれば部分の割合がでるので、腸骨幅を身長で割って示数を計算してみました。その示数の男性平均は15.8で、それに対して女性は16.6と大きな値を示し、同じ身長の男女が並んで比べると、やはり女性の骨盤の横幅は男性より大きいのです。

図 8-20　女性のほうが胴は長い？

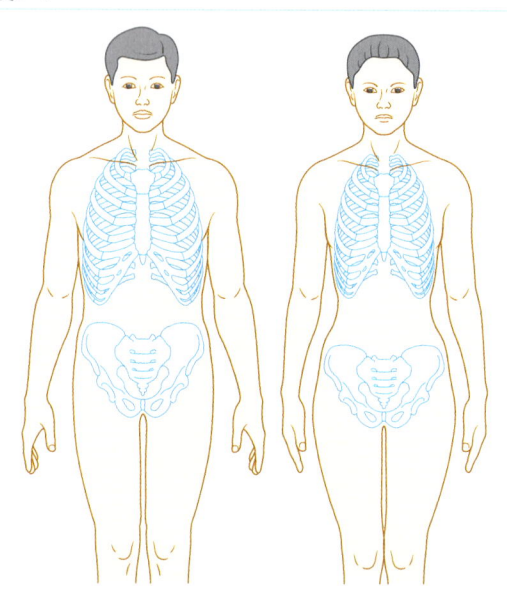

繰り返しになりますが、女性の腸骨翼の傾きが緩やかということは、恥骨の上縁から腸骨稜の最上部、大骨盤の高さが男性より低いということです。そうしますと腸骨稜最上部と肋骨下端との距離が広がり、女性のほうが胴が長いということの、形態的な説明となるのではないでしょうか。

大きな面積をもてる円を描く

月満ちていよいよ母体とも決別し、胎児は世の荒波の中に出てきます。出産です。そのとき胎児は、骨盤腔の中に頭から入っていきます。そこで、骨盤腔は骨性の産道となりますね。当然、胎児が通りやすいように、通り道は広いほうがよいわけです。入口、途中、出口のどれも。

まず入口です。出産時に胎児が入り始める骨盤上口ですが、その形は男女で異なっています。上口の縁を分界線とよびますが、ためしに1本の線でさまざまな形を書いてみましょう。正方形、長方形、三角形、円などありますが、どれがいちばん大きな面積になるでしょうか？

とりあえず、40cmの線を用いて考えてみましょう。正方形だと一辺10cmですから100cm²ですね。縦5cm×横15cmの長方形だと75cm²、底辺10cm×他辺15cmの二等辺三角形では約71cm²、円周が40cmの円の面積は約127cm²です。形としては円がいちばん大きな面積をもちます。

骨盤上口の形をみてみますと、男性は仙骨の椎体部の上縁（岬角）が骨盤腔内に入り込んでハート型であるの対し、女性は円に近い横楕円形で男性より面積の広い形となっています。

次に、男女の骨盤を上からのぞいてみますと、男性は分界線より中に後方から仙骨・尾骨が入り込んでみえます。一方、女性は仙骨・尾骨の前面はあまりみえず、骨盤腔の底に広い空間が認められます。これは、仙骨・尾骨の後弯の程度による違いによると思われます。男性は中に入り込んで前方へ強く弯曲しているのに対し、女性は後方に退き弯曲も緩やかで、脊柱の腰のへこみから殿部にかけて外へ突出が大きく、それが男性に比べお尻の大きい感じをいだかせています。

実は、外形ではなく骨盤腔、胎児の通り道が問題で、仙骨・尾骨を後方に、坐骨部を側方に退かせること

図8-21　同じ辺の長さによるいちばん大きな図形

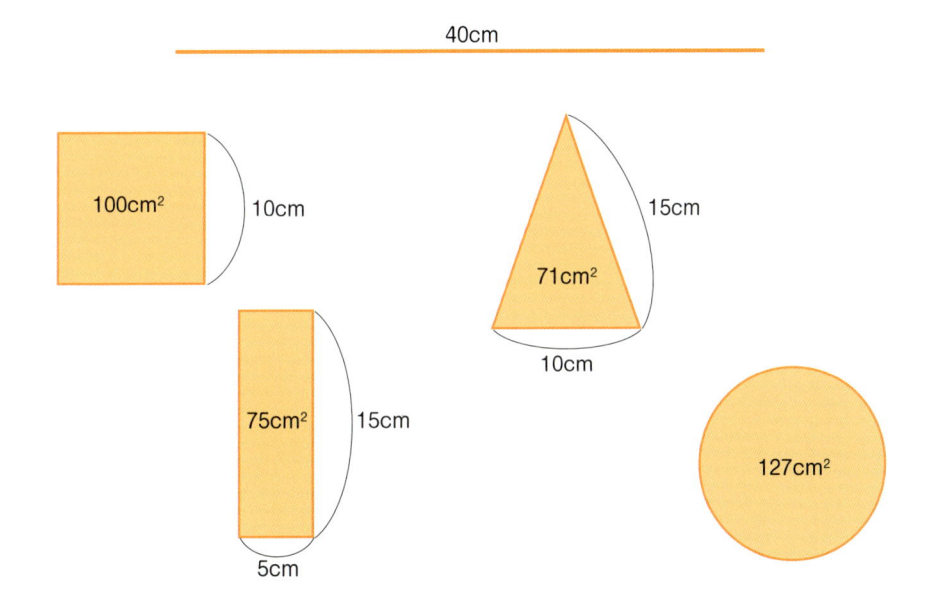

●たとえば一辺が同じ40cmの図形であっても……

によって、腔の空間を大きくすることが可能になったのです。

　腰がバンと張って（腸骨翼の側方への張り出し）、お尻の大きな（仙骨・尾骨の弯曲の後方への退き）女性は、安産型といわれるのです。

　では、胎児が母体から出るところとなる場所はどうでしょうか。産道の出口である腟口は、恥骨結合の下にあります。そこを恥骨下角といいますが、この左右の恥骨の結合部の下にある空間が広いほうが出産に好都合です。ここの角度は、男性では鋭角（50〜60°）であるのに対し、女性は鈍角（70〜90°）です。しかもその角度をなす左右の恥骨の下の部分にある縁は、女性では直線ではなく曲線となっており、出産に際して都合のよいように、より空間を確保しています。

　このように、新しい生命を育み、生み出す女性の骨盤は、その生命である胎児が安住できるよう、そしてその母体から外に出やすいように形づくられています。

子宮内の血管

らせん構造の血管

　ところで、妊娠中に子宮が大きくなるということは、子宮の壁が伸びるということになります。確かに、子宮壁を構成する筋層個々の筋細胞は伸びて大きくなり、出産間際では10倍近くまで大きくなっているようです。

　すると、その子宮壁側に入っていた血管は引っ張られてしまうことになりますが、大丈夫なのでしょうか？　切れてしまうのでは、と思われるかもしれませんがご安心ください。神様はその辺を心得ておられるようで、大きくなることを想定して、血管が子宮壁に沿って走っています。つまり、蛇行し、らせん構造になっているのです。

　たとえば、ドライヤーのくるくると巻いているコードみたいなものです。使っていないときは、短くコンパクトになっていますが、使用中、らせん部分のコードはほどけて伸びますが、切れてしまうことはありません（もちろん限界はありますよ）。

　同様に、妊娠していない小さな子宮の場合でも、その子宮動脈は先を見越して、妊娠時に子宮が大きくなることを考えに入れ、らせん構造になっているのです。

臍帯

胎児と母体のつながり

　胎児は母親の産道を通り、腟口から出てきます。赤ん坊の誕生です。出産直後、あるいは数分後にへその緒（臍帯）を切ります。へその緒の残りは1週間ほどで乾いて落ちます。その跡がおへそなのです。

　臍帯中には血管が3本（臍動脈が2本と臍静脈が1本）通っています。これらの血管は、母体の子宮壁についている胎盤と、胎児のへそ（臍輪）とを結んでいました。臍帯中の血管は臍輪から胎児の体内に入っていて、胎児の血管とつながっているのです。

　臍静脈は、胎盤を通して母体から栄養や酸素をもらうために胎児の体内に向けて流れる血液を通す血管です。

　出産され、へその緒がとれ母体とのつながりがなくなり、赤ん坊の体内に残された血管を通す管としての役割を終わった2本の臍動脈と1本の臍静脈の名残り、遺残物が臍動脈索と臍静脈索です。これらは胎児期に機能していた血管で、大人になると管としての機能は失われていますが、結合組織性のヒモ状の索状物として残っています。

図8-22　胎児の循環

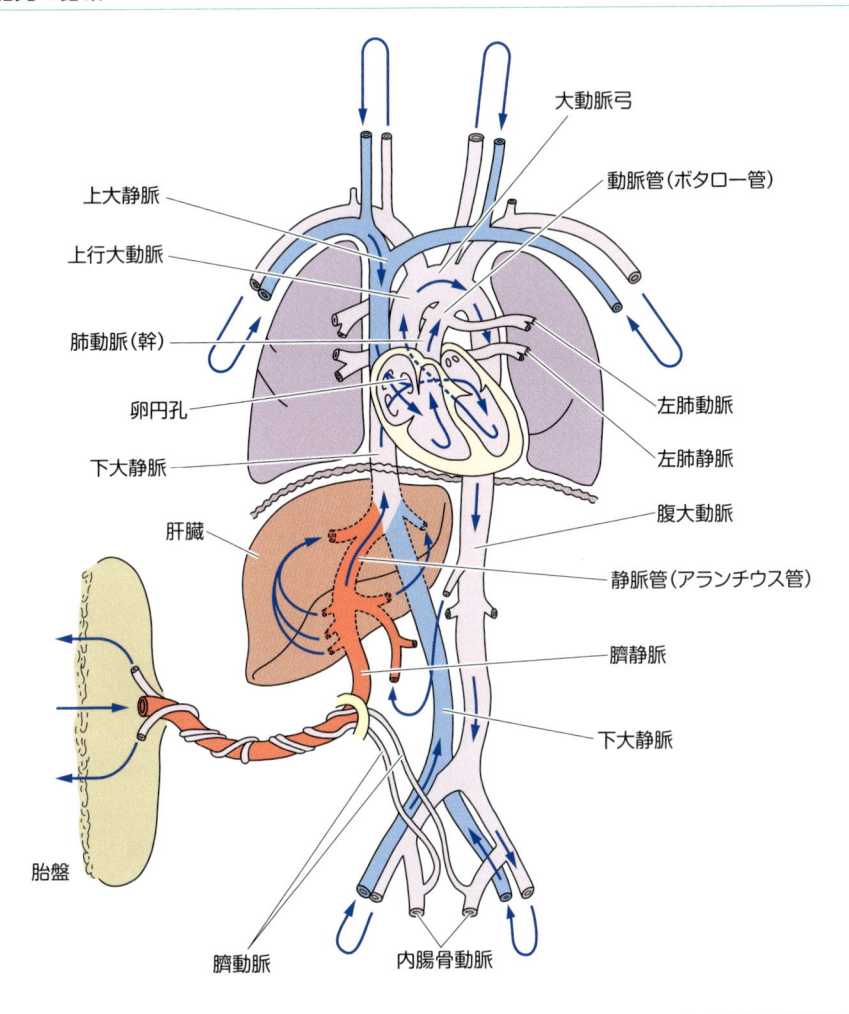

胎児は母体の子宮内に羊膜に包まれた羊水中にいます。鼻から外気を吸い込み酸素を肺に取り入れたり、血液中の二酸化炭素を肺で摂取し、呼気として鼻から体外に吐き出すことはしません。臍動脈と臍静脈を使い、母親に依存しているのです。

　出生後、外呼吸が始まってからの血液の流れは、心臓を中心に2つの循環路（肺〈小〉循環と体〈大〉循環）をもちます。しかし、胎児のときは外呼吸を行わず、肺を利用しないため、肺循環は必要ありませんでした。そこで、胎児のときの循環では、右心室から肺に向かう肺動脈より大動脈へのバイパスがあり、肺へはわずかの血液しか流れないのです。このバイパスを動脈管（ボタロー管）といい、出産後に遺残物となる動脈管索なのです。肺循環では右心室→肺動脈→肺→肺静脈→左心房と血液が流れるのですが、右心室へは大静脈が入っている右心房から流れてきます。右心房からの血液が、右心室ではなく、直接左心房へ流れていけば肺循環を通らないことになります。右心房と左心房は心房中隔という壁によって区切られていますが、胎児のときはこの壁に孔が開いていて、右心房から左心房へと抜けているのです。この孔を卵円孔とよびます。出生と同時にこの孔にある弁が閉じられ、数日以内にこの孔は密閉され、痕跡が卵円窩とよばれるくぼみとして残ります。

　このように胎児期の循環路は、心臓も含め出生後はさまざまに変化します。出生後も変化しないで先天性疾患を生じる場合があり、卵円孔が閉じない卵円孔開存や動脈管が閉じない動脈管開存などがあります。

図 8-23　胎盤と臍帯

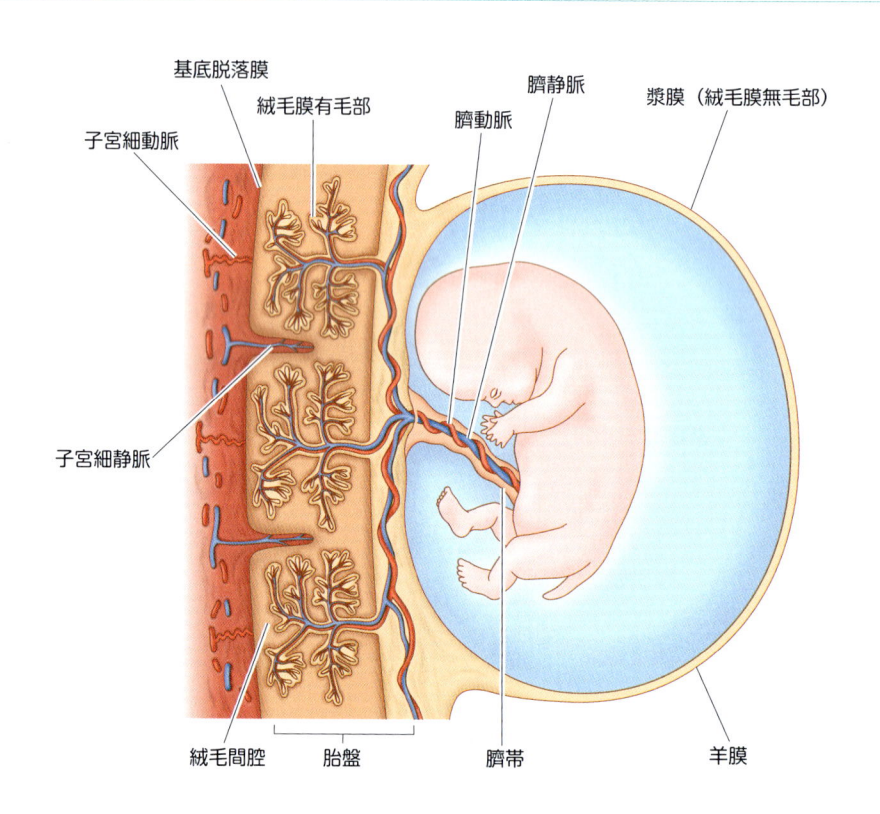

性転換？

　ヒトは有性生殖を行う動物で、男と女、生理的な意味合いで生殖器官などに違いがあります。近ごろは、服装・髪型・装飾品などモノセックス化しているどころか、SFではないですが、男女を入れ替え性転換さえも行われています。

　動物にはすでに、この辺を先取り？しているものがいます。

　サクラダイという魚は、オスは大型で縄張りをもち、小さな体型であるメスが群れをなしてその縄張り内で生活しています。この縄張りをもっているオスが死亡してしまうと、群れのなかのメスのうち大型のものが性転換をし、オスとなります。また、オスがメスとなる魚もいます。磯釣りで知られていますクロダイは、孵化後1～2年はオスとして成熟し産卵に参加します。その後、卵巣と精巣の両方をもった時期を過ごし、3年後にはメスとして性転換をします。深海魚には、雌雄同体のものもいるそうです。

　一方地上でも、デンデンムシムシのカタツムリですが、耳のなか（内耳）の蝸牛ではないですよ。梅雨時に紫陽花の葉っぱにいるカタツムリ、雌雄同体なのです。1匹の個体が、オスであると同時にメスでもあるのです。もちろん、生殖器官も雌雄両性の器官をもっています。それじゃ、相手を探さなくてもいいじゃない、なんてことはなく、2匹が遭遇しますとオスとメスと両方の役割を演じます。相手に自分の精子を与え、相手からの精子で自分の卵子を受精させます。オスを演じ、その後は2匹ともどちらもメスとして巣づくりをし、産卵を行います。穴を掘り巣を作り、卵を産み、外敵から守るためその穴を埋めます。これでメスとして、母親の役は終わりです。

第9章

内分泌系
Endocrine System

- **1** 内分泌系総論　*226*
  ホルモン／内分泌腺

- **2** 内分泌腺　*227*
  下垂体／甲状腺／上皮小体／膵臓／副腎／性腺／松果体／胸腺

- **3** ホルモンの生理　*232*
  下垂体より分泌されるホルモン／甲状腺より分泌されるホルモン／
  上皮小体より分泌されるホルモン／
  膵臓（ランゲルハンス島）より分泌されるホルモン／
  副腎より分泌されるホルモン／性腺より分泌されるホルモン／
  消化管より分泌されるホルモン

内分泌系総論

1 ホルモン
hormone

　ホルモンは、特定の臓器（内分泌腺）において**微量に産生される**特殊な化学物質で、目的とする組織または器官の働きの調節に関与している。

　各ホルモンは、特定の**標的器官**の**標的細胞**にしか作用せず、その働きの大部分は、標的細胞の特定の酵素の合成を盛んにして、その酵素が関係している代謝を促進することである。

2 内分泌腺
endocrine gland

　ホルモンを分泌する腺器官を**内分泌腺**、または**内分泌器官**という。外分泌腺には分泌物を導出する導管があるのに対し、内分泌腺は**導管をもたず**、ホルモンは**血液中に分泌**され、血液循環を介してそのホルモンの作用の対象となる器官や組織、標的器官や標的細胞に到達する。

　内分泌腺には、下垂体、甲状腺、上皮小体、膵臓、副腎、性腺、松果体などがある。

標的器官
ホルモンの作用の対象となる特定の器官。

標的細胞
標的器官を構成している細胞で、特定のホルモンに対する感受性をもっている。

外分泌腺
分泌作用を行う腺細胞と導管からなり、汗腺、唾液腺、涙腺などがある。

2 内分泌腺　endocrine gland

1 下垂体
hypophysis

　間脳の視床下部から漏斗にて下垂し、**蝶形骨**トルコ鞍の中央**下垂体窩**に入り込んでいる小指頭大の器官である。腺性下垂体と神経性下垂体という発生学的に異なった由来をもつ前後2つの部分からなる単一臓器である。腺性下垂体は前葉、中間部、隆起部に分けられる。**下垂体門脈系**によって視床下部と血流を介して連絡しており、視床下部から分泌される視床下部ホルモンによって調節を受けている。神経性下垂体は漏斗と後葉（神経葉）とからなり、視床下部の視索上核や室傍核から神経線維を直接受けている。

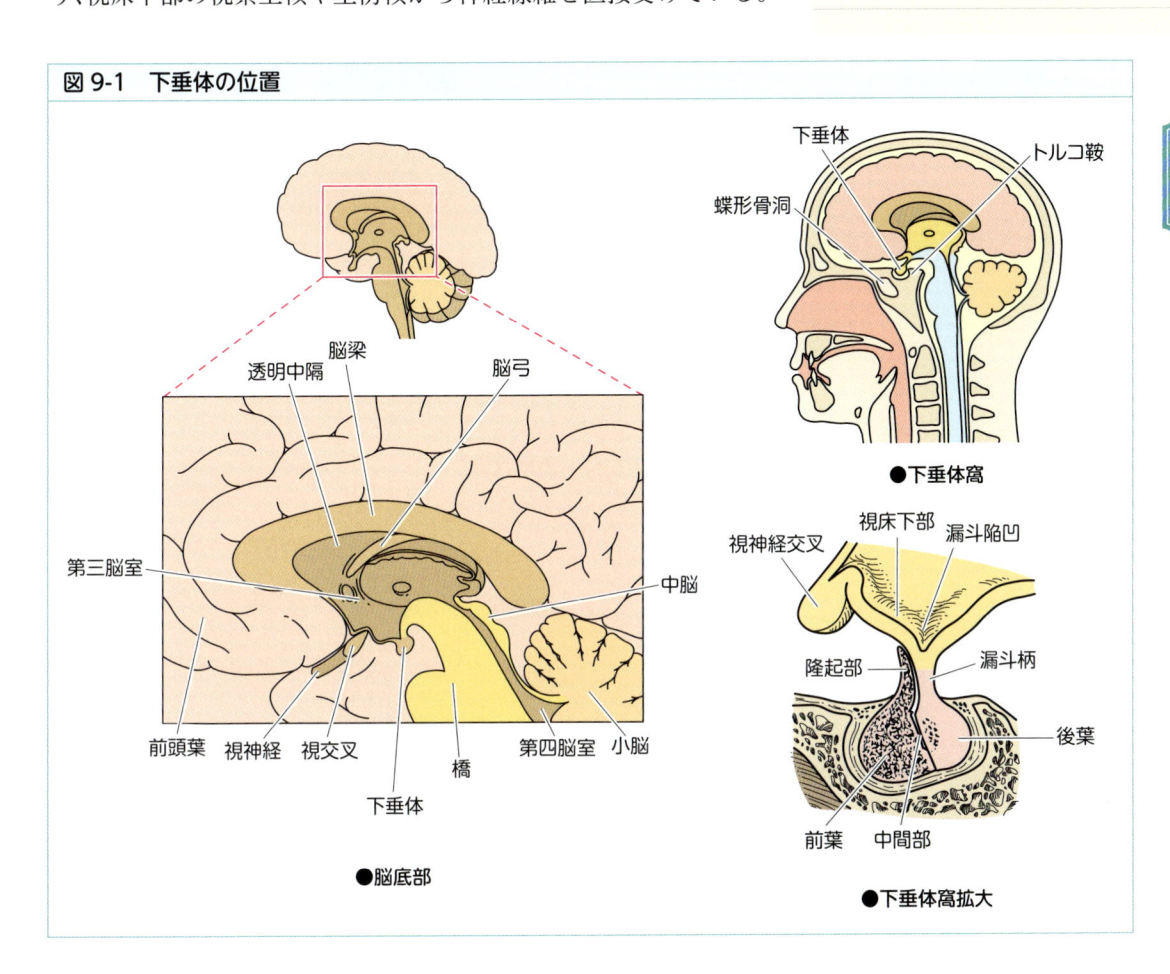

図 9-1　下垂体の位置

●脳底部

●下垂体窩

●下垂体窩拡大

note

下垂体前葉ホルモン
①成長ホルモン
②プロラクチン
　（乳腺刺激ホルモン）
③副腎皮質刺激ホルモン
④甲状腺刺激ホルモン
⑤性腺刺激ホルモン
　女性：卵胞刺激ホルモン
　　　　黄体形成ホルモン
　男性：精子形成ホルモン
　　　　間質細胞刺激ホルモン

下垂体後葉ホルモン
①バソプレシン
　（抗利尿ホルモン）
②オキシトシン

甲状腺のホルモン
①サイロキシン：甲状腺ホルモン、濾胞細胞より分泌
②カルシトニン：傍濾胞細胞より分泌

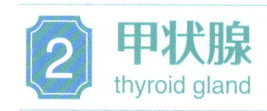

2 甲状腺
thyroid gland

　喉頭下部から気管上部の両側面と前面に接着する蝶形の扁平な器官である。甲状軟骨のすぐ下にあるので、この名がついている。重さは15〜20gで、血管に富み濃い赤褐色をしている。左葉と右葉およびこれを連結する峡部からなる。峡部は欠けることや上方に伸びだして錐体葉となる場合もある▶図9-2、9-3。

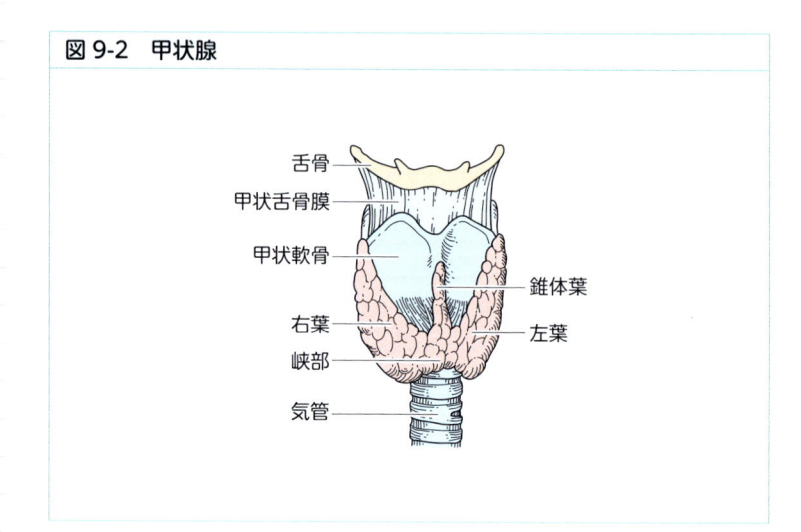

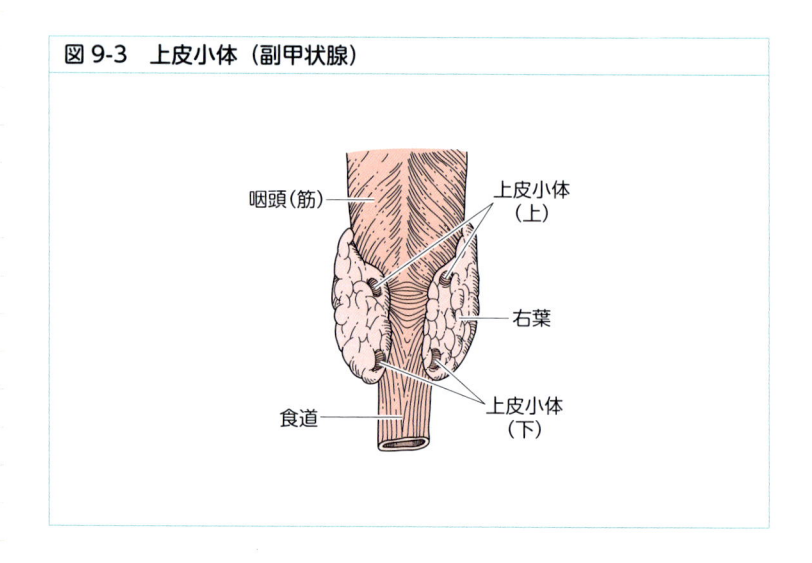

図9-2　甲状腺

（舌骨、甲状舌骨膜、甲状軟骨、錐体葉、右葉、左葉、峡部、気管）

図9-3　上皮小体（副甲状腺）

（咽頭（筋）、上皮小体（上）、右葉、上皮小体（下）、食道）

3 上皮小体
parathyroid gland

　甲状腺の左右両葉の裏側にあり、食道の両側に接して甲状腺の被膜に包まれ、上下1対ある暗褐色で米粒大の器官である。**副甲状腺**とよばれることもある。

4 膵臓
pancreas

　膵臓は、消化腺として膵液を分泌する外分泌部以外に、ホルモンを分泌する内分泌部をもっている。内分泌部は100〜200μmの大きさの細胞塊が散在しており、これをランゲルハンス島(膵島)とよぶ。島はおよそ100万個ほどと算出され、膵尾に多い。島の中の細胞は、A(α)細胞、B(β)細胞、D(δ)細胞の3種に区別される▶図9-4。

図 9-4　膵臓の顕微鏡図（ランゲルハンス島）

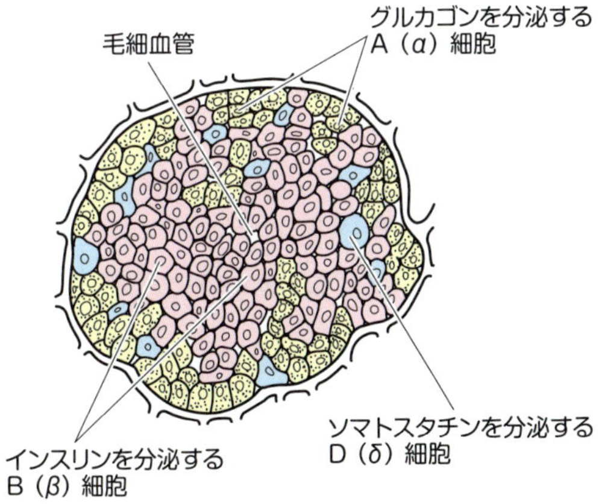

毛細血管
グルカゴンを分泌するA(α)細胞
インスリンを分泌するB(β)細胞
ソマトスタチンを分泌するD(δ)細胞

---

note

上皮小体ホルモン
①パラソルモン

ランゲルハンス島（膵島）
①A(α)細胞：グルカゴン
②B(β)細胞：インスリン
③D(δ)細胞：ソマトスタチン

副腎皮質ホルモン
①電解質（鉱質）コルチコイド
　アルドステロン
　デオキシコルチコステロン
②糖質コルチコイド
　コルチゾル
　コルチコステロン
③副腎アンドロゲン

副腎髄質ホルモン
①アドレナリン
②ノルアドレナリン

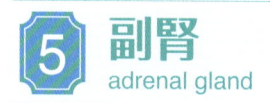

5 副腎
adrenal gland

左右の腎臓の上に乗っている7～8gの黄白色を呈している三角形状の扁平な器官で、外側を取り巻いている**皮質**と中央部を占める**髄質**とからなる。皮質と髄質とは、組織学的、発生学的、機能的にも全く異なっている。皮質の細胞は表層から、球状帯、束状帯、網状帯の3層を区別する。髄質は、交感神経の原基から発生し、髄質細胞（クローム親性細胞）ともいわれる。

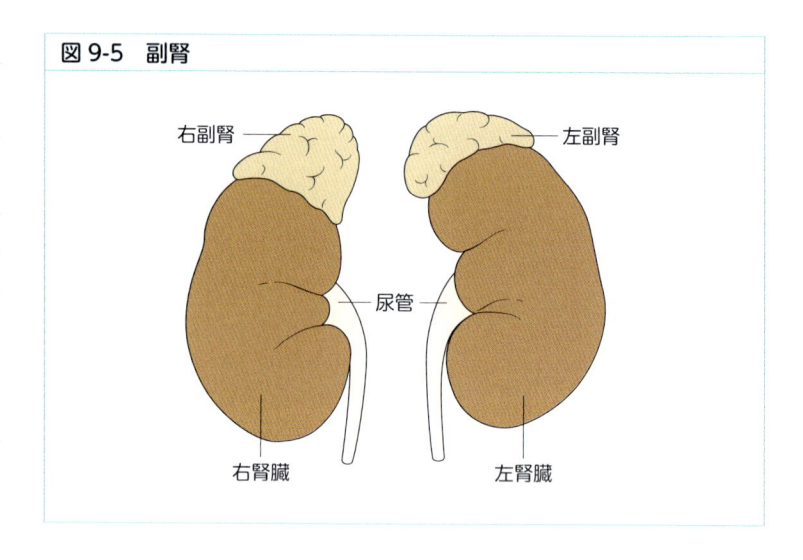

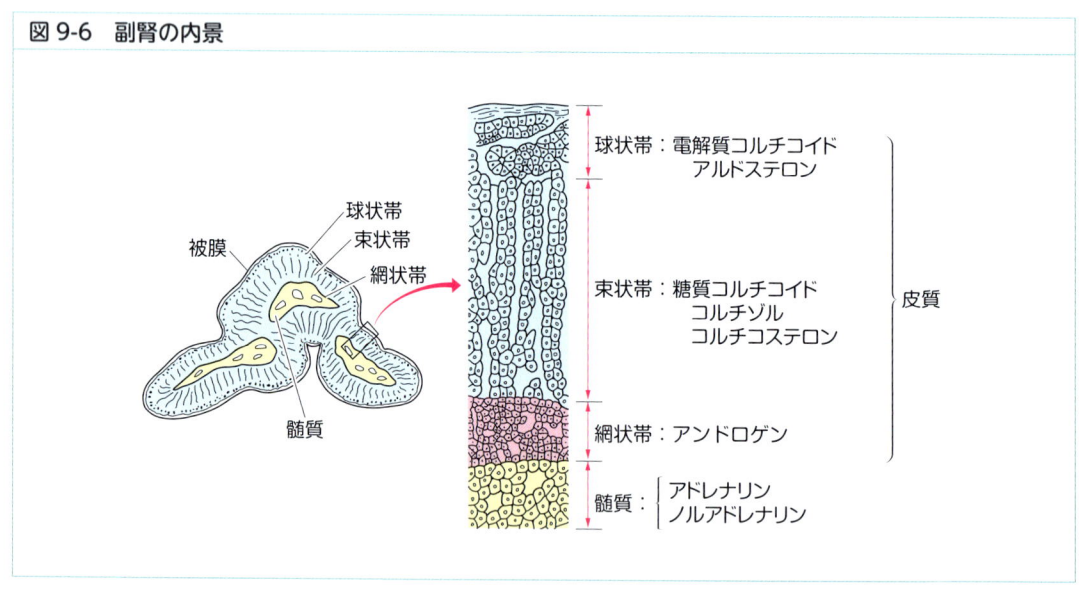

図9-5　副腎

右副腎／左副腎／尿管／右腎臓／左腎臓

図9-6　副腎の内景

被膜／球状帯／束状帯／網状帯／髄質

球状帯：電解質コルチコイド　アルドステロン
束状帯：糖質コルチコイド　コルチゾル　コルチコステロン
網状帯：アンドロゲン
｝皮質

髄質：アドレナリン　ノルアドレナリン

6 性腺 gonad

性腺は**生殖細胞**をつくる器官で、男性では**精巣**、女性は**卵巣**である。精巣は**精子**を産生し、卵巣は**卵子**を排卵するが、そのほかにホルモンも分泌する。それを性腺ホルモンという。男性では精巣内の間質細胞から男性ホルモンが、女性では卵巣の卵胞膜細胞と排卵後の卵胞にできる黄体から女性ホルモンが分泌される。

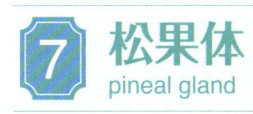

7 松果体 pineal gland

間脳の後上方にある6〜7mm、重さ0.2〜0.3gの小体で、赤灰白色を呈する。松果体細胞と神経膠細胞からなりメラトニンを分泌する。

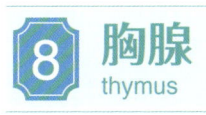

8 胸腺 thymus

胸骨の後ろ、心臓の上方にあり、思春期以後は次第に退化して脂肪化する。免疫にかかわるリンパ球の生産に関係するが、内分泌腺としての機能は不明である。サイモポイエチン、サイモシン、サイムリンなどのホルモンが関係するといわれている。

●各内分泌腺から分泌されるホルモンの略語

GH（growth hormone）：成長ホルモン
TSH（thyroid stimulating hormone）：甲状腺刺激ホルモン
ACTH（adrenocorticotrophic hormone）：副腎皮質刺激ホルモン
FSH（follicle stimulating hormone）：卵胞刺激ホルモン
LH（luteinizing hormone）：黄体形成ホルモン
ADH（antidiuretic hormone）：抗利尿ホルモン
MSH（melanocyte stimulating hormone）：メラニン細胞刺激ホルモン
T_4（thyroxine）：サイロキシン
T_3（triiodothyronine）：トリヨードサイロニン
PTH（parathyroid hormone）：上皮小体ホルモン
PRL（prolactin）：プロラクチン

---

note

性腺ホルモン
①男性ホルモン
 ・アンドロゲン
②女性ホルモン
 ・卵胞ホルモン
  エストロゲン
 ・黄体ホルモン
  プロゲステロン

松果体細胞
メラトニン

③ ホルモンの生理

1 下垂体より分泌されるホルモン

A｜下垂体前葉ホルモン

成長ホルモン　growth hormone（GH）

　成長期に骨端の軟骨細胞に作用し、その増殖と骨化を促進する。また、種々の器官細胞（心臓、筋、肝臓、腎臓など）の増殖と肥大を促進する。つまり、**身体全体の成長**を促す。

　このホルモンが**過剰**に分泌されると、**成長期**のときは骨の発育が盛んに促進され**巨人症**となり、**成人**では手足、鼻先、下顎、耳垂、舌、唇など、身体の先のほうだけが肥大して**末端肥大症**となる。子どものときに成長ホルモンが**不足**すると、骨端部は長く骨化せず小人症となる。

甲状腺刺激ホルモン　thyroid stimulating hormone（TSH）

　甲状腺に作用して、甲状腺ホルモンの合成・分泌を促進する。甲状腺刺激ホルモンの分泌調節は血液中の甲状腺ホルモンの濃度によって行われる。甲状腺ホルモンの量が少なくなると分泌は増加し、多くなると分泌が抑制される。

副腎皮質刺激ホルモン　adrenocorticotrophic hormone（ACTH）

　副腎皮質に作用して、副腎皮質の構造・機能を維持し、副腎皮質ホルモン、とくに糖質コルチコイドの合成と分泌を促進する。副腎皮質刺激ホルモンの分泌は副腎皮質ホルモンの血中濃度によって調節される。副腎皮質ホルモンが多ければ分泌は低下し、少なければ分泌が増加する。

性腺刺激ホルモン　gonadotrophic hormone

①**卵胞刺激ホルモン（FSH）**：女性では卵巣における卵胞の発育を促す。成熟した卵胞から卵胞ホルモン（エストロゲン）の合成と分泌を促す（男性では精子形成ホルモンが相当し、精巣の精細管の発育を促し、精子の形成を促進する）。

---

note

成長ホルモンの作用
①骨端での軟骨形成促進
②蛋白質合成の促進
③血糖値の上昇
④脂肪酸の遊離

成長ホルモンの分泌異常
過多：巨人症・末端肥大症
欠乏：小人症

下垂体機能低下症（シモンズ病）
下垂体前葉の機能が全般的に低下した状態である。著明なるいそう、皮膚の乾燥、性器の発育不全、低血圧などの主徴候がみられる。

卵胞刺激ホルモン（FSH）
女性：卵胞の成長を刺激
男性：精子の形成を刺激

②**黄体形成ホルモン（LH）**：女性では卵胞の成熟を促し、排卵を起こさせる。排卵後は黄体形成を促進し、黄体から黄体ホルモン（プロゲステロン）の分泌を起こさせる（男性では間質細胞刺激ホルモンが相当し、精巣の間質細胞に働いてテストステロンの分泌を促進する）。

乳腺刺激ホルモン（プロラクチン）（PRL）

分娩後、妊娠期間中に成熟した乳腺に作用して、乳汁の分泌を促進する。男性にも分泌されるが、その生理作用は不明である。

メラニン細胞刺激ホルモン（MSH）

下垂体中間部から分泌され、皮膚のメラニン細胞（黒色素細胞）におけるメラニン形成を促進し、皮膚を黒くする。

B｜下垂体後葉ホルモン

オキシトシン

妊娠末期の子宮に働き、子宮筋を収縮させ分娩を誘発・進行させる。成熟した乳腺に作用し、乳汁の排出を促進する。男性でも分泌されるが作用は不明である。

バソプレシン（抗利尿ホルモン）（ADH）

腎臓の尿細管に作用して、水の再吸収を促進し、尿量を調節する。また、末梢血管を収縮させて血圧を上昇させる作用もある。その分泌は血液の浸透圧の変化に応じ調節される。血液の浸透圧が高まれば分泌は亢進し、低下すれば減少する。

①**尿崩症**：下垂体後葉ホルモンが欠乏すると、抗利尿ホルモンの作用不足の結果、尿量が著しく増加し、ときには1日10*l*もの尿を排泄することがある。

---

note

黄体形成ホルモン（LH）
女性：排卵の誘起と卵胞の黄体化
男性：テストステロンの分泌促進

乳腺の成熟
女性ホルモン（卵胞ホルモンと黄体ホルモン）によって促される。これら女性ホルモンは、プロラクチンが乳腺に働くのを抑制する作用があるので、思春期、妊娠時には乳汁の分泌は起こらない。

プロラクチンの分泌
乳児による乳頭の吸引刺激はプロラクチンの分泌を促し、乳汁分泌を維持する作用がある。

射乳反射
授乳時に乳児が乳頭を吸引すると、オキシトシンの分泌が増加して射乳を起こす。

神経分泌
下垂体後葉ホルモンは視床下部の室傍核および視索上核の神経細胞の中で生成される神経分泌である。

オキシトシン
子宮の収縮促進、乳汁放出促進

バソプレシン（ADH）
尿量調節、血圧上昇作用

下垂体後葉ホルモン欠乏
尿崩症

note

甲状腺ホルモンの働き
①蛋白質、核酸代謝への作用
②糖代謝への作用
③脂質代謝への作用

サイロキシンの分泌異常
過多：バセドウ病
欠乏：甲状腺機能低下症、クレチン症

甲状腺ホルモン異常の疾患
バセドウ病：甲状腺腫と眼球突出
クレチン症：小人症、知能発達の遅れ、大きく突き出た舌と太鼓腹
甲状腺機能低下症：びまん性脱毛、顔面浮腫・蒼白、皮膚乾燥、舌肥大

カルシトニン
血中カルシウム濃度調節に働き、上皮小体ホルモンと反対の作用をもつ。

パラソルモン（PTH）
血中カルシウム濃度調節。
欠乏：テタニー

テタニー
神経や筋肉の興奮性が異常に上昇し、四肢や喉頭などの骨格筋のけいれんが起こる。

インスリンの働き
①糖代謝
②脂肪代謝
③蛋白質代謝

2 甲状腺より分泌されるホルモン

甲状腺の濾胞細胞より**サイロキシン**（チロキシン、T_4）と**トリヨードサイロニン**（T_3）を分泌する。サイロキシンは全身の細胞の酵素活性を高め、物質代謝を亢進する。基礎代謝量は高まり体温は上昇し、脈拍数も多くなる。

甲状腺ホルモンの分泌が過多の場合、**バセドウ病**となり、甲状腺が腫れ、強い頻脈、眼球の突出がみられるようになる。また、成長期の初期より分泌が低下していると、身体だけでなく知能の発育も妨げられ**クレチン症**（甲状腺機能低下症）となる。成人期になって甲状腺機能が低下すると、基礎代謝、熱産生、精神活動などの低下が起こり、四肢や顔面の皮下への粘液性水分の貯留などがみられ、**粘液水腫**となる。

カルシトニン　calcitonin

甲状腺から分泌されるカルシウム代謝に関係したホルモンで、**血中カルシウム（Ca^{2+}）の濃度を低下**させる働きをもつ。

3 上皮小体より分泌されるホルモン

上皮小体ホルモン

パラソルモン（PTH）とよばれ、その働きは血液および組織の**カルシウム（Ca^{2+}）の濃度の調節**である。このホルモンが不足すると、カルシウムは多量に体外に排泄され、血中のカルシウム（Ca^{2+}）の濃度が低下し、**テタニー**とよばれる症状がみられる。分泌過多では、骨からカルシウムが遊離され、血中のカルシウム（Ca^{2+}）の濃度は高まるが、骨は弱くなって骨折しやすくなる。また、尿中にカルシウム排泄が増し、尿路結石を起こしやすくなる。

4 膵臓（ランゲルハンス島）より分泌されるホルモン

インスリン　insulin

ランゲルハンス島（膵島）の**B（β）細胞**から分泌されるホルモンで、ブドウ糖からグリコーゲン生成、ブドウ糖の酸化および

脂肪への転化、蛋白質の合成を促進する。主な標的器官は、骨格筋、心筋、脂肪組織、肝臓である。インスリンの分泌は血糖濃度によって調節され、高血糖では分泌は促進される。

インスリンの**欠乏**では**血糖が上昇**し、糖尿が出るほか多尿、多飲、アシドーシスなどを呈し、ひどくなると昏睡やさまざまな血管症などを示す**糖尿病**となる。インスリンの**分泌過多**では**低血糖症**となる。

グルカゴン　glucagon

ランゲルハンス島（膵島）の**A（α）細胞**から分泌されるホルモンで、肝臓のグリコーゲンの分解を促進し、血糖を上昇させる働きがある。

ソマトスタチン　somatostatin

ランゲルハンス島（膵島）の**D（δ）細胞**から分泌されるホルモンで、A細胞やB細胞に作用して、インスリンやグルカゴンの分泌を抑制する。

5 副腎より分泌されるホルモン

A｜副腎皮質ホルモン adrenal cortex hormone

糖質コルチコイド　glucocorticoid

糖代謝に関係あるためこの名があり、**コルチコステロン**とコルチゾルの2種類がある。糖新生の促進、蛋白質分解で生じたアミノ酸のブドウ糖への転換、炎症反応の進行を抑える**抗炎症作用**などの働きがある。

電解質（鉱質）コルチコイド　mineralocorticoid

アルドステロンや**デオキシコルチコステロン**（DOC）があり、電解質、とくに**ナトリウム（Na^+）**や**カリウム（K^+）のバランスの調節**に関与する。アルドステロンは腎臓の集合管に働いてナトリウムの再吸収を促進し、カリウムの尿中排泄を増加させる働きをもつ。アルドステロンは腎臓で生成されたレニンが働き、生じたアンギオテンシンによって分泌が亢進される（レニン・アンギオテンシン系）。

---

note

インスリンの分泌異常
欠乏：糖尿病
過多：低血糖症

糖尿病の特徴的病態
多尿、口渇、多飲、大食（食欲増大）、体重減少、高血糖、糖尿、ケトーシス、アシドーシス、昏睡

副腎皮質ホルモンの働き
①糖質コルチコイド
・糖新生の促進（ブドウ糖合成）
・抗炎症作用
・中枢神経系に対する作用
②電解質（鉱質）コルチコイド
・電解質代謝の調節
　ナトリウム再吸収促進
　カリウム排泄増加

> **note**
>
> **副腎皮質ホルモン分泌異常**
> 過多：クッシング症候群
> 　　　アルドステロン症
> 　　　副腎性器症候群
> 欠乏：アジソン病

副腎アンドロゲン　adrenal androgen

　デヒドロエピアンドロステロン（DHEA）が分泌され、精巣から分泌される男性ホルモン（アンドロゲン）と作用は同じだが、正常状態では活性が低く、ほとんど効果がない。

B｜副腎皮質ホルモン分泌異常

①**分泌過剰（副腎皮質機能亢進）：クッシング症候群**（肥満・高血圧・高血糖・多毛）や、アルドステロン症（血液中のカリウム欠乏、高血圧症）、副腎性器症候群（女児の男性化、男児の思春期早発）が起こる。

②**分泌低下（副腎皮質機能低下）：アジソン病**（全身衰弱、低血圧、皮膚の色素沈着をきたす）

C｜副腎髄質ホルモン adrenal medulla hormone

　副腎髄質からは**アドレナリン**と**ノルアドレナリン**、わずかなドーパミン（DA）が分泌される。いずれのホルモンも化学構造式が似ており、カテコールアミンと総称される。アドレナリンとノルアドレナリンは類似した生理作用をもつが、アドレナリンは**心拍数増加**と**血糖値上昇作用**が著しく、ノルアドレナリンは、**末梢血管収縮**による**血圧上昇作用**がとくに著しい。

　副腎髄質ホルモンの分泌は情動の激しい変化、過激な運動、酸素欠乏、激しい寒さなどにあうと増加する。

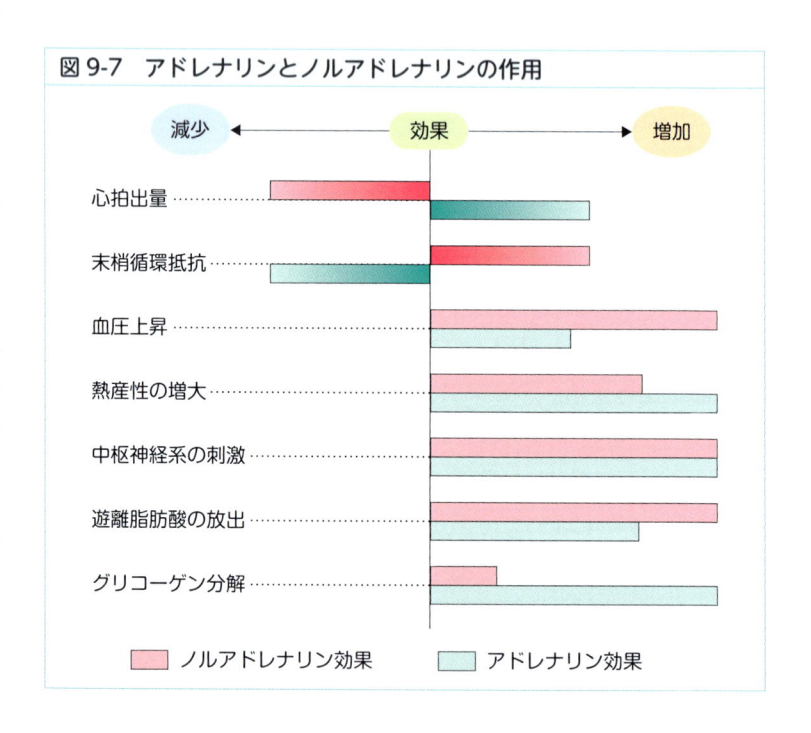

図9-7　アドレナリンとノルアドレナリンの作用

項目	ノルアドレナリン効果	アドレナリン効果
心拍出量	減少	増加
末梢循環抵抗	増加	減少
血圧上昇	増加	増加
熱産性の増大	増加	増加
中枢神経系の刺激	増加	増加
遊離脂肪酸の放出	増加	増加
グリコーゲン分解	増加	増加

6 性腺より分泌されるホルモン

A ｜ 女性ホルモン（卵巣ホルモン）

卵胞ホルモン（エストロゲン） estrogen

エストラジオール・エストロン・エストリオールの3種があり、その働きは女性生殖器の発育促進、第2次性徴（乳腺の発達、皮下脂肪の沈着など）の発現促進などである。

黄体ホルモン（プロゲステロン） progesterone

受精卵の着床の成立と、妊娠を維持する作用、子宮の収縮性を低下させ、排卵を抑制する働きをもつ。

B ｜ 男性ホルモン（アンドロゲン） androgen

男性ホルモンの主なものはテストステロンというステロイドで、男性の第2次性徴（外生殖器の発達、発毛、声変わりなど）の発現を促し、精子形成を促進する。また、筋肉および骨基質の蛋白質の合成促進（蛋白同化作用）などの働きをもつ。

7 消化管より分泌されるホルモン

胃や腸の粘膜からは多くのホルモンが分泌され、消化管の運動や分泌を調節している。ガストリン、エンテロガストロン、コレシストキニンなどがある。

胃内容物が十二指腸に輸送され、その内容物の酸、脂肪または高浸透圧が刺激となって、十二指腸粘膜から胃酸分泌を抑制するホルモンが分泌される。これら抑制ホルモンを一括してエンテロガストロンといい、セクレチンや胃抑制ペプチド（GIP）などが含まれる。

ガストリン gastrin

胃の幽門部のG細胞から分泌され、胃腺の傍（壁）細胞に作用して胃酸を分泌させる。アミノ酸や酢酸などがガストリンの分泌を促進する。

エストロゲンの作用
①成長期の女性生殖器の発育促進
②成熟女性の生殖機能の維持

プロゲステロンの作用
①着床の成立と妊娠の維持
②排卵抑制作用

アンドロゲンの作用
①第2次性徴の発現促進
②蛋白同化作用
③精子形成作用

ガストリンの作用
①胃酸分泌の促進
②ペプシノゲン分泌の促進
③胃粘膜の成長促進
④胃運動の促進
⑤下部食道括約筋の収縮
⑥幽門括約筋、オッディ括約筋、回盲部括約筋の弛緩

セクレチン　secretin

十二指腸に移送された酸性（pH3以下）かゆ状液が刺激となり、十二指腸のS細胞から分泌され、重炭酸塩（NaHCO$_3$）に富む**膵液の大量な分泌促進**と傍（壁）細胞およびG細胞に作用して**胃酸の分泌を抑制**する。

胃抑制ペプチド　gastric inhibitory polypeptide（GIP）

十二指腸と空腸の粘膜内分泌細胞からグルコースと脂肪に応じて分泌され、傍（壁）細胞およびG細胞に作用して胃酸の分泌を抑制する。

コレシストキニン　cholecystokinin（CCK）

小腸粘膜全体に分布するI細胞からアミノ酸やペプトンが刺激となって分泌され、多量の**消化酵素を含む膵液を分泌**。**胆嚢を収縮**し、オッディ括約筋を弛緩して十二指腸内に胆嚢内の胆汁を排出する。

血管作用性小腸ペプチド　vasoactive intestinal peptide（VIP）

消化管、自律神経、中枢神経の神経末端から分泌され、**血管拡張作用**や唾液腺や膵臓の外分泌腺の分泌を促進する。

モチリン　motilin

消化管に広く散在しているEC細胞から分泌され、胃腸管の運動とペプシノゲンの分泌を促進する。

ソマトスタチン　somatostatin

胃や小腸の粘膜、および膵臓のD細胞からも分泌され、ガストリン、セクレチン、VIP、GIP、モチリンなどのホルモンの分泌を抑制する。

---

note

セクレチンの作用
① 重炭酸塩に富む膵液の大量分泌
② コレシストキニンによる膵酵素分泌作用の促進
③ 胃酸の分泌抑制
④ ペプシノゲンの分泌促進
⑤ 幽門括約筋の収縮

胃抑制ペプチド（GIP）の作用
① 胃液分泌の抑制
② 胃運動の抑制
③ インスリンの分泌促進

コレシストキニンの作用
① 胆嚢の収縮、オッディ括約筋の弛緩
② 膵酵素分泌の促進
③ セクレチン作用の増強
④ ガストリンの作用に軽度拮抗
⑤ 幽門括約筋の収縮

コレシストキニンとパンクレオザイミン
以前コレシストキニンとパンクレオザイミンは互いに異なった名称が用いられ、コレシストキニンは胆嚢の収縮を促すホルモン、パンクレオザイミンは膵酵素の分泌を促すホルモンとして発見され、異なったホルモンと考えられていた。しかし、両者が同一の化学構造と機能を有することが判明し、現在はコレシストキニンの名が一般に用いられている。

血管作用性小腸ペプチド（VIP）の作用
① 膵臓と小腸からの電解質液分泌の促進
② 肝循環、末梢循環に作用し血管拡張
③ 胃液の分泌抑制
④ 下部食道括約筋の弛緩
⑤ 唾液腺の分泌促進

第10章

神経系
Nervous System

- 1 **神経系総論** 240
  神経系の発生／脳室／髄膜／脳脊髄液の循環／
  神経の興奮発生と興奮伝導

- 2 **中枢神経系** 249
  脊髄／脳／伝導路

- 3 **末梢神経系** 276
  脳脊髄神経／自律神経

楽しく学ぼう解剖生理　298

1 神経系総論

神経の興奮伝導は、<u>ニューロン</u>（神経細胞）を1つの単位として、それを構成する樹状突起→細胞体→軸索（神経突起）の方向に伝わる。さらに、この軸索の終末は、次のニューロンの樹状突起か細胞体に接触して、その興奮を次のニューロンに伝える。この伝える場所を<u>シナプス</u>という▶図10-1。

神経系は、皮膚・視覚器・平衡聴覚器などの感覚器官（受容器）で受け入れた外界の刺激、および身体内部で起こった刺激を中枢に導き、これに反応して中枢で興奮を起こし、この興奮を命令として身体各部の筋および腺（効果器）に伝えるものである。

末梢からの刺激を受け、これに対して興奮を起こす中心部を<u>中枢神経系</u>といい、<u>脳</u>と<u>脊髄</u>からなる。また、刺激や興奮を伝導する部を<u>末梢神経系</u>といい、<u>脳神経</u>と<u>脊髄神経</u>とからなる▶図10-2。

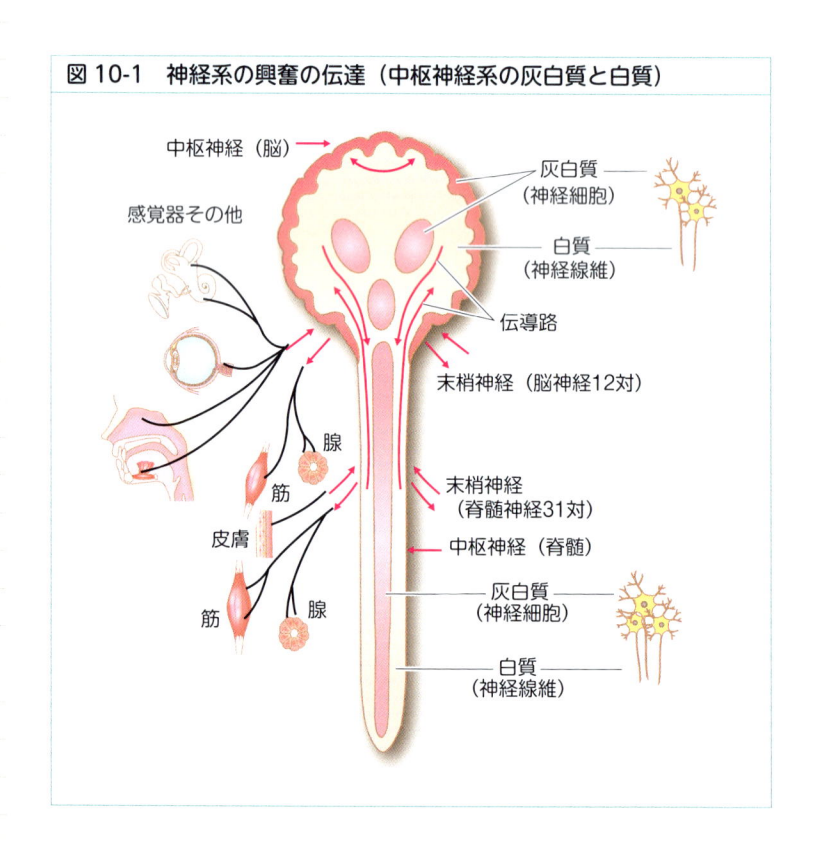

note

ニューロン（神経細胞）
樹状突起、細胞体、神経突起または軸索（神経突起）からなる1つの単位。

灰白質と白質
灰白質：中枢神経系で神経細胞が集まっている部。やや暗調の灰白色を呈する。脊髄では中央に、脳では表層を占めるが、内部にも核とよばれる灰白質の塊がみられる。

白質：神経線維が集まっている部で、白色に見える。脊髄では中央の灰白質を取り囲むように周囲に、脳では灰白質におおわれた内部にある。

図10-1 神経系の興奮の伝達（中枢神経系の灰白質と白質）

- 中枢神経（脳）
- 感覚器その他
- 灰白質（神経細胞）
- 白質（神経線維）
- 伝導路
- 末梢神経（脳神経12対）
- 腺
- 筋
- 皮膚
- 末梢神経（脊髄神経31対）
- 中枢神経（脊髄）
- 灰白質（神経細胞）
- 白質（神経線維）

図 10-2　神経系（中枢神経系と末梢神経系）

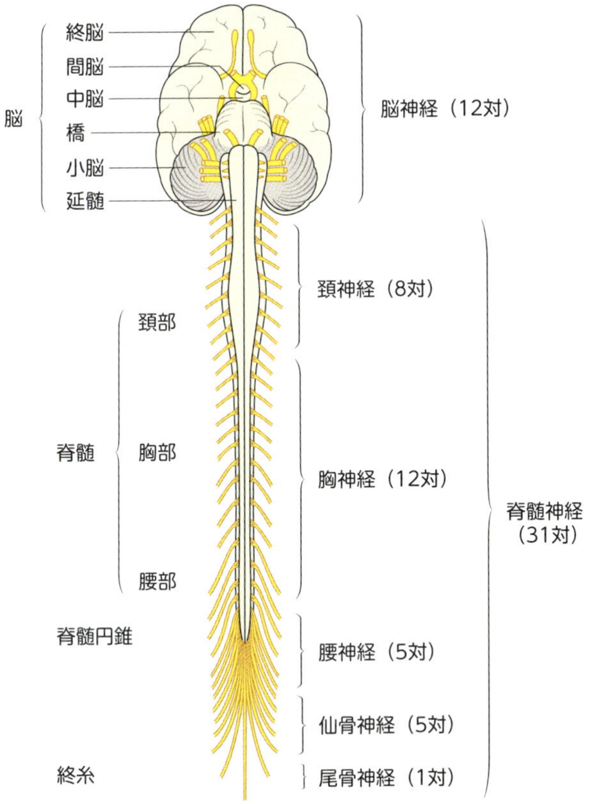

脳
終脳
間脳
中脳
橋
小脳
延髄
脳神経（12対）
頸部
脊髄
胸部
腰部
脊髄円錐
終糸
頸神経（8対）
胸神経（12対）
腰神経（5対）
仙骨神経（5対）
尾骨神経（1対）
脊髄神経
（31対）

1 神経系の発生

神経系は、**外胚葉**（がいはいよう）由来の器官である。胎生3週の初期の胚（胎児）の背部外胚葉が肥厚して**神経板**となり、正中線に沿って**神経溝**をつくり、胎生1か月の終わりころには体内に埋もれて**神経管**となる▶図10-3。

神経管は頭方部の**脳管**と、尾方部の**脊髄管**よりなる。脳管は、3個の脳胞（一次脳胞）を生じ、それらは**前脳**・**中脳**・**菱脳**（りょうのう）となる。胎生7か月には、前脳は**終脳**と**間脳**、中脳はそのまま、菱脳は**後脳**（**橋**（きょう）・**小脳**）と**髄脳**（**延髄**）に分化する。

note

神経系
中枢神経系
・脳
・脊髄
末梢神経系
・脳神経
・脊髄神経

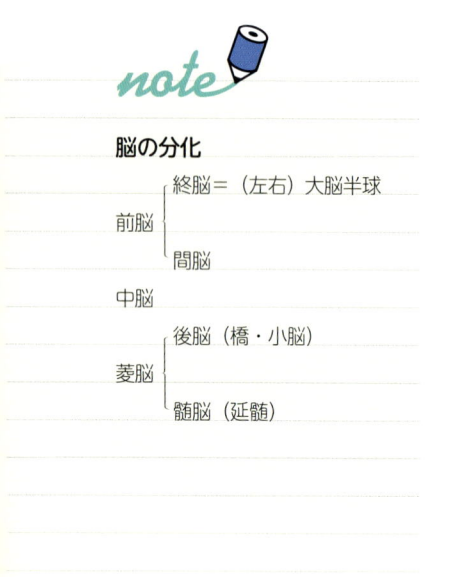

note

脳の分化

前脳 ─┬─ 終脳＝（左右）大脳半球
　　　└─ 間脳

中脳

菱脳 ─┬─ 後脳（橋・小脳）
　　　└─ 髄脳（延髄）

図 10-3　胚子期の神経系の発生過程

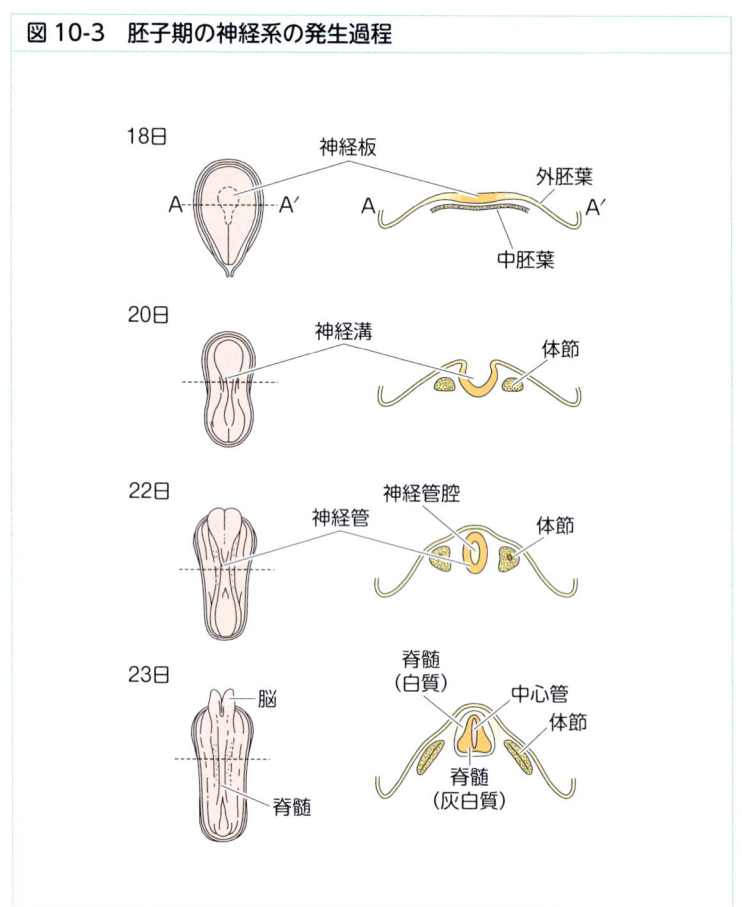

18日　神経板／外胚葉／中胚葉
20日　神経溝／体節
22日　神経管／神経管腔／体節
23日　脳／脊髄／脊髄（白質）／中心管／体節／脊髄（灰白質）

図 10-4　神経管の分化と発育

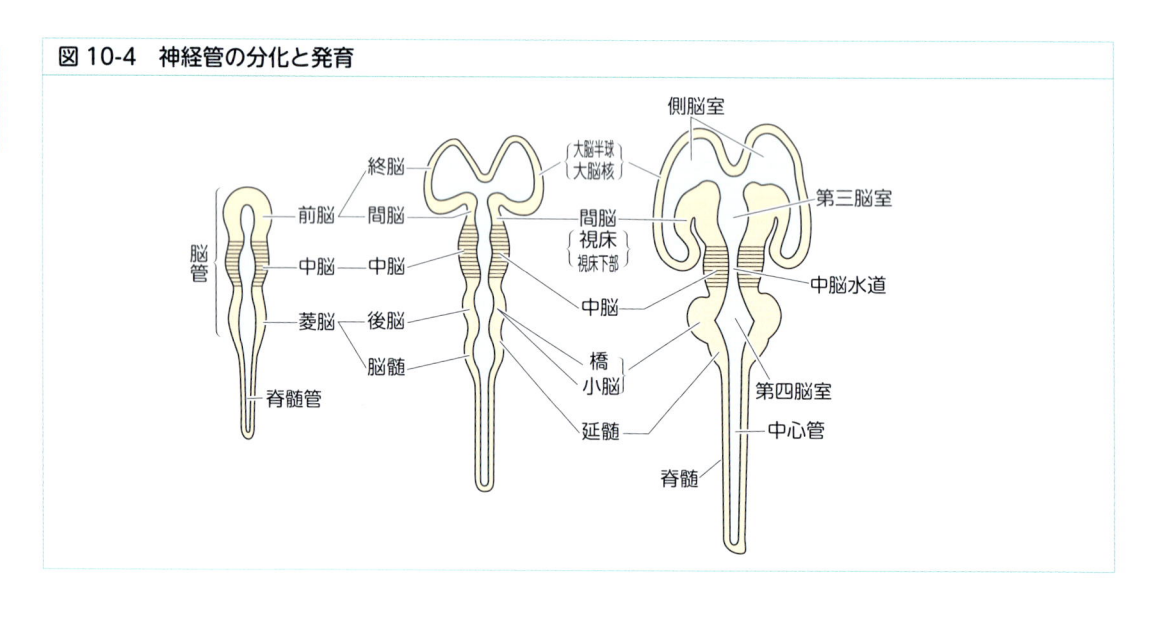

脳管／脊髄管／前脳／中脳／菱脳／終脳／間脳／中脳／後脳／脳髄／大脳半球／大脳核／間脳（視床・視床下部）／中脳／橋／小脳／延髄／側脳室／第三脳室／中脳水道／第四脳室／中心管／脊髄

2 脳室
cerebral ventricle

　神経管の内腔は、各部位の発生分化に伴い、拡張して脳室系となる。脳室は、左右の大脳半球にそれぞれ**側脳室**が、間脳には**第三脳室**が、橋と延髄と小脳には**第四脳室**がある。側脳室と第三脳室は**室間孔**（モンロー孔）で、第三脳室と第四脳室は中脳にある**中脳水道**で連絡しており、さらに第四脳室より下は脊髄の**中心管**に続き、中心管の下端は終室に終わっている▶図10-5。

　脳室系内には一定量の脳脊髄液が流れ、第四脳室の左右の**外側口**と**正中口**からクモ膜下腔に流れ出る。

note

脳室
（左右）側脳室：（左右）大脳半球
第三脳室：間脳
中脳水道：中脳
第四脳室：橋と延髄と小脳

第四脳室の3つの口
左・右の外側口（ルシュカ孔）
正中口（マジャンディ孔）

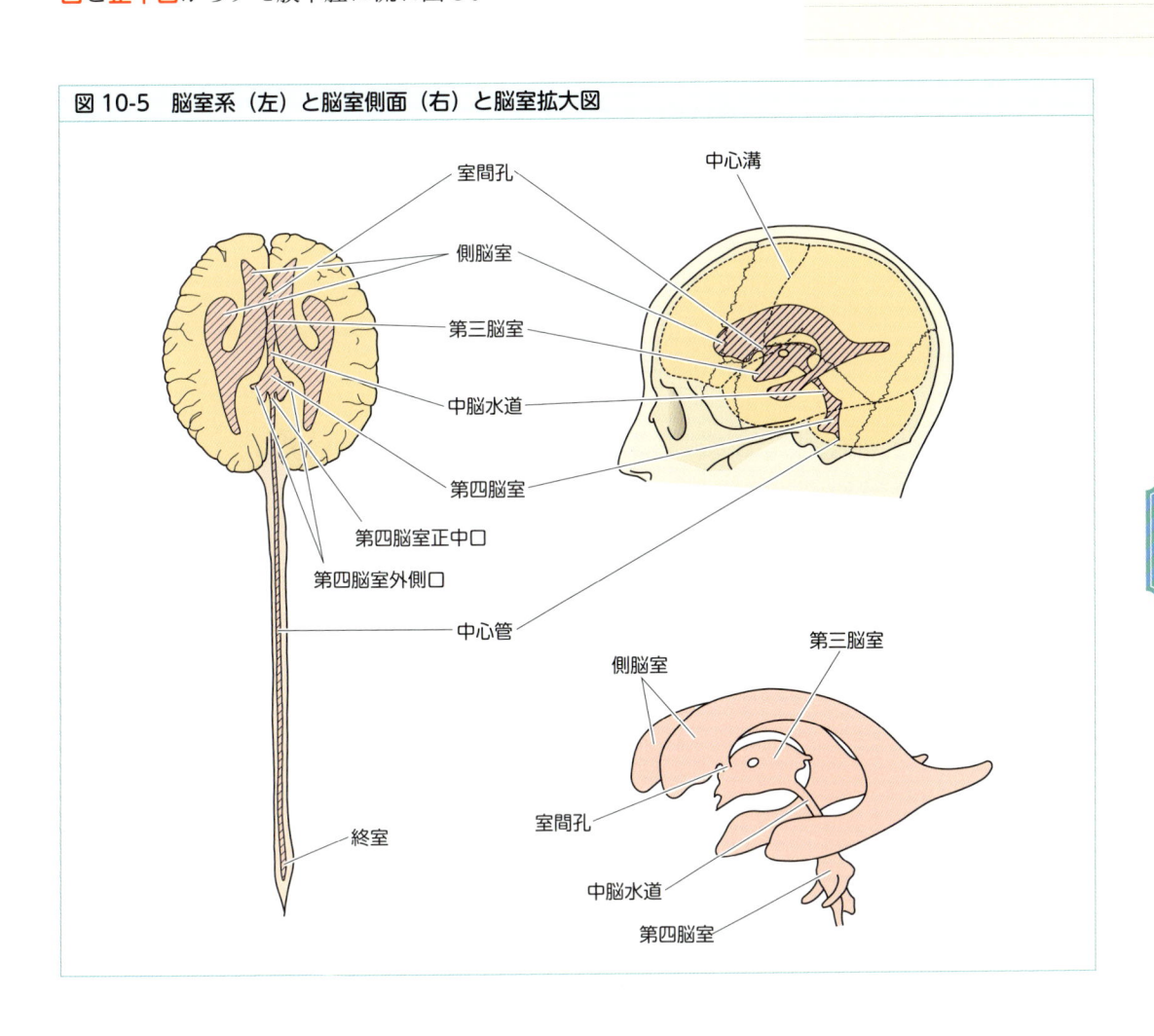

図10-5　脳室系（左）と脳室側面（右）と脳室拡大図

note

髄膜
硬膜
クモ膜
軟膜

脳硬膜
大脳鎌
小脳テント
硬膜静脈洞

クモ膜顆粒
脳クモ膜が上矢状静脈洞（硬膜静脈洞の一種）の内部に出している突起で、一部は頭蓋骨の骨質内にまで突出して、骨の内面に小さなくぼみ（クモ膜顆粒小窩）をつくる。

脳脊髄液の分泌
脳室内の脈絡叢

脳脊髄液
1日約500ml産生されるが、全容量は90〜150mlである。全量が数時間で入れかわり、排泄される。脳室内には脳脊髄液の約20％が存在し、ほとんどはクモ膜下腔に存在する。

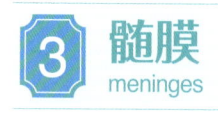

3 髄膜 meninges

　脳および脊髄を包む被膜を髄膜といい、3枚からなる。最外層の骨に付着しているものを硬膜、中層のものをクモ膜、最内層の脳・脊髄に密着しているものを軟膜という。

A 脳の髄膜

①脳硬膜：内・外2葉からなり、外葉は骨膜を兼ねている。内葉は脳を外形に沿って包み、左右の大脳半球の間に入り込み大脳鎌、終脳と小脳の間に入り込み小脳テント、左右の小脳半球の間に入り込み小脳鎌となる。内・外2葉は、肉眼的には1枚の厚い膜に見えるが、ある部位では離開して硬膜静脈洞をつくる。

②クモ膜下腔：脳クモ膜と脳軟膜の間はクモ膜下腔とよばれ脳脊髄液（リコール）が入っている。脳の頂上付近の脳クモ膜から多数の小突起（クモ膜顆粒）が静脈洞内（上矢状静脈洞）に出ており、髄液の一部が静脈洞内に吸収される。

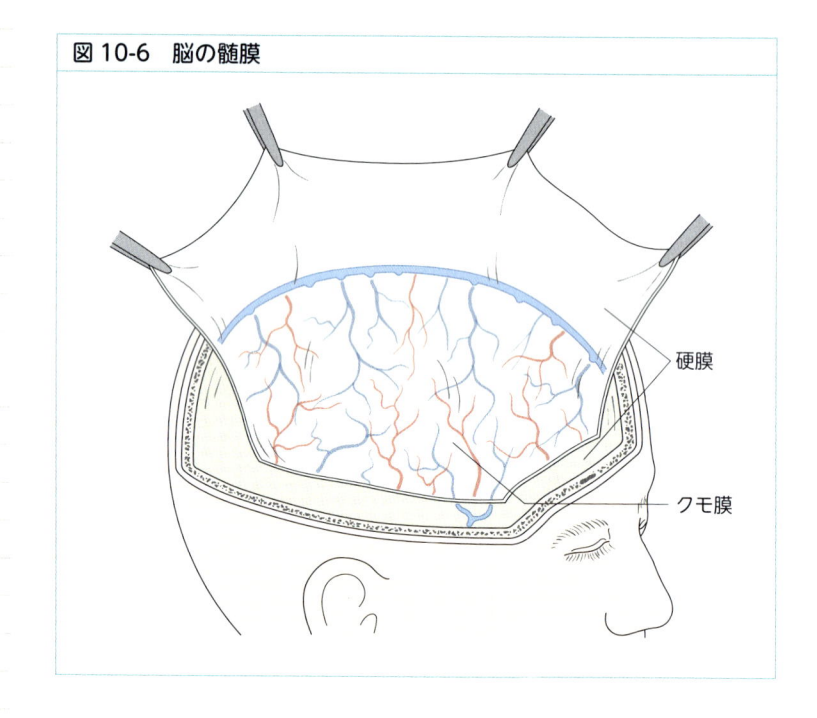

図10-6　脳の髄膜

B │ 脊髄の髄膜

　脊髄硬膜は肉眼的に明確に2枚に分かれ、内・外2葉間は硬膜上腔とよばれる間隙である。脊髄クモ膜と脊髄軟膜の間には、脳と同様にクモ膜下腔があり脳脊髄液が入っており、臨床的に腰椎穿刺に利用される▶図10-11参照。

4 脳脊髄液の循環

　側脳室、第三脳室、第四脳室にある脈絡組織から**脈絡叢**（みゃくらくそう）という突起物によって脳脊髄液（リコール）は各脳室に400～600m*l*/日分泌され、第四脳室の3つの口（左右の外側口と正中口）から**クモ膜**下腔に入り、クモ膜下腔からは硬膜内にある**静脈洞**に注ぐ。

　すなわち、脳室内のリコールとクモ膜下腔のリコールにより、中枢神経系は内腔および外面とも液体に接し保護されている▶図10-7。

> **note**
>
> **脳脊髄液の循環**
> 脳室内脈絡叢からの分泌
> ↓
> 脳室系（脳室と脊髄中心管・終室）
> ↓
> 第四脳室の左・右外側口と正中口より
> ↓
> クモ膜下腔
> ↓
> クモ膜顆粒にて
> ↓
> 上矢状静脈洞内の静脈血中へ
>
> **浮かぶ脳**
> 脳脊髄液の浮力により、脳と脊髄の重量は約1/30程度に軽くなる。

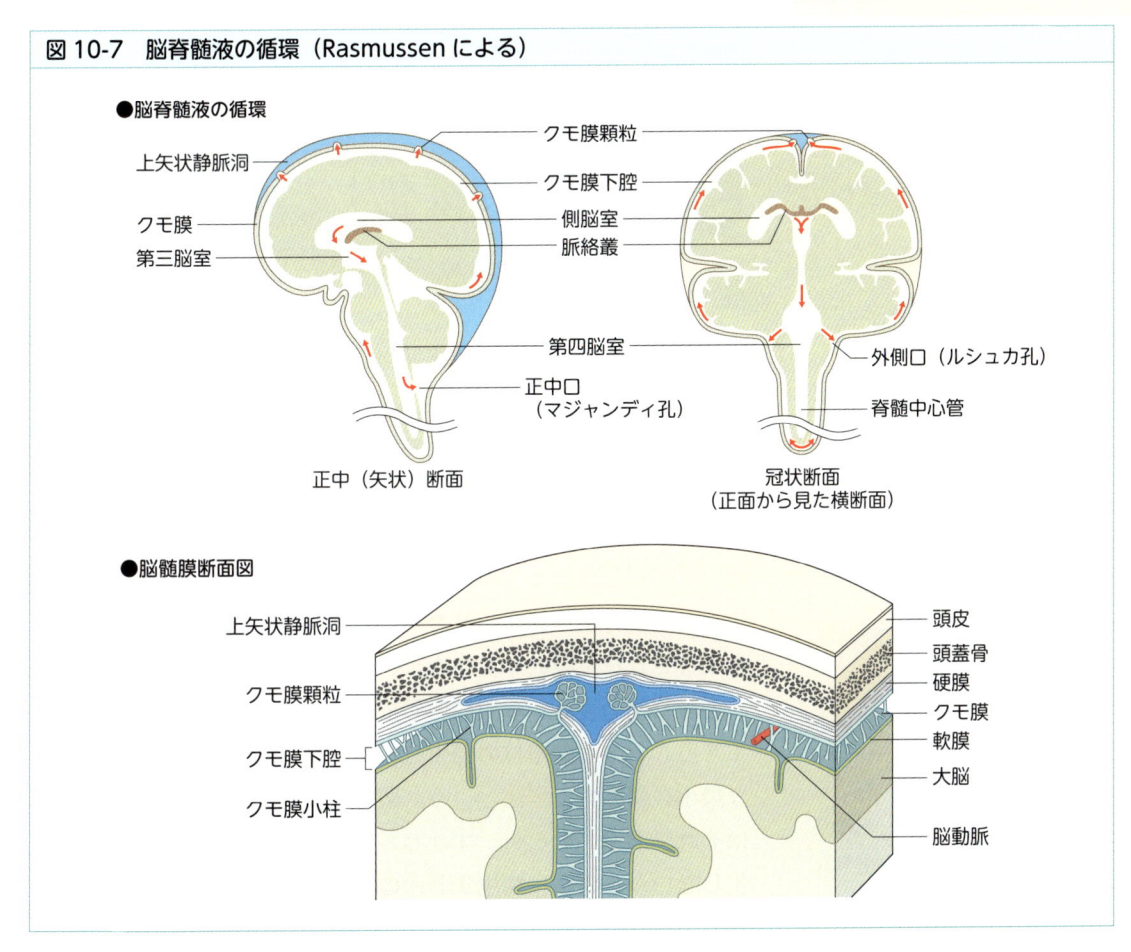

図10-7　脳脊髄液の循環（Rasmussenによる）

●脳脊髄液の循環

（正中（矢状）断面：上矢状静脈洞、クモ膜顆粒、クモ膜下腔、クモ膜、第三脳室、側脳室、脈絡叢、第四脳室、正中口（マジャンディ孔））

（冠状断面（正面から見た横断面）：外側口（ルシュカ孔）、脊髄中心管）

●脳髄膜断面図

（上矢状静脈洞、クモ膜顆粒、クモ膜下腔、クモ膜小柱、頭皮、頭蓋骨、硬膜、クモ膜、軟膜、大脳、脳動脈）

note

成人髄液の量
正常成人：100〜160ml

閾値
興奮を起こすのに有効である最も低い刺激の大きさ。

全か無かの法則
刺激が興奮を起こすのに有効である値に達していれば、刺激の大きさに関係なく同じ効果を示す。

表10-1　脳脊髄液の組成と性質

	脳脊髄液	血清（平均）
比重	1.006〜1.009	1.025
固形物（統計）	0.83〜1.77ml/100g	8.7
水分	98.75〜99.18ml/100g	91.3
氷点	−0.535〜0.600℃	0.507
pH	7.35〜7.42	7.32
Cl（NaClとして）	710〜745	594
無機P	1.25〜2.10mg/100ml	4
乳酸	10〜21.0mg/100ml	15
Na	310〜348mg/100ml	316
Ca	4.1〜5.4mg/100ml	10
全蛋白	──	7,000
・腰椎穿刺	12〜45mg100ml	──
・クモ膜下槽	10〜25mg/100ml	──
アルブミン（腰椎穿刺）	20mg/100ml	4,430
グロブリン（腰椎穿刺）	4mg/100ml	2,570
非蛋白窒素	12〜28mg/100ml	27
尿酸	0.4〜2.3mg/100ml	4
全還元物質	50〜80mg/100ml	98
グルコーゼを除く還元物質	4mg/100ml	6

(Merritt&Fremont-Smith)

5　神経の興奮発生と興奮伝導

A｜興奮発生

体内のすべての細胞（神経細胞も）の内部は、外部に対し電気的に負になっており、細胞膜を隔てたその電位差を膜電位という。活動していないときの負の膜電位による電位差を**静止電位**という。

細胞（神経細胞、筋細胞、受容器の細胞なども）は活動すると電位変化が起き、その電位差を**活動電位**という。活動電位を発生するために外から加えられた要因を**刺激**という。刺激によって引き起こされた生理的な変化を**興奮**という。

神経細胞の場合、刺激に応じて膜電位が変わり、活動電位を発生する。この活動電位の発生を**興奮**という。活動電位発生に必要な最小の刺激を、**閾値**という。閾値以上の刺激を与えても、興奮はそれ以上増大しない。すなわち、刺激に対し全く活動電位を発生しないか、完全に発生するかのいずれかであって、活動電位は"全か無かの法則"にしたがって発生する。

B ｜ 不応期　refractory period

　刺激で興奮が発生すると、2回目の刺激に対して反応性が低下し興奮しない時期が生じる。この期間を**不応期**という。

　神経線維はその活動電位の上昇期から下降期のはじめにかけて、刺激に応じない期間があり、これを**絶対不応期**という。その後、強い刺激を加えると不完全な興奮を引き起こすことができる時期があり、これを**相対不応期**という。

C ｜ 興奮伝導　conduction

　神経や筋線維などでは、細胞の一部に起こった活動電位（インパルス）は速やかにその細胞全体に広がっていく。この一部に起こった興奮を次々と末梢に伝えることを、**興奮伝導**または**インパルスの伝導**とよぶ。

　神経系での伝導の役割は、神経情報を一定の大きさのインパルスの形で、長い距離にわたって確実に伝えることである。この伝導は刺激が伝わるのではなく、興奮が伝わるのである。つまり、興奮（＝活動電位）は同一細胞内の隣接する未興奮部を刺激し、そこに新しく活動電位を引き起こす。この繰り返しによって伝導されていくのである。

D ｜ シナプス伝達　synaptic transmission

　ニューロン内での情報の伝達は活動電位の伝導によりなされる。一方、ニューロン間の接合部であるシナプスでは、伝達物質により情報が伝達される。

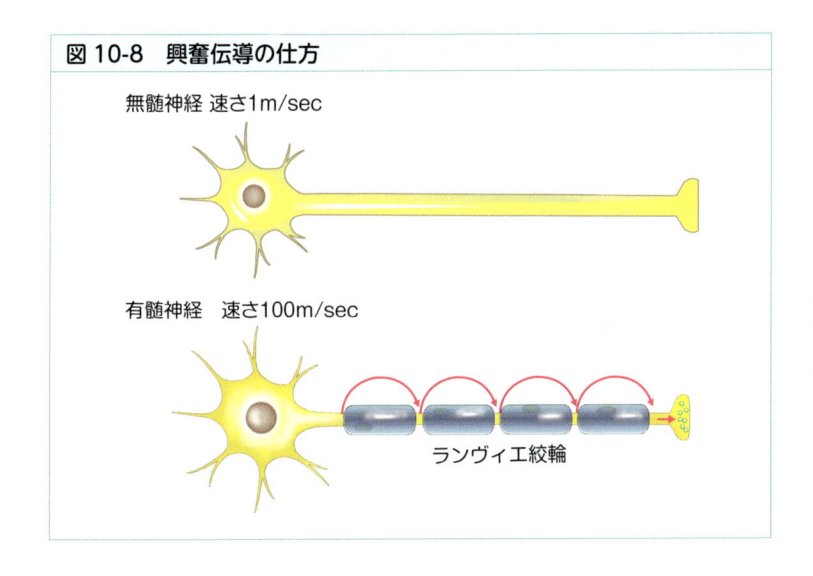

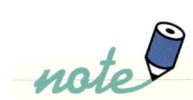

図 10-8　興奮伝導の仕方

無髄神経　速さ1m/sec

有髄神経　速さ100m/sec

ランヴィエ絞輪

note

節前線維
シナプス前線維、シナプス前ニューロン：神経節に入ってくる情報を送る側の神経線維（軸索）

節後線維
シナプス後線維、シナプス後ニューロン：神経節から末梢に向けて出している情報を受ける側

神経と神経の接合
軸索・細胞体間シナプス：軸索の先端が他の神経の細胞体に接合
軸索・樹状突起間シナプス：軸索の先端が樹状突起に接合
軸索・軸索間シナプス：軸索と軸索との接合

シナプス小頭
シナプス前線維の末端、シナプス小胞があり、伝達物質を入れている。

シナプス間隙
およそ200Åの間隙

シナプス後膜
神経細胞でシナプス前線維と接する部位

シナプス　synapse

軸索（神経線維）が、他の神経細胞や筋細胞に接合している接合部をいう。

神経節　ganglion

末梢神経系において、神経どうしがシナプス結合をつくっている部分をいう。

シナプス伝達の機序

興奮が軸索の末端に到達すると、シナプス小胞の中の伝達物質がシナプス間隙に放出される。放出された伝達物質はシナプス後膜にある、その伝達物質に特有な受容体に結合する。これによってシナプス後膜は局所的な脱分極を起こす（局所電位）。そして、伝達物質がたくさん放出され、脱分極が大きくなり閾値に達すると、そこに伝導性の活動電位が発生する。

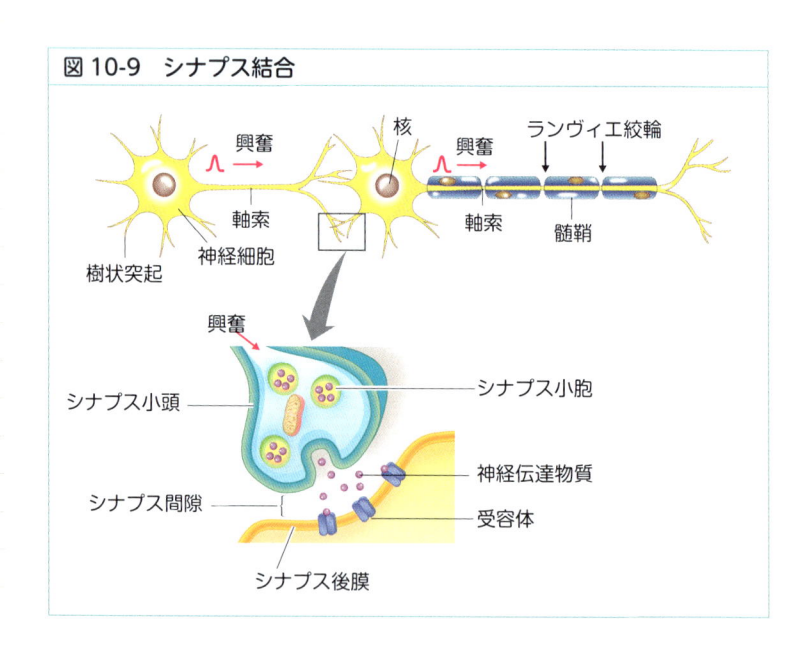

図10-9　シナプス結合

2 中枢神経系 central nervous system

1 脊髄 spinal cord

　脊髄は脊髄管より発生し、脊柱管内にあり、直径1cmの白く細長い円柱状をなしている。上方は大孔の高さで脳（延髄）に連なる。頚部と腰部で四肢に神経線維を送るために太くなり（**頚膨大**（けいぼうだい）と**腰膨大**（ようぼうだい）），下端はしだいに細くなって第1～2腰椎の高さで終わる（**脊髄円錐**）。この尖端から終糸が出て尾骨の背面に付着している。上方から下方に、頚部、胸部、腰部、脊髄円錐の4部に区分される。

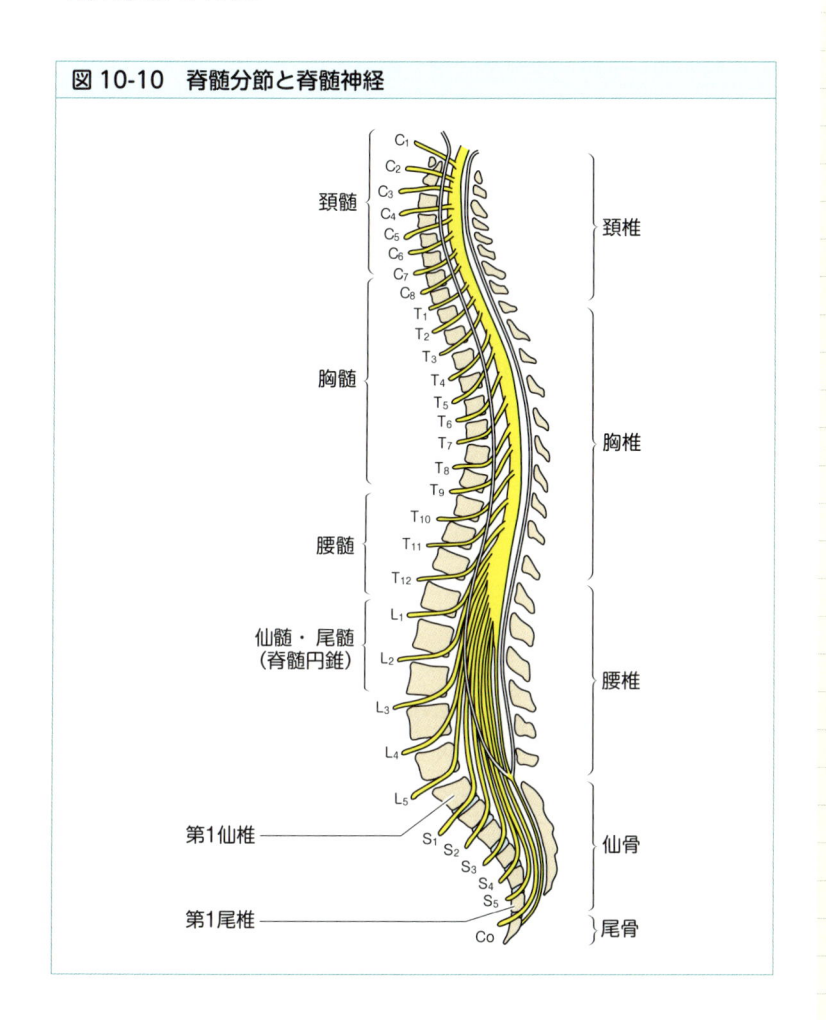

図 10-10　脊髄分節と脊髄神経

note

脊髄円錐
脊髄の下端で、細く円錐状となり、第1～2腰椎間の高さで終わる。

脊髄の区分
脊髄は出入りする31対の脊髄神経に対応して髄節を区分する。8対の頚神経（C）の出入りする頚部（頚髄）、12対の胸神経（T）の胸部（胸髄）、5対の腰神経（L）の腰部（腰髄）、5対の仙骨神経（S）と1対の尾骨神経（C）の脊髄円錐（仙髄・尾髄）である。ただし、髄節は脊椎骨の高さとは一致しない。

脊髄節と椎骨の位置の関係
頚部（頚髄）：上位6頚椎の高さの範囲
胸部（胸髄）：第7頚椎から第9胸椎の棘突起の高さの範囲
腰部（腰髄）：第10～12胸椎の棘突起の高さの範囲
脊髄円錐（仙髄・尾髄）：第12胸椎棘突起から第1～2腰椎間の棘突起の高さの範囲

馬尾
腰部・脊髄円錐より出る腰・仙骨・尾骨神経は椎間孔および仙骨孔がずっと下方のため、それぞれ脊柱管内を対応する孔まで下行する。そのため第2腰椎以下の脊柱管内では、それらの脊髄神経の走行が馬の尾のように見えるので、馬尾とよんでいる。

図 10-11　脊柱管内下端（脊髄円錐と馬尾）

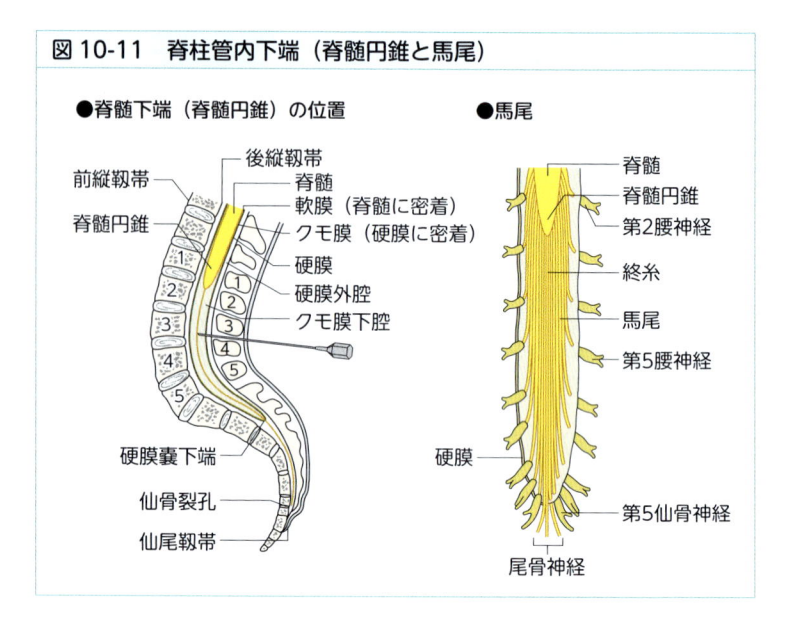

A｜脊髄の構造

外形

脊髄前面には縦に走る深い溝である**前正中裂**が、後面には浅い**後正中溝**があり、これらの溝から少し外側に前根および後根が出入りしている。

内形（断面構造）

脊髄の横断面では、内部にH字形をした**灰白質**があり、周囲を**白質**が包む。中央に細い**中心管**があり、上方で第四脳室に連なっている。灰白質は神経細胞体からなっており、**前角**（前柱）と後角（後柱）および胸部の**側角**（側柱）からなる。白質は縦走する神経線維からなり、**前索**、**側索**、**後索**を区別する。

脊髄の灰白質
- 前角：運動性の神経細胞体が多数集まり、前根を経て神経線維（遠心性神経）を骨格筋に送る。
- 後角：知覚性の神経細胞体が多数集まり、皮膚や筋からの神経線維（求心性神経）が後根を経て後柱の細胞に刺激を伝える。
- 側角：胸部にあり、主として自律機能に関与する神経細胞体が集まっている。

図 10-12　脊髄の構造

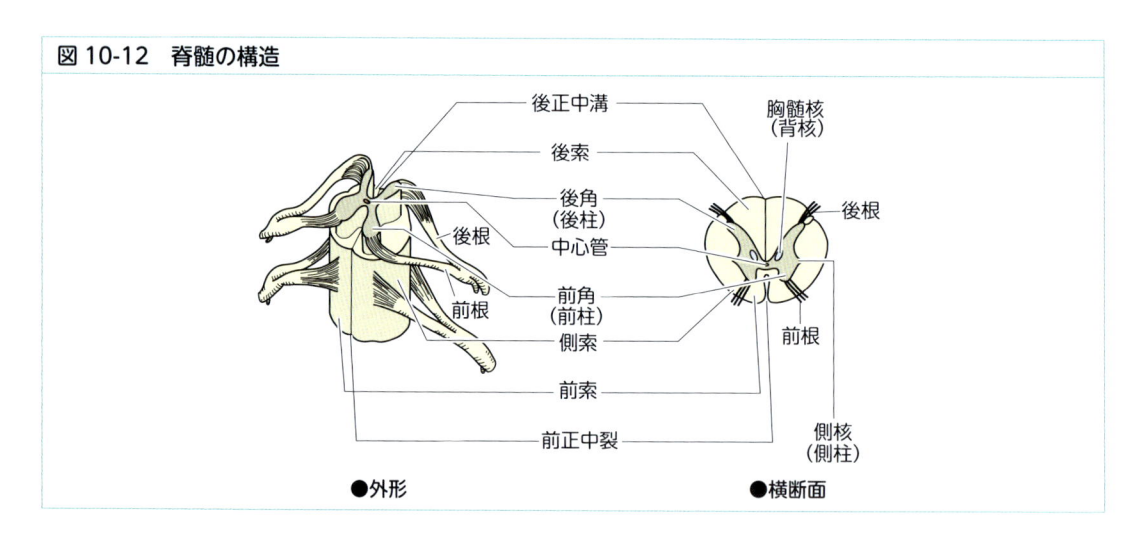

B｜脊髄反射　spinal reflex

体性系（動物性機能）の反射

身体の運動や随意筋に関係する反射で、皮膚および腱（深部）への刺激による屈曲と伸展の反射がある。

①屈曲反射（屈筋反射、逃避反射〈ひっこめ反射〉）：皮膚などに刺激が与えられたとき、屈筋が収縮して刺激から逃避し、危害から逃れるのに役立つ（防御反射）。腹壁反射（T_8～T_{12}）、足底反射（S_1～S_2）。

②交叉性伸展反射：肢が屈曲反射を行うと、それとともに反対側の肢は伸展し体重を支える。この伸展反射をいう。

③伸長反射（筋伸張反射）：求心性神経のついている骨格筋を伸張すると筋紡錘が興奮し、脊髄に伝導され、ただちにその筋に伝達され、その筋は収縮する。

④膝蓋腱反射（L_2～L_4）：大腿四頭筋の腱をハンマーで叩打すると筋紡錘が伸張され、反射的に大腿四頭筋が収縮し、膝関節が伸展、下腿が跳ね上がる伸張反射である▶図10-14。アキレス腱反射（L_5～S_2）。

自律系（植物性機能）の反射

内臓の自律機能や不随意筋に関係する内臓反射で、排便・排尿・勃起・射精・分娩反射（腰髄、仙髄）や瞳孔散大反射、そのほか発汗中枢・血管運動中枢・立毛中枢などがある。

---

note

反射
末梢で受けた刺激が求心性神経によって中枢神経（大脳皮質を除く）に達し、その反応が意志とは関係なく、無意識または不随意に、中枢神経から遠心性神経によって末梢に伝わり、筋の収縮、腺の分泌を増減させるという効果を引き起こす現象をいう。反射の構成要素は、受容器、求心路、反射中枢、遠心路、効果器である。

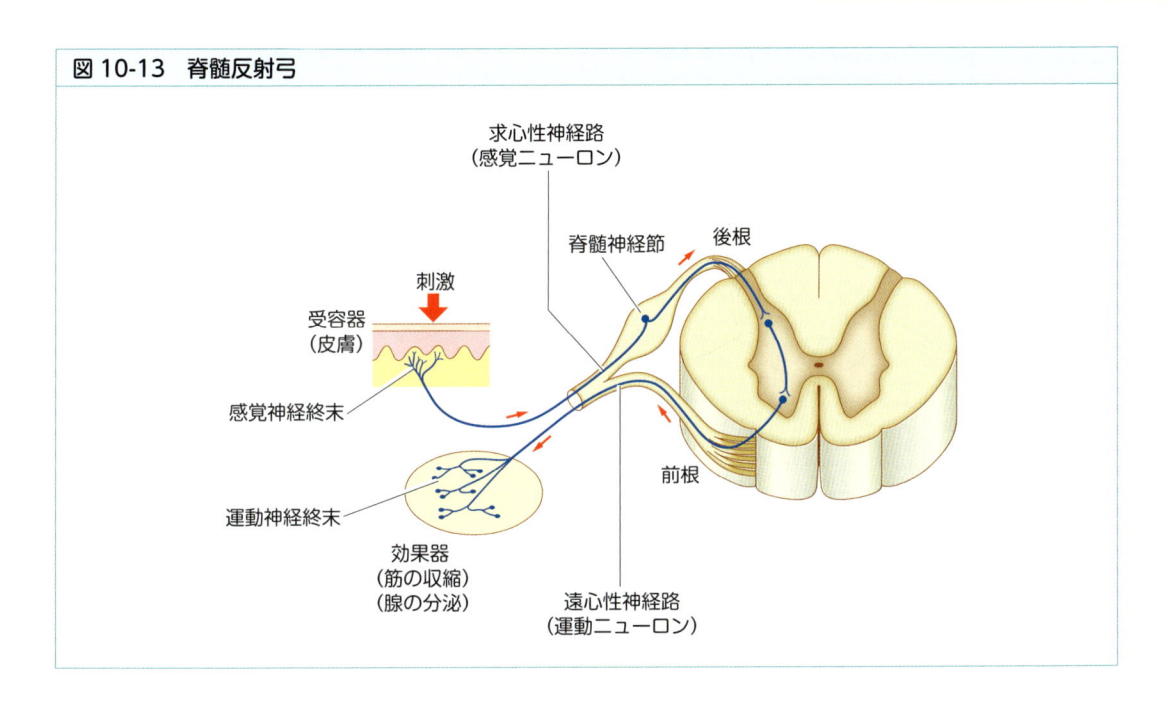

図10-13　脊髄反射弓

note

反射弓

反射の興奮の経路をいい、求心性神経路、中枢神経（大脳皮質以外の脳・脊髄）、遠心性神経路からなる。

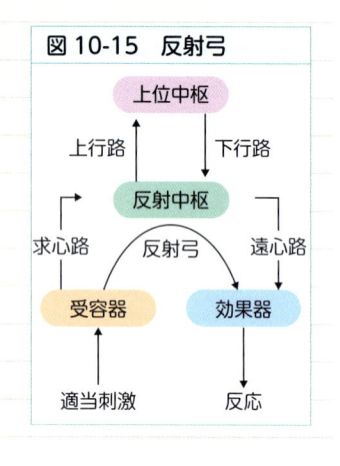

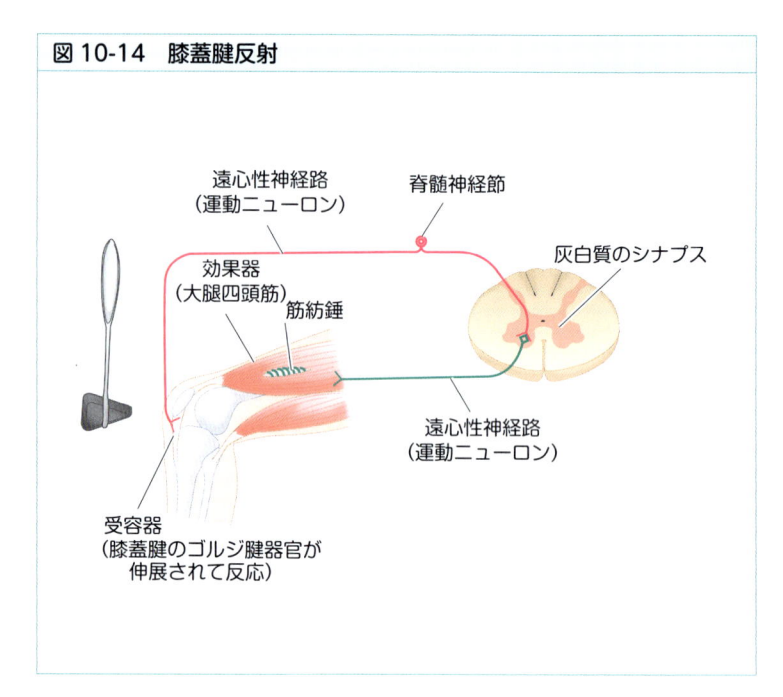

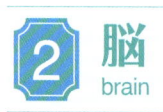

図 10-15　反射弓

図 10-14　膝蓋腱反射

2 脳 brain

成人の脳の平均重量は**約1,300g**であり、髄膜や髄液で保護され、頭蓋腔の中におさまっている。

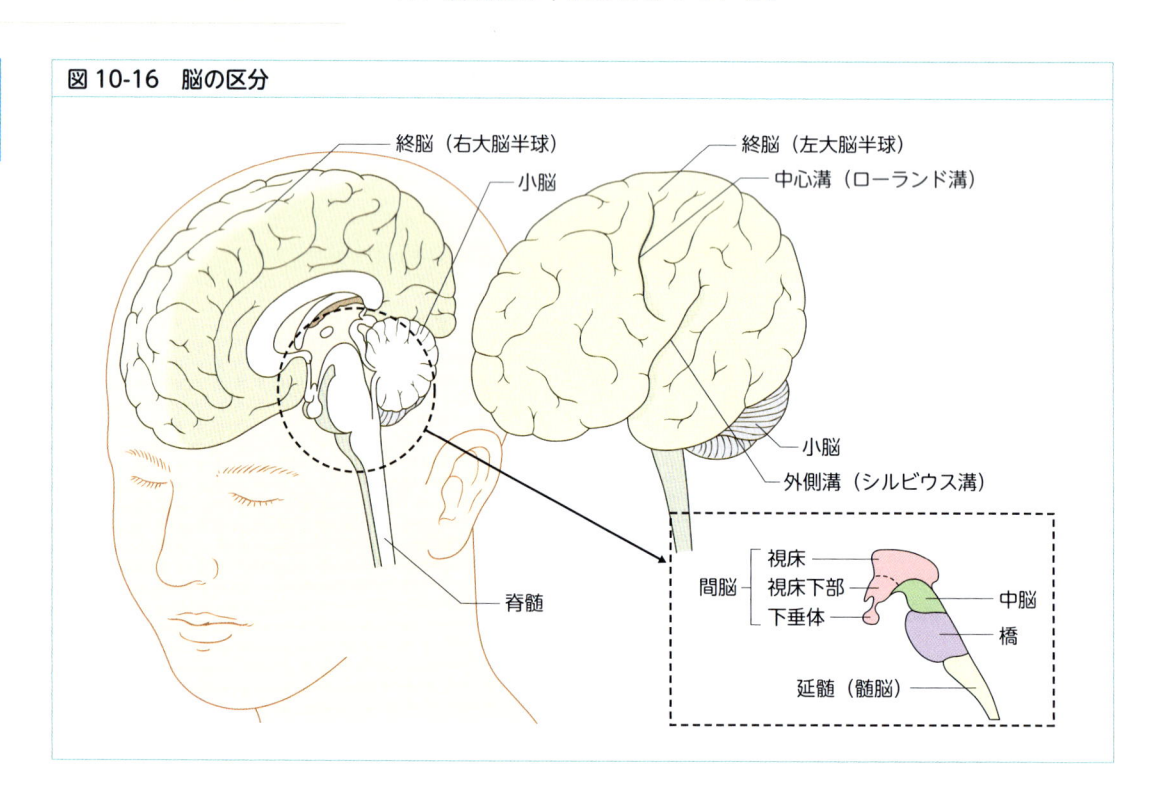

図 10-16　脳の区分

脳は左・右大脳半球からなる**終脳**と、**間脳**、**中脳**、**橋**、**小脳**、**延髄**に区分され、中脳・橋・延髄を**脳幹**という。脳幹は、脊髄、小脳、大脳半球の連結部として働き、生命維持に重要な機能をもち、ここに多くの脳神経の核がある。

A │ 終脳(左・右大脳半球)
telencephalon (cerebral hemisphere)

終脳は脳の最上端部で、ヒトではとくに発達が著しい。全体として卵円形であるが、正中線上の大きな溝、**大脳縦裂**によって左右の大脳半球に分かれている。大脳縦裂には脳硬膜の一部である大脳鎌が入り、左・右半球を隔てている。また、小脳との間には、深い小脳横裂（大脳小脳裂）があり、小脳テントが入りこんでいる。左右の大脳半球は、内側面で**脳梁**によりつながっている。表層は**大脳皮質**とよばれ灰白質でできている。深部は大脳髄質といわれ白質でできている。深部の白質内にも、灰白質塊があり、大脳核という。大脳半球の内部には**側脳室**がある。

---

note

脳幹
中脳・橋・延髄（間脳を含める場合もある）

脳神経核
脳から出入りする末梢神経を脳神経という。脳幹には、脳神経が始まる、または終わる神経細胞群があり、脳神経核という。

脳梁
左右の大脳半球を結んでいる神経線維の集まりである白質板で、学習した識別能力、知覚上の経験、記憶などの働きについて半球間の連絡に重要な役割を果たしている。

脳弓
脳梁の下方を縦に走る弓状の線維束

透明中隔
脳梁と脳弓の間にあり、左右側脳室を仕切る薄い板状の膜

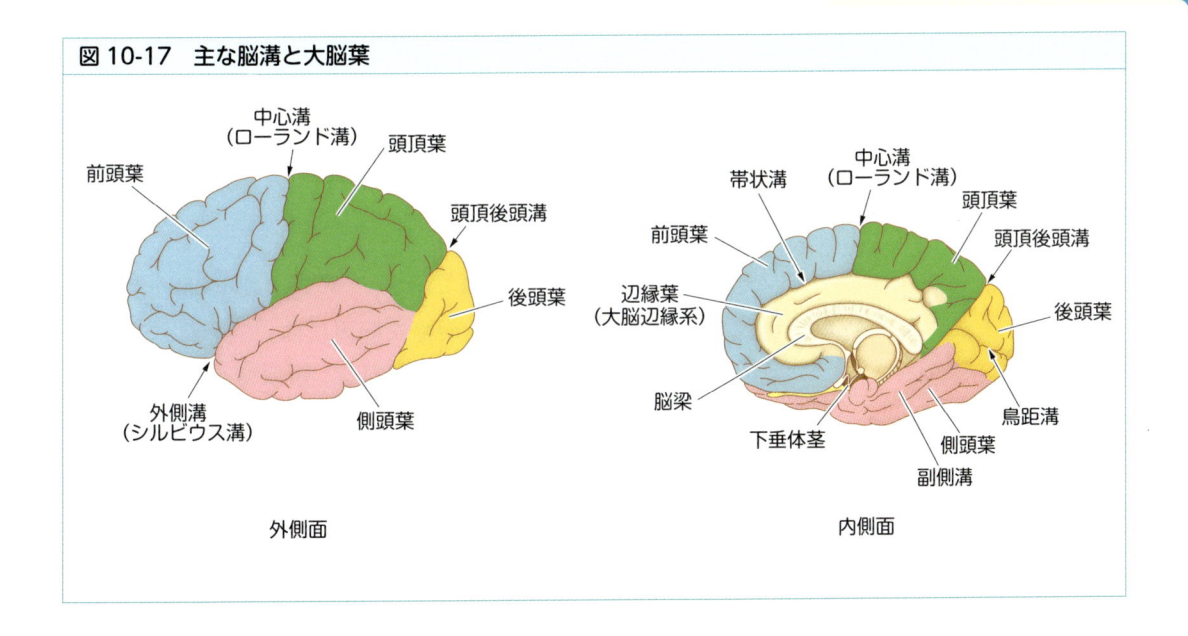

図 10-17　主な脳溝と大脳葉

外側面：前頭葉、中心溝（ローランド溝）、頭頂葉、頭頂後頭溝、後頭葉、外側溝（シルビウス溝）、側頭葉

内側面：帯状溝、中心溝（ローランド溝）、頭頂葉、頭頂後頭溝、前頭葉、辺縁葉（大脳辺縁系）、脳梁、下垂体茎、側頭葉、副側溝、鳥距溝、後頭葉

図10-18　大脳半球外側面の脳溝と脳回

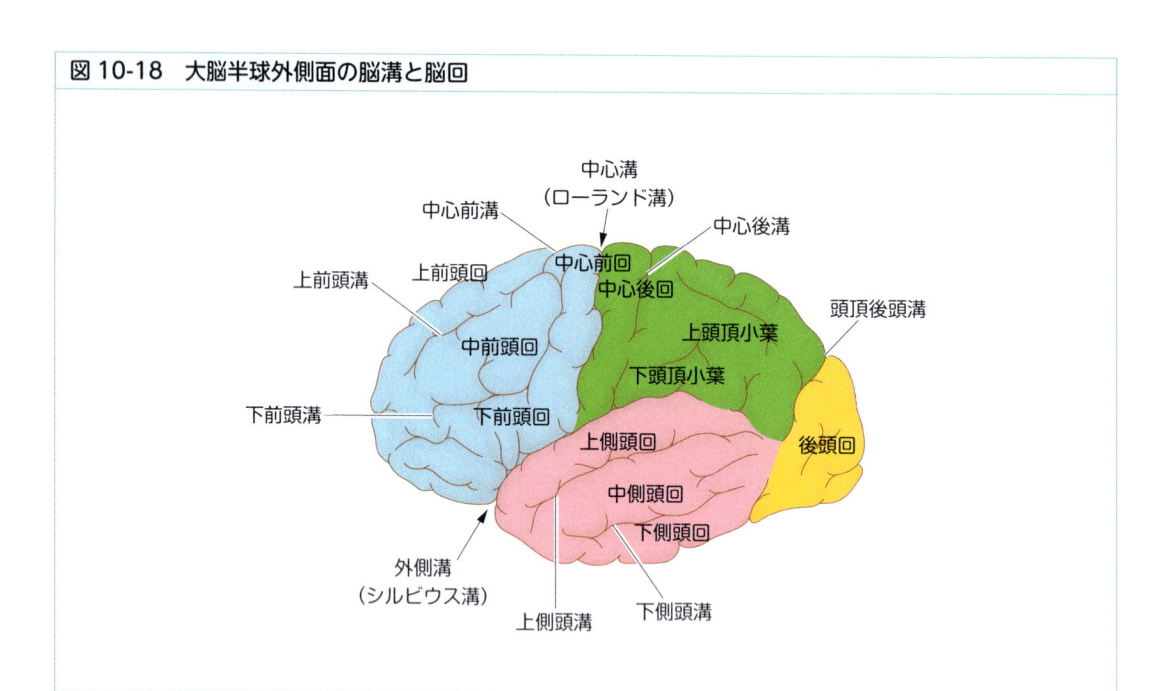

図10-19　大脳半球内側面の脳溝と脳回（正中断右側）

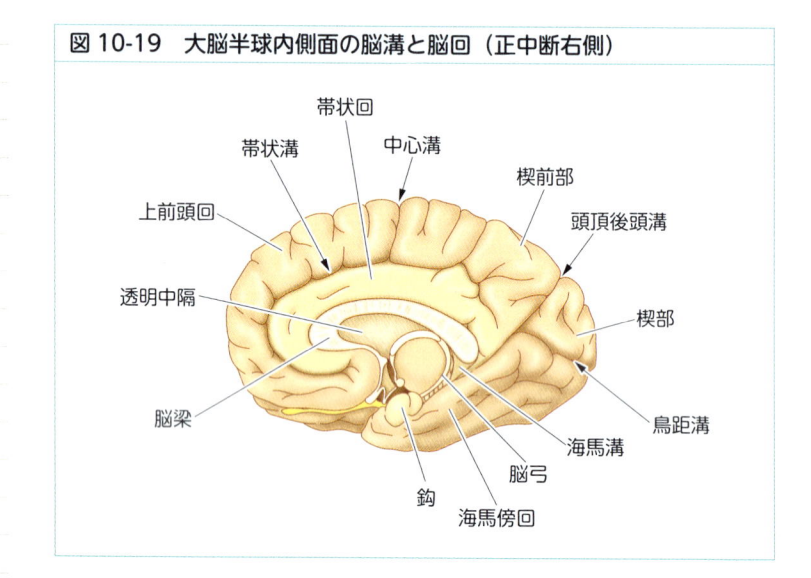

大脳半球の区分
前頭葉
頭頂葉
後頭葉
側頭葉

脳溝
中心溝（ローランド溝）
外側溝（シルビウス溝）
頭頂後頭溝

終脳の外形

　大脳半球の表面には多くの溝（**脳溝**）とその間の膨らみ（**脳回**）がある。とくに深く明瞭な脳溝には、**中心溝**、**外側溝**、**頭頂後頭溝**などがあり、それぞれ前頭葉、頭頂葉、後頭葉、側頭葉を区分する。

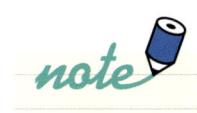

図 10-20 終脳の灰白質と白質（前頭断）

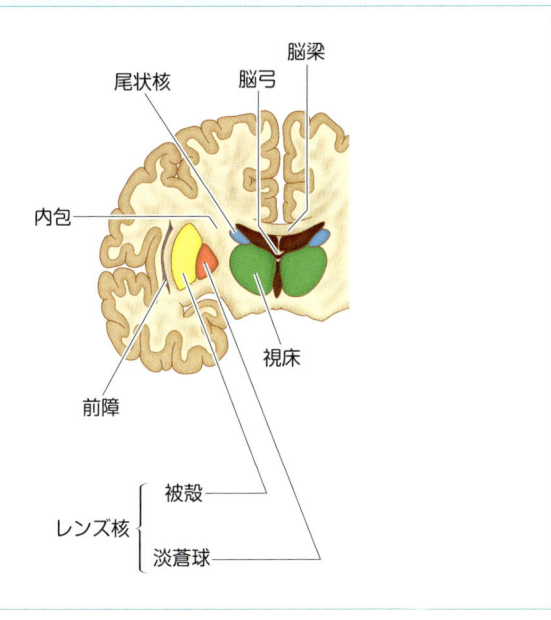

脳梁
尾状核
脳弓
内包
視床
前障
被殻
淡蒼球
レンズ核

note

大脳皮質の表面積
成人の脳の大脳皮質の表面積は、だいたい220,000mm²あるといわれ、その約2/3は脳溝内にあり、表面に出ているのはわずか1/3である。

終脳の構造

嗅脳、外套、脳梁・脳弓・透明中隔、大脳核に分けられる。

①**嗅脳**：大脳半球の底面の内側部にある部分で、嗅覚に関係し、嗅球・嗅索・嗅三角からなる。ヒトでは著しく退化していて小さい。嗅球は嗅神経を受ける。

②**外套**：大脳半球の主体で、大脳皮質と大脳髄質とからなる。表面は灰白質（神経細胞）で、かなり厚い層をなし大脳皮質といわれる。その深部は白質（神経線維）で、大脳髄質とよばれ、灰白質の塊である大脳核や側脳室などが埋もれている。

大脳皮質はいろいろな形や大きさの神経細胞が層をなし、特殊な部位以外では表面から6層（分子層、外顆粒層、外錐体細胞層、内顆粒層、内錐体細胞層、多形細胞層）が区別される。

③**脳梁・脳弓・透明中隔**：左右大脳半球間内側面に深在する

▶図10-17、27参照。

・**脳梁**：大脳縦裂の底部に位置し、左右の大脳半球を連絡する白質部交連である。その線維は半球全体に放散して脳梁放線を形成する。

・**脳弓**：脳梁の腹側に位置し、乳頭体と（海馬傍回）鉤の間の弓状の白質部である。

・**透明中隔**：各大脳半球の内側面で、脳梁と脳弓の間にある薄い灰白質板で、左右の半球のそれぞれの境、中隔となり、側脳室の内側の壁となっている。

note

大脳皮質の細胞構築
(ブロードマンによる6層)
(Ⅰ) 分子層
(Ⅱ) 外顆粒層
(Ⅲ) 外錐体細胞層
(Ⅳ) 内顆粒層
(Ⅴ) 内錐体細胞層
(Ⅵ) 多形細胞層
第2層と第4層の顆粒層は感覚に関与する層といわれる。
第5層の大型の錐体細胞層は運動に関与する層といわれる。

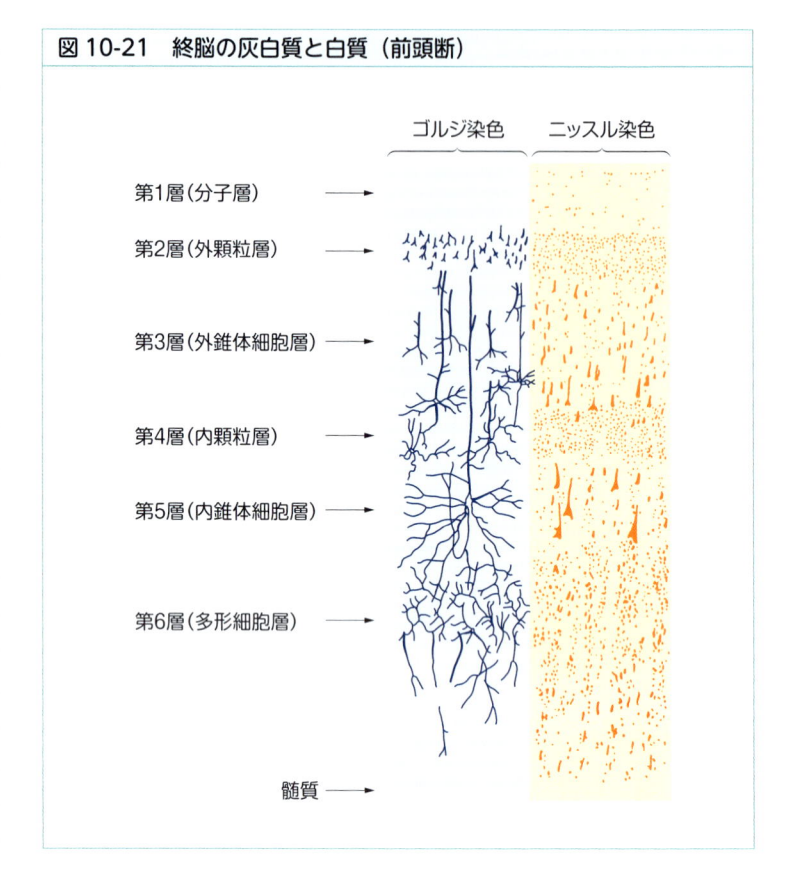

新皮質と古皮質
新皮質：大脳皮質のうち6層に区別される部をいい、高等動物になるほど広範囲である。
古皮質：脳の底面に近く、6層に区別できない皮質で、下等動物ほど広範囲である。

大脳核
尾状核 ┐
       ├ 線条体
被殻 ┐ ┘
     ├ レンズ核
淡蒼球┘
前障
扁桃体

図10-21 終脳の灰白質と白質（前頭断）

ゴルジ染色　ニッスル染色

第1層（分子層）
第2層（外顆粒層）
第3層（外錐体細胞層）
第4層（内顆粒層）
第5層（内錐体細胞層）
第6層（多形細胞層）
髄質

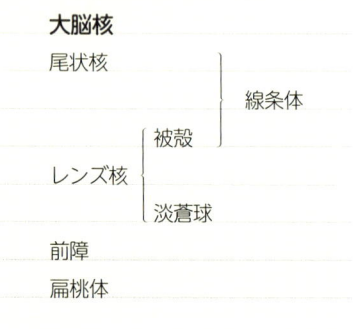

④**大脳核**（**大脳基底核**）：大脳半球の深部、大脳髄質である白質中にある灰白質の塊で、視床の外側にある。大脳核は、**尾状核・レンズ核・前障・扁桃体**の4つを区別する ▶図10-22。

・尾状核：側脳室のすぐ外側に位置している。
・レンズ核：凸レンズに似ている核で内包の外側に位置している。内側の**淡蒼球**と外側の**被殻**とからなる。
・**線条体**：被殻は尾状核と同じ性質の神経細胞からなり、断面が多数の線条を呈するので、尾状核と被殻を合わせて線条体という。**錐体外路系の一部で、筋緊張を調節して筋運動を円滑にする。**
・**前障**：島の皮質のすぐ内側、被殻との間にある薄い板状の灰白質である。働きは不明である。
・**扁桃体**：側頭葉の内側面の前端近くに位置している。嗅覚、自律機能および錐体外路系に関係している。

図10-22 大脳核（大脳基底核）

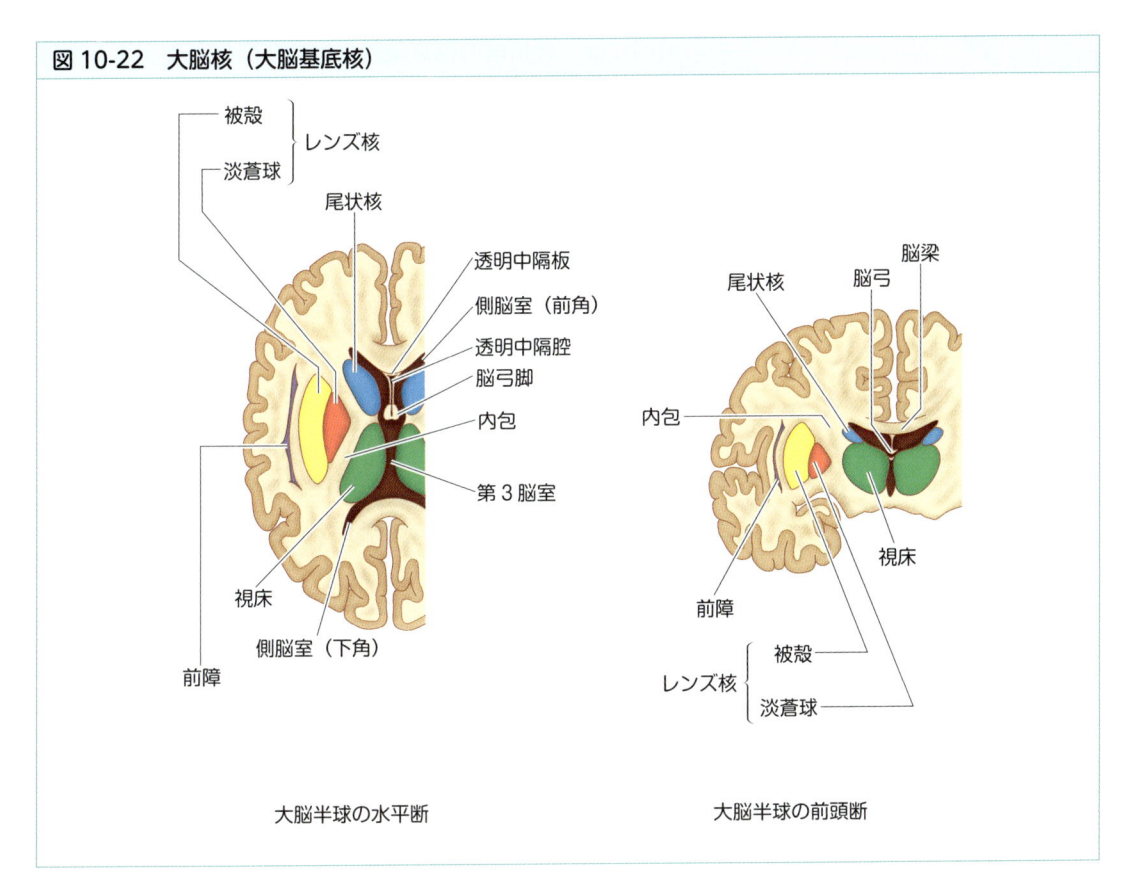

大脳半球の水平断／大脳半球の前頭断
（ラベル：被殻、淡蒼球（レンズ核）、尾状核、透明中隔板、側脳室（前角）、透明中隔腔、脳弓脚、内包、第3脳室、視床、側脳室（下角）、前障、脳梁、脳弓）

大脳核の病変

大脳核に病変があると特有の不随意運動が起こるようになる。
①**舞踏病**：線条体（尾状核）に細胞の脱落や萎縮がみられる。
②**アテトーゼ型脳性マヒ**：線条体や淡蒼球の外節に病変がみられる。
③**パーキンソン病**：黒質（中脳の一部）または淡蒼球の病変が主である。

大脳皮質の機能の局在　functional localization

ヒトの大脳皮質をつくる神経細胞の種類と構造の分類から、ブロードマンは52の領野を区別した。これらの領野の中には、感覚や運動などに関係する機能の諸中枢が特定の部分に限局し分布しており、これを機能の局在という。
①**運動野**：骨格筋の随意運動を支配する錐体路系の中枢は中心前回にある。身体各部位の支配領域は中央の上部から側方下部に下肢、体幹、上肢、頭頸部と並んでいる▶図10-25。
左右の支配は逆で、右側の筋は左側の中枢の支配を受ける。

---

note

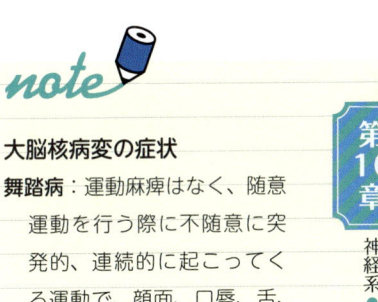

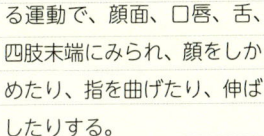

大脳核病変の症状

舞踏病：運動麻痺はなく、随意運動を行う際に不随意に突発的、連続的に起こってくる運動で、顔面、口唇、舌、四肢末端にみられ、顔をしかめたり、指を曲げたり、伸ばしたりする。

アテトーゼ型脳性マヒ：四肢の末梢に始まり、比較的緩やかな運動でまねできないほどの過度の伸展や奇妙な姿勢をとる。

パーキンソン病：表情が乏しく、仮面様顔貌を呈し、立位では身体が前傾前屈姿勢を示す。歩行時には歩幅が狭くなり、小刻みに歩く。

note

ブロードマンの脳地図（領野）と大脳皮質の機能局在

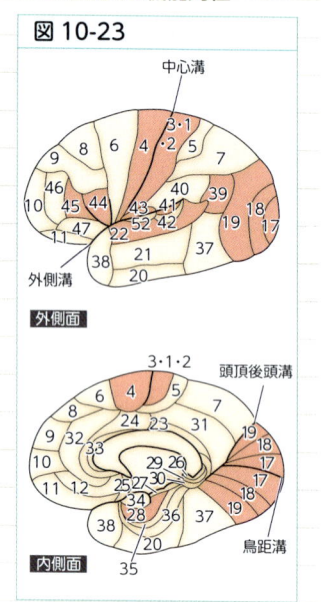

図10-23

外側面

内側面

①運動野：第4野
②体性感覚野：第3、1、2野
③視覚野：第17、18、19野
④聴覚野：第41野
⑤嗅覚野：第28野
⑥味覚野：第43野
⑦-1 運動性言語中枢（ブローカ中枢）：第44、45野
⑦-2 聴覚性言語中枢（ウェルニッケ中枢）：第39野
⑦-3 視覚性言語中枢：第39野

大脳皮質

大脳皮質は、個体発生の過程で6層構造をもつ新皮質（等皮質）と、6層構造を示さず系統発生的にも古い異皮質とに分類される。

新皮質は、ヒトでは大脳皮質の90%以上を占める。

異皮質は、嗅脳など最も古い皮質である古皮質と、それよりはやや新しい原皮質（旧皮質）があり、海馬・海馬傍回・歯状回などである。

中心前回には、骨格筋の無意識的な運動や緊張を支配する錐体外路系の中枢もある。

②**体性感覚野**：中心後回にあり、皮膚感覚（触覚、温覚、痛覚）と筋覚（深部感覚）に関与する中枢である。中心溝をはさんで、運動中枢の錐体路系の中枢と向き合っており、錐体路系の中枢と同様に、身体各部位の支配領域が中央上部から下肢、体幹、上肢、頭頸部と並び、身体の右側が左側の中枢の支配を受ける。

③**視覚野**：後頭葉の内側面、鳥距溝（ちょうきょこう）の上下にある。

④**聴覚野**：側頭葉の上面、上側頭回の一部にある。

⑤**嗅覚野**：側頭葉の内面、海馬の一部にある。

⑥**味覚野**：中心後回の下部で、舌の体性感覚野の付近にある。

⑦**言語野**：大脳半球の外側面に局在し、一般に右・左利きに無関係に左半球にある。しかし一部の左利きの人では右半球や両半球にある場合もある。

⑦-1. **運動性言語中枢**（ブローカ中枢）：前頭葉（下前頭回）の底部、運動中枢の前下方にある言語運動を支配する中枢。ここが侵されると運動性失語症となる。

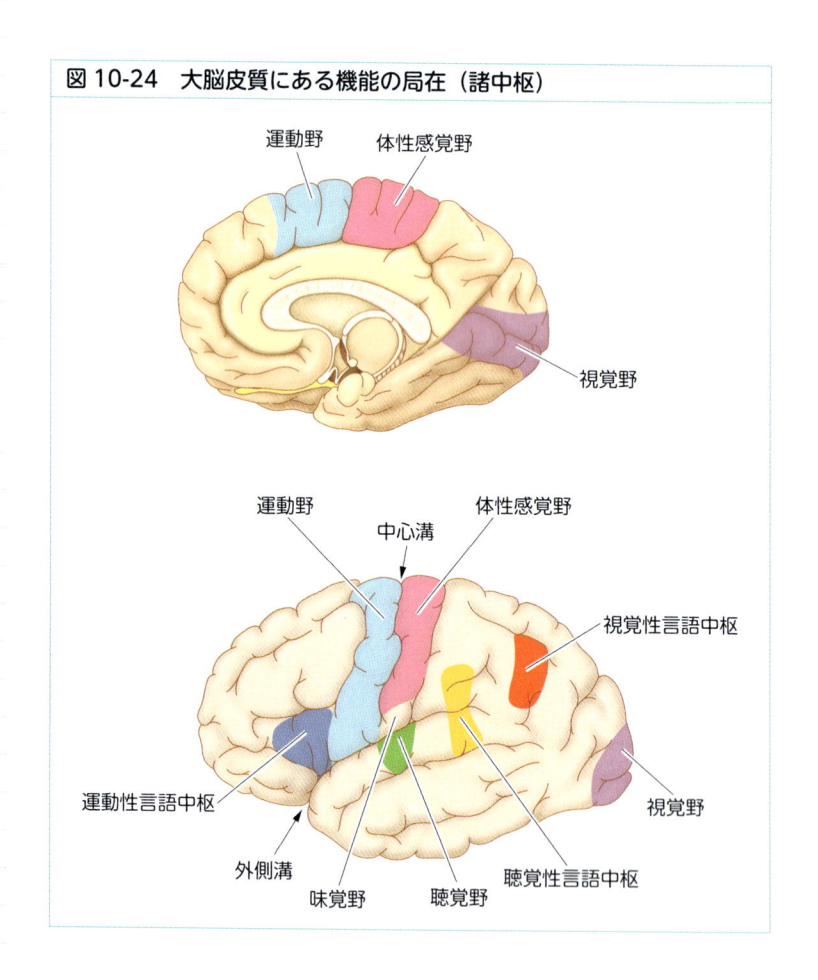

図10-24 大脳皮質にある機能の局在（諸中枢）

図 10-25　運動野と感覚野における担当領域

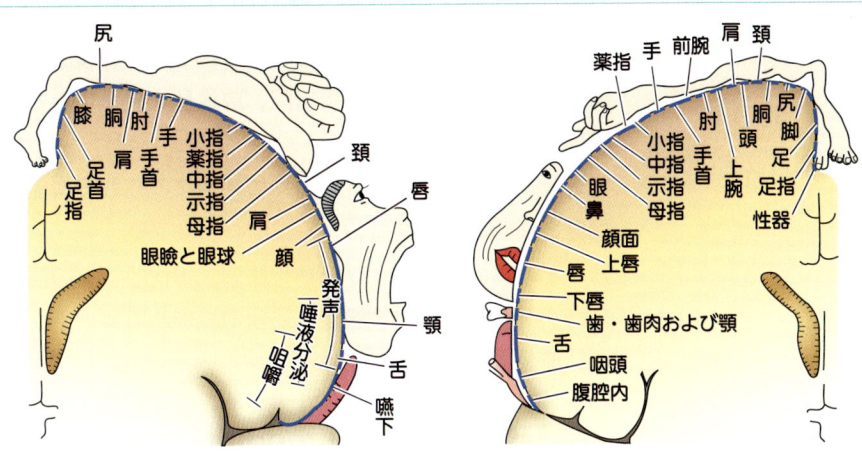

●運動野における身体各部の運動領域局在　　●感覚野における身体各部の感覚領域局在

⑦-2. **聴覚性（感覚性）言語中枢**（ウェルニッケ中枢）：側頭葉（上側頭回）の後方1/3から頭頂葉（縁上回）の一部にある。聞いた言葉を理解する中枢で、ここが侵されると感覚性失語症となる。

⑦-3. **視覚性言語中枢**：頭頂葉（角回）の一部にある。文字に対する理解の中枢で、ここが侵されると失読症となる。

　ウェルニッケ中枢で、聴覚や視覚で受けた情報の意味を理解し、弓状束によって運動中枢の最下端の直前にあるブローカ中枢に投射される。ブローカ中枢はウェルニッケ中枢からの情報より言語パターンを形成して運動野に送り、言葉が発声される。

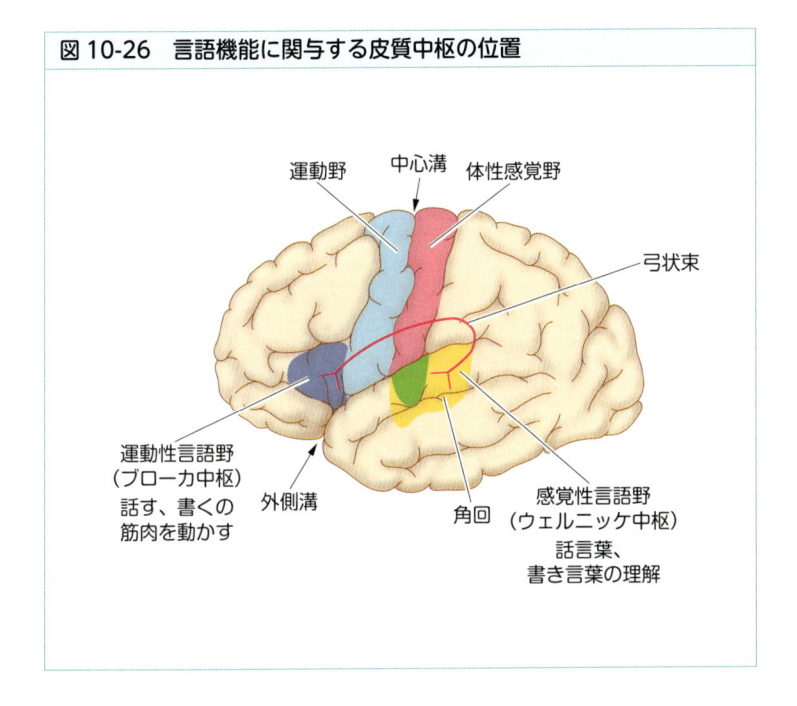

note

失語症
運動性失語症：読む、聞く、書くができても、言葉がしゃべれない発語不能となる。
感覚性失語症：話は音として聞こえるが、その内容の理解ができない。
失読症：文字は見えても、読めずその内容が理解できない。

図 10-26　言語機能に関与する皮質中枢の位置

運動野　中心溝　体性感覚野
弓状束
運動性言語野（ブローカ中枢）
話す、書くの筋肉を動かす
外側溝　角回　感覚性言語野（ウェルニッケ中枢）
話言葉、書き言葉の理解

第10章　神経系●中枢神経系

259

大脳辺縁系　limbic system

古皮質と原皮質および大脳核の一部も含み、嗅脳、帯状回、海馬、歯状回、海馬回、海馬傍回、扁桃体、乳頭体など、脳の内側で脳梁を囲む部位をいう。

辺縁系の機能は、ヒトと動物に共通にみられる機能である**自己保存**と**種族維持**に関係し、**基本的な生命活動**（食・飲行動や性行動などの本能行動および怒りや快感・不快感などの情動行動）の**調節**を行う。また自律機能の総合中枢である視床下部との関連が深い部分でもある▶図10-27。

大脳髄質　cerebral medulla

白質部で、その大部分が有髄神経線維である。この髄質の線維を走行する方向により3つに区別する。おのおの集束して神経路（伝導路）をつくる。

①**連合神経路**：一側の半球の皮質間を連絡する。
②**交連神経路**：両側の半球皮質間を連絡する。
③**投射神経路**：大脳皮質と皮質下部（脳幹以下）と連絡する。

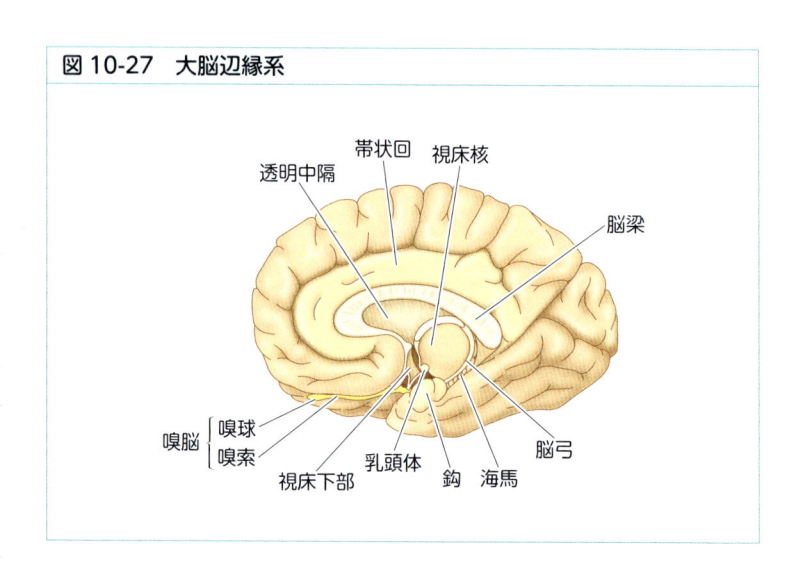

図10-27　大脳辺縁系

図 10-28　3種類の伝導路

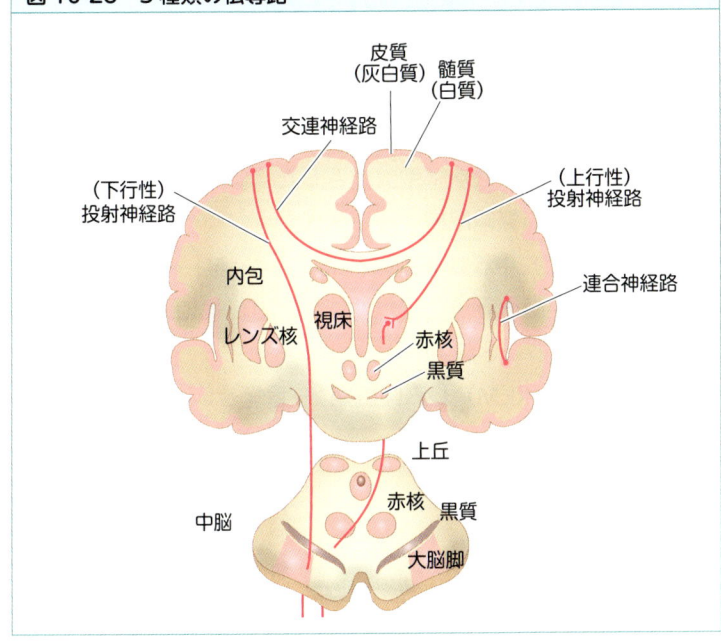

皮質（灰白質）
髄質（白質）
交連神経路
（下行性）投射神経路
（上行性）投射神経路
内包
視床
連合神経路
レンズ核
赤核
黒質
上丘
中脳
赤核　黒質
大脳脚

B｜脳波　brain wave

　大脳皮質には波状の自発電気活動があり、この波を頭皮上あるいは大脳皮質から直接誘導し記録したものを脳波という。

　覚せい安静時で眼を閉じているとき後頭部に著明にみられる8〜13HZの脳波をα波という。脳波は周波数によって、β波（14〜25HZ）、α波（8〜13HZ）、θ波（4〜7HZ）、σ波（0.5〜3.5HZ）に分けられる▶図10-29。

図 10-29　脳波

興奮状態　β波
安静状態　α波
まどろみ時
浅い眠り　θ波
深い眠り　δ波

1秒　50μV

note

嗅脳
大脳半球底面において、前頭葉から側頭葉にかけて存在する痕跡的な部分で、前部（嗅球・嗅索・嗅三角）と後部からなる。

代表的伝導路
①連合神経路：(a) 弓状線維
　　　　　　　(b) 鉤状束
　　　　　　　(c) 帯状束
　　　　　　　(d) 上縦束
　　　　　　　(e) 下縦束
②交連神経路：(a) 脳梁
　　　　　　　(b) 脳弓交連
　　　　　　　(c) 前および後交連
③投射神経路：(a) 下行性（運動性）
　　　　　　　(b) 上行性（知覚性）

内包
視床と尾状核およびレンズ核に囲まれた白質部をいう。大脳皮質と連絡する運動線維と感覚線維のほとんどが集まって通る部位である。

脳電図
脳波を記録した波形図のこと。したがって、脳波をEEGということも多い。

αブロック現象
α波が著明な眼を閉じた覚せい安静時に、眼を開けたり計算すると、α波が消失し、速波と置き換わる現象。

note

夜間睡眠中の脳波の変化
Stage1は1〜7分と短く、それに続きStage2→Stage3→Stage4→Stage REMと一巡する。一巡に1.5〜2.0時間かかり、一夜に4〜5回くり返す。Stage2が全睡眠時間の約半分、Stage REMが次に長く1/4〜1/5を占める。

睡眠
ノンレム睡眠：Stage1〜Stage4
レム睡眠：Stage REM

レム睡眠
急速眼球運動（rapid eye movement：REM）、顔面、手足の小さなれん縮が生じ、夢体験が活発となる。

C｜覚せいと睡眠の各段階
wakefulness and sleep

①**Stage W（W）**：覚せい時、閉眼安静時にはα波、開眼時にはβ波になる。
②**Stage 1（Ⅰ）入眠期**：眠気がさした（傾眠）状態。
③**Stage 2（Ⅱ）軽睡眠期**：浅い睡眠。
④**Stage 3（Ⅲ）中等度睡眠期、Stage 4（Ⅳ）深睡眠期**：深い睡眠時。高振幅のσ波が出現。これが20〜30%のときStage3、50%以上のときStage4となる。
⑤**Stage REM（REM）レム睡眠期**：一番覚せいしにくい睡眠時。逆説睡眠ともいう。

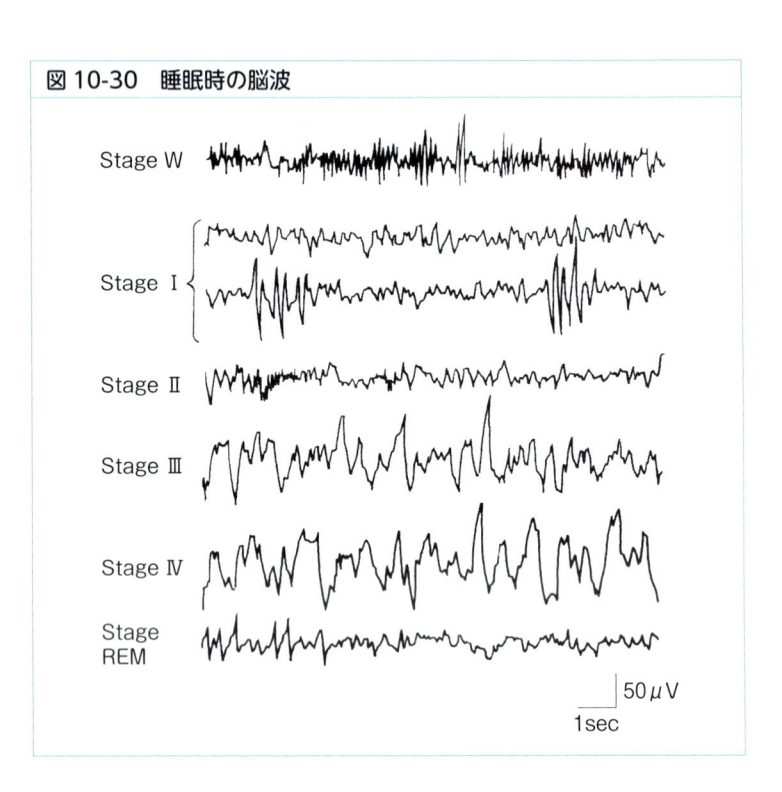

図10-30 睡眠時の脳波

D │ 学習と記憶　learning and memory

　学習とは、過去の経験にもとづいて行動を変化させることをいう。記憶とは、過去の刺激を意識的・無意識的に想起されるよう情報として取り込み（獲得）、これを脳に保持することをいう。
　記憶には短期（感覚性記憶と一次記憶）と長期（二次記憶と三次記憶）の記憶がある。

① **短期記憶**：情報は**感覚性記憶**として脳内に入るが、そこで保持されるのは1秒以内で、次第に薄れたり消却されて忘れられる。**一次記憶**は新しい情報が入ると忘却される。しかし、反復使用、練習により二次記憶への転送が促進される。電話番号をすぐ暗記するなど。

② **長期記憶**：数分から数年保持される**二次記憶**と忘却されない**三次記憶**がある。二次記憶の情報は、以前からの学習内容や、追加される学習内容によって忘却される。幼児期の経験を覚えているなど。

③ **記憶に関する脳の部位**：海馬および海馬周囲の大脳皮質、乳頭体、視床の一部の核が記憶と密接な関係があるといわれている。

E │ 間脳　diencephalon

　間脳は終脳と中脳の間にあって、第三脳室を囲む大きな灰白質の塊で、背側は終脳におおわれて腹側の一部が見えるだけである。視床脳と視床下部からなる。

視床　thalamus

　間脳の上部を占め、視床脳の主部をなす。第三脳室を外側方から囲む卵円形の灰白質である。左右連絡する灰白質があり、視床間橋という。
　視床内部の諸核は**感覚伝導路**に関係するもので、嗅覚を除くすべての感覚線維を中継し、嗅覚以外の感覚がここから大脳皮質の各中枢に向かう。

---

note

記憶の障害
てんかん治療の目的で側頭葉を両側摘除すると、記憶保持の障害が生じる。海馬損傷が加われば障害は大となる。
アルコール性コルサコフ症候群でも、比較的新しい記憶の保持が障害される。病理解剖の結果、乳頭体・視床の背内側核などが侵されている。
アルツハイマー病では、認知障害を伴うが、初期の症状は短期記憶の障害で、病理的特徴として皮質に病変が現れる。

第10章　神経系●中枢神経系

note

脳幹
　間脳
　　・視床脳
　　・視床下部
　　・下垂体
　中脳
　　・大脳脚
　　・中脳水道
　　・上丘
　　・下丘
　橋
　延髄

視床脳
次の3部を区別する。
視床・視床上部・視床後部

視床の機能
感覚系（皮膚感覚・深部感覚・味覚、一部は粘膜感覚）の神経経路の中継所

視床上部
嗅覚の核

視床後部
外側膝状体：視覚路の中継核
内側膝状体：聴覚路の中継核

視床上部　epithalamus

　松果体、手綱、手綱交連および手綱三角の総称である。手綱と手綱三角は嗅覚に関する伝導路に関係がある。

視床後部　metathalamus

　内外2対の灰白質の塊があり、そのうち内側のものを**内側膝状体**、外側のものを**外側膝状体**という。内側膝状体には聴覚路における中継核が、外側膝状体には、視覚路における中継核がある。

視床下部　hypothalamus

　視床の下部にあり、第三脳室の底をなす。前方部の漏斗の先端に下垂体が連なっている。漏斗の前方には、視神経交叉がある。漏斗の後方には、灰白隆起、乳頭体がみられる。視床下部の内部には多数の核があり、自律神経の最高中枢と考えられている。

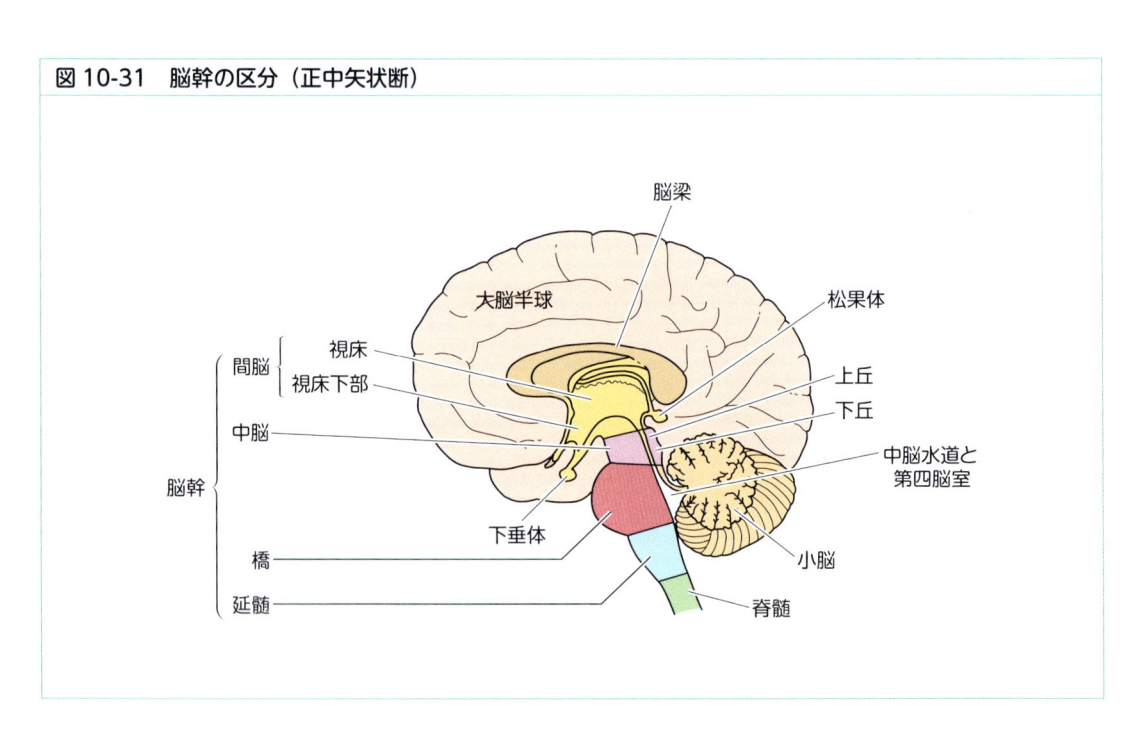

図10-31　脳幹の区分（正中矢状断）

図10-32 間脳

F｜中脳 mesencephalon(midbrain)

間脳と橋の間にあり、腹方の**大脳脚**、中央部の**被蓋**、背方の**中脳蓋**からなる▶図10-32。

大脳脚 cerebral crus

1対の白質の柱で、左右大脳半球から出て橋底部に向かう。中央部を錐体路系が占め、その両側を錐体外路系が通る。大脳脚の内側に沿って動眼神経が出ている。

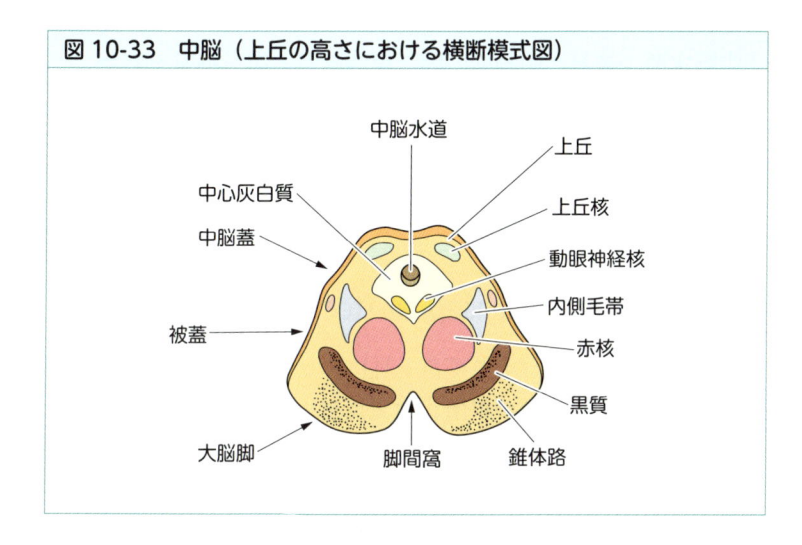

図10-33 中脳（上丘の高さにおける横断模式図）

---

note

視床下部の機能
自律神経の最高中枢
　温・冷中枢（体温調節・水代謝中枢）
　性中枢（性欲）
　食欲中枢
　睡眠中枢：下垂体ホルモンの分泌調節機構

中脳
大脳脚・被蓋・中脳蓋

note

中脳の脳神経核
動眼神経・滑車神経・三叉神経中脳路核

中脳の、脳神経核以外の運動核
赤核、黒質、内側縦束核

赤核の障害
不随意運動（アテトーゼや振戦などの多動）

黒質の障害
パーキンソン症候群（筋緊張の亢進、振戦、無動あるいは寡動）

目に関する反射
対光反射：眼に光を当てると瞳孔が縮小する。
眼瞼反射および角膜反射：眼に物が急に近づいたり、角膜が刺激されると眼瞼が閉じる。
眼球運動：動眼神経核（上丘の高さに位置する）、滑車神経核（下丘の高さに位置する）、外転神経核（橋の下部の高さに位置する）によって支配。
涙分泌：三叉神経を刺激すると涙分泌が起こる。

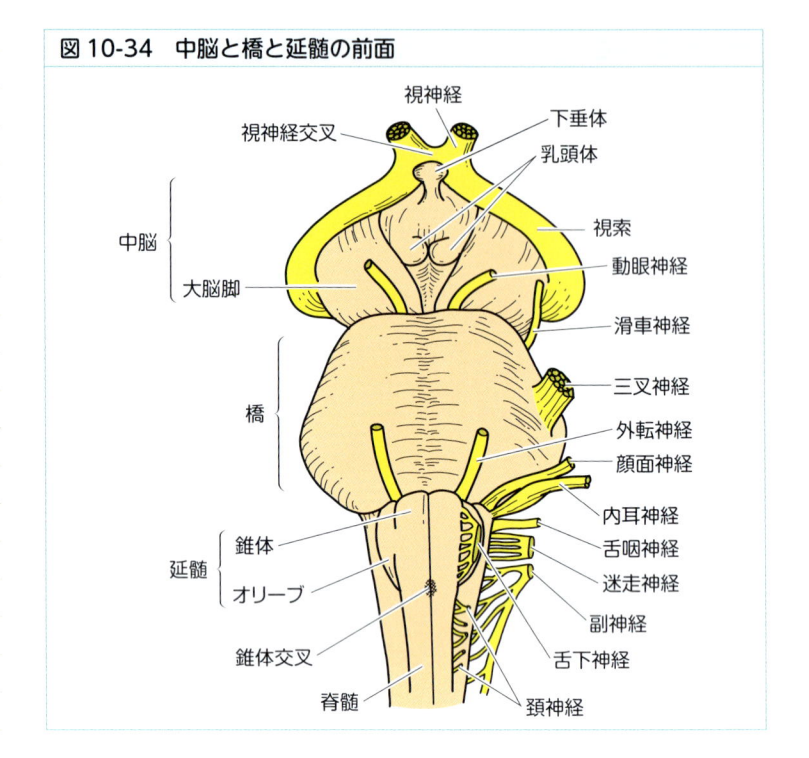

図10-34　中脳と橋と延髄の前面

被蓋　tegmentum

①**赤核**：中央両側にあり錐体外路系の運動に関与。小脳からの線維（上小脳脚）を受ける。
②**黒質**：被蓋と大脳脚との間、錐体外路系に属する運動性の中継核。
③**中脳水道**：被蓋と中脳蓋の間、第四脳室と第三脳室を結合。
④**動眼神経核**：上丘の高さで、中脳水道を囲む中心灰白質の腹側にある。
⑤**滑車神経核**：下丘の高さで、中脳水道を囲む中心灰白質の腹側にある。

中脳蓋　tectum mesencephali (tectum of midbrain)

四丘体（上丘と下丘それぞれ1対）
①**上丘**：視覚伝導路の中継所、対光反射の中枢。
②**下丘**：聴覚伝導路の中継所。下丘のすぐ後方から滑車神経が出ている。

中脳の機能

視覚反射および眼球運動に関する反射の中枢。
①聴覚刺激に対し、反射的に眼球や体の運動を起こす中枢。
②身体の平衡・姿勢の保持に関する中枢。

G | 橋 pons

中脳と延髄の間、小脳の腹側に位置し左右両側は中小脳脚となって小脳に続く。橋底部（腹方膨出部）と橋背部（被蓋）からなる。

橋底部

①**橋核**：多量の灰白質
②**錐体路・皮質橋路**：白質

橋背部

第四脳室の底、**菱形窩**（延髄背部と）を形成。**脳神経核**（三叉神経・外転神経・顔面神経・内耳神経の核）がある。

中央には網様体（橋網様体）がある。主要な伝導路として内側毛帯、外側毛帯、内側縦束がある。

H | 延髄 medulla oblongata

脳の終端部で、脊髄の上端部に続く。上方が太い円錐形をしている。

①**錐体**：前面の前正中裂の両側にある1対の膨らみで、内部を縦走する神経線維束からなる錐体路が走る。

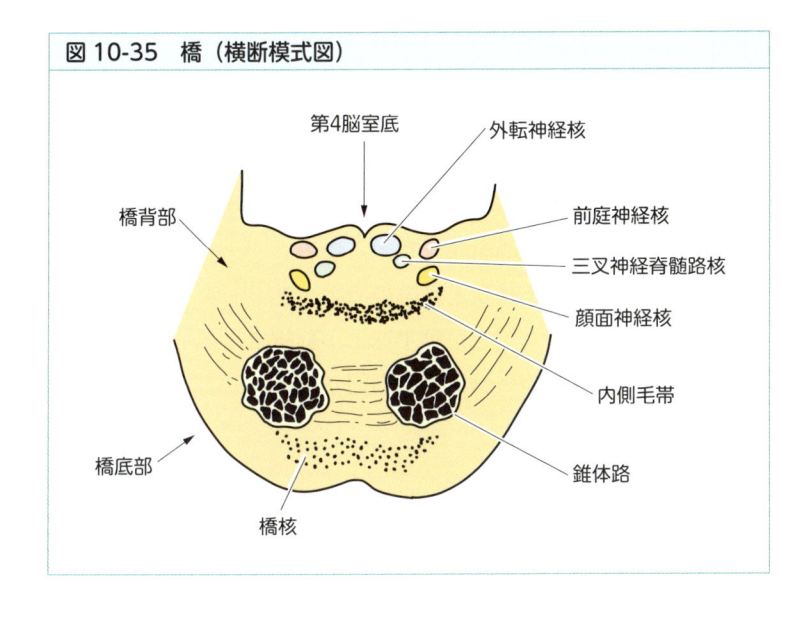

図10-35 橋（横断模式図）

（第4脳室底、外転神経核、橋背部、前庭神経核、三叉神経脊髄路核、顔面神経核、内側毛帯、橋底部、錐体路、橋核）

---

note

橋の脳神経核
三叉神経・外転神経・顔面神経・内耳神経

網様体賦活系
脳幹網様体は系統発生的に古く、感覚情報の一部を受ける。その一方、上行性に視床の非特殊核にインパルスを送って大脳皮質の活動を亢進させて覚せいを生じる。意識レベルを上昇させる機構を毛様体賦活系という。

脳幹網様体
白質と灰白質とが錯綜している部で、延髄・橋・中脳の内部構造中にみられ、延髄網様体・橋網様体・中脳網様体に分けられる。

延髄の脳神経核
舌咽神経、迷走神経、副神経、舌下神経

錐体路
大脳皮質の運動中枢から脊髄に下行する運動性伝導路（p.270）。

note

延髄にある自律神経の中枢
呼吸中枢・心臓中枢・血管運動中枢・嚥下中枢・嘔吐中枢

オリーブ
錐体の外後側の長円形の膨らみ

オリーブ核
オリーブ内の灰白質錐体外路系伝導路の中継核

小脳皮質の3層
分子層
プルキンエ細胞層
顆粒層

小脳核
歯状核・栓状核・球状核・室頂核

小脳脚
上小脳脚：中脳と連結
中小脳脚：橋と連結
下小脳脚：延髄と連結

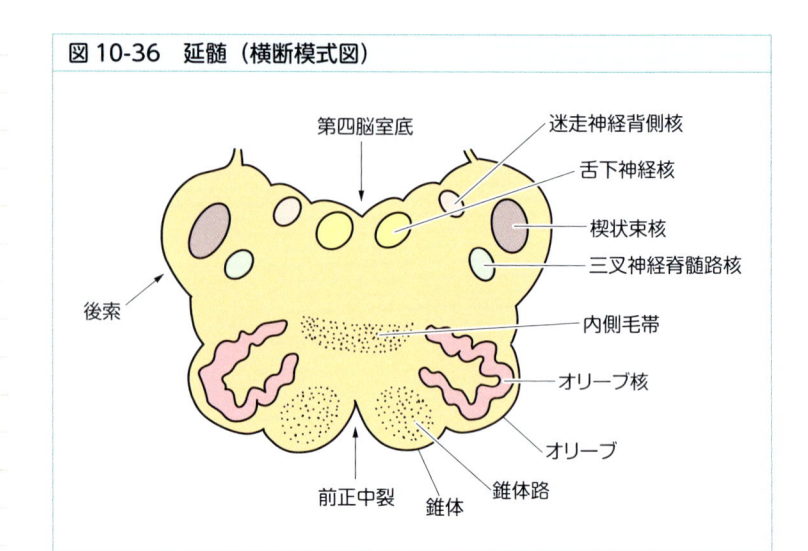

図 10-36　延髄（横断模式図）

②**菱形窩**：背面上部で第四脳室の底部をなしている。
③**網様体**：白質と灰白質が入り交じっている部で、中脳・橋・延髄網様体があり、延髄網様体には循環や呼吸運動の制御をし、生命の維持に重要な生命中枢といわれる自律神経の中枢がある。
④**脳神経核**：舌咽神経・迷走神経・副神経・舌下神経
⑤**下小脳脚**：背方の一部、小脳と連絡。

I 小脳　cerebellum

橋、延髄とともに後頭蓋窩にある。終脳の後下方で橋と延髄の背側にあり、第四脳室の天井をつくっている。

小脳の外形

正中部の虫部と左右の小脳半球からなる。

終脳（左・右大脳半球）とは脳硬膜の一部である小脳テントによって境され、また左・右小脳半球は小脳鎌によって境されている。全表面は、多数の小脳溝と小脳回がある。

小脳の構造

①**表層**：小脳皮質（灰白質層）で、表面から分子層・プルキンエ細胞層・顆粒層の3層からなる。
②**深部**：髄質（白質）、内部に有対性の小脳核。
③**小脳脚**：小脳は上小脳脚、中小脳脚および下小脳脚によって中脳、橋および延髄と連結し、大脳と脊髄の間に介在する錐体外路系中枢（筋運動と平衡覚）として働く。

図10-37 小脳（上面と下面）

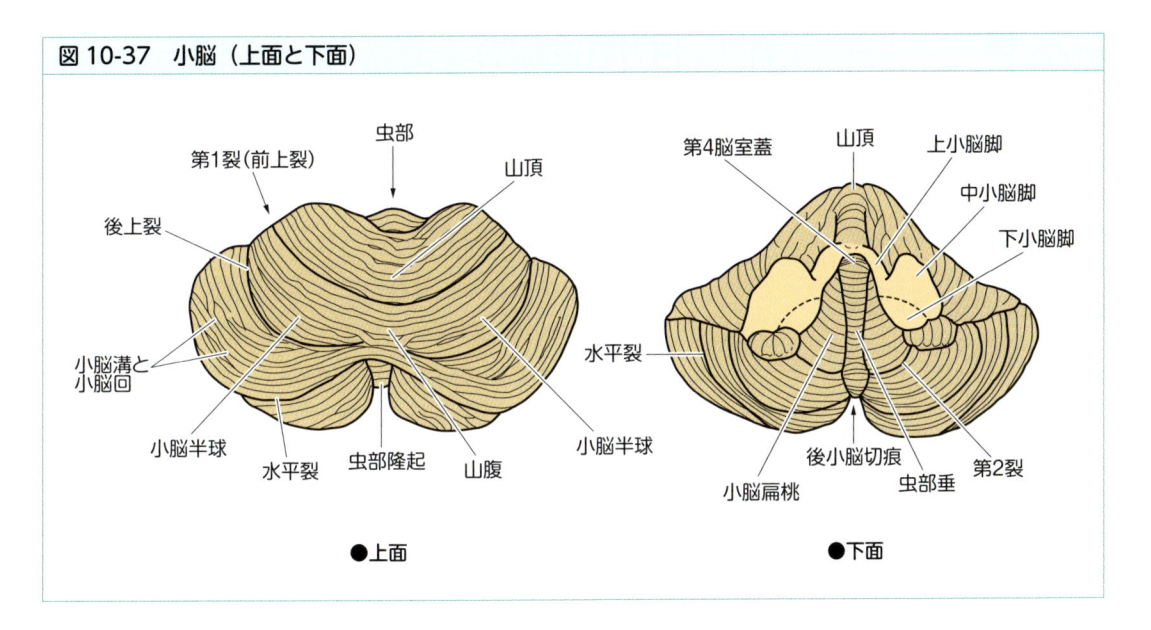

●上面
●下面

小脳の機能

　小脳は、**平衡機能、姿勢反射の総合的調整、随意運動の調整**など運動系の統合を行っている部位である。

　小脳は生命に不可欠な部分とはいえないが、障害されると運動障害や姿勢、平衡の障害が現れる。

3 伝導路
tract, conduction route

　中枢神経系の構成は、神経細胞と軸索である神経線維でできており、作用的に同一系統に属している神経細胞群より出る神経線維は、多くは集まって神経線維束をつくる。これを**伝導路**という。

　これら伝導路は、①**連合神経路**、②**交連神経路**、③**投射神経路**の3種類に大別される▶図10-28。そのうち代表的な投射神経路について述べる。

---

note

小脳の機能
筋の緊張
平衡機能
姿勢反射
随意運動の調整

小脳の障害
推尺異常：随意運動の範囲を誤る。
静止振戦：ある姿勢を保つとき起こるふるえ。
企図振戦（動的振戦）：物を取ろうとか、ある動作を始めようとするとふるえが起こり、目的物に近づくにつれてふるえがひどくなる。
運動解離：拮抗的相互の協調がうまく行われず、反復運動（前腕の回内・回外を交互に速く繰り返す）や複雑な細かい運動（左右の示指を前で合わせる）が困難となる。

note

伝導路の3種類
①連合神経路：脳の一定部における同側諸部を結ぶ。
②交連神経路：左右両側の大脳半球諸部を結ぶ。
③投射神経路：大脳皮質と脊髄と、身体末梢とを結ぶ。

下行性伝導路
脳から起こり、末梢の骨格筋への運動指令を伝える経路

上行性伝導路
末梢の感覚器官で受けた刺激を中枢まで伝える経路

錐体路
骨格筋の随意運動を支配する神経路

錐体外路
骨格筋の運動や緊張、筋群の協調運動などを反射的、不随意的に支配する神経路

錐体路の経路
皮質脊髄線維は、延髄の錐体を通って下行し錐体路とよばれる。皮質核線維は脳幹の脳神経運動核に終わり、錐体に達しないが、脊髄前角と同様の働きをもつ脳神経運動核に終わるので錐体路系に含まれる▶図10-37。

A｜下行性（運動性）伝導路　descending tract

骨格筋の運動性および緊張性支配を行う神経路で、錐体路および錐体外路に大別される。

錐体路　pyramidel tract

骨格筋の随意運動を支配する神経路で、大脳皮質の運動中枢から起こり、主として前角（脊髄前柱）および脳神経運動核の運動ニューロンまで下行する伝導路で、皮質核路（皮質延髄路）と皮質脊髄路（狭義の錐体路）に大別される。

①**皮質核路**（皮質延髄路）：皮質運動野（中心前回の下1/3）から起こり、内包に向かって集まり、中脳の大脳脚を通り、脳神経の運動核に終わる。眼球運動（動眼神経・滑車神経・外転神経支配）、咀嚼運動（三叉神経第3枝・下顎神経支配）、表情運動（顔面神経支配）、嚥下運動（舌咽神経支配）に関与する。

②**皮質脊髄路**（狭義の錐体路）：大脳皮質の運動野（中心前回の中央部と上部）から起こり、内包、中脳の大脳脚を通って橋・延髄に至る。延髄では、その下部の腹側中央に集まり錐体を形成する。延髄の下端で大部分（75～90％）の線維は反対側に交叉して錐体交叉をつくる。そして反対側の脊髄側索を下行して、前角（脊髄前柱）細胞に終わる。皮質核路以外の全身の骨格筋の運動（脊髄神経支配）に関与する。

錐体外路　pyramidel tract

錐体路系は、骨格筋の随意運動に関わるが、これら随意運動が円滑に行われるためには、筋の緊張・弛緩・収縮のタイミングなどが自律的に調節され、またその随意運動に伴った無意識的運動が行われなければならない。そのために、骨格筋の運動や緊張、筋群の協調運動などを**反射的、不随意的**に支配する神経路を錐体外路といい、皮質錐体外路系、線条体淡蒼球錐体外路系、小脳錐体外路系、中脳脊髄錐体外路系、末梢（錐体外路）系の5系に区分される。

錐体外路系には、線条体や淡蒼球などの大脳基底核、中脳の赤核・黒質、中脳・橋・延髄の網様体、延髄のオリーブ核などが属する。

図 10-38　錐体路の経路

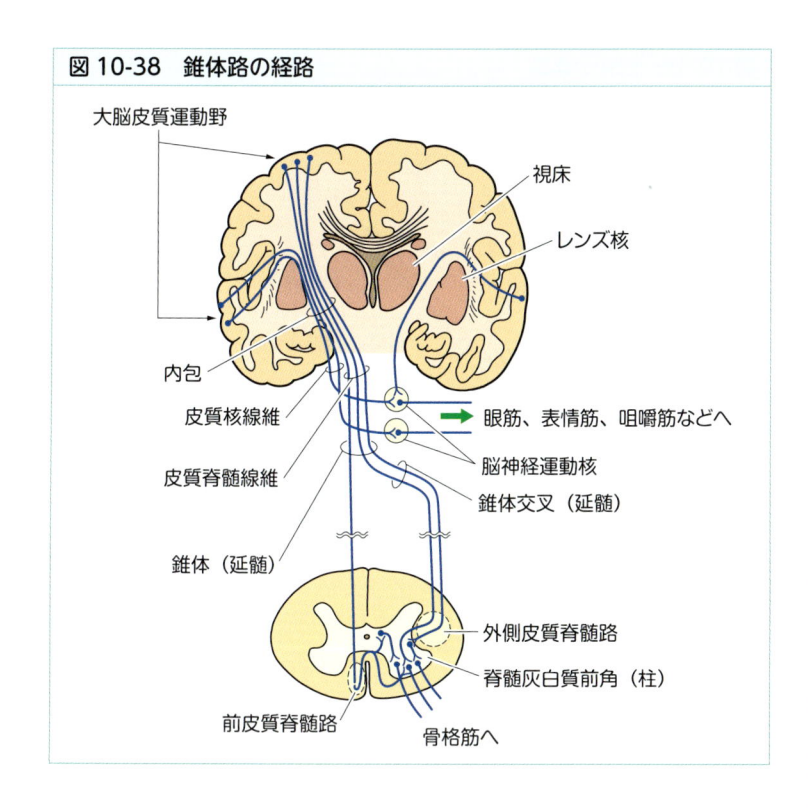

B｜上行性(感覚性) 伝導路　ascending tract

皮膚（および粘膜）の感覚（体性感覚）、深部感覚、平衡覚、味覚、視覚、聴覚、嗅覚などを末梢から大脳皮質に伝達する神経路である。

視覚伝導路　visual tract

網膜内の**視細胞**（**杆状体**と**錐状体**）で感じた光の刺激は、視神経乳頭（視神経円板）、視神経、視神経交叉、中脳蓋の上丘、視床後部の外側膝状体を通り、視放線として後頭葉の視覚野に終わる▶図10-38、10-39。

---

note

錐体外路の5系

① 皮質錐体外路系：大脳皮質から出た線維が、脳幹各部に連結する経路。
② 線条体淡蒼球錐体外路系：線条体と淡蒼球から出る経路。骨格筋支配に重要な反射路。
③ 小脳錐体外路系：小脳皮質から出て、小脳核を経、他の脳部に至る経路。
④ 中脳脊髄錐体外路系：中脳から脊髄におよぶ経路で、上記①、②、③の神経路を末梢の運動性神経元に連結するもの。
⑤ 末梢（錐体外路）系：前角（脊髄前柱）細胞および運動性脳神経核から始まり、骨格筋に至るまでの経路。

錐体外路系に属する脳の部位

大脳皮質・視床・線条体（尾状核、被殻）・淡蒼球・視床下部の神経核・視蓋上丘・黒質・赤核・内側縦束核・小脳・網様体・オリーブ核・前庭神経核

note

視覚伝導路

視野の右側半部は右眼の内側（鼻側）半分の網膜と、左眼の外側（耳側）半分の網膜に投影される。しかし、右眼の内側半分の網膜からの線維は視交叉で交叉し、左側の視索に入る。つまり視野右側半分はすべて左側の視索に入り、左側の外側膝状体でニューロンを換え、左側大脳半球の視覚中枢に投射する。

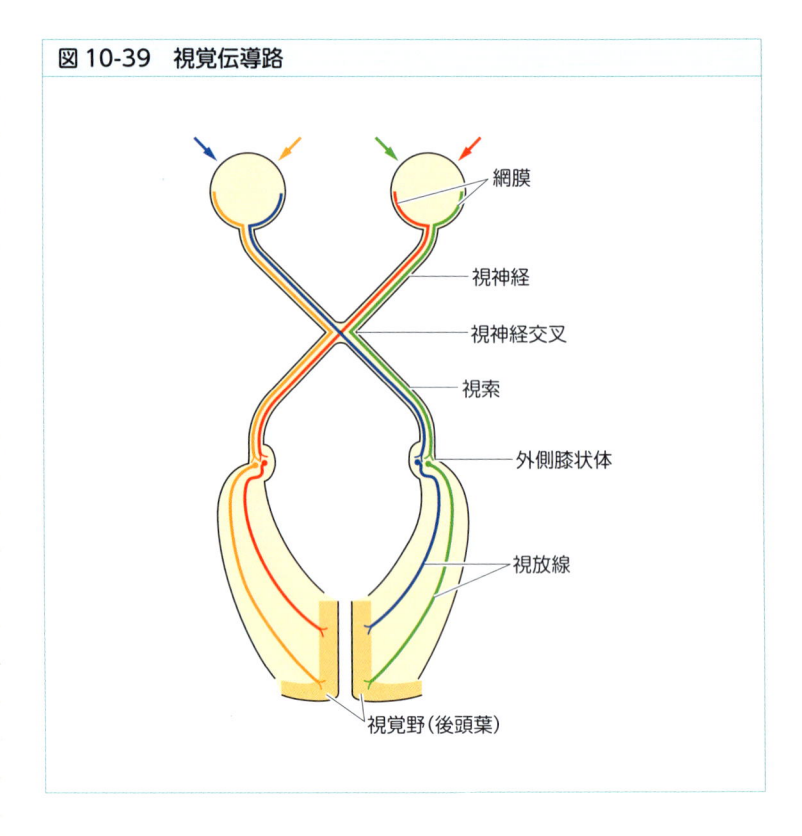

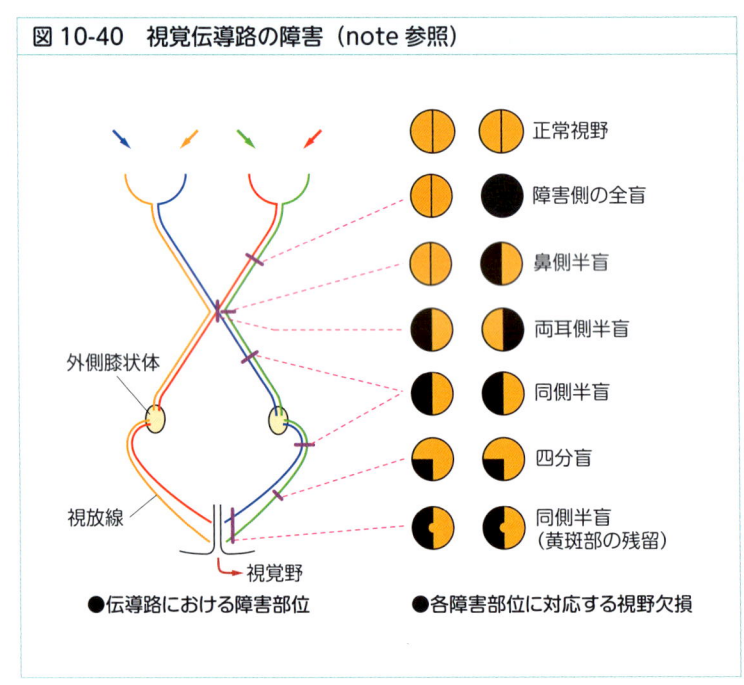

図 10-39 視覚伝導路

- 網膜
- 視神経
- 視神経交叉
- 視索
- 外側膝状体
- 視放線
- 視覚野（後頭葉）

図 10-40 視覚伝導路の障害（note 参照）

- 外側膝状体
- 視放線
- 視覚野

●伝導路における障害部位　　●各障害部位に対応する視野欠損

- 正常視野
- 障害側の全盲
- 鼻側半盲
- 両耳側半盲
- 同側半盲
- 四分盲
- 同側半盲（黄斑部の残留）

聴覚伝導路　auditory tract

聴覚刺激は内耳の蝸牛内のラセン器で受容される。そこに分布するラセン神経節の細胞から、蝸牛神経、外側毛帯となって下丘と内側膝状体を通り、聴放線として**側頭葉の聴覚野**に終わる。

味覚伝導路　gustatory tract

舌の味蕾で受容される味覚は、**舌の前2/3は顔面神経、後ろ1/3は舌咽神経**で、延髄の孤束核から大脳皮質の**味覚野**に達する。しかし、その経路は不明である。

嗅覚伝導路　olfactory tract

鼻粘膜嗅部の粘膜上皮（嗅上皮）の嗅細胞で受容し、そこの嗅神経が篩骨篩板を通って、嗅球・嗅索・嗅三角を経て、**海馬傍回、鈎の嗅覚野**に終わる。

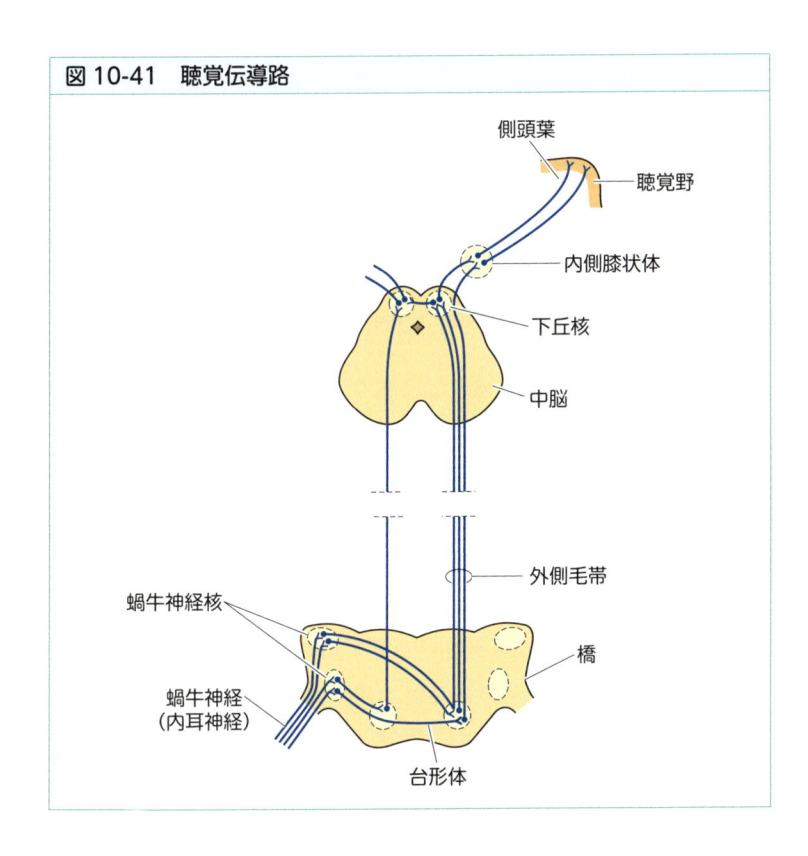

図10-41　聴覚伝導路

（側頭葉、聴覚野、内側膝状体、下丘核、中脳、外側毛帯、橋、蝸牛神経核、蝸牛神経（内耳神経）、台形体）

---

note

視覚伝導路における障害と視野欠損

視神経の障害：障害側の視野が完全に喪失（全盲）

視交叉における障害：交叉する線維の障害では左右両視野の外側半分の欠損（両耳側半盲）、視交叉の外側の障害では、鼻側の視野欠損（鼻側半盲）

視索の障害：両眼の視野の同側半分が欠損（同側半盲）

視放線の障害：視野の上半1/4部あるいは下半1/4部の欠損（四分盲）

視覚野の障害：後頭葉皮質の視覚野が侵されると両眼の同側半分の欠損（同側半盲）、黄斑部にあたる視野の中心部は欠損なく保たれる（黄斑部の残留）

味覚伝導路

舌の前2/3の感覚線維は、顔面神経の神経細胞の末梢性突起で、鼓索神経を経て舌神経に入り舌に分布する。

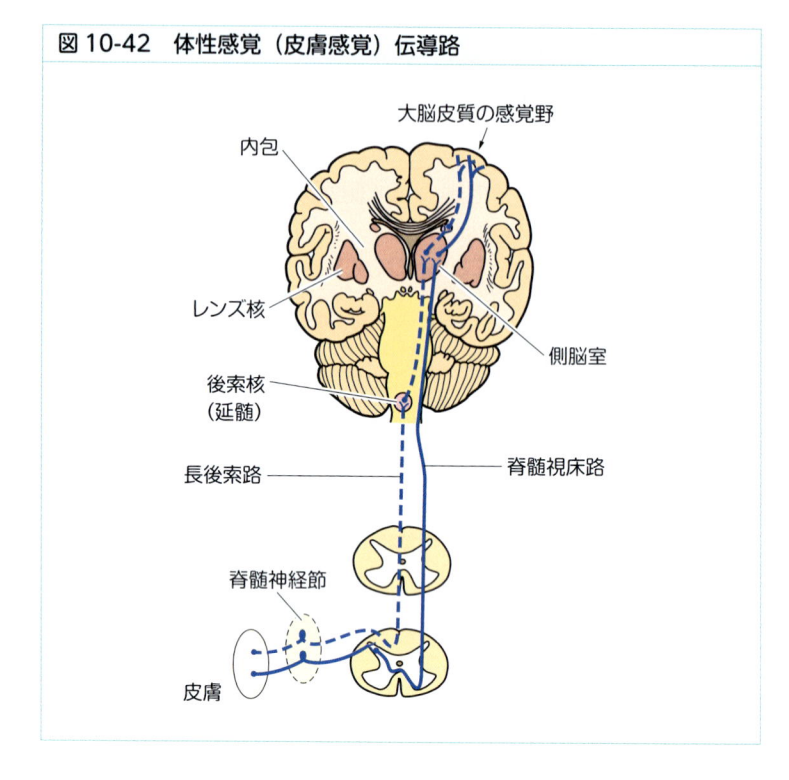

図10-42 体性感覚（皮膚感覚）伝導路

深部感覚伝導路　deep sensibility tract

深部感覚（**筋覚**または**位置覚**）、平衡覚を伝える神経路で、小脳を経て**間脳**や大脳皮質に終わる。

体性感覚（皮膚感覚）伝導路

皮膚の触覚、圧覚、痛覚、温度覚などを大脳皮質に伝える神経路で、脊髄神経によるものと、脳神経によるものとがある。体肢・体幹の体性感覚は脊髄神経により、頭部の感覚は三叉神経によって伝えられる。

①**脊髄神経による皮膚感覚伝導路**

- 脊髄神経節の神経細胞（1次ニューロン）から後角、2次ニューロンは白（前）交連を通り対側脊髄の前側索、脊髄視床路、脳幹被蓋、視床核で3次ニューロンとなり視床から**内包**を経て**大脳皮質感覚野**に至る（**痛覚・温度覚**）。
- 脊髄神経節の神経細胞（1次ニューロン）から長後索路、延髄後索核で2次ニューロンとなり反対側に交叉し、延髄視床路視床で3次ニューロンとなり、内包を通って大脳皮質感覚野に至る（触覚・圧覚）。

皮膚感覚の伝導路
末梢から中枢に達するまで原則として3個のニューロンの連鎖でできている。
一般に1次ニューロンは脊髄神経節に、2次ニューロンは脊髄または脳幹に、3次ニューロンは視床にある。

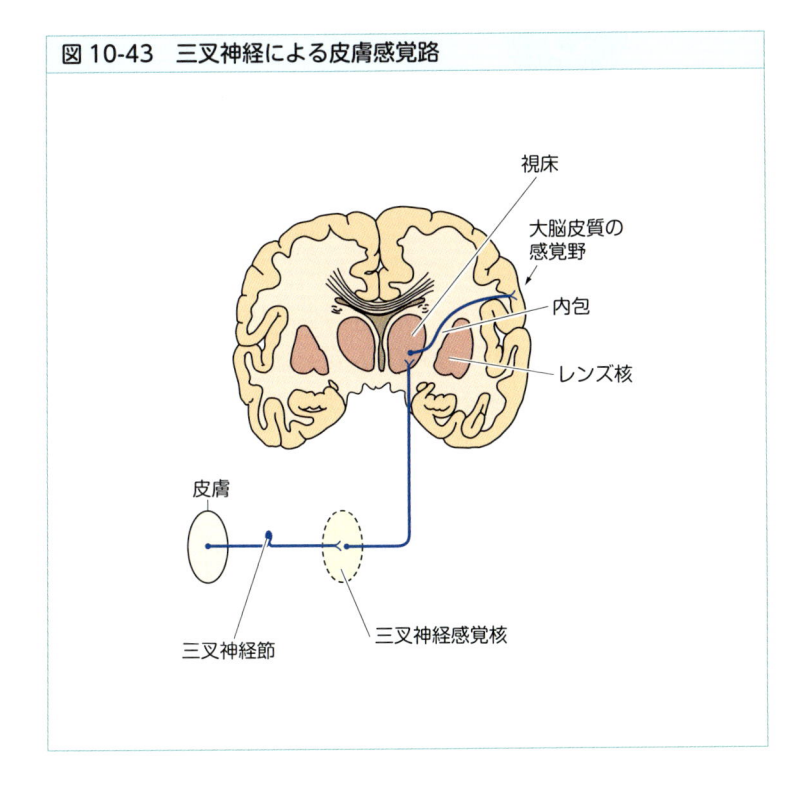

図10-43　三叉神経による皮膚感覚路

②脳神経による皮膚感覚路

頭部、とくに顔面部の皮膚感覚を大脳皮質に伝えるため、**三叉神経**、**舌咽神経**、**迷走神経**の感覚線維に接続する神経路である。主として三叉神経に伝えられ、三叉神経節、三叉神経感覚核、視床から内包を通り、大脳皮質に達する。

---

note

上行性（感覚性）伝導路
①視覚伝導路：視細胞→視神経→外側膝状体→視覚野
②聴覚伝導路：ラセン神経節→蝸牛神経→内側膝状体→聴覚野
③味覚伝導路：顔面神経（舌の前2/3）、舌咽神経（後ろ1/3）→孤束核→味覚野
④嗅覚伝導路：嗅細胞→嗅神経→嗅球・嗅索・嗅三角→嗅覚野
⑤深部感覚伝導路
⑥体性感覚（皮膚感覚）伝導路：脊髄神経節細胞→後角→白（前）交連→前側索（対側脊髄）→被蓋→視床→内包→皮質感覚野

3 末梢神経系　peripheral nervous system

> **note**
>
> **脳脊髄神経**
> 脳神経12対
> 脊髄神経31対

末梢神経系とは中枢神経系と末梢をつなぐ神経で、脳および脊髄の内部にある神経線維束（白質部）が、脳と脊髄から外に出て分枝をかさね1本1本の神経線維となり、身体の隅々にまで分布し脳脊髄神経といわれる。刺激の伝達される方向から、下行性または**遠心性神経（運動神経・分泌神経）**と、上行性または求心性線維（感覚神経）とに区分される。また、支配する器官により、皮膚や筋などを支配する体性神経と内臓や血管を支配する自律神経とに区分される。

1　脳脊髄神経　craniospinal nerve

脳脊髄神経は、中枢神経系中の脳に出入りする**12対**の脳神経と、脊髄に出入りする**31対**の脊髄神経とに分けられる。

A｜脳神経　cranial nerves

脳に出入りする12対の神経で、頭蓋底の孔を通って頭部、頸部および体幹の内臓に分布する。機能の面では、運動性、感覚（知覚）性、混合性および副交感性の神経もある。

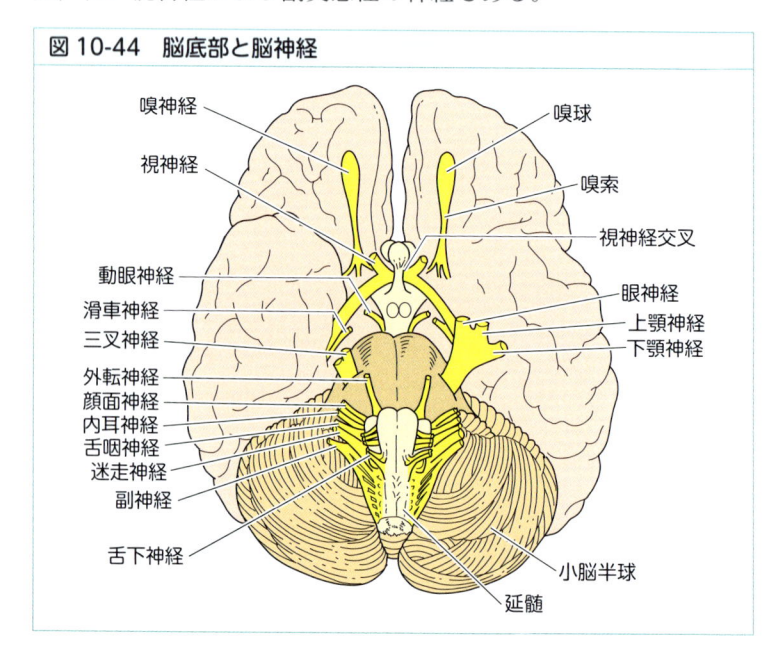

> **脳神経**
> ①第Ⅰ脳神経：嗅神経
> ②第Ⅱ脳神経：視神経
> ③第Ⅲ脳神経：動眼神経
> ④第Ⅳ脳神経：滑車神経
> ⑤第Ⅴ脳神経：三叉神経
> ⑥第Ⅵ脳神経：外転神経
> ⑦第Ⅶ脳神経：顔面神経
> ⑧第Ⅷ脳神経：内耳神経
> ⑨第Ⅸ脳神経：舌咽神経
> ⑩第Ⅹ脳神経：迷走神経
> ⑪第Ⅺ脳神経：副神経
> ⑫第Ⅻ脳神経：舌下神経
> （嗅いで視る動く滑車の三の外に顔内の舌が迷って走り副に舌下（げ））

図10-44　脳底部と脳神経

（嗅神経、視神経、動眼神経、滑車神経、三叉神経、外転神経、顔面神経、内耳神経、舌咽神経、迷走神経、副神経、舌下神経、嗅球、嗅索、視神経交叉、眼神経、上顎神経、下顎神経、小脳半球、延髄）

I．嗅神経　olfactory nerve

嗅覚に関係し、鼻腔粘膜の嗅細胞から**篩骨篩板**の小孔を貫き嗅球に入る細枝で、嗅糸ともよばれる ▶p.316 図11-12。

II．視神経　optic nerve

視覚に関係し、眼球の網膜（視細胞）より起こる神経線維の集束で、視神経管を通って頭蓋腔に入り、視（神経）交叉をつくり視索となって間脳の視床後部にある外側膝状体に入る ▶p.272 図10-39。

III．動眼神経　oculomotor nerve

運動性の神経で、中脳より出て**上眼窩裂**から眼窩内に入り、眼球運動を行う眼筋のうち**上直筋・下直筋・内側直筋・下斜筋**を、また上眼瞼挙筋を支配する。自律神経副交感性の神経線維が、**瞳孔括約筋**と**毛様体筋**を支配する ▶p.310 図11-5。

IV．滑車神経　trochlear nerve

運動性の神経で、中脳より出て上眼窩裂から眼窩内に入り、眼球運動を行う眼筋のうち**滑車**をもつ上斜筋のみを支配する。

V．三叉神経　trigeminal nerve

脳神経中最大で、橋の外側から出て**三叉神経節**（**半月神経節**）をつくり、3枝に分かれる。

①**第1枝、眼神経**：**上眼窩裂**から眼窩に出て、涙腺と上眼瞼の皮膚と結膜、頭頂から前頭部、鼻背の皮膚、鼻粘膜などの感覚を支配する。眼窩上神経は前頭骨眼窩上孔を通って前頭と頭頂の皮膚に分布する。

②**第2枝、上顎神経**：**正円孔**から翼口蓋窩に出て、上顎、側頭、頬部の皮膚、鼻腔、咽頭、口蓋の粘膜、上顎の歯槽と歯の感覚を支配する。

眼窩下神経は上顎骨眼窩下孔を通って下眼瞼、鼻の皮膚、鼻前庭の粘膜、上唇に分布する。

③**第3枝、下顎神経**：混合性で、**卵円孔**から側頭下窩に出て、頬粘膜、外耳道、耳介前側、側頭部、下唇部の皮膚、下顎の歯槽と歯の感覚、**舌の前2/3の感覚**（舌神経）などの感覚性神経と、咀嚼筋（咬筋、側頭筋、内側翼突筋、外側翼突筋）に働く運動性神経とがある ▶p.65 図3-6。

オトガイ神経は下顎骨のオトガイ孔を通ってオトガイと下唇の皮膚と粘膜に分布する。

---

note

視神経交叉
網膜の鼻側半分に発する神経は下垂体の直前で交叉し、反対側の脳の視覚中枢に伝達される。

眼筋を支配する神経
①**動眼神経**：上直筋・下直筋・内側直筋・下斜筋、上眼瞼挙筋（瞳孔括約筋・毛様体筋：副交感性神経線維）
②**滑車神経**：上斜筋
③**外転神経**：外側直筋

三叉神経の3枝

神経名	頭蓋通過	機能
眼神経	上眼窩裂	感覚性
上顎神経	正円孔	感覚性
下顎神経	卵円孔	混合性 知覚運動

滑車神経
上斜筋には筋の補助装置である滑車がみられる。その上斜筋を支配するのは滑車神経である。

三叉神経の分布域
①**眼神経**：前頭部、鼻背の皮膚、鼻粘膜、眼球などの感覚
②**上顎神経**：側頭部、頬部、上唇部の皮膚、上顎と歯、口蓋と咽頭粘膜などの感覚
③**下顎神経**：耳介前側と側頭部、下唇部の皮膚、下顎と歯などの感覚、舌体の感覚、咀嚼筋への運動枝

図10-45 三叉神経の顔面皮膚知覚分布

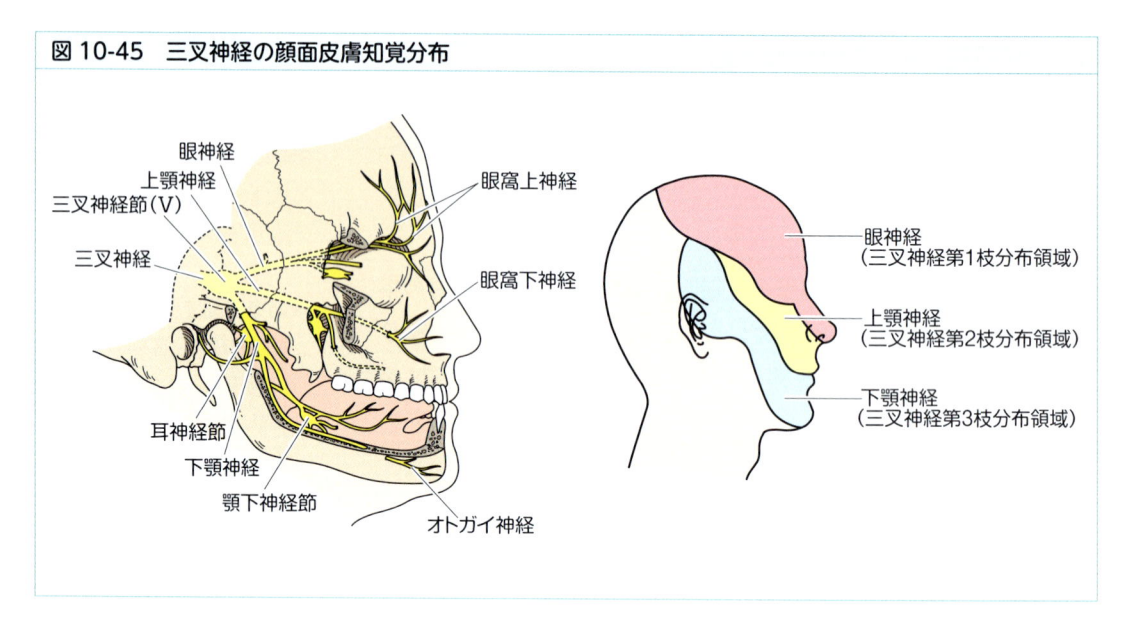

眼神経
上顎神経
三叉神経節（V）
三叉神経
眼窩上神経
眼窩下神経
耳神経節
下顎神経
顎下神経節
オトガイ神経

眼神経（三叉神経第1枝分布領域）
上顎神経（三叉神経第2枝分布領域）
下顎神経（三叉神経第3枝分布領域）

note

顔面神経の走行と分布

側頭骨の顔面神経管内を通り、乳様突起内側の茎乳突孔から顔面に出て、耳下腺内で耳下腺神経叢をつくった後に表情筋に分布する。味覚線維は顔面神経管内で分かれ、鼓索神経とよばれ、舌神経（下顎神経の枝）内に入り、舌の前方の粘膜に分布し、副交感性の神経線維である分泌線維は顎下腺、舌下腺と涙腺に分布している。

図10-46 下顎神経の支配分布（三叉神経・第3枝）

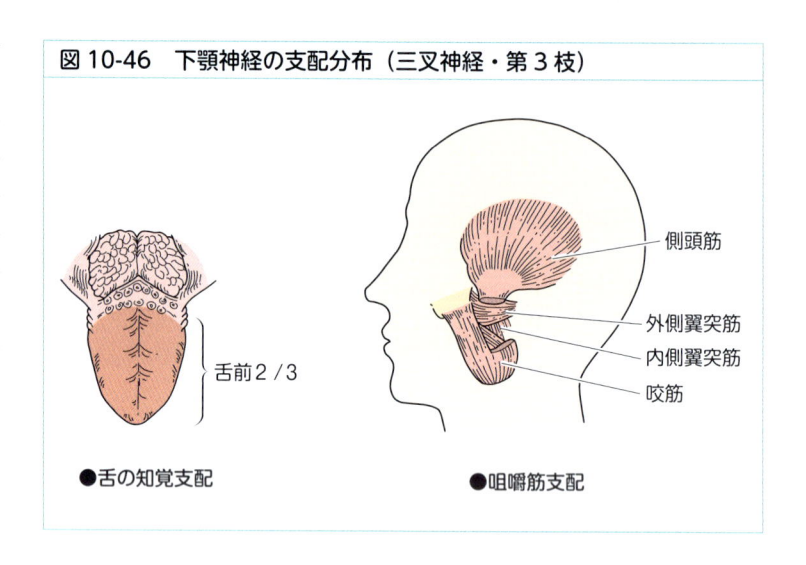

舌前2/3

●舌の知覚支配

側頭筋
外側翼突筋
内側翼突筋
咬筋

●咀嚼筋支配

VI. 外転神経　abducent nerve

橋の外転神経核から起こる運動性の神経で、上眼窩裂から眼窩内に入り、眼球運動を行う眼筋のうち外側直筋（働きは**外転**作用）のみを支配する ▶p.310 図11-5。

図10-47　顔面神経の支配分布

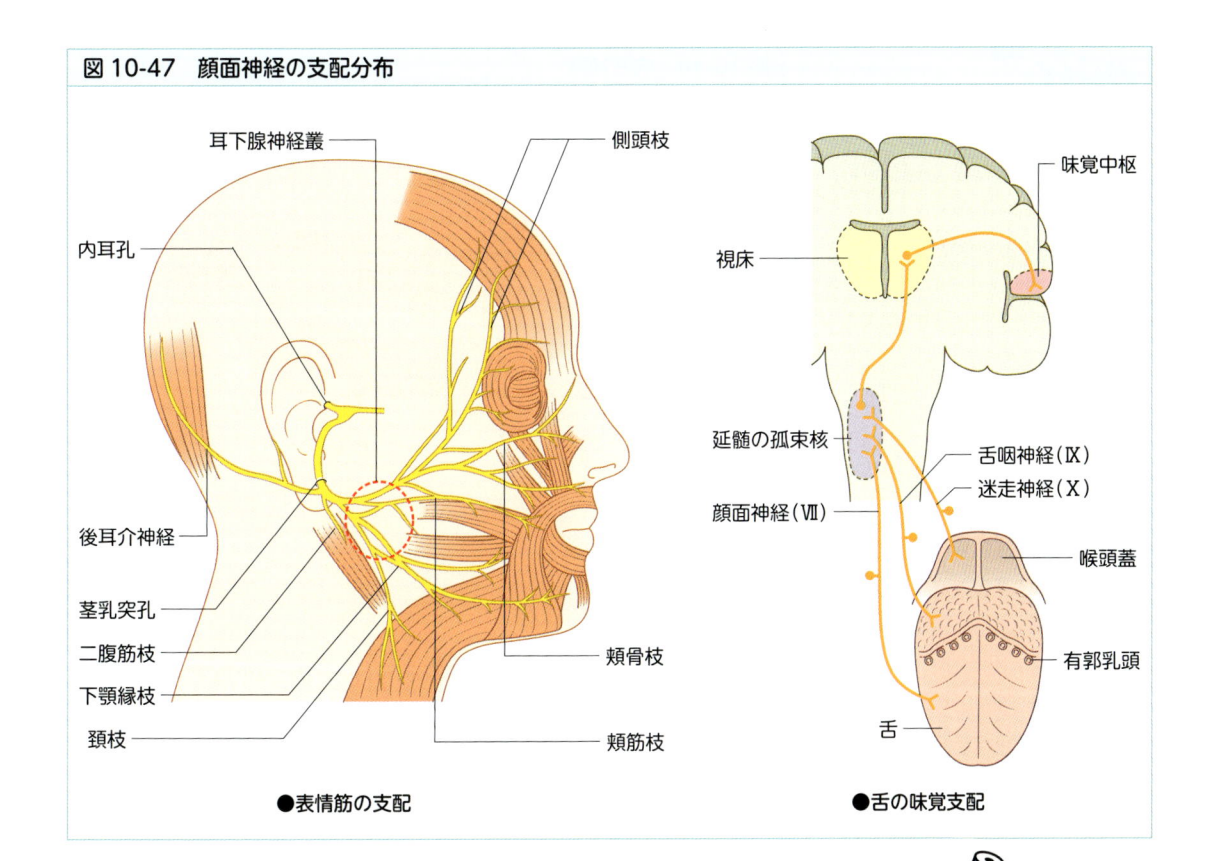

●表情筋の支配

●舌の味覚支配

Ⅶ. 顔面神経　facial nerve

　主大部の**運動線維**と、中間神経という**味覚線維**と**分泌線維**とからなっている混合性神経で、橋の顔面神経核から起こり橋と（延髄）錐体との間から出る。

　運動線維は茎乳突孔から出て、顔面の表情筋を支配している▶p.65 図3-5。

　味覚線維は、**舌の前方2/3**の粘膜に分布している。

　分泌線維（副交感性）は**顎下腺**、**舌下腺**および涙腺に分布している。

Ⅷ. 内耳神経　vestibulocochlear nerve

　橋の内耳神経核から起こる聴覚と平衡覚をつかさどる神経で、内耳道内で前庭神経と蝸牛神経とに分かれる。

①前庭神経：**平衡神経**ともいい、身体の平衡覚をつかさどり、内耳内にある前庭と半規管に連結している。

②蝸牛神経：**聴神経**ともいい、聴覚に関与し、内耳の**蝸牛**のラセン器に連結している▶p.314 図11-9。

note

顔面神経麻痺
顔面神経が障害されると、障害側の顔半分のすべての筋は弛緩性麻痺を起こし、その側の口の部分は下に垂れ、眼はもはや閉じることができなくなる。

唾液腺の分泌
①顎下腺　　　顔面神経（鼓索神経）
②舌下腺
③耳下腺：舌咽神経（鼓室神経）

内耳神経
①前庭神経（平衡神経）：平衡覚
②蝸牛神経（聴神経）：聴覚

note

舌の感覚
舌の前2/3：舌神経（三叉神経第3枝、下顎神経の枝）
舌の後1/3：舌咽神経

舌の味覚
舌の前2/3：顔面神経
舌の後1/3：舌咽神経

迷走神経の分布域
硬膜、咽頭、食道、喉頭、気管、気管支、肺、心臓、胃、腸、肝臓、膵臓、脾臓、腎臓など（骨盤内臓は除く）

副神経の神経根
副神経の起始は、延髄から頸髄の上半に及び、延髄根と脊髄根の2つがある。延髄根は迷走神経中に入り、脊髄根が胸鎖乳突筋と僧帽筋に分布する。

反回神経
迷走神経の枝で、右側は鎖骨下動脈を、左側は大動脈弓を下から後ろにまわり上行し、喉頭筋に入り発声を支配している。

内舌筋と外舌筋
①**内舌筋**：舌本体の筋（上縦舌筋、下縦舌筋、横舌筋、垂直舌筋）
②**外舌筋**：舌外の舌筋（オトガイ舌筋、舌骨舌筋、茎突舌筋）

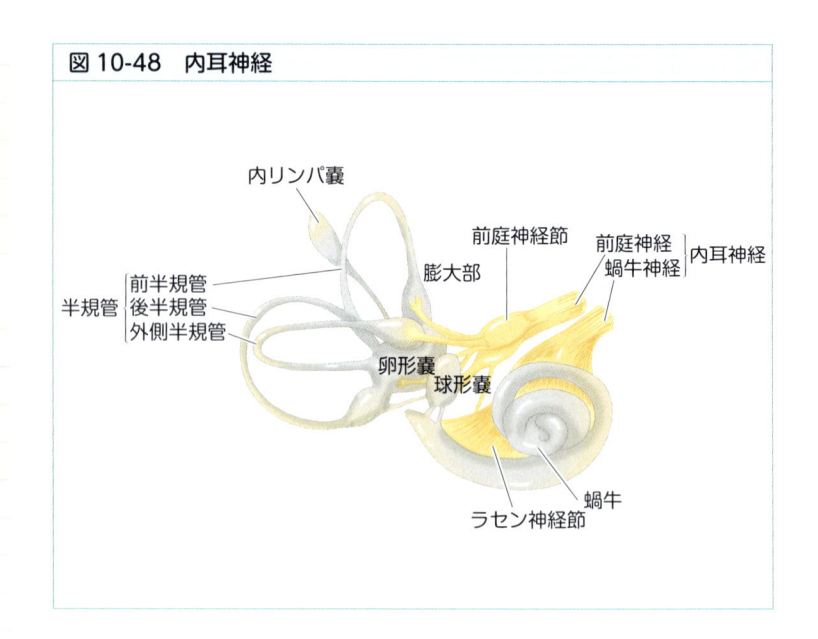

図10-48　内耳神経

IX．舌咽神経　glossopharyngeal nerve

延髄から起こる混合性神経で、感覚、運動、味覚の神経線維を含む。頸静脈孔を通って舌根部と咽頭、中耳に分布し、**舌の後部1/3**の味覚と感覚、咽頭粘膜の感覚をつかさどる。運動神経線維は、咽頭の筋と軟口蓋の筋を支配している。
副交感性の分泌線維が耳下腺に分布している。

X．迷走神経　vagus nerve

延髄から起こり、**頸静脈孔**を出て、内頸静脈と総頸動脈にはさまれて頸部を下行し、胸部、そして食道の両側を下がり腹部内臓にまで分布している。
頸部、胸部、腹部の内臓の感覚、運動、分泌を支配する混合性神経であるが、その主成分は**副交感性**である。
枝である**反回神経**は喉頭筋を支配し発声に関与する。

XI．副神経　accessory nerve

延髄から頸髄の上半にわたる副神経核から起こる運動性の神経で、頸静脈孔を出て、胸鎖乳突筋と僧帽筋を支配する。

XII．舌下神経　hypoglossal nerve

延髄にある舌下神経核から起こり、後頭骨の舌下神経管を出て、舌筋（内舌筋と外舌筋）を支配する運動性の神経である。

図 10-49　迷走神経の分布域

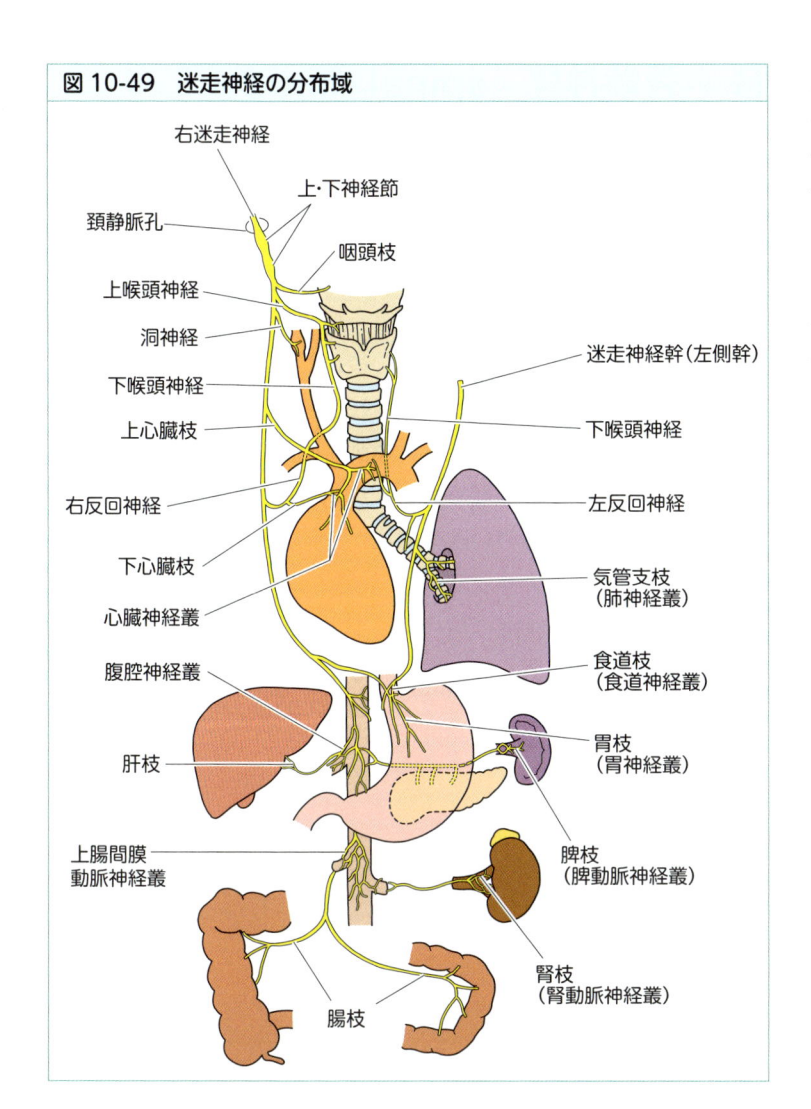

（図中ラベル：右迷走神経、頸静脈孔、上・下神経節、咽頭枝、上喉頭神経、洞神経、下喉頭神経、迷走神経幹（左側幹）、上心臓枝、右反回神経、下喉頭神経、下心臓枝、左反回神経、心臓神経叢、気管支枝（肺神経叢）、腹腔神経叢、食道枝（食道神経叢）、肝枝、胃枝（胃神経叢）、上腸間膜動脈神経叢、脾枝（脾動脈神経叢）、腎枝（腎動脈神経叢）、腸枝）

表 10-2　脳神経と機能

神経名	機　能	頭蓋底通過部位
（Ⅰ）嗅神経	感覚性（嗅覚）	篩板
（Ⅱ）視神経	感覚性（視覚）	視神経管
（Ⅲ）動眼神経	運動性（一部副交感性）	上眼窩裂
（Ⅳ）滑車神経	運動性	上眼窩裂
（Ⅳ）三叉神経	混合性	
第1枝（眼神経）	感覚性	上眼窩裂
第2枝（上顎神経）	感覚性	正円孔
第3枝（下顎神経）	混合性	卵円孔
（Ⅵ）外転神経	運動性	上眼窩裂
（Ⅶ）顔面神経	混合性（一部副交感性）	内耳道→顔面神経管→茎乳突孔
（Ⅷ）内耳神経	感覚性（聴覚・平衡覚）	内耳道
（Ⅸ）舌咽神経	混合性（一部副交感性）	頸静脈孔
（Ⅹ）迷走神経	混合性（大部分副交感性）	頸静脈孔
（Ⅺ）副神経	運動性	頸静脈孔
（Ⅻ）舌下神経	運動性	舌下神経管

第10章　神経系●末梢神経系

281

note

脊髄神経31対の区分
①頚神経8対（C_1～C_8）
②胸神経12対（T_1～T_{12}）
③腰神経5対（L_1～L_5）
④仙骨神経5対（S_1～S_5）
⑤尾骨神経1対（C_O）

ベル・マジャンディの法則
脊髄神経の前根は運動神経線維の束で遠心性（運動性）神経、後根は感覚神経線維の束で求心性（感覚性）神経である。

脊髄神経前枝
頚部と体幹の腹側と外側部および上肢と下肢の筋や皮膚に分布。脊髄神経叢を形成する。

脊髄神経後枝
後頭部、頚部および体幹の背面の皮膚や脊柱両側の筋に分布する。

脊髄神経叢
①頚神経叢：C_1～C_4の前枝
②腕神経叢：C_5～T_1の前枝
③腰神経叢：T_{12}～L_4の前枝
④仙骨神経叢：L_4～S_3の前枝

B｜脊髄神経　spinal nerve

　脊髄の両側に出入りする末梢神経で、脊髄分節（頚髄、胸髄、腰髄、仙髄、尾髄）に応じ、**頚神経8対、胸神経12対、腰神経5対、仙骨神経5対、尾骨神経1対**の31対に区分される。

　脊髄神経は、前根と後根により脊髄の前外側と後外側から出入りする。**前根は運動神経線維の束**で、**後根は感覚神経線維の束**で膨大して脊髄神経節をつくり、その後に前根と合して**椎間孔**を出て、すぐに前枝と後枝の2本に分かれる。

　脊髄神経の**前枝**および**後枝**は、運動、感覚、交感、副交感の線維が混在する混合性の神経である。これらの枝で筋に分布する神経を**筋枝（運動枝）**といい運動線維が主体であり、皮膚に分布し感覚線維からなるものを**皮枝（感覚枝）**という。

　胸神経以外の脊髄神経の前枝は、上・下位間で互いに交通連絡して**脊髄神経叢**を形成し、ここで異なる脊髄神経線維との交換が行われる。

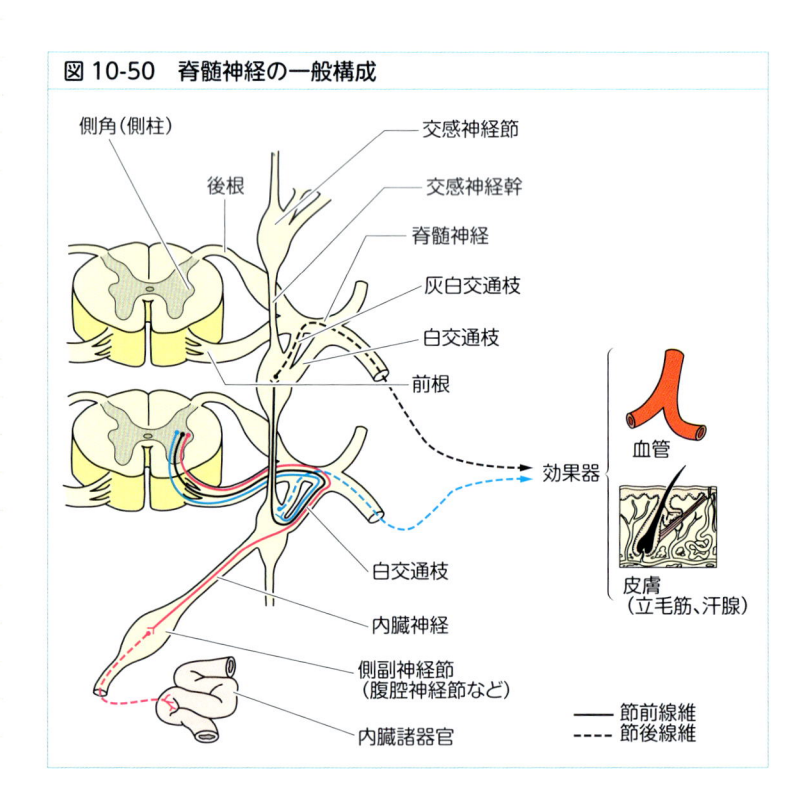

図10-50　脊髄神経の一般構成

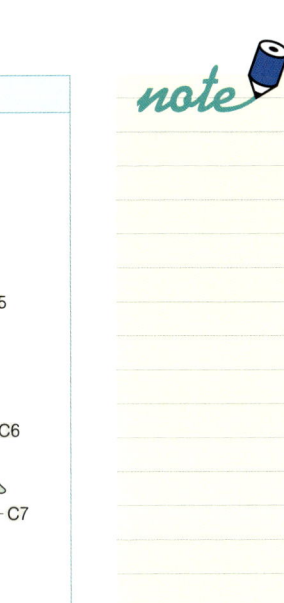

図 10-51　脊髄神経の皮枝の分布

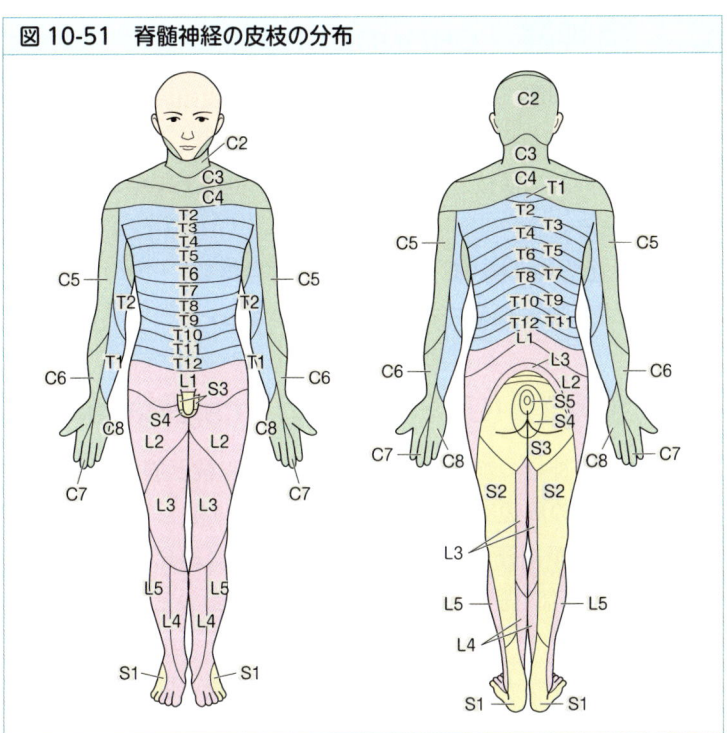

図 10-52　頚椎・胸椎と頚神経・胸神経

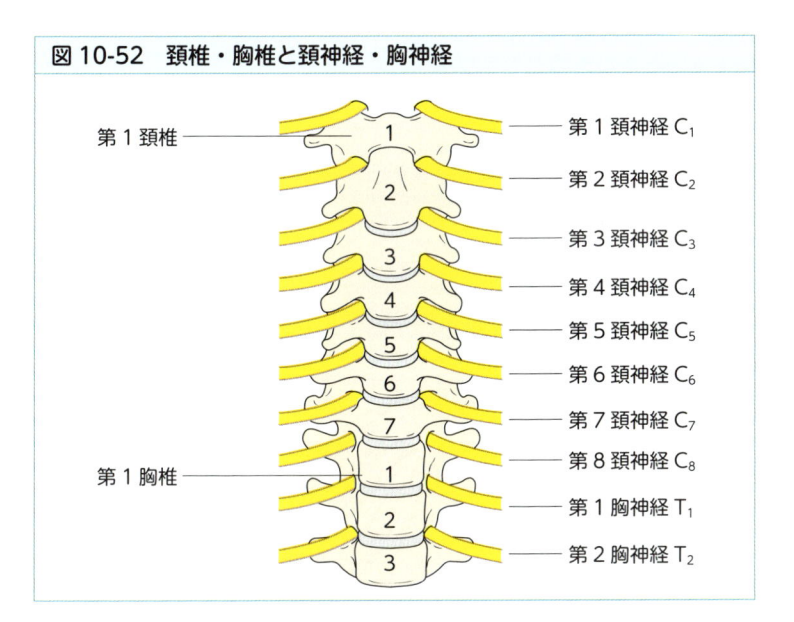

note

頚神経後枝
①後頭下神経：C₁の後枝
②大後頭神経：C₂の後枝
③第3後頭神経：C₃の後枝

大後頭神経痛
症状は後頭部の痛みやしびれで、原因は第1と第2頚椎間の椎間孔より出ている大後頭神経が、頚の骨の変形で圧迫されたり、筋膜で締めつけられた場合と、神経そのものが腫瘍などの病気になった場合が考えられる。

頚神経叢の枝
①小後頭神経：C₂・C₃
②大耳介神経：C₃
③頚横神経：C₃
④鎖骨上神経：C₃・C₄
⑤頚神経ワナ：C₁〜C₃
⑥横隔神経：C₃〜C₅

横隔神経
頚神経叢の筋枝で、第3〜5頚神経から出て、胸腔内を下行し横隔膜上面に達し、これを支配する。筋枝のほかに、感覚線維・交感神経線維も含まれる。

横隔神経の関連痛
横隔神経の感覚枝が分布する部（例：心外膜や横隔腹膜など）に生ずる痛覚刺激によって、C₃・C₄（鎖骨上神経）の分布域。たとえば肩部にも痛みを感じる。

C | 頚神経　cervical nerve

後枝は、深項筋（頭板状筋・頭半棘筋・大後頭直筋・頭最長筋など）と後頭部から項部の皮膚に分布する。第1と第2頚神経の後枝は、例外的に前枝よりも発育がよく、後頭下神経と大後頭神経とよばれる。

前枝は、上方の4枝（C₁〜C₄）が頚神経叢を、下方の4枝（C₅〜C₈）は第1胸神経前枝と腕神経叢をつくる。

D | 頚神経叢（C₁〜C₄の前枝）　cervical plexus

第1〜4頚神経の前枝がつくるもので、皮枝と筋枝とがあり、主に頚部とその周辺部が分布域である ▶図10-53。

① **皮枝**：小後頭神経（後頭部）、大耳介神経（耳介と耳下腺部）、頚横神経（頚部外側から前面）、鎖骨上神経（頚の下部、胸の上部、肩部）

② **筋枝**：頚神経ワナ（舌骨下筋群：胸骨舌骨筋、胸骨甲状筋、肩甲舌骨筋、甲状舌骨筋や前・中斜角筋、肩甲挙筋など。その他、胸鎖乳突筋と僧帽筋）、横隔神経（横隔膜）

図10-53　頚神経叢

大後頭神経
小後頭神経
大耳介神経
頚横神経
鎖骨上神経

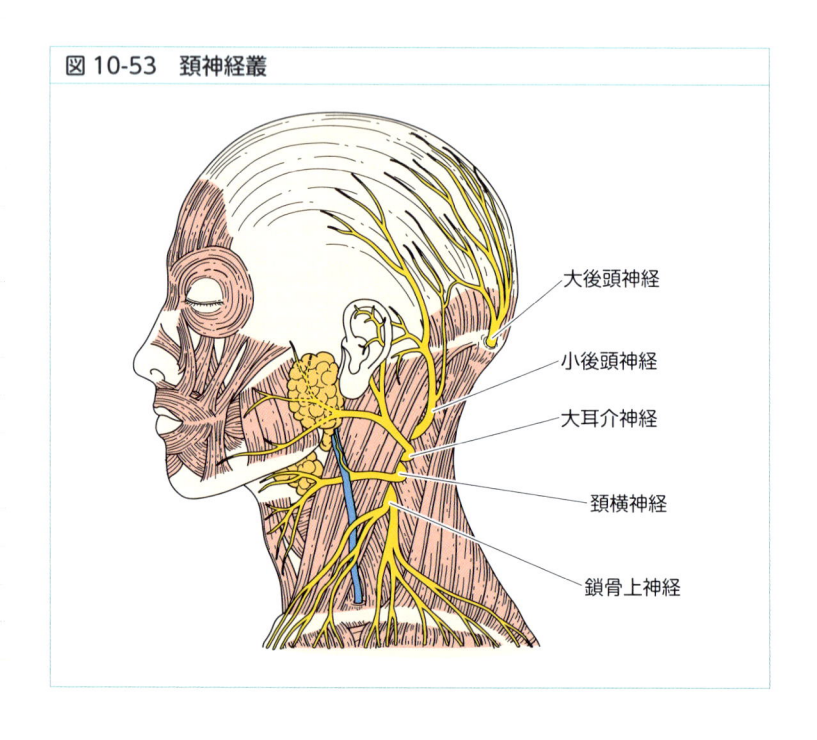

E｜腕神経叢（C₅〜T₁の前枝） brachial plexus

　第5〜8頚神経と第1胸神経の前枝からなり、斜角筋隙、鎖骨の下を通り腋窩に至り、上肢を動かす筋（浅胸筋群と浅背筋群を含む）と上肢の皮膚に分布している。

　腕神経叢の構成は、**上・中・下神経幹**をつくり、それぞれが前枝・後枝を出し、それらが合して**後・外側・内側神経束**をつくり末梢枝を出す。末梢枝は、神経束をつくる前の鎖骨上部と、神経束からの枝の鎖骨下部の2群に分ける▶図10-54。

鎖骨上部　supraclavicular branches（筋枝のみ）

①**肩甲背神経**（C₅）：肩甲挙筋、大・小菱形筋
②**長胸神経**（C₅〜C₇）：前鋸筋
③**鎖骨下筋神経**（C₅）：鎖骨下筋
④**肩甲上神経**（C₅・C₆）：棘上筋・棘下筋

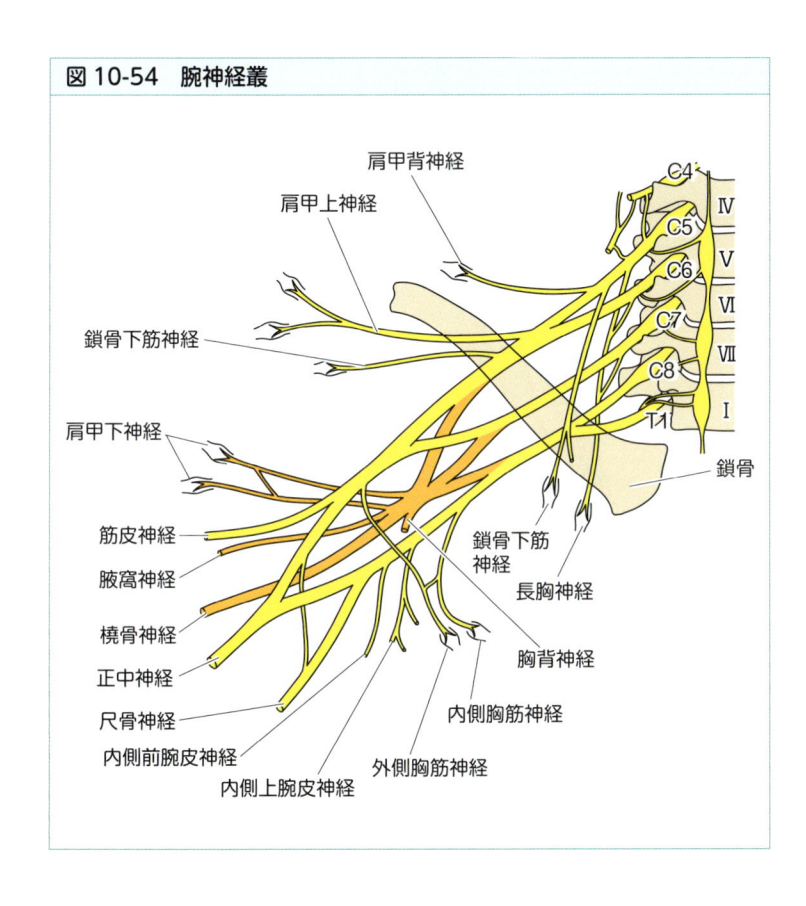

note

鎖骨上部と鎖骨下部
鎖骨上部：腕神経叢のうち、鎖骨上窩で胸鎖乳突筋下部の後ろの部位（筋支配のみ）
①肩甲背神経
②長胸神経
③鎖骨下筋神経
④肩甲上神経
鎖骨下部：鎖骨の下で、大・小胸筋におおわれて腋窩に至る部位
　外側神経束
　　①外側胸筋神経
　　②筋皮神経
　外側・内側神経束
　　③正中神経
　内側神経束
　　④内側胸筋神経
　　⑤内側上腕皮神経
　　⑥内側前腕皮神経
　　⑦尺骨神経
　後神経束
　　⑧肩甲下神経
　　⑨胸背神経
　　⑩腋窩神経
　　⑪橈骨神経

神経幹と神経束
①上神経幹：第5頚神経と第6頚神経が合してできる。
②中神経幹：第7頚神経が独立して1幹をつくる。
③下神経幹：第8頚神経と第1胸神経が合してできる。
［3幹は、おのおの前・後の2枝に分かれる］
④後神経束：（上・中・下）3幹の後枝が合してできる。
⑤外側神経束：上・中2幹の前枝が合してできる。
⑥内側神経束：下神経幹の前枝がそのまま神経束となる。

図10-54　腕神経叢

鎖骨下部　infraclavicular branches

●筋枝のみ
①**外側胸筋神経**（$C_5 \sim C_7$）：大胸筋・小胸筋
②**内側胸筋神経**（$C_8 \cdot T_1$）：大胸筋・小胸筋
③**肩甲下神経**（$C_5 \cdot C_6$）：肩甲下筋・大円筋
④**胸背神経**（$C_6 \sim C_8$）：広背筋

●皮枝のみ
①**内側上腕皮神経**（$C_8 \cdot T_1$）：上腕内側の皮膚
②**内側前腕皮神経**（$C_8 \cdot T_1$）：前腕尺側の皮膚

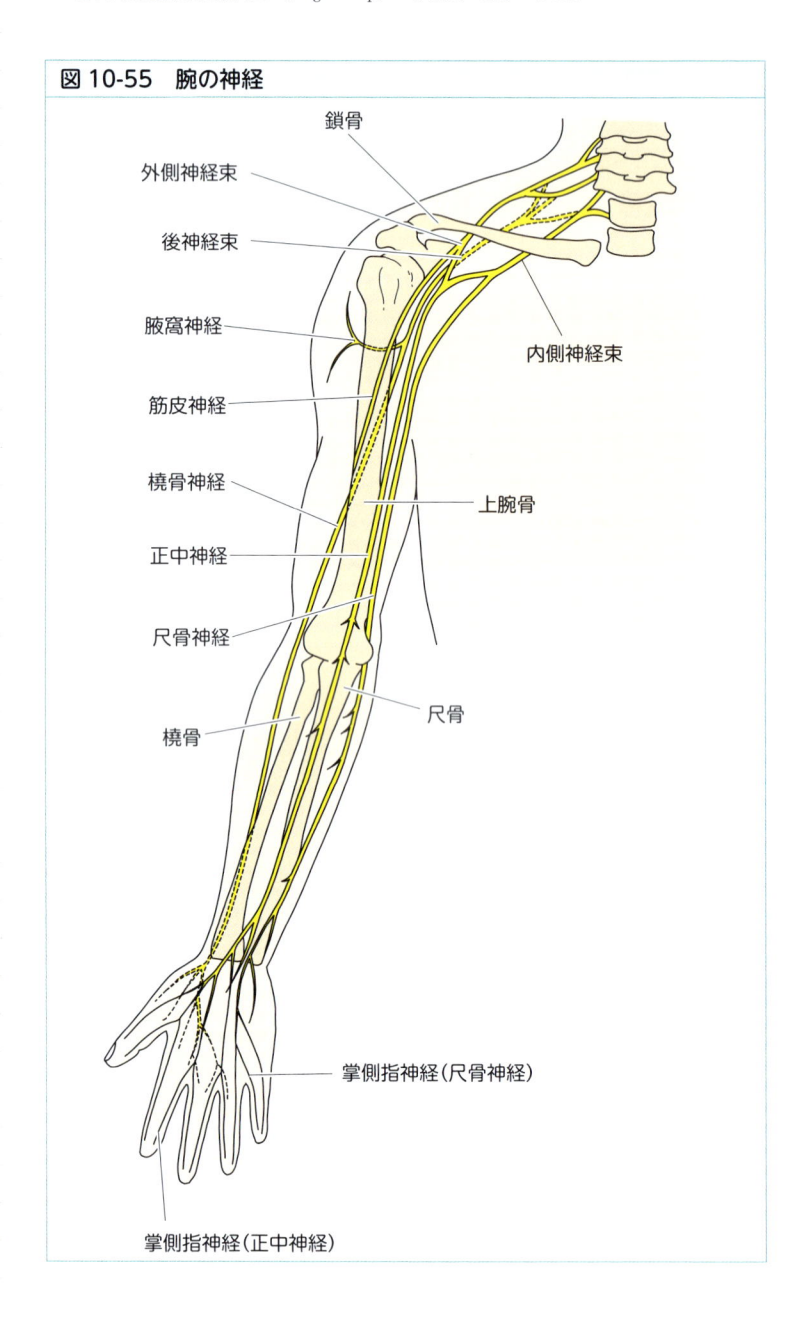

図 10-55　腕の神経

図 10-56 上肢皮神経の分布

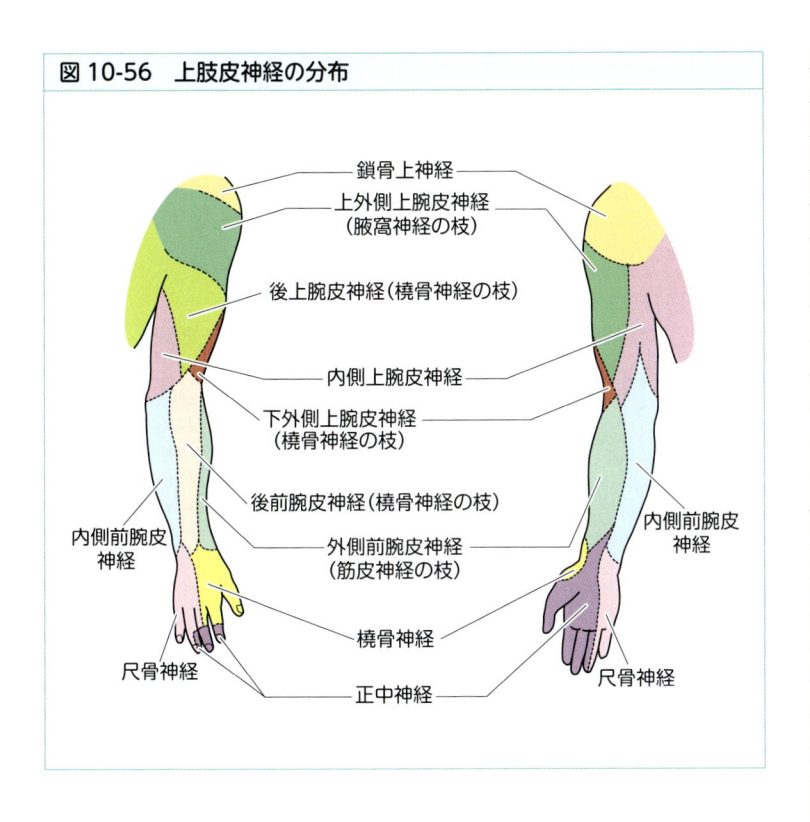

●筋枝と皮枝を混在

①**筋皮神経**（$C_5 \sim C_7$）：
　上腕屈筋（烏口腕筋・上腕筋・上腕二頭筋）
　前腕外側部の皮膚

②**正中神経**（$C_5 \sim T_1$）：
　前腕屈筋・回内筋・母指球筋
　手掌橈側半の皮膚

③**尺骨神経**（$C_7 \sim T_1$）：
　尺側手根屈筋・深指屈筋の尺側部・小指球筋など
　手掌・手背の尺側半の皮膚

④**腋窩神経**（$C_5 \sim C_7$）：
　三角筋・小円筋
　肩と上腕の外側面の皮膚

⑤**橈骨神経**（$C_5 \sim T_1$）：
　上腕と前腕の伸筋すべて
　上腕と前腕の背面と手背橈側半の皮膚

神経障害　neuropathy

　腕神経叢鎖骨下部のおのおのの神経障害では、その神経が支配している筋の麻痺による運動障害と、分布している部の皮膚の感覚麻痺が、その神経特有に起こる。

正中神経支配の筋

①前腕屈筋：長掌筋・橈側手根屈筋・浅指屈筋・深指屈筋・長母指屈筋
②母指球筋：短母指外転筋・母指対立筋・短母指屈筋・（母指側）虫様筋

尺骨神経支配の筋

①小指球筋：短掌筋・小指外転筋・短小指屈筋・小指対立筋
②掌側・背側骨間筋
③虫様筋（第3・第4）
④母指内転筋

図10-57 手の神経麻痺

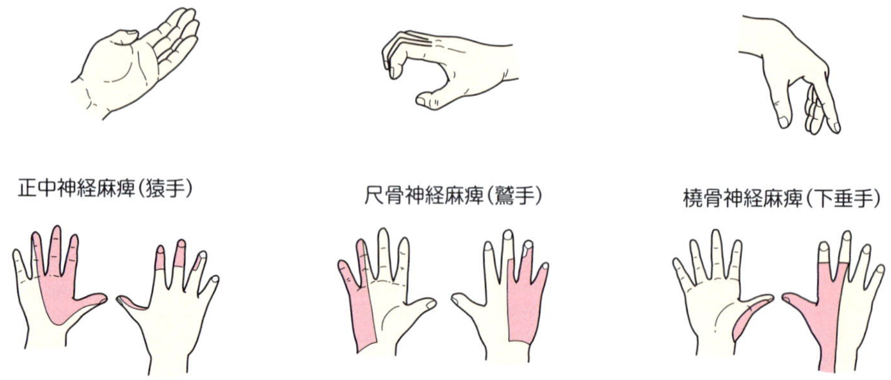

正中神経麻痺(猿手)　　尺骨神経麻痺(鷲手)　　橈骨神経麻痺(下垂手)

note

運動神経麻痺
①正中神経麻痺：猿手
②尺骨神経麻痺：鷲手
③橈骨神経麻痺：下垂手

胸腹壁の皮膚感覚分布
①乳頭部：第4肋間神経
②剣状突起：第7肋間神経
③臍部：第10肋間神経
④上前腸骨棘：第12肋間神経（肋下神経）
⑤恥骨上2、3cmの部：第12肋間神経（肋下神経）

①**筋皮神経麻痺**
・**運動麻痺**：肘関節の屈曲運動不能
・**感覚麻痺**：肘窩から前腕中央部の皮膚感覚障害

②**正中神経麻痺**
・**運動麻痺**：手の回内や手根と指の屈曲不能。母指外転位。猿手
・**感覚麻痺**：手掌橈側半の皮膚感覚障害

③**尺骨神経麻痺**
・**運動麻痺**：指は基節では伸びるが、中・末節では屈曲位、指の内転・外転（接近と離開）が不能。鷲手
・**感覚麻痺**：手掌・手背の尺側半の皮膚感覚障害

④**橈骨神経麻痺**
・**運動麻痺**：回外運動や肘関節、手根、指の伸展不能となり、手根、指は屈曲位。下垂手
・**感覚麻痺**：手背橈側半の皮膚感覚障害

F｜胸神経　thoracic nerve

①**後枝**：固有背筋と背部皮膚に分布する。
②**前枝**：神経叢をつくらず肋間神経といい、肋間を走行し、胸腹壁の筋と皮膚に分布。第1～6肋間神経は胸骨に向かうが、第7～12肋間神経は腹部正中に向かい、斜め前下方に走る。
・**肋間神経筋枝**：内・外肋間筋、腹直筋、内・外腹斜筋、腹横筋、肋骨挙筋、上・下後鋸筋
・**肋間神経皮枝**：外側皮枝と前皮枝が胸腹部の皮膚へ

G｜腰神経叢（T₁₂～L₄の前枝） lumbar plexus

　第12胸神経と第1～4腰神経の前枝によってつくられ、筋枝は腹筋下部、骨盤筋、大腿の伸筋と内転筋を支配し、皮枝は鼠径部、外陰部、大腿の前面と内側、下腿の内側の皮膚に分布している。腸骨下腹神経、腸骨鼠径神経、陰部大腿神経（大腿枝、陰部枝）、外側大腿皮神経、大腿神経、閉鎖神経などの枝がある▶図10-58。

大腿神経　femoral nerve

　筋枝は腸腰筋、恥骨筋、大腿四頭筋、縫工筋を支配し、皮枝は大腿の前面と内側、1枝は伏在神経となって膝蓋の下と下腿の内側、足背内側縁の皮膚に分布する。

閉鎖神経　obturator nerve

　筋枝は大腿内転筋群（長内転筋・短内転筋・大内転筋・恥骨筋・薄筋・外閉鎖筋）を支配し、皮枝は大腿内側の皮膚に分布する。

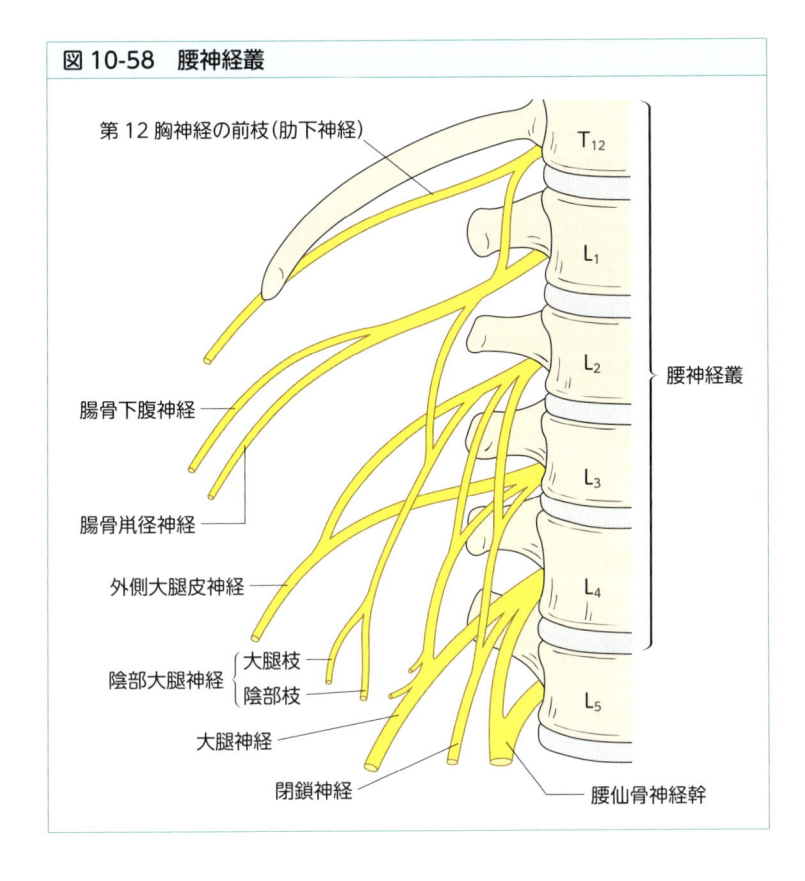

図10-58　腰神経叢

---

note

腰神経叢の枝
①筋枝：腰方形筋、腸腰筋
②腸骨下腹神経：感覚性、運動性（T₁₂～L₁）
③腸骨鼠径神経：感覚性、運動性（L₁）
④陰部大腿神経：感覚性、運動性（L₁～L₂）
⑤外側大腿皮神経：感覚性（L₂～L₃）
⑥大腿神経：感覚性、運動性（L₂～L₄）
⑦閉鎖神経：感覚性、運動性（L₂～L₄）

腰神経叢（T₁₂～L₄）
第12胸神経と第1～4腰神経の前枝

腰神経後枝
上殿皮神経：L₁～L₃の後枝

大腿神経の枝
①筋枝
②前皮枝
③伏在神経

note

仙骨神経叢（L₄～S₃）
第4腰神経、第5腰神経と第1～3仙骨神経の前枝

仙骨神経叢の枝
①筋枝
②上殿神経（L₄～S₁）
③下殿神経（L₅～S₂）
④後大腿皮神経（S₁～S₃）
⑤坐骨神経（L₄～S₃）

仙骨神経後枝
中殿皮神経
S₁～S₃の後枝

下殿皮神経
S₁～S₃の前枝
（後大腿皮神経の枝）

坐骨神経の枝
①筋枝
②総腓骨神経
　②-1．外側腓腹皮神経
　②-2．浅腓骨神経
　　・内側足背皮神経
　　・中間足背皮神経
　②-3．深腓骨神経
③脛骨神経
　③-1．内側腓腹皮神経
　　・外側足背皮神経
　③-2．内側足底神経
　③-3．外側足底神経

H｜仙骨神経叢（L₄～S₃の前枝） sacral plexus

　第4、5腰神経と第1～3仙骨神経の前枝によってつくられ、筋枝は外骨盤筋、大腿屈筋、下腿および足のすべての筋を支配し、皮枝は殿部、外陰部、大腿の後面、下腿の後面と外側面および足の皮膚に分布している。上殿神経、下殿神経、後大腿皮神経（下殿皮神経、会陰枝）、坐骨神経などの枝がある▶図10-59。

上殿神経　superior gluteal nerve

中殿筋、小殿筋、大腿筋膜張筋を支配する。

下殿神経　inferior gluteal nerve

大殿筋を支配する。

坐骨神経　sciatic nerve

　全身中で最大の末梢神経で、骨盤腔中から大坐骨孔を抜けて梨状筋下孔を通って後面に出て、坐骨結節と大転子の中間を走行し大腿後面を下行、大腿屈筋群に筋枝を出した後、膝窩の上方で脛骨神経と総腓骨神経に分かれる。

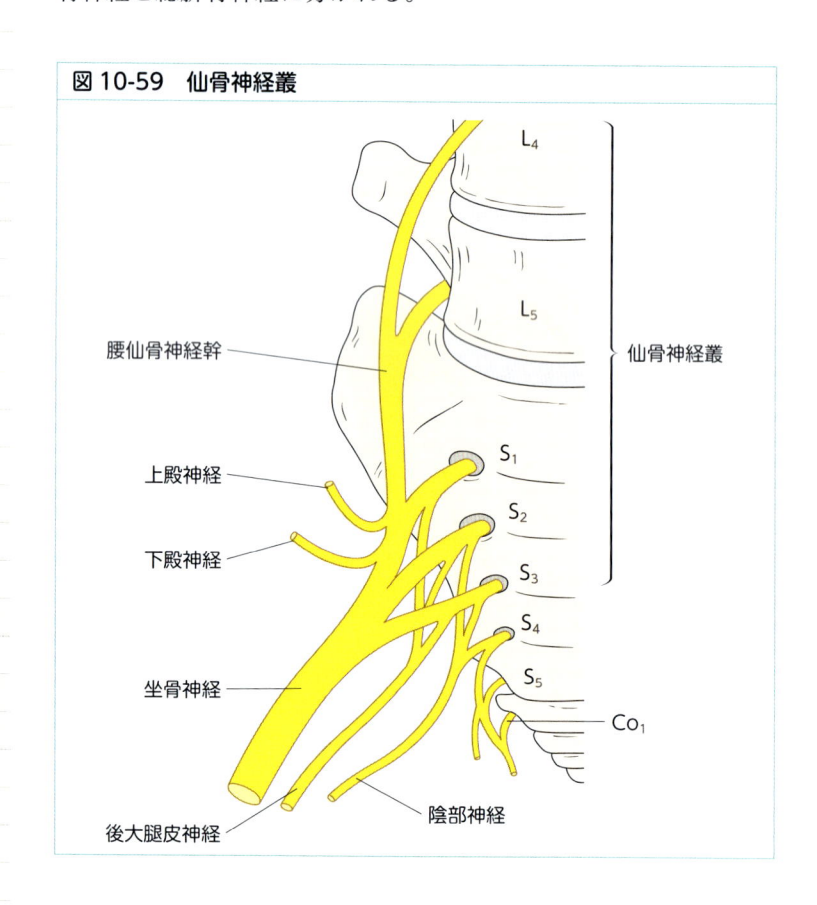

図10-59　仙骨神経叢

図 10-60 　下肢の神経

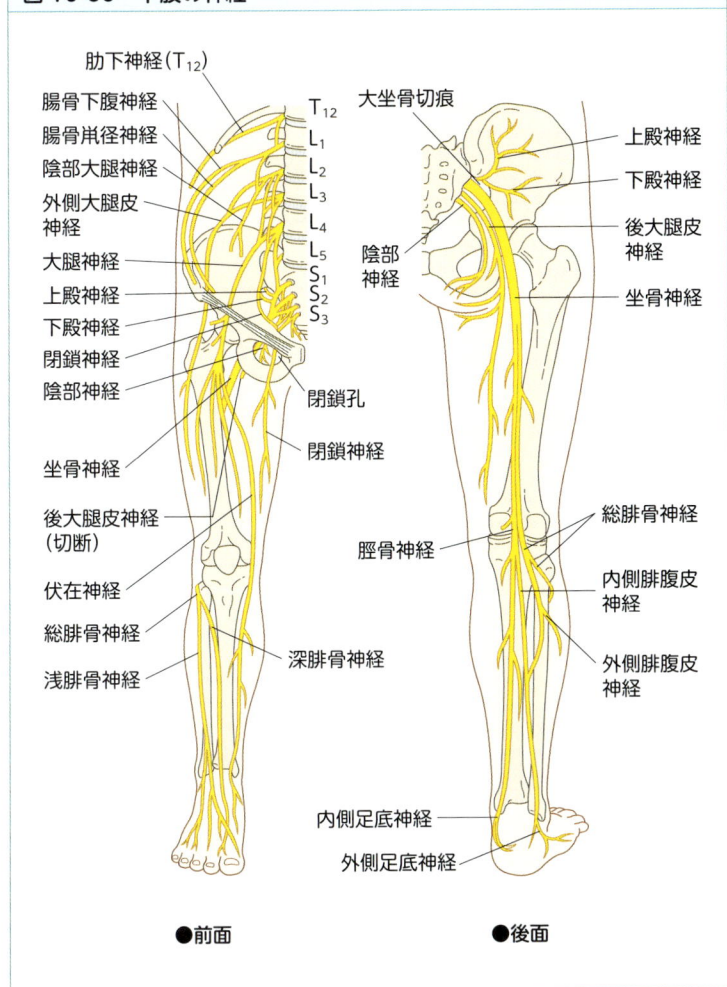

●前面　　●後面

note

大腿二頭筋の短頭
総腓骨神経となる神経線維が支配している。

下肢の神経麻痺
①坐骨神経麻痺：膝の屈曲、足の底屈などが不能。
②総腓骨神経麻痺：足の背屈不能で、足は下垂し、足指は地面を引きずる（下垂足）。
③脛骨神経麻痺：足の底屈不能で、つま先立ちは不可能。

①**筋枝**：大腿屈筋群（半腱様筋、半膜様筋、大腿二頭筋）を支配する。

②**総腓骨神経**：下腿外側面に皮枝を出した後、浅・深腓骨神経の2枝に分かれる。

②-1. **浅腓骨神経**：長・短腓骨筋を支配する。足背の大部分の皮膚（内側・中間足背皮神経）。

②-2. **深腓骨神経**：下腿と足背の伸筋群（前脛骨筋、長指伸筋、第三腓骨筋、長母指伸筋、短指伸筋、短母指伸筋）を支配する。母指の外側と第2指の内側の皮膚。

③**脛骨神経**：下腿の屈筋群（下腿三頭筋、後脛骨筋、長指屈筋、長母指屈筋、足底筋、膝窩筋）、足底の筋（母指外転筋、母指内転筋、小指外転筋、短指屈筋）を支配。足背外側の皮膚（外側足背皮神経）や足底の皮膚に分布する。

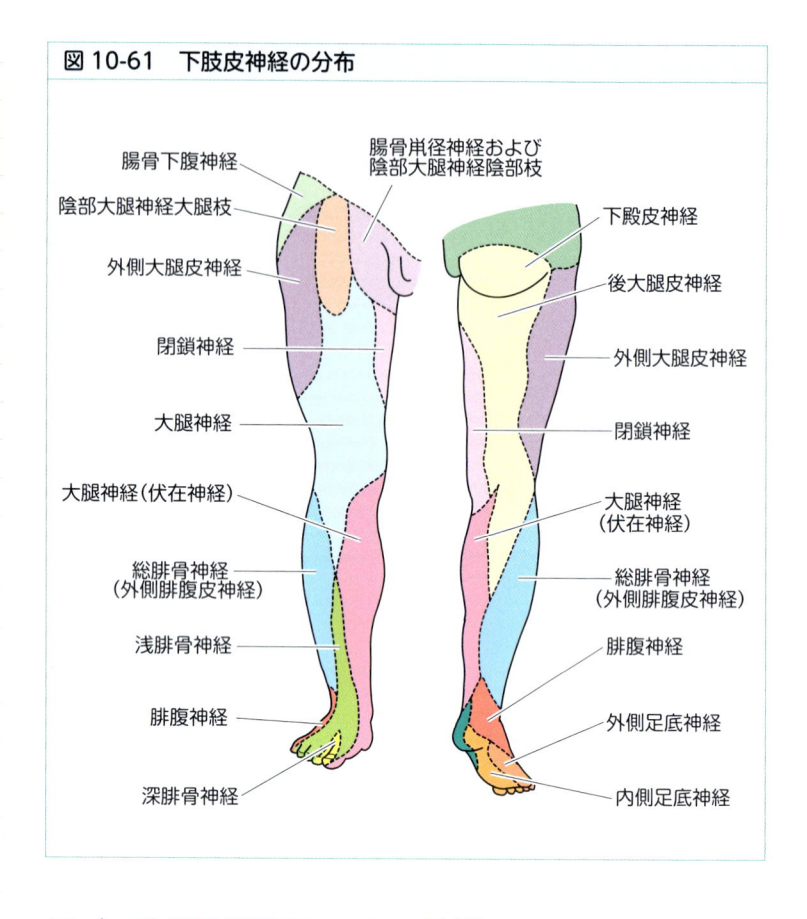

note

陰部神経麻痺
尿道や肛門の括約筋の閉鎖不全（尿、便の失禁）

自律神経の最高中枢
自律とは、睡眠中でも心臓が一定のリズムで拍動しているように、脳からの意志の支配がなくても独立して自主的に働くという意味である。しかし、機能が自主的であるといっても、中枢神経から完全に独立しているわけでなく、自律神経の中枢部は中枢神経に存在し、間脳の視床下部が最高中枢である。

図10-61　下肢皮神経の分布

（左脚、前面）腸骨下腹神経／陰部大腿神経大腿枝／外側大腿皮神経／閉鎖神経／大腿神経／大腿神経（伏在神経）／総腓骨神経（外側腓腹皮神経）／浅腓骨神経／腓腹神経／深腓骨神経／腸骨鼡径神経および陰部大腿神経陰部枝

（右脚、後面）下殿皮神経／後大腿皮神経／外側大腿皮神経／閉鎖神経／大腿神経（伏在神経）／総腓骨神経（外側腓腹神経）／腓腹神経／外側足底神経／内側足底神経

H｜陰部神経叢（S₂〜S₄の前枝）　pudendal plexus

骨盤内臓および会陰部に分布するもので主として第2〜4仙骨神経前枝からなる。

①**陰部神経**：肛門周囲の筋（外肛門括約筋）や皮膚（下直腸神経）、および会陰（会陰神経）と外陰部（陰茎背神経〈男性〉または陰核背神経〈女性〉）の皮膚と筋（尿道括約筋）に分布する。

2 自律神経　autonomic nerves

自律神経は内臓、血管、腺などの**不随意性器官**に分布して、**無意識的、かつ反射的**に生命維持に必要ないろいろな作用を調節するものである。つまり、動物性機能に関連ある脳脊髄神経に対し、自律神経は消化、呼吸、生殖、循環、分泌などの**植物性機能の調節**を自主的に行っている神経である。主として平滑筋・心筋のような**不随意筋**および**腺分泌**を支配する遠心性線維からなる。

図 10-62　節前線維と節後線維

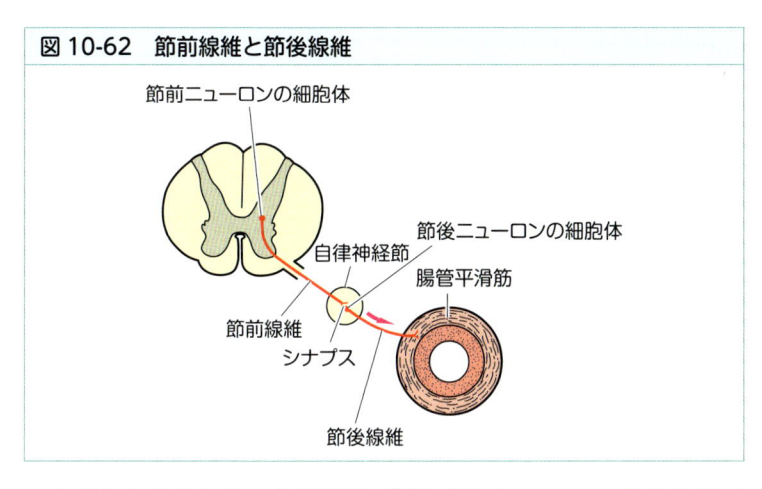

中枢から末梢に向かう神経路（遠心路）において、体性神経では脳または脊髄のニューロン（神経元）が中断することなく筋に到着するが、自律神経では、**途中でニューロンを交代**、つまり1つ以上のシナプスがある。この途中で交代し中継する神経細胞が集まって、**自律神経節**をつくる。中枢神経内の神経細胞から始まる線維を節前線維とよび、神経節から出て末梢の器官に入る線維を**節後線維**という ▶図10-62。

note

自律神経の化学伝達物質

交感神経の節前線維末端と副交感神経の節前・節後線維末端からアセチルコリンを放出（コリン作動性線維）。
交感神経の節後線維末端から、ノルアドレナリンを放出（ノルアドレナリン作動性線維）。

表 10-3　自律神経の機能

支配器官	交感神経系	副交感神経系
眼：瞳　孔	散　大	縮　小
毛様体筋		収縮（遠近調節）
涙　腺		分泌促進
心　臓：心　筋	心拍数増加	心拍数減少
冠状血管	血管拡張	血管収縮
血管系：腹部血管	血管収縮	──
筋肉血管	血管拡張（コリン作動性）	
皮膚血管	血管収縮あるいは拡張（コリン作動性）	
肺：気管支	拡　張	収　縮
血　管	やや収縮	
胃腸の腺	分布血管の収縮	消化酵素を含む胃液分泌亢進
腸：腸　管	蠕動抑制	蠕動亢進
括約筋	緊張増強	緊張減弱
肝　臓	ブドウ糖の放出	──
腎　臓	分泌低下	──
汗　腺	おびただしい発汗（コリン作動性）	──
膀胱：膀胱	収縮筋の弛緩	収縮筋の収縮
膀胱括約筋	括約筋の収縮（尿蓄積）	括約筋の弛緩（尿排出）
男性生殖活動	射　精	勃　起
血糖量	増　大	──
一般物質代謝	150％まで増大	──
副腎分泌	アドレナリン生成増加	──
精神活動	活発化	──

自律神経は**交感神経**と**副交感神経**に大別される。この両方の神経は、同一の器官に平行的に分布しているが、その作用はほとんど正反対である。

A｜交感神経　sympathetic nerve

交感神経の主体は、頭蓋底から尾骨まで脊柱の両側を縦走する**交感神経幹**で、そのなかに交感神経節（幹神経節）が介在し、全体は数珠のようである。交感神経系の節前ニューロンは、脊髄の第1胸髄 T_1 から上位腰髄 L_1 ～ L_2 までの側柱にある（胸腰系）。**節前線維**は、前根を経て脊髄神経に入るが、すぐに**白交通枝**となって**交感神経幹**の交感神経節に入る。

交感神経節は、対応する脊髄神経との間に**灰白交通枝**でも連絡する。灰白交通枝は、神経節でニューロンを交代した**節後線維**でつくられ、節後線維は再び脊髄神経に入って末梢に向かう。

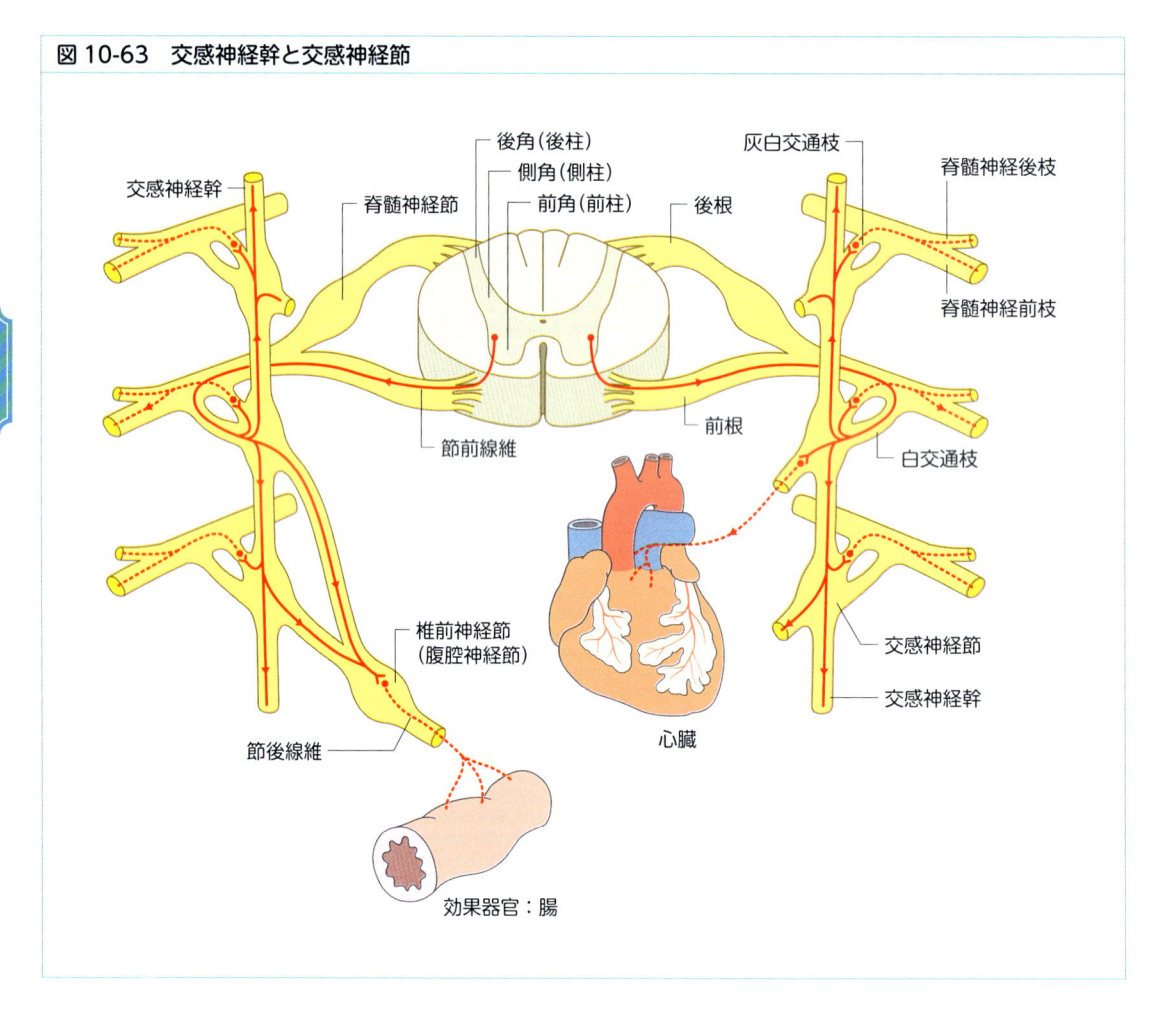

交感神経節
①頚部：頚神経節（3対）
②胸部：胸神経節（10～12対）
③腹部：腰神経節（4～5対）
④骨盤部：仙骨神経節（4～5対）

図10-63　交感神経幹と交感神経節

末梢枝は、交感神経節から起こる神経線維束で、上肢・下肢や体幹の皮膚（汗腺・立毛筋）、内臓、脈管などの腺および平滑筋に分布する。その経路には次の3つがある。
①交感神経節でニューロンを交代し、節後線維となって交感神経幹から出て、直接末梢に至る（頭部・頚部・胸部の臓器に分布）。
②交感神経節でニューロンを代えた節後線維が灰白交通枝を経て再び脊髄神経に入り、脊髄神経に混じって末梢に至る（体幹・上肢・下肢の皮膚の汗腺、立毛筋、血管に分布）。
③節前線維は交感神経幹に入るが、そのまま通過して腹腔および骨盤腔に達し、そこで神経節をつくって節後ニューロンに中継され、末梢に至る（腹部・骨盤臓器に分布）。
　交感神経はその部位にしたがって**頭頚部**、**胸部**、**腹部**、**骨盤部**を区分する。

頭頚部

　頚部交感神経幹は**上・中・下3対の頚神経節**をもつ。
　末梢枝は眼球、涙腺、唾液腺、甲状腺、咽頭、喉頭などと心臓に分布している。
①**内頚動脈神経**
②**外頚動脈神経**
③**喉頭咽頭枝**
④**心臓枝**：上・中・下頚神経節からそれぞれ1本の上・中・下頚心臓神経を出し、迷走神経の心臓枝とともに**心臓神経叢**をつくり心臓に分布する。

胸部

　胸部交感神経幹は10～12対の**胸神経節**をもつ。
　末梢枝は、心臓、大動脈、気管、肺、食道に分布し、大・小内臓神経を分岐する。
①**胸心臓神経**：心臓神経叢に入る。
②**肺枝**：迷走神経とともに肺神経叢をつくり肺に分布。
③**食道枝**：迷走神経とともに食道神経叢をつくり食道に分布。
④**大内臓神経**と**小内臓神経**：大内臓神経は第5～9胸神経節から、小内臓神経は第10～12胸神経節から起こり、横隔膜を貫いて腹腔に出、腹腔神経叢と上腸間膜動脈神経叢に入る。

---

note

腹部臓器への分布
第5～12胸髄の節前ニューロンの節前線維は、交感神経幹を素通りし、大・小内臓神経となって腹腔に達し、椎前神経節（腹腔神経節・上腸間膜動脈神経節・下腸間膜動脈神経節）で節後ニューロンに交代し、節後線維となって腹部臓器に分布する。

骨盤臓器への分布
第1～2腰髄の節前ニューロンの節前線維が交感神経幹を素通りし、腰内臓神経と仙骨内臓神経となって骨盤内の下腹神経叢をつくる。節前線維は、下腹神経叢内の神経節で節後ニューロンに交代するものと、末梢にて節後ニューロンに中継されるものがあるが、これら節後線維が骨盤内臓に分布する。

頚部交感神経幹の神経節
①上頚神経節：第2～3頚椎横突起の高さ）
②中頚神経節：第4～5頚椎の高さ）
③下頚神経節：第7頚椎横突起の高さ）

星状神経節
下頚神経節はしばしば第1胸神経節と完全にあるいは部分的に癒合しており、この場合、星状神経節とよばれる。

腹腔神経叢の構成
①大・小内臓神経
②迷走神経（とくに右迷走神経の腹腔枝）
③最下胸神経節からの枝
④第1、2腰神経節からの枝
⑤胸大動脈神経叢からの枝
⑥腹大動脈神経叢からの枝

> note

腹部

腹部交感神経幹は4～5対の**腰神経節**をもつ。

腰神経節の臓側枝（腰内臓神経）は胸部からの内臓神経と一緒になって、迷走神経の終枝も受け**腹腔神経叢**をつくり、腎、副腎、胃、膵臓、脾臓など腹腔内諸器官に分布する。

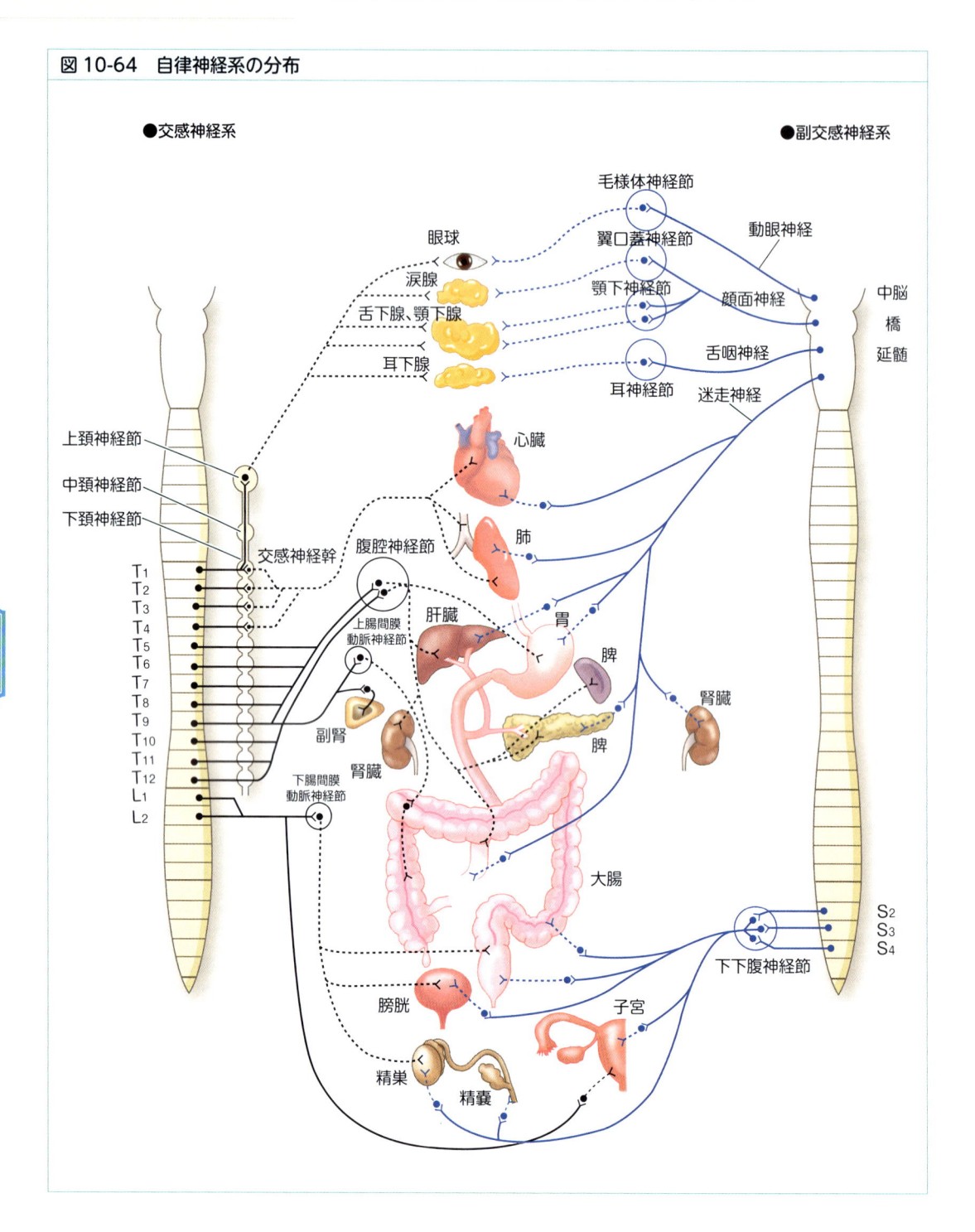

図 10-64　自律神経系の分布

①腹腔神経叢
②上腸間膜動脈神経叢
③下腸間膜動脈神経叢
④上下腹神経叢：仙骨の前を骨盤腔に下り、骨盤神経叢に入る。

骨盤部

神経幹は4～5対の**仙骨神経節**をもち、仙骨神経と交通し、直腸、膀胱のまわりに下下腹神経叢（**骨盤神経叢**）をつくって骨盤内臓（直腸・膀胱・子宮・前立腺など）に分布している。

B｜副交感神経　parasympathetic nerve

副交感神経は節前ニューロンを脳（中脳・延髄の副交感神経性核）と第2～4仙髄（S_2～S_4）にもち（頭仙系）、節前線維は独立した形態をもたずに、体性神経に混在して走行する。その節前線維は、4つの脳神経、**動眼神経、顔面神経、舌咽神経、迷走神経**に含まれて走り、支配する器官の近くで節後ニューロンに交代して、節後線維となってそれら器官に分布する。

①**動眼神経**とともに走る副交感神経：
　毛様体筋、瞳孔括約筋を支配する。
②**顔面神経**とともに走る副交感神経：
　・涙腺に分布（分泌を亢進）する。
　・顎下腺、舌下腺に分布（分泌を亢進）する。
③**舌咽神経**とともに走る副交感神経：
　耳下腺に分布（分泌を亢進）する。
④**迷走神経**とともに走る副交感神経：
　咽頭以下の頸、胸、腹部（骨盤部を除く）内臓の腺や平滑筋などに分布。心臓（心拍動）を抑制、気管・気管支を収縮、食道・胃・小腸・上行結腸・横行結腸の運動促進、胆嚢を収縮、膵臓の分泌促進に働く。
⑤**仙骨神経**とともに走る副交感神経：
　第2～4仙髄から起こる副交感神経線維は、第2～4仙骨神経を経て骨盤内臓神経となり、下腹神経叢に入り、骨盤内臓（下行結腸、S状結腸、直腸、膀胱、生殖器）に分布。骨盤内臓・外陰部などの血管を拡張させ、陰茎勃起を起こす。膀胱括約筋を抑制、膀胱排出筋の運動を促進させ、排尿、下行結腸・S状結腸・直腸の運動を促進し、排便を起こさせる。

脳神経とともに走る副交感神経の分布先
①動眼神経：毛様体筋・瞳孔括約筋
②顔面神経：涙腺・顎下腺・舌下腺
③舌咽神経：耳下腺
④迷走神経：心臓、肺、胃、腸、肝臓、腎臓、副腎

楽しく学ぼう 解剖生理
Help you understand

尺骨神経

肘をぶつけると手がしびれるのは……

　肘を軽く曲げてみてください。肘の内側に骨の出っ張りはありませんか。「肘鉄を食らわす」ときの肘頭と異なる骨の出っ張りに触れるはずです。その部分をぶつけて手がしびれたという経験を多くの人がもっていると思います。その内側の出っ張りと肘頭の間に親指でも入れてみると、溝があることがわかります。その溝のなかに指先を入れて少し動かしてみると、腱とはちょっと感じが違うのだけど少々コリッとしたヒモ状のものが触れると思います。思い切りゴリゴリすると、その付近をぶつけたときと同じように、電気が走り手はしびれるでしょう。それって神経なんですよね。その神経を尺骨神経といいます。

　肘から手首までを前腕といいますが、そこには2本の骨がありましたね。手のひらを見ている状態のときは、その2本の骨は平行のままになっています。肘頭から皮膚の上で触れる骨はそのまま手首まで、小指側にある骨の出っ張りまで触れると思います。腕の太い人はちょっと無理かもしれませんね。小指側の手首での出っ張り、腕時計が引っかかったりするところです。その小指側にある前腕の骨を尺骨といいます。尺骨側を通る神経なので尺骨神経といいます。親指側にある前腕の骨を橈骨といいます。手首で脈をとる血管を橈骨動脈といいます。血圧測定のとき脈を測った上腕動脈は肘を過ぎるとすぐ二股に分かれ、前腕の母指側と小指側を走行し、それぞれそちら側の前腕の骨の名前から橈骨動脈と尺骨動脈と名づけられています。

図10-65　尺骨神経

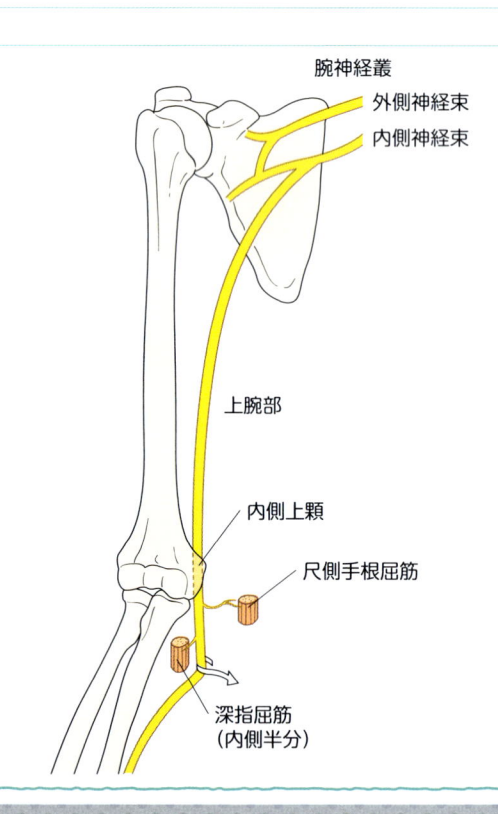

大後頭神経と僧帽筋

肩がこって初めて知る？

　肩といったら、よく"肩がこる"といいますね。私のギャグを聞かされた学生さんたちが「ああ、肩がこる」とのたまわり、肩を揉むしぐさをします。自分の肩をもんでみてください。当然右手なら、左の肩を揉みますよね。ちょっと親指を下げると、鎖骨に当たります。揉んでいる肩の筋肉は、胸鎖乳突筋の外側で鎖骨についています。

　ところで、ボールとか何かを投げたりして肩が痛くなったとき、肩を押さえますね。親指と人差し指で、肩を挟むように押さえます。そこはちょうど三角筋に当たります。鎖骨、肩甲骨の肩峰と肩甲棘といわれる骨の部分が、親指と人差し指に触れます。その上がこっている筋肉で、僧帽筋といいます。三角筋と僧帽筋は骨を挟んで上下の関係にあります。

　もう一度肩を揉みながら、僧帽筋を揉んで上に移動してみてください。なかなか難しいでしょうが、首すじを伝っていって後頭部のほうに到達するでしょう。後頭部の中央に骨の出っ張りがあります。それを外後頭隆起といいますが、その下が盆の窪（ぼんのくぼ）といわれるくぼみで、江戸の"闇の仕置き人"とか"仕掛人"が暗殺の際、かんざしや畳針を打ち込んだところです。

図10-66　天柱と盆の窪

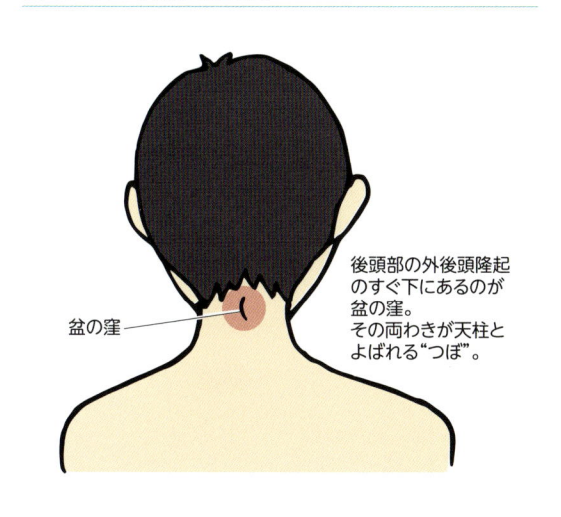

　盆の窪の両わきを揉んでもらうと気持ちいいですよね。鍼灸など東洋医学で天柱（てんちゅう）といわれる"つぼ"です。そこを揉みながら、指を上にあげるとすぐ頭の骨に当たりますが、その部分がちょうど外後頭隆起からすじ状にきます。それが左右の僧帽筋が骨についているところです。ですから、盆の窪の両わきは僧帽筋なのです。もちろんその深部は、また別の筋が層をなしていますが。

　このように僧帽筋は、肩から首、頭に続いているのです。そこで、肩こり、つまり僧帽筋がこり、こり過ぎると片頭痛が起こるということもあるのです。

　先ほどの後頭部中央の出っ張り、外後頭隆起から骨の高まりがすじ状に左右に触れられます（上項線）が、それより上は後頭部の骨が皮膚の下に直接感じられます。皮膚の下に僧帽筋などの大きな筋肉がないのです。首すじやうなじを通ってくる血管や神経は筋肉におおわれて走っています。しかし、筋肉のなくなった外後頭隆起や上項線より上では、皮膚の下はすぐ後頭部の骨で、その間の血管や神経は非常に無防備に走っています。それで、後頭部をぶつけたりして裂傷を負うとかなりの出血をみるわけです。

肩こりと頭痛

　よく後頭部がズキンズキンと痛くなる人がいると思います。それで脳神経外科にかかってCT検査をしてもらっても、脳には何の異常も認められない人がいます。そのようなとき、「首の骨が神経にさわっているので頭痛がするのでしょう、大後頭神経痛でしょう」と診断を受けることがあります。

　筆者も年に2、3度ですが、仰向けに寝そべり上半身を急に起こしたときなど、ピーンと後頭部に電気が走ることがあります。ちょうど肘の内側をぶつけたとき、手の小指にかけてジンとしびれたときと同じようになるのです。この後頭部で電気の走るところは、"天柱"のすぐ上で、骨の触れるところから垂直に、筋肉におおわれず皮膚のすぐ下から頭のてっぺんにかけてです。そこには大後頭神経が走っています。

大後頭神経痛の原因は3つ考えられます。1つ目は、首の骨が変形して神経を圧迫している場合です。2つ目は、筋肉やその筋肉を包んでいる筋膜によって、神経が締めつけられている場合、3つ目は、神経そのものに腫瘍などの病気がある場合です。

　首の骨は、背骨のいちばん上の部分になります。そもそも直立しているヒトの体の支柱となっているのが背骨です。その背骨は脊柱といわれますが、その上に頭が乗っているのです。脊柱とは「柱」と書きますが、もともと木やコンクリートの柱のように1本ではなく、ダルマ落としのダルマさんのように、いくつかの骨（椎骨）が上下に重なって柱になっています。それも、骨と骨が直接重なるのではなく、それぞれの間に軟骨（椎間円板）をはさんで重なっています。

　首の部分は、7個の骨（頚椎）がいちばん上に頭の骨を乗せ上下で連なっています。神経は背骨の中を通っている脊髄から出て、上下の椎骨の間から出て筋肉や皮膚に分布しています。大後頭神経は、1番目と2番目の頚椎の間から出て後頭部の皮膚につながっている神経です。出入口である骨の間で圧迫を受ければ、痛みやしびれが起きます。また、これらの骨のまわりには、頭を支え、そして自由に動かすために、浅い層の僧帽筋をはじめとして深部まで、いろいろな筋肉が重なっています。

　それらの筋の間を通ってきた大後頭神経は、"天柱"のすぐ上のところで筋肉を貫いて頭のほうに走っていきます。もちろん筋膜も貫いています。筋肉が緊張しすぎると、とくに筋膜を貫くところで神経が締めつけられて、しびれや痛みが起こります。肩がこるというのは、僧帽筋などの筋肉の緊張なのですから、大後頭神経痛が起こる、片頭痛が起こる原因ともなりえるわけなのです。

図 10-67　僧帽筋と大後頭神経

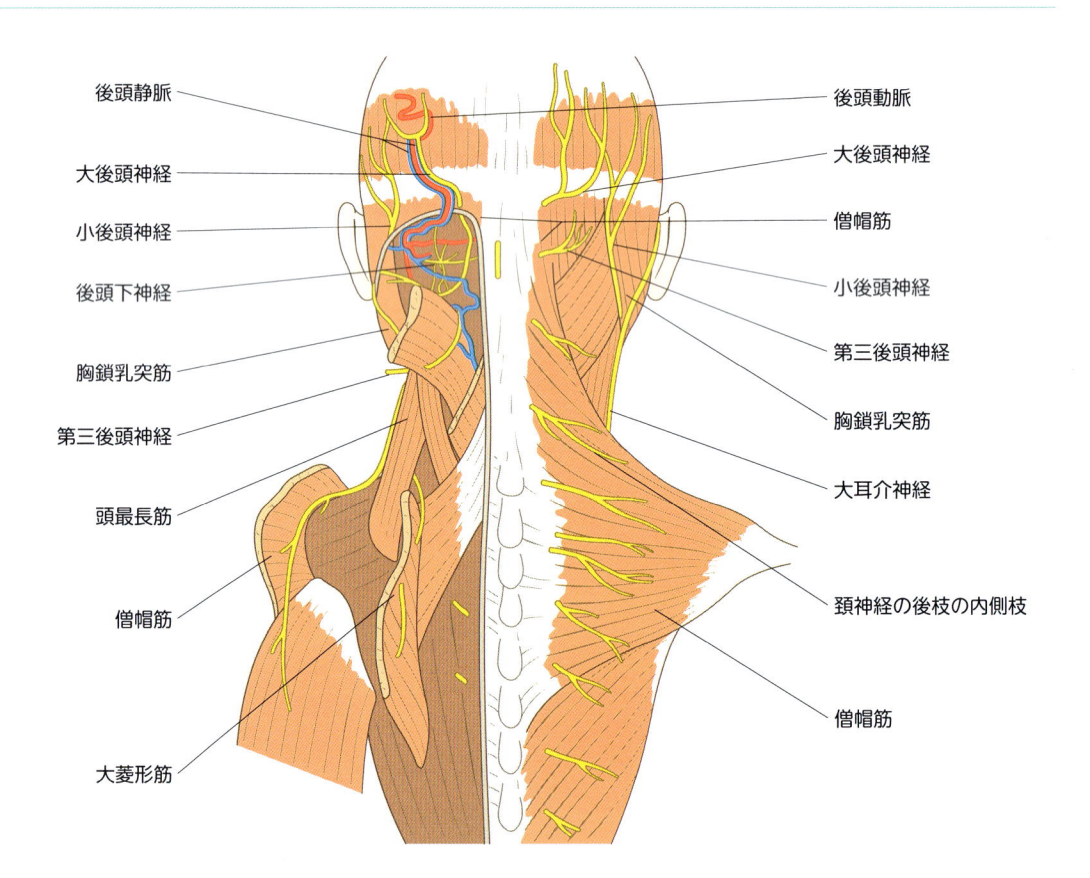

深腓骨神経

ハイヒールのカカトに弱い箇所って

　かかとをつけて足を背屈させ、親指を思い切り反らせてみてください。手の親指を反らせたときと同じように親指の付け根付近に腱が浮き出てきます。その外側で人差し指とのまたの部分を、手の親指でやや強く押しながら上に移動してみてください。かなり痛みを感じるところに突き当たりますね。その部分が、下腿前面の伸筋の深部を走行していた深腓骨神経が皮下に出始めたところです。それは知覚の神経線維で、親指の外側と第2指の内側の皮膚に分布しています。満員電車の中で、ハイヒールの細いかかとで踏まれたら、それこそ飛び上がってしまいます。深腓骨神経が分布する皮膚の領域は狭く、図のように第1指と第2指の向かい合ったところと、その根元である指のまたの皮膚のみです。足首の外側から足背の皮膚の大部分は総腓骨神経から分枝した浅腓骨神経が分布しています。

　足底の皮膚は、ちょっとやそっとではあまり感じませんが、やはり神経は分布しています。内くるぶしの後ろ側で拍動の触れた後脛骨動脈といっしょに、脛骨神経が土踏まずから足底にいきます。足底では、動脈も神経も2分して親指側と小指側へと走行します。それぞれ、内側足底動脈・外側足底動脈、内側足底神経・外側足底神経とよばれています。内外の足底神経および足底動脈は各指の腹まで、つまり指先まで到達しております。神経の分布走行に至っては、手掌の場合と似通っている部分があります。それは何かというと、内外の指への分布領域が第4指の中央で分離している点です。手掌で第4指（薬指、環指）の小指側は尺骨神経が、中指側は正中神経が分布していましたが、足底でも第4指の小指側は外側足底神経が、中指側は内側足底神経が分布しています。かかとを除いた足底の皮膚もそのラインを境として、それぞれ分布しています。

図10-68　頚部を支えるさまざまな筋（深層）

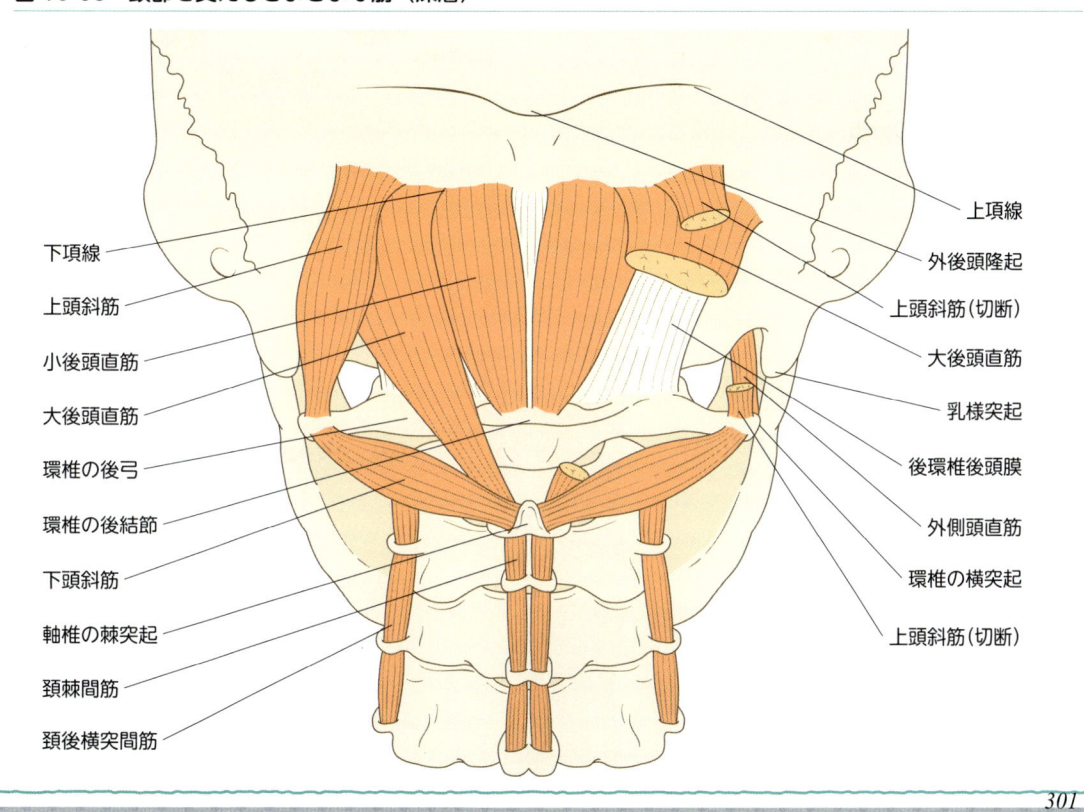

皮神経と坐骨神経

3つに分かれるお尻の神経

　膝を上げる、大腿を上げると腿の付け根に皮膚の溝ができます。これを鼡径溝といいます。平らな紙を折ったとき、折り目に溝ができたようなものです。紙を伸ばしても折り目の線は残ります。立って腿の付け根を伸ばしても、皮膚に線は見えています（あれ、下っ腹が出ているからかな？　線が見えるのは。いえ、お腹が出ていなくても見えますから、ご安心を）。大腿を上げ、股関節を屈曲させると鼡径溝がより明確になります。鼡径溝より先が大腿部、その前部になります。立ってお尻に力を入れると、お尻が固くなります。腿の付け根は伸びているわけですから、股関節を伸展させていることになります。股関節の伸展は、大殿筋の働きによります。ですから、立ってお尻に力を入れるということは、大殿筋が収縮しているのです。そのとき、お尻の膨らみの下にある皮膚に溝ができます。これを殿溝といいます。殿溝より下が大腿部の後部になります。

　お尻の皮膚、触られるとビクッとします。他人のお尻ではセクシャルハラスメントになってしまいますので、自分のお尻を触ってみてください。こんなに皮下脂肪の多いところでも感じますでしょう。ちゃんと皮膚に感覚神経が通っているのです。ただし、この感覚神経（皮神経）、3種類の皮神経が場所（殿部の上・中・下の部位の皮膚）を分けて分布しています。それを上殿皮神経、中殿皮神経、下殿皮神経といいます。朝晩のラッシュ時、痴漢にお尻を触られたとき、「殿溝のすぐ上の膨らみを触ったわね、これは下殿皮神経の領域の皮膚だわ」なんて悠長に

図 10-69　手と足の神経分布域

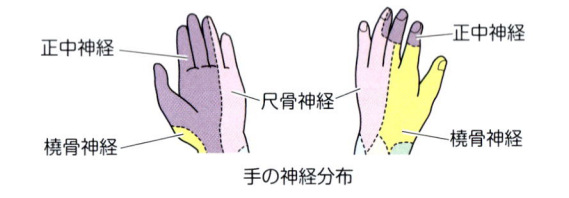

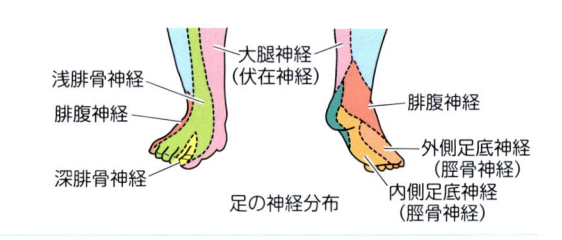

手の神経分布
- 正中神経
- 尺骨神経
- 橈骨神経

足の神経分布
- 大腿神経（伏在神経）
- 浅腓骨神経
- 腓腹神経
- 深腓骨神経
- 腓腹神経
- 外側足底神経（脛骨神経）
- 内側足底神経（脛骨神経）

図 10-70　皮神経の分布

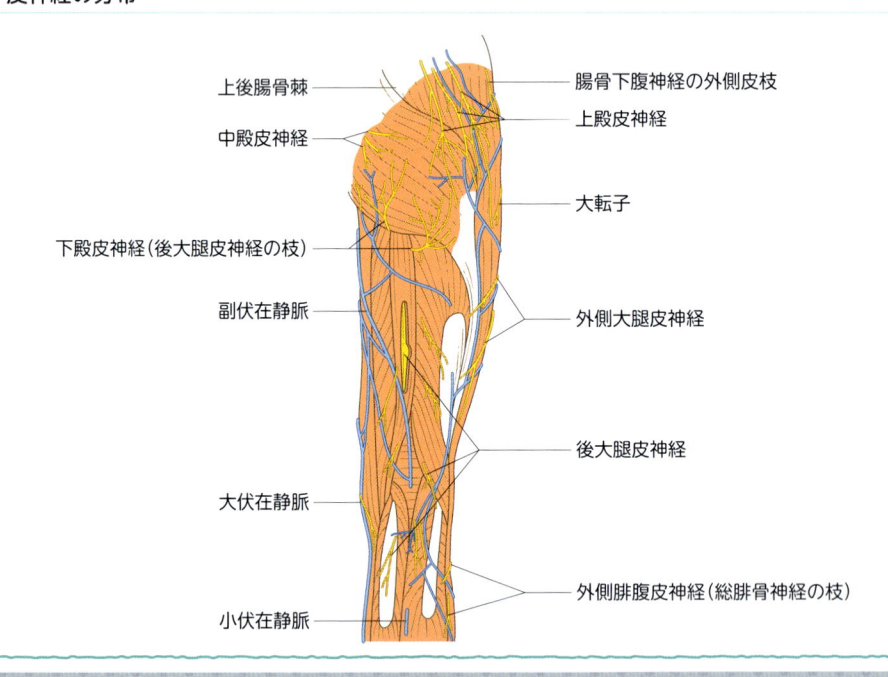

- 上後腸骨棘
- 中殿皮神経
- 下殿皮神経（後大腿皮神経の枝）
- 副伏在静脈
- 大伏在静脈
- 小伏在静脈
- 腸骨下腹神経の外側皮枝
- 上殿皮神経
- 大転子
- 外側大腿皮神経
- 後大腿皮神経
- 外側腓腹皮神経（総腓骨神経の枝）

考えていてはいけませんよ。すぐに「何するの！この痴漢」と大声を上げ、痴漢の手の橈骨神経支配である親指の付け根付近でも、つねり上げましょう。

上殿皮神経は第1～3腰神経(L_1, L_2, L_3)の後枝が、中殿皮神経は第1～3仙骨神経(S_1, S_2, S_3)の後枝が、下殿皮神経は第1～3仙骨神経(S_1, S_2, S_3)の前枝が集まってつくられます。肉眼的には1本の神経のようにみえますが、線維の集まりであり、それが枝分かれして皮膚に分布しているのです。

人体中最大の神経

お尻の神経というと、ふつう坐骨神経を思い浮かべますでしょう。腰痛の際、「坐骨神経痛だ」というように。坐骨神経の"坐骨"は、骨盤を構成している寛骨の中の1つです。その寛骨は、腸骨、恥骨、坐骨の3つが骨結合してできた骨です。木の椅子などに座って、お尻をもじもじさせると板にあたる骨の出っ張りが感じられるでしょう。坐骨結節といい、大腿後面の筋がつくところです。その坐骨結節のわきを通る、小指大の太い神経が坐骨神経です。坐骨神経とは仙骨神経叢の枝で、人体中最大の神経です。第4腰神経から第3仙骨神経までの各前枝の神経線維からなっています。仙骨神経の前枝から形成されるということは、仙骨の前部に開いている前仙骨孔から出てくるということになります。

ということは、骨盤の内部、骨盤腔にあるということです。でも、お尻の坐骨結節のわきを通るというのですから、骨盤の外を通っていることになります。骨盤腔からどのようにして外に出て、後側にくるのでしょうか。少々専門的（くどい）説明になりますが、読んでみてください。

骨盤を構成する仙骨と寛骨は、後方で仙腸関節をつくり結合します。その仙腸関節のすぐ下、仙骨と坐骨の間に隙間ができています。坐骨は、坐骨棘といわれる尖った出っ張りの上と下に大坐骨切痕と小坐骨切痕といわれる切れ込みをつくり、仙骨との間の隙間を大きくします。坐骨棘には仙骨との間に靱帯が張っており、仙棘靱帯といいます。その仙棘靱帯によって仙骨と大坐骨切痕の間は、穴のようになり大坐骨孔とよばれます。その大坐骨孔を通って神経や血管が、骨盤腔内と骨盤の外、それもお尻のほうへと出入りしています。

もう1つ細かいことをいいますと、この大坐骨孔を横切って梨状筋という筋が存在します。その筋のために、この大坐骨孔は上下に二分され、それぞれの孔は梨状筋上孔と梨状筋下孔とよばれます。

図10-71　坐骨神経

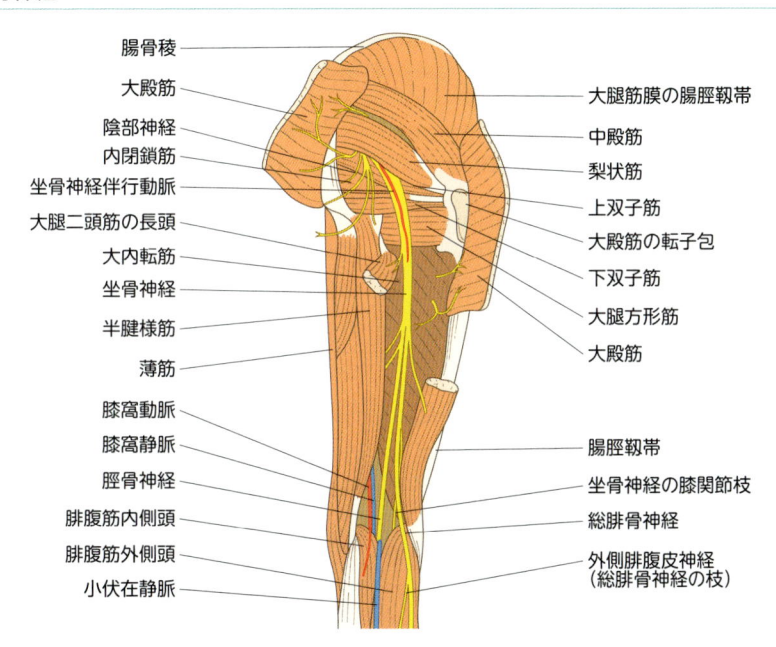

腸骨稜
大殿筋
陰部神経
内閉鎖筋
坐骨神経伴行動脈
大腿二頭筋の長頭
大内転筋
坐骨神経
半腱様筋
薄筋
膝窩動脈
膝窩静脈
脛骨神経
腓腹筋内側頭
腓腹筋外側頭
小伏在静脈

大腿筋膜の腸脛靱帯
中殿筋
梨状筋
上双子筋
大殿筋の転子包
下双子筋
大腿方形筋
大殿筋
腸脛靱帯
坐骨神経の膝関節枝
総腓骨神経
外側腓腹皮神経
（総腓骨神経の枝）

303

この梨状筋下孔から坐骨神経が骨盤腔外に出てきます。でも、まだ大殿筋におおわれている状態です。坐骨結節と大転子を結ぶ線上の内側1/3の位置で、そこから大腿後面をほぼ垂直に下行し、殿溝にて大殿筋のおおいから離れ、大腿後面の筋におおわれて走行します。

　梨状筋下孔は坐骨神経とともに下殿神経、下殿動脈、下殿静脈などが出てきて大殿筋に分布しています。梨状筋上孔からは、上殿神経、上殿動脈、上殿静脈が出てきて、中殿筋や小殿筋に分布しています。

殿筋注射の安全部位

　殿部は、殿筋の厚さと大きさのために筋肉内注射に用いられる部位となっています。殿部への筋肉内注射では、坐骨神経や上殿神経、下殿神経を損傷してしまう可能性があるため、注意が必要です。そこで、注射をする場合の安全部位は、殿部の上外部1/4で、中殿筋・小殿筋の筋肉内に行います。

　坐骨神経が損傷されると、大腿後面の筋や下腿の筋が麻痺して、体重の支持や歩行に障害が現れます。

　また、坐骨神経痛は、腰椎下部の椎間板ヘルニア、カリエス、腫瘍による圧迫にて起こり、とくにL4、L5、S1での障害が多いようです。疼痛が生じる場合、坐骨結節と大転子を結んだ線上の中点、膝窩、腓骨頭の下などで押すと痛みを感じます（圧痛点）。また、神経が伸ばされると痛みが増すようで、仰臥位で膝を伸ばしたまま下肢を持ち上げ股関節を屈曲させると、神経の走行している部位に沿って強い痛みが起こります。これをラセーグ徴候（Lasègue's sign）とよびます。

図10-72　筋肉注射部位

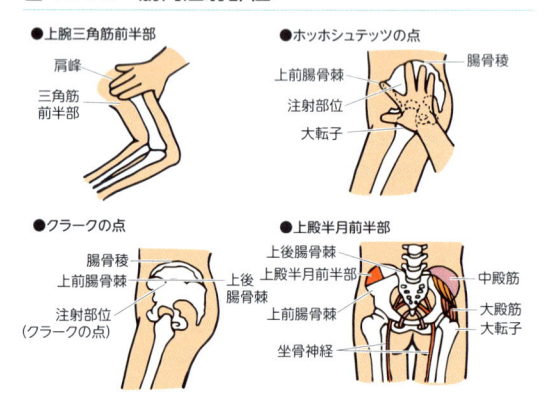

●上腕三角筋前半部
　肩峰
　三角筋前半部

●ホッホシュテッツの点
　上前腸骨棘
　注射部位
　大転子
　腸骨稜

●クラークの点
　腸骨稜
　上前腸骨棘
　注射部位（クラークの点）
　上後腸骨棘

●上殿半月前半部
　上後腸骨棘
　上殿半月前半部
　上前腸骨棘
　坐骨神経
　中殿筋
　大殿筋
　大転子

脳細胞はいくつある？

　友人などとふざけていて、頭などを軽くこづかれたりすると、「あ～あ、脳細胞が200～300個こわれてしまった！」などという軽口が出たりします。「いやー、1～2万個もなくなっちゃった」という人もいるぐらいです。

　実際は、脳細胞っていくつぐらいあるのでしょうか？　多くの本には100億個という数字が書かれています。誰がどうやって数えたのでしょうね。試しに、数を早口で1から数えてみますと、1分間で200ぐらいです。1日中数えて200×60分×24時間＝288,000ですか。そうすると、100億数えるのには100億÷28万8,000÷365日＝96。ただ単に1つずつ、100億を数えるだけでも、飲まず食わず、寝ないで、96年以上もかかるようですね。

　高名な神経解剖学者の佐野豊先生のお書きになられた内容を拝借致しますが、1980年に電子顕微鏡による観察から1mm^{2}の大脳皮質の角柱に含まれる神経細胞数を146,000個と計測した人がいます。大脳皮質の表面積は1,800～2,200cm^{2}と計測されているので、大脳皮質全体では神経細胞の数は約263億から321億個含まれていることになるそうです。小脳皮質では、1mm^{2}当たりの神経細胞数は501,750個と計測されており、表面積が300cm^{2}あるので総数150億個以上あることになります。大脳皮質と小脳皮質だけでも神経細胞の数は450億個ぐらいになります。そうすると、脳全体ではその倍以上はあるでしょうから、1,000億個はあるのではと書かれていました。

　100億個を数えるのに100年近くかかるのですから、紅白歌合戦で活躍していた野鳥の会の人たちでも、この1,000億個はやはり何百年もかかるのでしょうね。

　すごい数の細胞が脳にはあるのですね。

第11章

感覚器系
Sense Organ System

- **1** 感覚器系総論　*306*
  感覚器／感覚

- **2** 感覚器官　*307*
  視覚器／平衡聴覚器／味覚器／嗅覚器／外皮

- **3** 感覚　*318*
  体性感覚／内臓感覚／特殊感覚

楽しく学ぼう解剖生理　*324*

感覚器系総論

note

感覚器官
視覚器：眼球・副眼器
平衡聴覚器：外耳・中耳・内耳
味覚器：味蕾
嗅覚器：嗅細胞
外皮：皮膚・角質・皮膚腺

感覚の種類
体性感覚┬皮膚感覚─触覚
　　　　│　　　　　圧覚
　　　　│　　　　　痛覚
　　　　│　　　　　温度感覚
　　　　└深部感覚─運動感覚
　　　　　　　　　　振動感覚
内臓感覚─内臓痛覚
　　　　　臓器感覚
特殊感覚─視覚
　　　　　聴覚
　　　　　平衡感覚
　　　　　味覚
　　　　　嗅覚

1 感覚器
sensory organ

感覚器は顔面にある眼、鼻、耳や、口腔内の舌、そして全身の皮膚に代表される、**視覚器**、**平衡聴覚器**、**味覚器**、**嗅覚器**と**外皮**がある。視覚器は眼球と副眼器から構成される。平衡聴覚器は外耳、中耳、内耳から、味覚器は味蕾、嗅覚器は嗅細胞、外皮は皮膚、角質、皮膚腺からなる。

2 感覚
sense

触覚、痛覚、温度感覚などの**皮膚感覚**、身体諸部の位置、運動状態感知の**深部感覚**とからなる**体性感覚**。空腹感、のどの渇き、尿意などの**臓器感覚**、内臓の拡張やけいれんによる痛みなどの**内臓痛覚**とからなる内臓感覚。五感といわれる"みる・きく・かぐ・あじわう・ふれる"のうちの"ふれる"の皮膚感覚を除き、"みる"の視覚、"きく"の聴覚、"かぐ"の嗅覚、"あじわう"の味覚と平衡感覚を**特殊感覚**という。

2 感覚器官

1 視覚器
visual organ

視覚器は**眼球**と**副眼器**とからなる。副眼器は、眼球を保護し、その働きを助け、**眼瞼**、**結膜**、**眼筋**、**涙器**などがある。

A｜眼球　eyeball

左右の眼窩の中に納められ、前方は**眼瞼**に、後方は**眼窩脂肪体**で保護され、視神経によって脳とつながる。眼球壁は3枚の膜からなり、内部に**水晶体**、**硝子体**、**眼房水**を入れている。

眼球壁

外膜、中膜、内膜の3層の膜からなる。

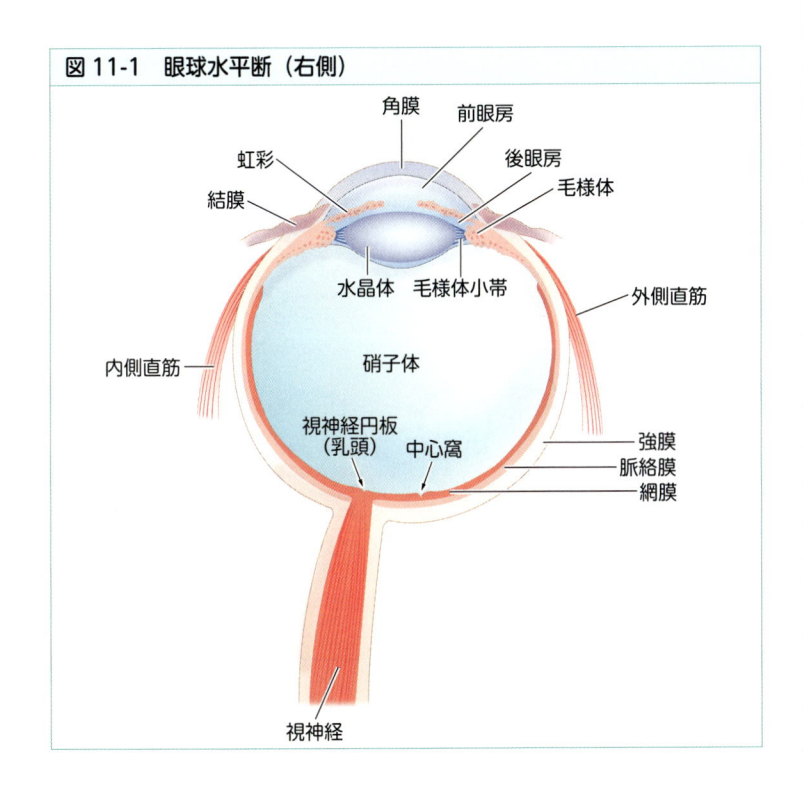

図 11-1　眼球水平断（右側）

（角膜、前眼房、虹彩、後眼房、結膜、毛様体、水晶体、毛様体小帯、外側直筋、内側直筋、硝子体、視神経円板（乳頭）、中心窩、強膜、脈絡膜、網膜、視神経）

---

note

視覚器
- 眼球 ─┬─ 眼球壁
　　　　│　（外膜・中膜・内膜）
　　　　└─ 水晶体・硝子体・眼房水
- 副眼器 ─ 眼瞼・結膜・涙器・眼筋

眼球壁
外膜、中膜、内膜

①**外膜**：眼球線維膜
　角膜：前方（1/6）眼球正面
　強膜：後方（5/6）白眼の部分

②**中膜**：眼球血管膜
　前方：毛様体（遠近調節）
　虹彩（光量調節、瞳孔、瞳孔括約筋、瞳孔散大筋）
　後方：脈絡膜（ブドウ膜）

③**内膜**：網膜
　眼球壁最内層、視神経円板（乳頭）、黄斑、中心窩

note

視細胞
網膜には光を感じる視細胞（錐状体＝色覚、杆状体＝明暗）がある。網膜の後方、視神経と連なる部を視神経円板（乳頭）といい、この部には視細胞がなく、光を感じずマリオットの盲斑（盲点）とよばれる。視神経円板の約4mm外側を黄斑といい、その中央は中心窩といい錐状体のみが分布している。

乱視
角膜は強く彎曲する透明板で、角膜の彎曲つまり屈折率が前後への弧線である経線によって異なってしまうと乱視となる（角膜乱視）。

毛様体
脈絡膜に続き、なかに毛様体筋があり毛様体小帯で水晶体とつながり、水晶体の厚さの調節つまり遠近調節に関係する。

虹彩
毛様体から起こり水晶体の前を円板状に縁どり光量調節を行う。中心の円孔を瞳孔といい、虹彩中には瞳孔括約筋と瞳孔散大筋がある。虹彩前方を前眼房（角膜と虹彩前面の間）、後方を後眼房（虹彩後面と水晶体外側前方の間の狭い部）という。

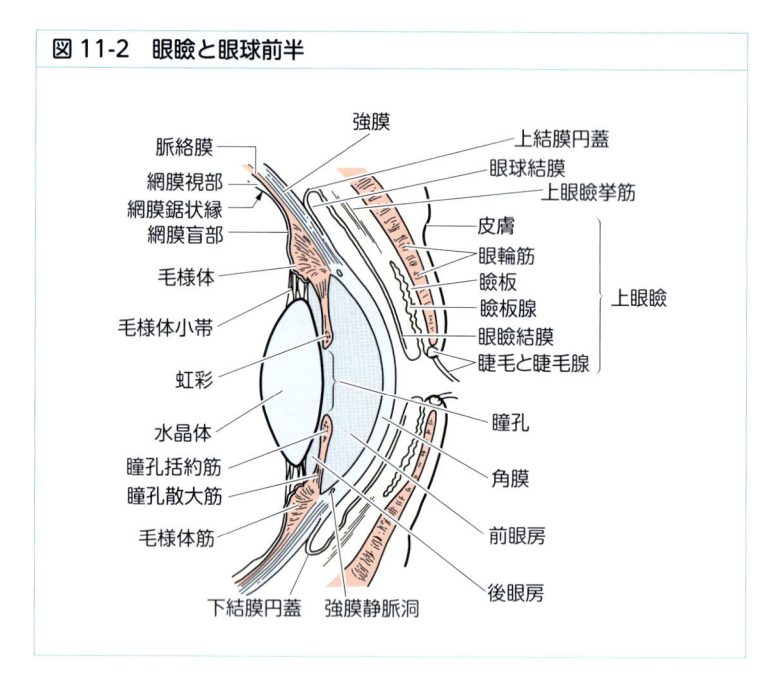

図11-2　眼瞼と眼球前半

①**外膜**：**眼球線維膜**で、眼球全体を包み、前方1/6に無色透明な**角膜**が、後方5/6は白目の部分で**強膜**がある。
②**中膜**：**眼球血管膜**で、後方の血管、色素に富む**脈絡膜**（ブドウ膜ともいう）と、前方の**毛様体**と**虹彩**からなる。
③**内膜**：色素上皮層と網膜からなる。**網膜**は眼球壁の最内層で、眼球後極のやや内側で視神経と連なる。

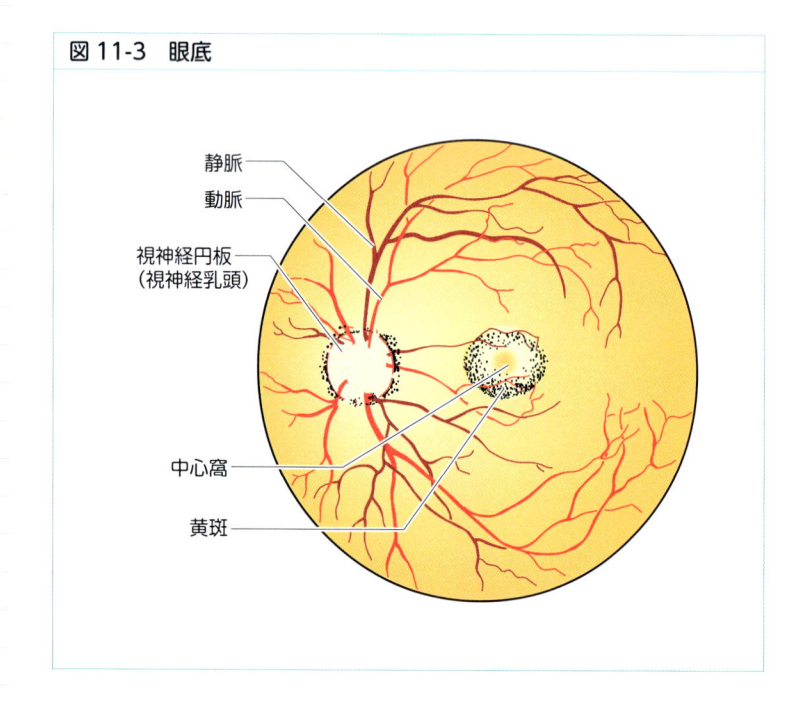

図11-3　眼底

眼球内容

①**水晶体**：両凸レンズ状で、その辺縁は毛様体小帯により毛様体に連結されている。
②**硝子体**：水晶体と網膜との間のゼリー状組織で眼球の後方3/5を占め、その90％は水分である。

B│副眼器　accessory organ of the eye

①**眼瞼**（まぶた）：上下2枚のヒダで外面は皮膚、内面は結膜（眼瞼結膜）からなる。縁には睫毛（マツゲ）があり、瞼板腺（マイボーム腺）が開口し、脂肪性の液を分泌している。
②**結膜**：眼瞼の内面をおおう眼瞼結膜と眼球表面をおおう眼球結膜とがあり、その移行部を結膜円蓋という。
③**涙器**：眼球の上外側にある涙腺から分泌された涙は眼球前面を潤して、角膜の乾燥を防ぎ、涙点から上・下涙小管を通って涙嚢に集まり、下鼻道に開口している鼻涙管を通って鼻腔に排出される ▶図11-4。

図11-4　涙器

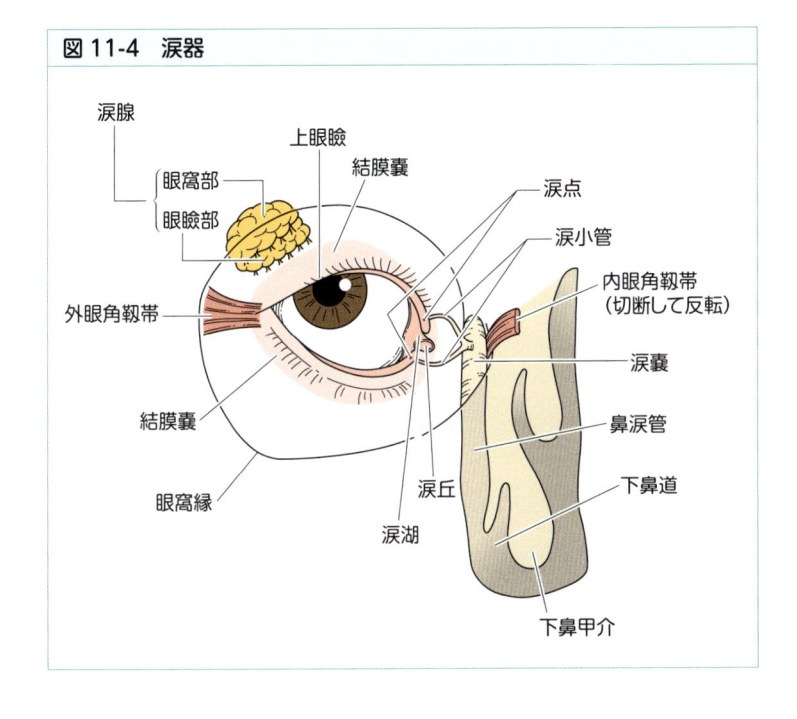

---

note

眼球内容
水晶体、硝子体、眼房水

眼房水
毛様体突起で産生されて後眼房に入り、瞳孔を通って前眼房を満たし、前眼房の虹彩と角膜との間で強膜静脈洞中の血液に吸収される。

老視
水晶体は加齢に伴い、水分が減少して硬く弾性を失うようになる。そして、近いところを見る調節ができなくなる。

副眼器
眼瞼
結膜（眼瞼結膜、眼球結膜）
涙器（涙腺、涙嚢）
眼筋

涙の分泌・排出
涙腺
↓
眼球前面
↓
上・下涙小管
↓
涙嚢
↓
鼻涙管
↓
下鼻道

> **note**
>
> **眼筋**
> 動眼神経支配：上直筋、下直筋、下斜筋、内側直筋、（上眼瞼挙筋）
> 滑車神経支配：上斜筋（滑車をもつ）
> 外転神経支配：外側直筋（外転作用）

④**眼筋**：眼球の運動をつかさどる眼筋は6対あり、4つの直筋と2つの斜筋からなる。4つの直筋（**内側直筋**・**外側直筋**・**上直筋**・**下直筋**）は眼窩の後端から起こる。筋の起始腱は総腱輪をつくり、それぞれ眼窩壁に沿って前進し、眼球の前半部につく。**上斜筋**は視神経管の上内側から起こり、眼頭付近の滑車をくぐって方向をかえて後方に走って眼球の後半部上面につく。下斜筋は眼窩内側鼻涙管近くから始まり、眼球の下端を後外方に向かい眼球の後半部下面につく。神経支配は、4対（上直筋、下直筋、下斜筋、内側直筋）は**動眼神経**支配であるが、上斜筋は**滑車神経**に、外側直筋は**外転神経**によっている。上眼瞼を引き上げる**上眼瞼挙筋**は、動眼神経支配である▶図11-5。

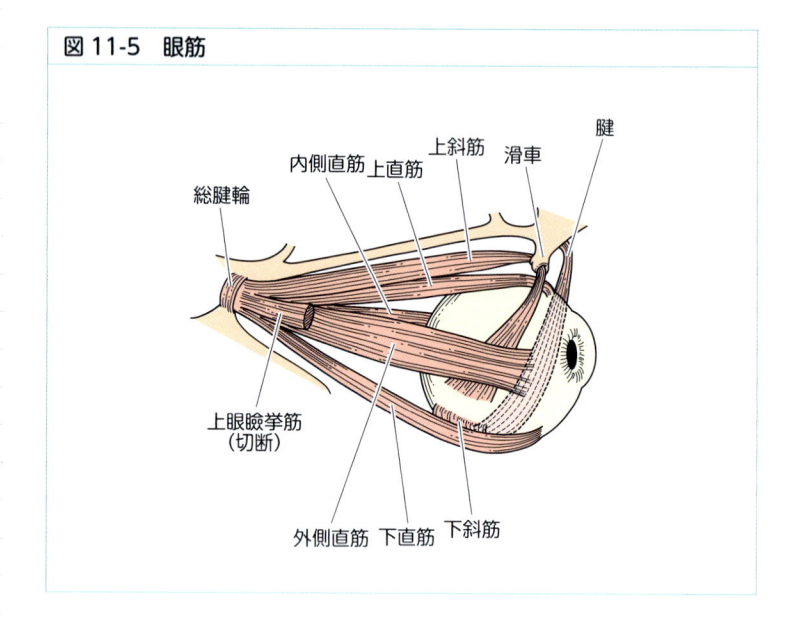

図11-5　眼筋

図 11-6　眼球の運動（右眼）

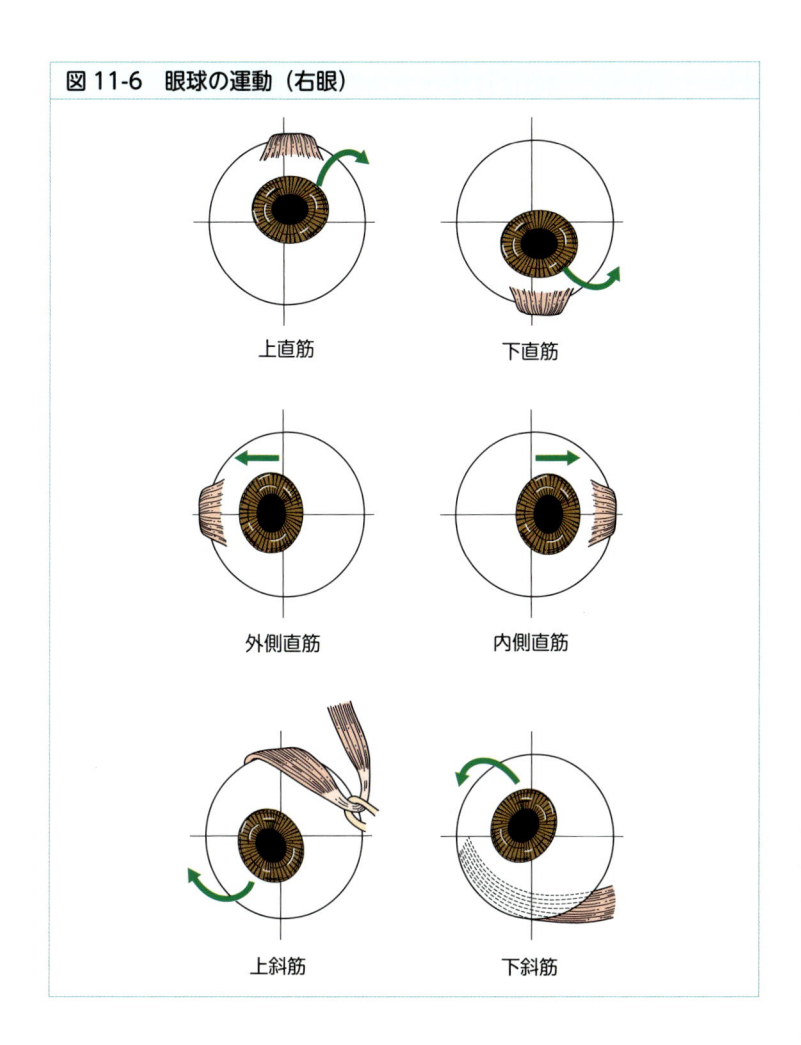

上直筋　　　下直筋

外側直筋　　内側直筋

上斜筋　　　下斜筋

眼筋の作用

上直筋：上転・内転・内旋
下直筋：下転・内転・外旋
外側直筋：外転
内側直筋：内転
上斜筋：下転・外転・内旋
下斜筋：上転・外転・外旋

外耳

耳介：集音器
外耳道：伝音器（長さ約2.5〜3cm）

2 平衡聴覚器
auditory organ and organ of equilibrium

　耳は聴覚と身体の平衡感覚をつかさどる器官で、**外耳**、**中耳**、**内耳**からなる。外耳・中耳は音波の伝達器、内耳は音波と平衡感覚の受容器である。内耳の前半部には聴覚器が、後半部には平衡感覚器がある。

A ｜ 外耳　external ear

　集音器で弾性軟骨からなる**耳介**と**外耳孔**に始まり、伝音器となる長さ約2.5〜3cmの**外耳道**からなる。外耳道内の皮膚にはアポクリン腺（耳道腺）がある。

note

鼓室との交通
前壁には耳管の開口部である耳管鼓室口があり咽頭と交通し、後壁では乳様突起内の乳突蜂巣と交通している。

中耳
鼓膜：鼓室の外側壁
鼓室：耳小骨があり、ツチ骨にて鼓膜に付着、キヌタ骨、アブミ骨が前庭窓をふさいで内耳に連なる。
耳管：咽頭（耳管咽頭口）と鼓室（耳管鼓室口）を結ぶ。

内耳
平衡聴覚器の主要部、骨迷路と膜迷路

B｜中耳　middle ear

外耳道から入ってきた音波を骨振動に変えて内耳に伝える働きをもち、**鼓膜**、**鼓室**、**耳管**からなる。

鼓膜は外耳道の奥で鼓室の外側壁となる薄い膜で、ツチ骨が付着している。

鼓室はほぼ六面体の腔で、内側壁の**前庭窓**と**蝸牛窓**によって内耳に連なる。鼓室内には3つの**耳小骨**があり、鼓膜に付着するツチ骨、キヌタ骨、アブミ骨と連なり、アブミ骨が前庭窓をふさぎ内耳に連接する。

耳管は咽頭と鼓室を結ぶ長さ約3.5cmの管で、鼓室内に空気を送りその内圧を外気圧と等しくする。**耳管咽頭口**から始まり**耳管鼓室口**で鼓室とつながる。

C｜内耳　internal ear

側頭骨錐体内にある平衡聴覚器の主要部で、**骨迷路**と**膜迷路**とからなる。骨迷路と膜迷路との間には、外リンパが入り、膜迷路の中には、内リンパが入っている。

骨迷路　bony labyrinth

中央部の**前庭**と、前方に**蝸牛**、後方に**骨半規管**が連なる。
①**前庭**：ふくろ状をなし、膜迷路である球形嚢と卵形嚢とが入っている。外側壁に**前庭窓**があり鼓室に接している。

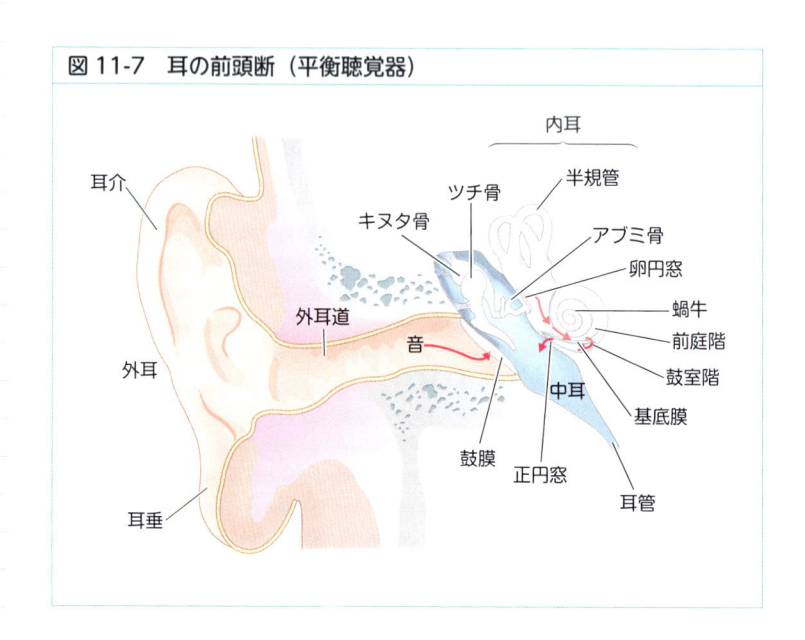

図11-7　耳の前頭断（平衡聴覚器）

図11-8　骨迷路と膜迷路

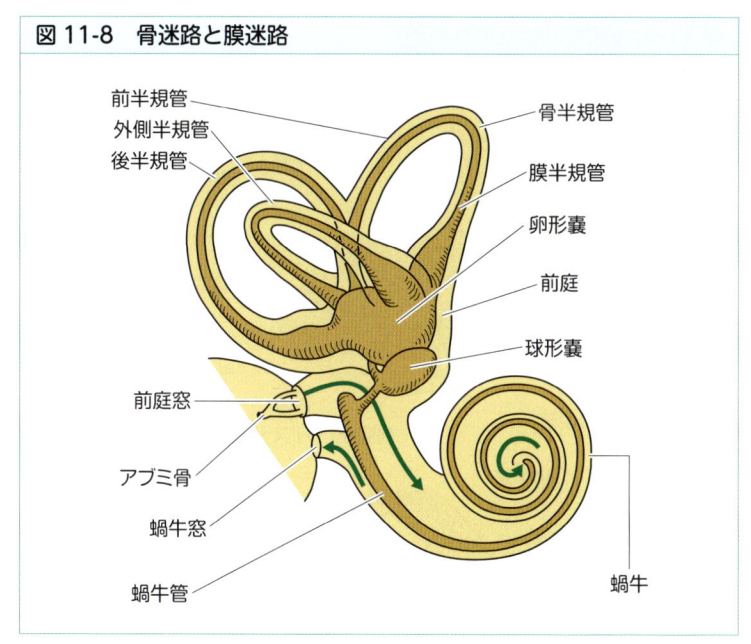

（図：前半規管、外側半規管、後半規管、骨半規管、膜半規管、卵形嚢、前庭、球形嚢、前庭窓、アブミ骨、蝸牛窓、蝸牛管、蝸牛）

②**骨半規管**：3個の骨管で、脚は卵形嚢に連なり、内部に同形の膜半規管を入れている。
③**蝸牛**：カタツムリ状をし、中は骨腔でラセン管となり、前庭階と鼓室階に分かれ外リンパを入れ、膜迷路の蝸牛管をも入れている。

膜迷路　membranous labyrinth

前庭中の**球形嚢**と**卵形嚢**、骨半規管中の**膜半規管**、そして蝸牛中の**蝸牛管**からなる。
①**球形嚢と卵形嚢**：内リンパを入れ、平衡斑とよばれる感覚上皮をもち平衡感覚を受けもつ。球形嚢は蝸牛管に、卵形嚢は膜半規管に連なっている。
②**膜半規管**：感覚上皮をもち、**前庭神経**（平衡神経）と連結し平衡感覚を受けもつ。
③**蝸牛管**：蝸牛管の一部に聴覚器の本体である**ラセン器**（コルチ器）があり、**蝸牛神経**（聴神経）と連結し、蝸牛管中を流れている内リンパの振動により働く。

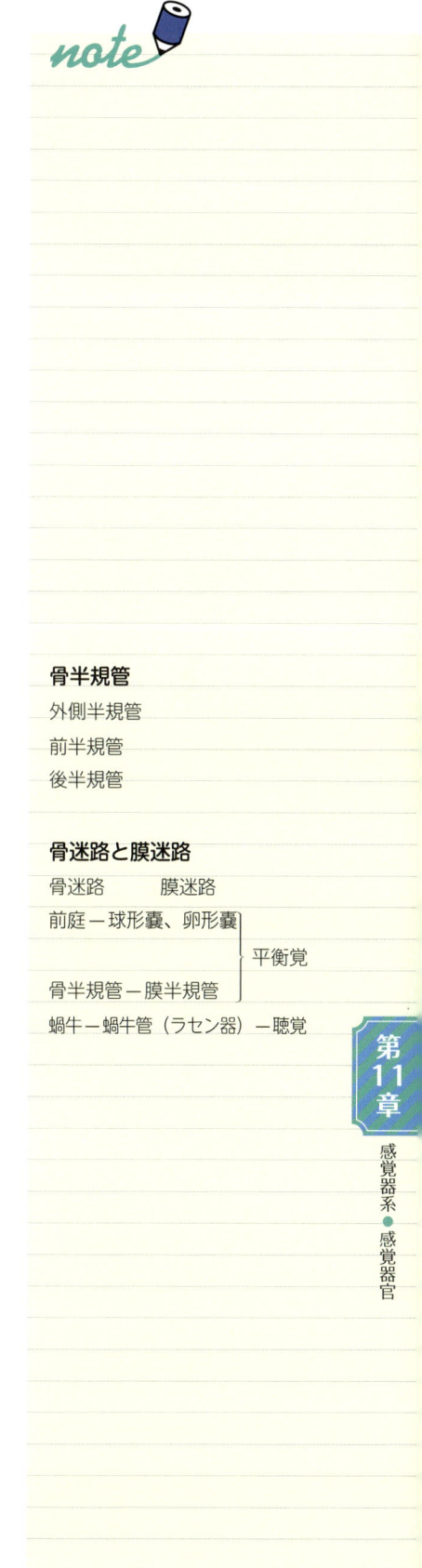

骨半規管
外側半規管
前半規管
後半規管

骨迷路と膜迷路
骨迷路　　膜迷路
前庭ー球形嚢、卵形嚢 ｝
　　　　　　　　　　　平衡覚
骨半規管ー膜半規管　 ｝
蝸牛ー蝸牛管（ラセン器）ー聴覚

第11章　感覚器系・感覚器官

図 11-9　蝸牛

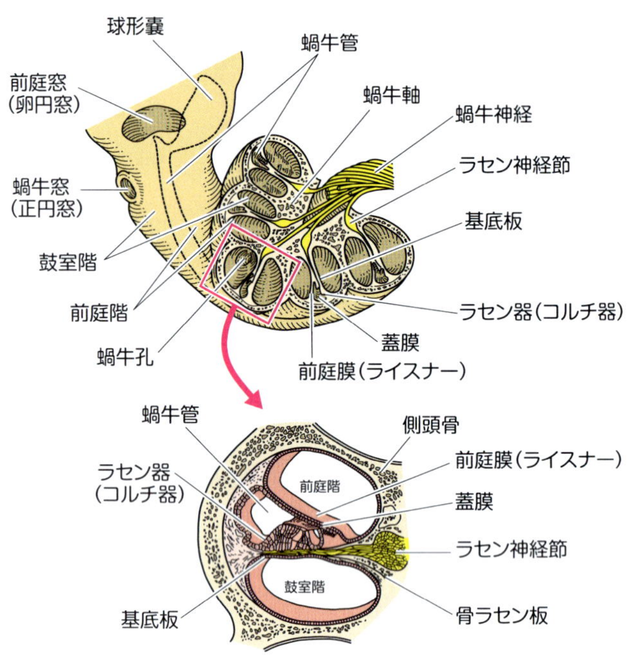

3 味覚器
gustatory organ

　舌の茸状乳頭、有郭乳頭、葉状乳頭にある**味蕾**が味覚の受容器で、味細胞の集まりである▶図11-11。

　味蕾は舌だけではなく軟口蓋、口蓋垂、咽頭にも分布するが大部分は**舌乳頭**に存在する。茸状乳頭では味蕾は乳頭の頭部に、有郭乳頭、葉状乳頭では側方にある。

　茸状乳頭からの味神経線維は舌神経を経て顔面神経の中間神経である**鼓索神経**に入る。

　有郭乳頭は**舌咽神経**の舌枝に、葉状乳頭は鼓索・舌咽両神経に支配される。

　咽頭喉頭部の味蕾は**迷走神経**に支配されている▶図11-10。

味蕾のある舌乳頭
茸状乳頭
有郭乳頭
葉状乳頭

図 11-10 味蕾

（図：味孔、微絨毛、支持細胞、味細胞、上皮細胞、基底細胞、神経線維）

図 11-11 舌の支配神経

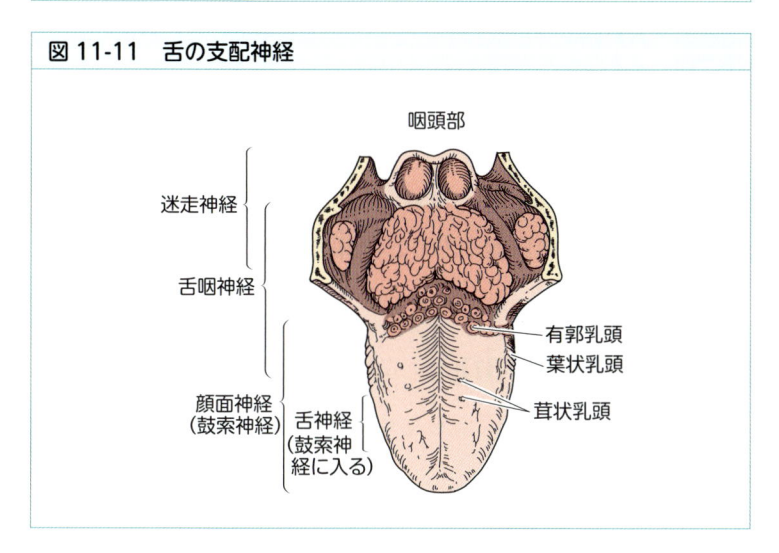

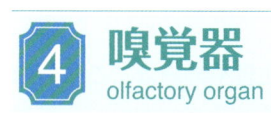

（図：咽頭部、迷走神経、舌咽神経、顔面神経（鼓索神経）、舌神経（鼓索神経に入る）、有郭乳頭、葉状乳頭、茸状乳頭）

4 嗅覚器
olfactory organ

　鼻腔上部の粘膜、嗅粘膜（嗅上皮）にある**嗅細胞**が受容器で、ここから**嗅神経**によって嗅球に伝わり（その際、嗅神経は篩骨篩板の小孔を通る）、嗅索を経て大脳の嗅覚中枢に伝えられる。

図11-12　嗅粘膜と嗅神経

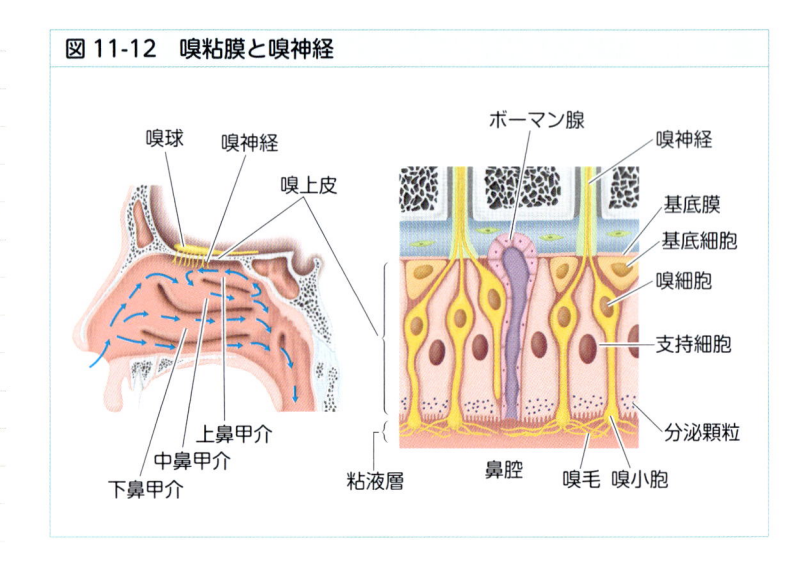

5 外皮 integument

　身体の全表面をおおう皮膚と、毛や爪など角質と、脂腺、汗腺、乳腺など皮膚腺を総称して外皮という。皮膚は触覚、温度感覚（温・冷）、痛覚などの受容器があり、身体の保護、体温の調節などの働きをもっている。

A｜皮膚　skin

　表皮、真皮、皮下組織からなり、全身を包んで外界から身体を保護する。

①**表皮**：皮膚の最外層をなし、重層扁平上皮からでき、5層が区別される。表面第1層は角質層で、手掌や足底ではとくに厚く丈夫である。

②**真皮**：密な線維性結合組織からなり、血管や神経はここに分布している。表皮に接するところでは無数の乳頭が突出し、毛細血管や感覚神経終末がみられる。

③**皮下組織**：疎性結合組織からでき、多量の脂肪細胞（皮下脂肪）を有する。皮下組織内を皮静脈、皮神経が走行する。

B｜皮膚の付属器

　毛、爪、付属腺（皮膚腺）がある。

①**毛**：手掌、足底、口唇、乳頭、亀頭、陰核、小陰唇などを除く全身の皮膚にあり、毛根と毛幹からなる。毛根は毛包（もうほう）に包まれ、脂腺と立毛筋（交感神経支配）が付着する。

皮膚
表皮、真皮、皮下組織

表皮の5層
角質層・淡明層・顆粒層・有棘層・基底層（胚芽層）

皮膚の全表面積
成人で約1.5〜1.8m²
ヤケドなどで、皮膚損傷面積が全表面積の1/3を越えると、塩分・水分が失われて生命に危険といわれる。

感覚神経終末
感覚神経終末は、触覚、圧覚、痛覚、温覚、冷覚などの皮膚感覚を分担し受けもっている。

図11-13 皮膚の構造

図11-14 皮膚の付属器

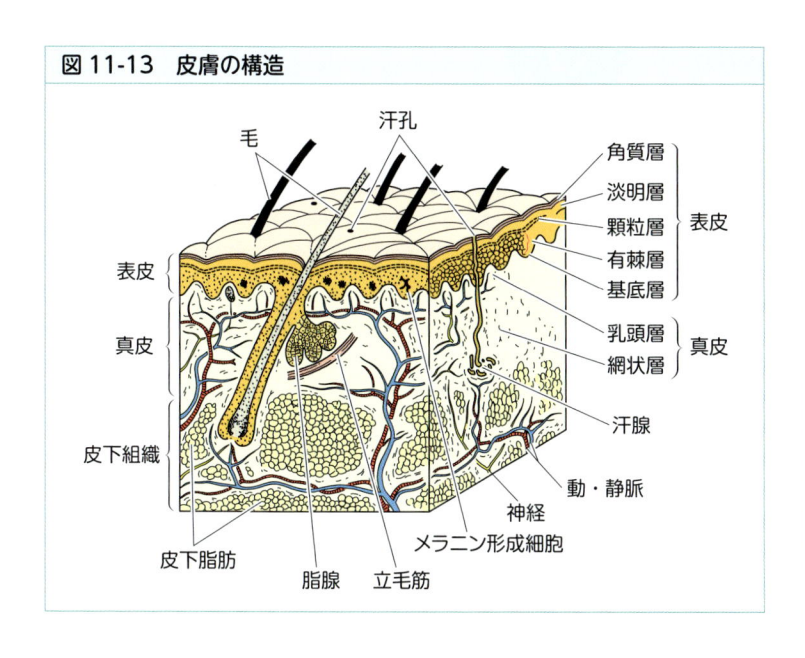

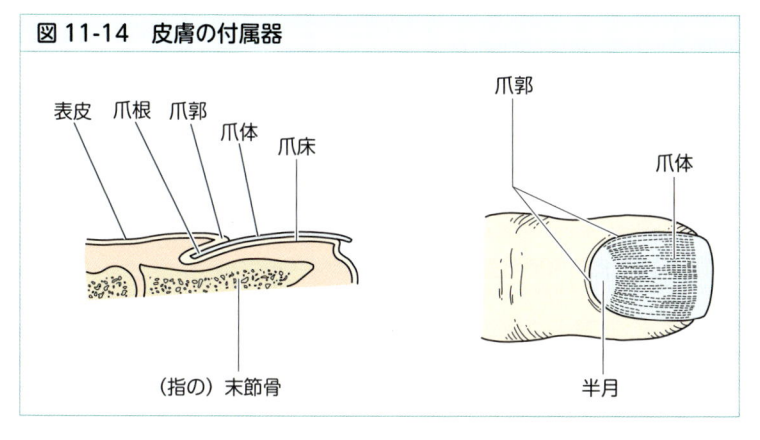

②**爪**：指の末節にある角質板で、主体を**爪体**（そうたい）、皮膚内に埋まっている基部を**爪根**という。爪体の深側にある皮膚を**爪床**、爪の外側縁をおおう皮膚の隆起を**爪郭**という。

③**付属腺（皮膚腺）**：脂腺、乳腺、汗腺がある。汗腺には腋窩、乳輪、肛門周囲などの毛根部にある**アポクリン腺**と、毛とは無関係に全身皮膚に分布する**エクリン腺**とがある。

エクリン腺が最も多い部位は、手掌・足底で腋窩・陰嚢・大陰唇や前頭部にも豊富に存在する。体温調節に重要である（**温熱性発汗**）。また、腋窩・手掌・足底などでは、精神的な緊張や感動によっても発汗が起こる（**精神性発汗**）。

毛
毛根：皮膚中にある部
毛幹：皮膚表面に出る部

汗腺
アポクリン腺：毛根部にある。
　耳道腺、腋窩腺、乳輪腺、肛門周囲腺、睫毛腺
エクリン腺：毛と無関係

第11章 感覚器系●感覚器官

317

3 感覚　sense

note

受容器の感覚
メルケル盤：触覚・圧覚
マイスネル小体：触覚・粗振動感覚
ルフィニ終末：触覚
パチニ小体：振動感覚
毛包受容器：毛幹の傾きの変化

固有感覚
深部受容器（筋紡錘・腱・関節・骨膜）による位置、運動、力、重さの感覚。

1 体性感覚 somatic sensation

体性感覚とは、**皮膚感覚**と**深部感覚**を合わせたものをいう。

A｜皮膚感覚　cutaneous sense

皮膚感覚とは、**触覚**、**圧覚**、**痛覚**、**温度感覚**（**温**、**冷**）をさす。皮膚には機械的受容器、温熱受容器、痛覚受容器があり、それら受容器には感覚神経終末が分布している。機械的受容器には神経終末のメルケル盤・マイスネル小体・ルフィニ終末・パチニ小体や触覚盤・毛包受容器・自由神経終末がある。温熱受容器と痛覚受容器には感覚神経線維の末端が自由神経終末をなしている。

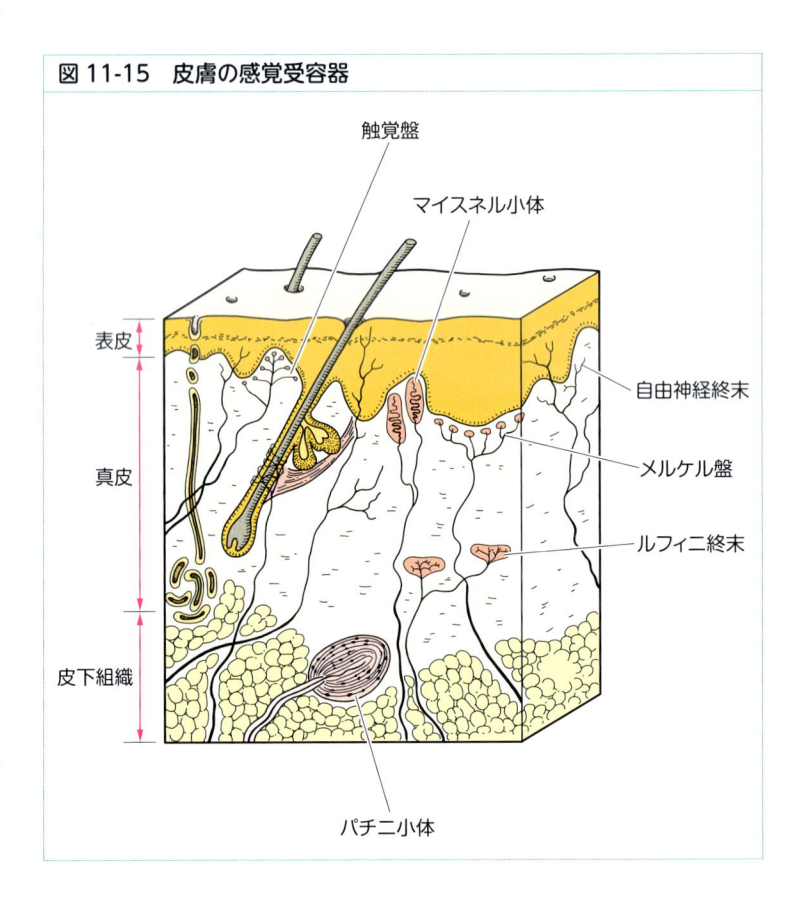

図11-15　皮膚の感覚受容器

（触覚盤、マイスネル小体、自由神経終末、メルケル盤、ルフィニ終末、パチニ小体、表皮、真皮、皮下組織）

触圧覚は接触したり、圧力を加えるといった力学的刺激に対する感覚である。

皮膚の2点を同時に触れ、2点とも識別できる最低距離を二点弁別閾値といい、指先や口唇ではとくに低い。

温度感覚には温感と冷感がある。15℃以下または45℃以上では、痛覚が生じる。

痛覚は強い物理的刺激によって生じる。また化学的刺激や極端な温度差によっても生じ、生体への侵害刺激に対する危険信号となっている。痛覚受容器は皮膚のみならず、内臓、骨、筋内、血管などにもあり、全身ほとんどすべての部位に分布している。

B│深部感覚　deep sense

皮膚より深部にある皮下、筋、腱、骨膜や関節に受容器があり、身体諸部の位置、運動、振動の状態を知る感覚と、筋膜、骨膜、関節などの損傷によって生じる深部痛覚を深部感覚という。

深部痛
筋・腱・関節・骨膜などに生ずる、にぶく、うずくような痛み。

C│筋紡錘　muscle spindle

骨格筋は運動を行うために伸縮している。この伸縮の程度を測るために、筋肉中に特殊な感覚装置が存在し、筋紡錘とよばれている。筋紡錘からの情報は、体の位置や動きの制御に関連し、目をつむっていても自分の四肢の位置を知ることができる。この体の位置や動きを知る感覚を固有感覚という。また、腱にも張力受容器があり、筋の収縮伸展によって生じる腱の張力に対して持続的に働き、ゴルジ腱器官とよばれる。

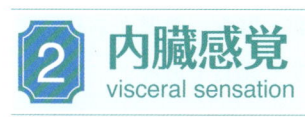

2 内臓感覚　visceral sensation

内臓感覚には臓器感覚と内臓痛覚とがある。

A│臓器感覚　organic sensation

食欲、のどの渇き、空腹感、吐き気、性欲、尿意、便意などをいい、身体の欲求の表れで、この感覚が刺激となって食行動、性行動などの本能行動が起きる。

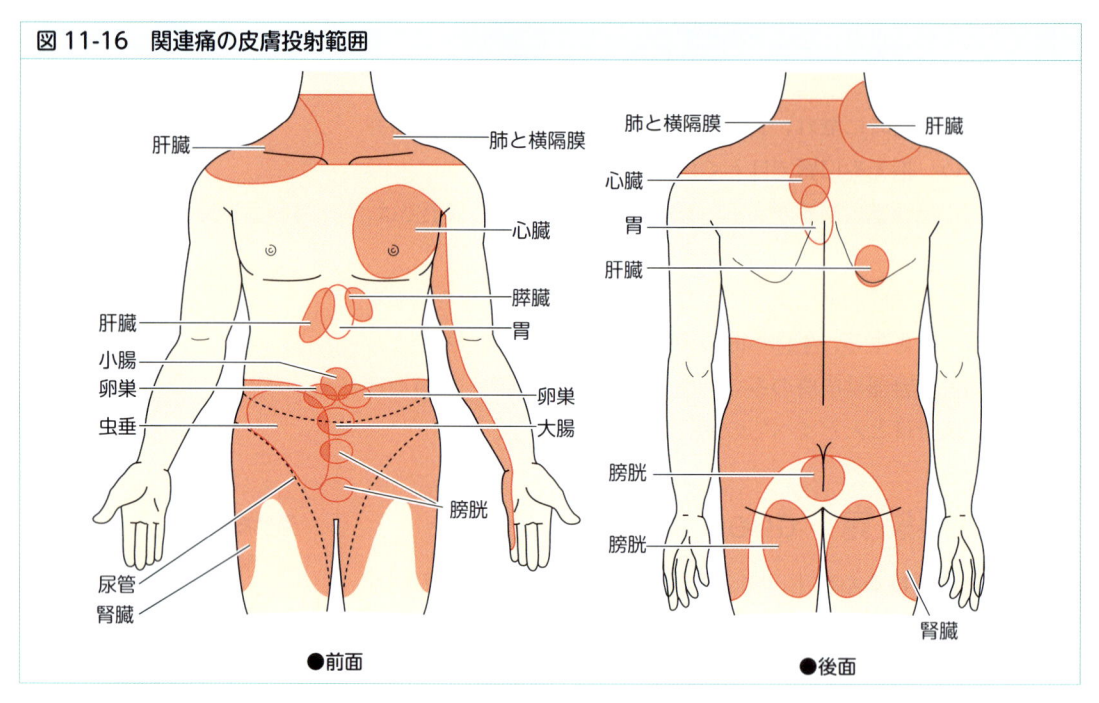

図 11-16　関連痛の皮膚投射範囲

肝臓　　　肺と横隔膜　　　肺と横隔膜　　　肝臓
　　　　　心臓　　　　　　心臓
　　　　　　　　　　　　　胃
肝臓　　　膵臓　　　　　　肝臓
小腸　　　胃
卵巣　　　卵巣
虫垂　　　大腸
　　　　　膀胱　　　　　　膀胱
　　　　　　　　　　　　　膀胱
尿管
腎臓　　　　　　　　　　　腎臓

●前面　　　　　　　　　　●後面

note

関連痛

内臓に痛みの原因がある場合に、しばしば皮膚の一定領域にも痛みを感じる。この痛みを関連痛という。狭心症の発作のとき、左肩、左上肢内側に痛みを感じる▶図11-16。

B｜内臓痛覚　visceral pain

　内臓が刺激されて起こる感覚で、周辺組織の血流の低下、内臓の拡張やけいれん性の収縮、発痛物質（ブラディキニン）、侵害刺激によって内臓痛覚受容器が興奮し、痛みを感じる。
　一般的に、局在性があまりはっきりしない。

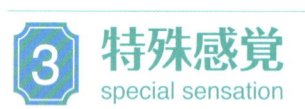

3　特殊感覚　special sensation

　特殊感覚には、視覚、聴覚、平衡感覚、味覚、嗅覚があり、その感覚器は頭部にあり、脳神経が関与する感覚である。

A｜視覚　vision

　視覚は眼球の内面、網膜に光があたることにより生じる感覚で、網膜の視細胞が受容器である。

視細胞　visual cell

　光を感じる細胞で、網膜の一番外層、脈絡膜側にある。錐状体と杆状体の2種類に区別され、**錐状体**はイオドプシンを含み、明るいところで光を感受し、色覚に関係する。**杆状体**は**ロドプシン**を含み、明暗を感受するが色覚は弱い。

順応　adaptation

明るさや暗さに対して目が慣れてくる現象をいう。

杆状体中にある明暗を感受する**ロドプシン**は、光に当たると分解し、暗いところでは**ビタミンA**の働きで再生される。ビタミンAが欠乏すると、ロドプシンの再生が妨げられ**夜盲症**を引き起こす。

明暗の調節

瞳孔の対光反射によって行われる。

瞳孔は、明るい光が入ると副交感神経支配の**瞳孔括約筋**によって縮小し、光の量を少なくする。光が弱いと交感神経支配の**瞳孔散大筋**によって散大し、光の量を多くする。

遠近調節

水晶体の厚さの調節によって遠近調節がなされる。近くを見るときは、毛様体筋が収縮し毛様体小体を弛緩させて水晶体が自らの弾性で厚さを増し、光を十分に屈折させる。遠くを見るときは、毛様体筋を弛緩させ、その結果、毛様体小体が緊張して水晶体が伸展されて扁平化する。

色覚異常　color blindness

錐状体の異常により、色の識別ができないものをいう。物の形と明暗は感受することができるが、色の識別ができないものを**色覚異常**という。すべての色の識別ができないものを**杆体一色覚**という。部分的に識別できないものには、赤と緑が区別できない赤緑色覚異常などがある。

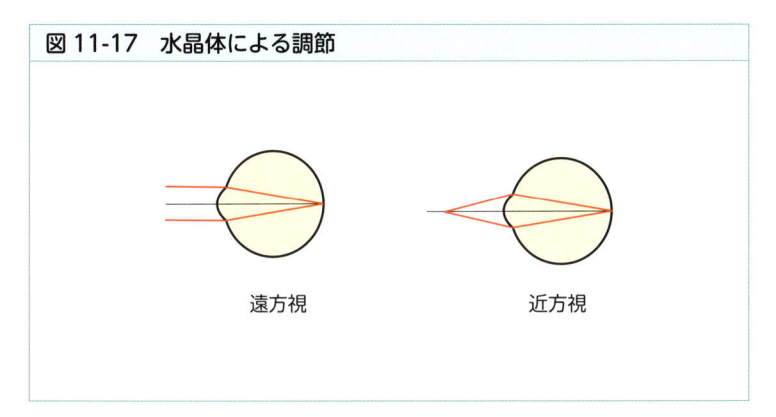

図11-17　水晶体による調節

遠方視　　近方視

---

note

明順応
暗いところから明るいところへ出ると、まぶしくて見えないが、やがて明るさに慣れ見えるようになる。

暗順応
明るいところから暗いところに入ると、最初は何も見えないが、やがて暗さに目が慣れ見えるようになる。

夜盲症
ビタミンA欠乏により、ロドプシンの再生が妨げられ暗順応が不十分となる。

色覚異常の男女比率
色覚異常はX染色体上に乗る伴性劣性遺伝で、女子には現れにくく、赤緑色覚異常は男子は5％に出現するが、女子では0.2％である。

第11章　感覚器系・感覚

note

遠近調節異常

①**近視**：遠方の物体の像が網膜手前に結像。眼軸が長い場合、凹レンズで矯正する。

②**遠視**：近い物体のみならず遠方の物体の像も網膜の背後に結像。眼軸が短すぎるか、水晶体の屈折力不足による。凸レンズで矯正する。

③**乱視**：角膜の曲率が水平方向と垂直方向で著しく異なる場合。円柱レンズで矯正する▶図11-18。

B｜聴覚　auditory sensation

外から外耳道を通ってきた音は、鼓膜を振動させる。鼓膜の振動は、ツチ骨、キヌタ骨、アブミ骨と伝わって前庭窓の振動となる。前庭窓には蝸牛（前庭階、蝸牛管、鼓室階の3部からなる）の前庭階が続いており、前庭窓の振動は前庭階を上がり鼓室階を下がる。その間に前庭階と鼓室階との間にあるラセン器（コルチ器）の振動をよび起こす。

ラセン器は内・外有毛細胞（聴細胞）、支持細胞などからなり、有毛細胞には蝸牛（聴）神経の終末が分布して、聴覚刺激を受け取る役割をしている。

聴覚刺激の系路
音波→外耳→鼓膜→耳小骨（ツチ骨→キヌタ骨→アブミ骨）→前庭窓→蝸牛管内、基底膜上のラセン器→有毛細胞→蝸牛（聴）神経→大脳皮質聴覚中枢

図11-18　遠視・近視・乱視と矯正

●遠視眼と近視眼

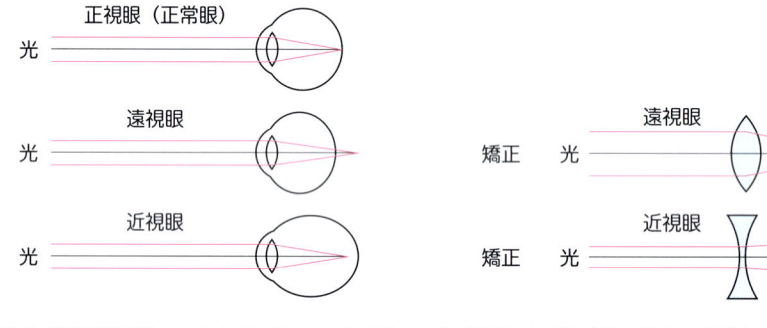

正視眼（正常眼）
光

遠視眼
光　　　　　　　矯正　光　　遠視眼

近視眼
光　　　　　　　矯正　光　　近視眼

遠視および近視眼では、右のように凸レンズ、凹レンズで矯正し、平行光線の焦点を網膜上に正しく結ぶ。

●乱視眼

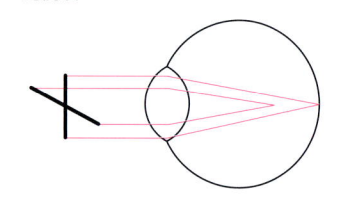

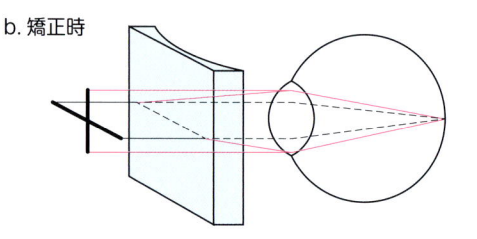

a. 乱視眼　　　　　　　　b. 矯正時

乱視は角膜の垂直・水平方向の曲率に差がある。垂直方向に焦点を合わせると水平方向が合わない（a）ため円柱レンズで矯正する（b）。

C | 平衡覚　equilibrium

　重力その他の加速度が、前庭の卵形嚢・球形嚢または膜半規管の感覚上皮を刺激して、**前庭（平衡）神経（内耳神経）**により小脳に伝えられる。

D | 味覚　gustation

　味の種類は多様であるが、甘味・苦味・酸味・塩味・うま味の5つの基本味の混合からなる。

　5種の味は舌の全体どこでも感じるが、部位により量的な差があり、苦味は舌根、酸味は舌縁、甘味と塩味は舌尖で主に感じられるといわれていた。しかし、最近の研究によれば、舌での味の感じ方はどこの部位であってもあまり違いが無いといわれている。

　舌の有郭乳頭、葉状乳頭、茸状乳頭にある味蕾中の**味細胞**が化学物質により刺激されると、**舌神経（鼓索神経〈顔面神経〉）、舌咽神経**の感覚枝により大脳の味覚中枢に伝えられ、味を感じる。

味覚
甘味、苦味、酸味、塩味、うま味の5種。

E | 嗅覚　olfaction

　においもいくつかの基本臭に分けられると考え、Amoore, J.E.（1963）はエーテル臭、しょうのう（樟脳）臭、ジャコウ臭、花香、ハッカ臭、刺激臭、腐敗臭の7臭を原臭とした。

　鼻腔内最上部の嗅粘膜（嗅上皮）にある嗅細胞先端の嗅毛で、粘液層に溶けた空気からのにおいの物質に反応し、インパルスを発生する。

　嗅覚は順応が速く、同一のにおいはすぐに感じなくなる。

嗅覚
日常経験するにおいは、約40万種類といわれている。

基本的なにおいの別提案8種類
腋窩汗臭・精液臭・魚臭・麦芽臭・尿臭・ジャコウ臭・ハッカ臭・しょうのう（樟脳）臭

楽しく学ぼう解剖生理
Help you understand

鼻と口

"目から鼻に抜ける"ということわざがありますが、目と鼻とは本当につながっているのです。

看護学校の卒業式に参列すると、こんな場面に遭遇します。それは答辞のとき、代表の人が感極まって声をつまらせ、しゃくりあげながら読み続けていると列席している卒業生たちの間から、あちらこちらとすすり泣きが聞こえてくるのです。そのうち、すすり上げ、鼻汁をすする、鼻をかむ人などが出てきます。泣くと鼻が出てきてしまうのです。泣いているとき垂れてきた鼻汁をなめてみてごらんなさい。もしかしたら、涙の味がするかもしれません。

涙は、直接外界にさらされている結膜や角膜を潤し、小さなゴミ（塵埃）を洗い流す働きをもっています。上まぶたの奥、目尻側に涙腺があり、涙を分泌しています。涙は目の外上方から目頭に向かって少しずつ常に流れています。鏡で目頭を見てください。上まぶたと下まぶたの内側の縁に、ポツンと小さな穴があいているように見えます。そこを涙点といいます。涙はそこから涙小管、涙嚢と運ばれ鼻涙管という管を通って鼻腔内に出ます。鼻腔内に流れ出た涙は、鼻の粘膜を湿らせ蒸発してなくなります。大量の涙が鼻の中まで来たとき、蒸発しきれずに上唇まで垂れてきて鼻水となり、そこで泣きながら鼻をすすっている卒業式の情景となるのです。よく効くワサビなどが鼻にツンときたとき、涙が出てきて、目頭を押さえますね。これはワサビの刺激が鼻から鼻涙管を逆流したためだと思います。牛乳を飲んで目から出すことのできる人がいますが、これも鼻腔内に送り込んだ牛乳を鼻涙管を逆流させ、目から出してみせたのです。

口と鼻もつながっている

目から牛乳を出してみせる人は別に鼻で牛乳を飲んではいませんね。ちゃんと口から飲んで、目から出しています。ということは、飲んだ牛乳を口から鼻に運んだということになります。多くの人が食事中、飲み込む際にむせてしまい、ご飯粒などを鼻から飛び出させた、そこまではいかなくとも、むせたあと何となく鼻がむずむずして、鼻をかんだらご飯粒が混じっていたなんて経験があると思います。ということは、口と鼻はつながっているということですよね。

口を開けて口腔を見ますと、のどちんこ（口蓋垂）が見えます。その奥が咽頭口部で、その上が耳管咽頭口で開いている咽頭鼻部です。咽頭鼻部は左右に分かれている鼻腔の奥にあたり、口の中より奥の上と、鼻の中の奥とがつながることになります。舌で

図 11-19　鼻と口の構造

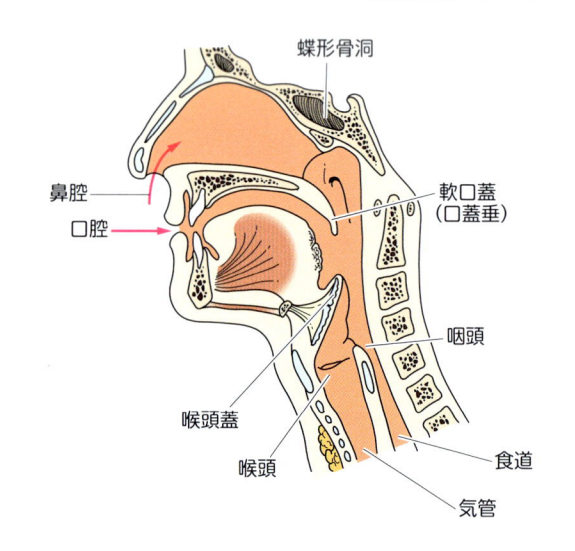

上の前歯の後ろから口の中の上を触れてみると、ちょっとザラザラしていると思いますが、そこを口蓋といい、その上が鼻の中で、つまり鼻腔と口腔の境になるところです。その口蓋の先の垂れ下がっているのが口蓋垂です。

唾液の出口

ところで、口を開けて舌を上にもち上げていると、下顎の前歯の歯ぐきの内側と舌の根っこの間に唾液が溜まってきます。もち上げた舌の裏側をみてみると静脈が浮き出てみえますね。2本みえる静脈の間にスジがみえます。まるで葉脈の中央みたいですが、舌小帯といいます。その舌小帯の根元、歯ぐき側の両わきにポツンと小さな隆起がみえます。じっとみていると水分が湧き出てくるでしょう。これが唾液です。その隆起を舌下小丘といい、唾液の出口になります。唾液をつくり出す（分泌する）唾液腺に、舌下腺、顎下腺、耳下腺があります。そのうちの舌下腺と顎下腺の管の開口部となっています。そこから唾液が口腔内に出てくるのです。

耳下腺の管の開口部は、歯と頬の間、口腔前庭にあります。舌で頬側の粘膜を探ると、奥歯（上顎の第2大臼歯）のあたりで、ちょっとへこみを触れることができるかもしれません。上唇をもち上げてその場所をみてみると、膨らみがみえます。そこを耳下腺乳頭といい、耳下腺の管の開口部になります。本体の耳下腺は、耳下というぐらいですから、耳の穴の前で、耳たぶの下、下顎の角あたりにかけてあります。ところで、そのあたりが膨らんで、おたふく風邪を経験したり、友だちなどが罹っているのをみたことがありませんか。これは耳下腺が腫れているのです。おたふく風邪は感染性で、流行性耳下腺炎が正式な病名なのです。

鼻のまわりにある空洞

風邪を引くとよく鼻がつまることがあります。そのつまった状態がなかなか治らなくて、お医者さんに行くと「副鼻腔炎ですね」などといわれることがあると思います。副鼻腔炎とは蓄膿症のことです。副鼻腔は鼻腔に副がついているように、鼻腔に関連があります。副鼻腔とは、鼻のまわりの骨の中にあいている腔所をいいます。小鼻の横、頬骨との間のへこんでいる所、ちょうど犬歯の上あたりで上顎の骨の中が空洞になっています。そこを上顎洞といい、副鼻腔の1つです。また、鼻根部の上、眉間のあたりの骨、前頭骨の内部が空洞で、そこを前頭洞とよびます。その他、蝶形骨洞と篩骨洞（これは前・中・後部に分かれる）と、4種類の副鼻腔が存在します。これらの骨の中にある空洞の壁は、粘膜におおわれています。鼻腔内も粘膜におおわれていますが、この副鼻腔内の粘膜と鼻腔内の粘膜は続いています。

図 11-20　唾液腺と唾液の出口

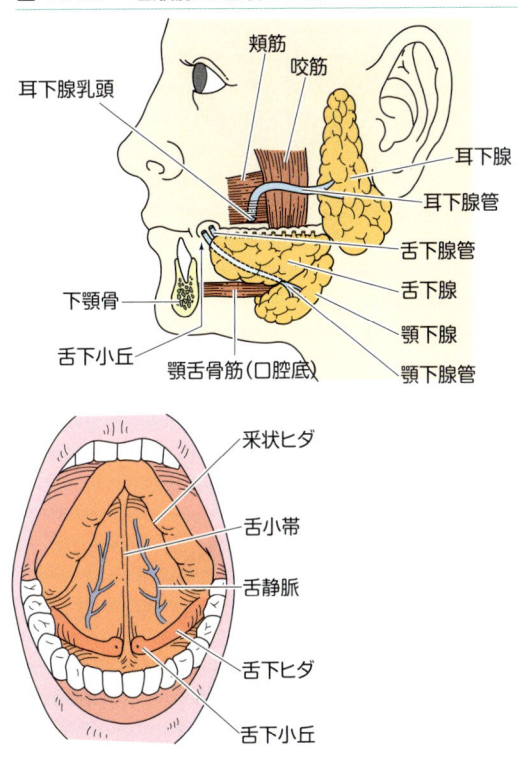

つまり、鼻腔の壁に副鼻腔とつながっている穴があいており、鼻腔の粘膜が副鼻腔の粘膜となっているのです。ですから、鼻腔のまわりにある空洞だからというだけでなく、本当に鼻腔の付属、副なのです。なぜ骨の中にこんな空洞ができているのかといいますと、いくつかの理由が考えられています。鼻の専門家である東京慈恵会医科大学名誉教授の高橋良先生の著書『鼻はなぜあるのか』（築地書館、1987）には、吸収する空気の保温保湿、音声の共鳴、頭蓋骨重量の軽減化などと書かれています。

　鼻の中は、鼻中隔によって左右に分かれています。その上、左右それぞれ鼻の中は、外側の壁からひさし状の骨が張り出して鼻腔を分けています。この張り出しを上鼻甲介、中鼻甲介、下鼻甲介といい、それらの間の空気の通り道を上鼻道、中鼻道、下鼻道といいます。前頭洞や上顎洞、前篩骨洞などの副鼻腔は中鼻道に開口しています。また、涙の通り道である鼻涙管は下鼻道に開口しており、泣いたときに鼻水が上唇のほうに垂れてくるのがうなずけるでしょう。左右にある鼻道は、鼻中隔が途切れたところで咽頭の上部（口蓋垂の奥の上部）に続きます。この部分を咽頭鼻部といい、ここに耳管咽頭口があり、耳管が開口しています。

　息を吸い匂いを嗅ぐ鼻、音を聞く耳、飲食をする口、ものを見る目と、異なった働きをもち顔に配置されている器官ですが、実はこのように内部ではそれぞれが連絡をもっているのです。

図 11-21　鼻腔の内部構造

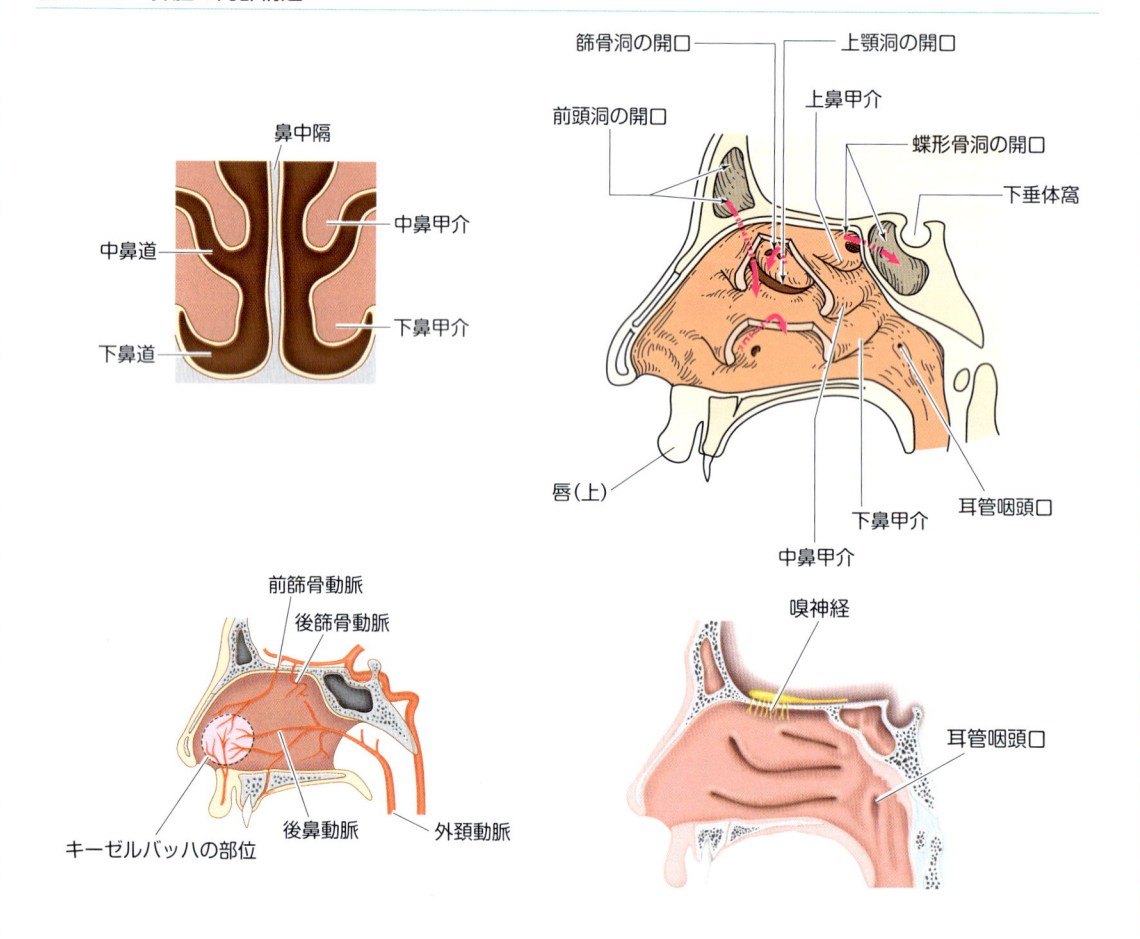

耳管

鼻と目の間の通り道

　何やら臭い匂いのしたとき、「うわあ、くさーい！」といって、皆さん鼻をつまみますよね。空気の通り道を塞いで、空気に乗ってくる匂いを遮断しているわけです。では臭い匂いがしたときのように鼻をつまんでください。そして鼻から息を出してみてください。もちろん空気の通り道である鼻をつまんで鼻の穴を塞いでいるので空気は出口を失い、鼻が少し膨らみ加減になりますよね。それだけではなく、耳の中もボワーと膨らんだような、鼓膜が外に押しつけられたようにボーと聴きづらい感じがしませんか。

　実は、鼻に抜けるはずの空気が耳の中に入っていったのです。鼻の奥は咽頭の1番上で、口を開けて中をのぞき込んだときにみえる口蓋垂の後ろの上の部分にあたります。そこと耳の中とがつながっているのです。耳の中と咽頭をつないでいる管を耳管といいます。この耳管は、耳側では中耳（鼓室）に開口していて、鼻からの空気を送っています。なぜかというと、耳の穴（外耳孔）とその先を外耳道といいますが、外耳道の奥に鼓膜があり、鼓膜の先が中耳（鼓室）となっています。鼓膜が振動して音を伝えるのです。そのためには、鼓膜は適正な緊張をもっていないと、よく聞こえません。

　適正な緊張は、鼓膜をはさんで両方の空気圧が等しくなければならず、外耳道は直接外界に接し外気が入ってきており、中耳も外耳道の空気と同じ気圧になるために、鼻から入った外気が到達して同じ気圧となります。鼻から入った外気を通す管が耳管なのです。

　トンネルに入ったり、高い山に登ったりして、空気圧が変化したとき、耳管がつまり元の気圧の高い空気が中耳に残っていると、鼓膜をはさんで気圧が異なり、鼓膜が押されて耳鳴りがしたり、よく聞こえない状態となるのです。そのとき、耳抜きとかいって、鼻をつまんで空気を出そうとしたり、つばを飲み込んだりすると耳管のつまりがとれ、新しい空気が中耳に入り、鼓膜は適正な緊張をもち、よく聞こえるようになるのです。この話は、いつも授業の終わりにすることにしています。話し終わって、「それでは時間（耳管）です。次回は耳介から」と言うために。

プラス6個の骨

　耳管を通して送られてくる空気が入る中耳の部屋を鼓室とよびました。耳管の鼓室側の口を耳管鼓室口といいます。この鼓室内には、ツチ・キヌタ・アブミとよばれる3つの耳小骨があります。ツチ骨は鼓膜の内面に接しており、キヌタ骨が続き、アブミ骨が連なります。アブミ骨は内耳の前庭窓に連結して

図11-22　耳の構造

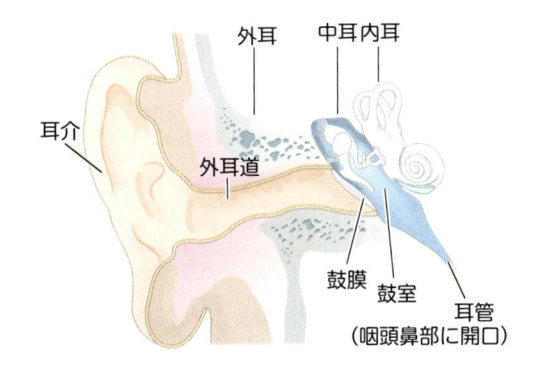

います。内耳の中には空隙があり、それはリンパ液により満たされています。空気の振動である音は外耳内を気体の振動として伝わり、鼓膜から中耳内の耳小骨を個体の振動として伝わり、前庭窓から内耳内のリンパ液の振動として伝わってラセン器へ、そして蝸牛神経によって脳へと導かれます。骨伝導を起こすのが、耳小骨であるツチ・キヌタ・アブミです。

人の骨の数は200個といわれています。ただ、教科書によっては206個と書かれているものもあります。こうした本では、この3個の耳小骨、左右の耳では6個を含めて206個といっているのです。このツチ・キヌタ・アブミという名前は似た形のものの名前を借りてつけられています。

アブミは「鐙」と書き、馬の鞍の両側にたらし足を踏みかけるもので、前庭窓に接している孔のあいた形が足を入れる鐙に似ていることからつけられました。ツチも「槌」と書き、"しばしも休まず槌打つ響き"と「村の鍛冶屋」で歌われている槌、釘などを叩く木づちや金づちとかいわれるものに似た形をしています。キヌタは「砧」と書きます。その砧も、もともとはきぬいた（衣板）が転じたもので、麻などで織った布を槌で打って柔らかするときに用いた木または石の台のことをいいます。その台、砧に似た形からキヌタ骨と名づけられています。

頭蓋骨図では欠けている鼻の先

教科書の頭蓋骨の図や骨格標本をみますと、先ほど鼻息を出させないためにつまんだ鼻先が欠けてありませんね。鼻の穴は2つあるのに、頭蓋骨では大きな穴が1つで梨状口と名称が書かれていたでしょう。

自分の鼻の頭をつまんでみて、動かしてみてください。動きますよね。そこから鼻スジに沿って、指を目頭まで移動させてみてください。途中から固くなり、ちょっと強く押すと痛い感じを受けるところがありますね。そこからが骨なのです（鼻骨）。

鼻の頭や小鼻は、骨ではなく軟骨でできているのです。ですから鼻息を出すと小鼻が膨らみます。怒ったり、フンと鼻の穴をおっ広げた状態です。

また、鼻の穴を左右に分けている真ん中の境を鼻中隔といいます。その前のほうで指でつまめるあたりも軟骨でできています。軟骨は一定の形を保っていますが、骨よりも柔らかく、外からの力に対して簡単に歪みます。しかし弾性があるため、加えた力を取り去ると、元の形に戻ります。骨は外側の骨膜に神経が分布していて、向こうずね（弁慶の泣き所）をぶつけると痛いように、鼻の付け根も骨なので強く押したりぶつけたりすると痛いのです。しかし、骨とは違い軟骨は軟骨膜に神経が分布していません。

図11-23　ツチ・キヌタ・アブミ骨

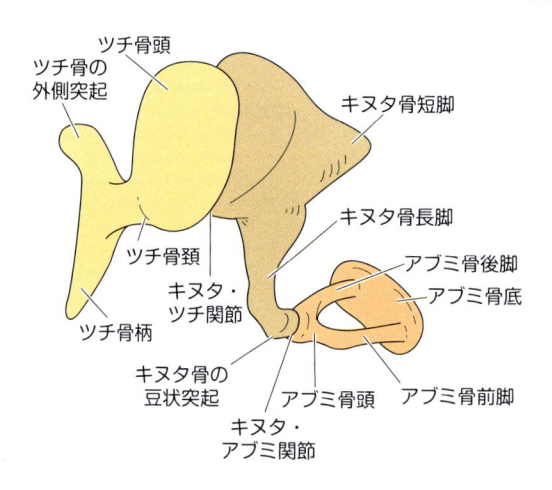

ですから、鼻をつまんでも、そこは軟骨のため、あまり痛みを感じないのです。牛などについている鼻輪も軟骨に穴をあけて通しているので、たぶんそんなに痛みを感じていないでしょう。

　もっとも、人もピアスなどのために耳（耳介）に穴をあけていますし、近ごろは鼻（小鼻）にも輪を通している人をみかけます。耳介は耳介軟骨で、小鼻は鼻翼軟骨でできているので、あまり痛みも感じないのでしょう。骨と違って軟骨には神経が分布していないということを体験している人が結構いるのかも知れませんね。鼻をねじられたとき痛みを感じますが、そのときの痛みは鼻軟骨ではなく皮膚の痛みなのです。骨格標本にすると軟骨は腐食して残りません。つまり骨だけの骸骨は、軟骨でできている鼻の頭や小鼻、鼻中隔の前のほうがなくなって、あのような大きな鼻の穴、梨状口があいた顔になるのです。

図 11-24　鼻を構成する鼻軟骨

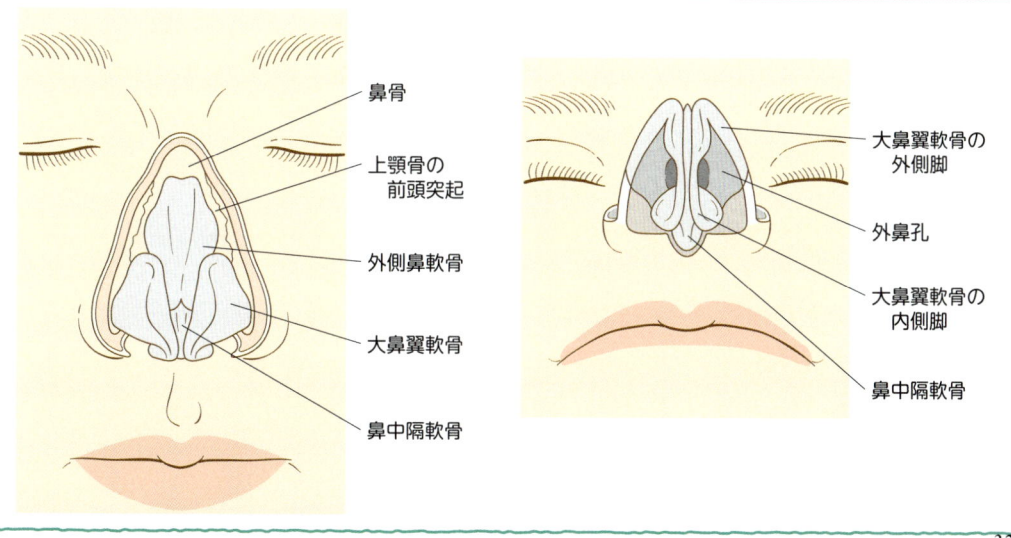

縄文系？　弥生系？

　耳が大きい、小さいといわれる部分は、耳介を指しています。耳介の内部の大部分は、弾性軟骨によって支えられています。ですから耳をたたむこともできますし、たたんでも元に戻りますよね。この耳介、音を集める役割をもっています。よく聞こえないとき、耳に手を当てて、耳をそばだてますよね。耳介を音の聞こえるほうに向けると、なおよく聞こえるようになります。でも、そうしてもよく聞こえないとき、耳の中をのぞいてみますと（もちろん自分のはのぞけませんが）、耳クソ（汚い言い方）、耳垢がたまって詰まっている場合があります。

　耳の穴は外耳孔、耳垢のたまっているところを外耳道といいます。その先に鼓膜があるので、耳垢がたまっているとよく聞こえないことがあるのです。この耳垢、プールに入った後など耳かきで取ると、濡れてねっとしていることがあります。ところが、別に耳に水が入らなくても湿っている人がいます。つまり、この耳垢は人によって乾燥している人と湿っている人がいるのです。この違いは日本人の先祖の違いによるといわれているのです。

　みなさん、縄文時代人と弥生時代人ということを聞いたことがありますでしょう。約1万3,000年前から2,300年前まで、日本列島には縄文人が住んでいました。2,300年前、そこに大陸から弥生人が渡来し、在来の縄文人を圧迫して日本列島に広がり、混血集団となったのが現在の日本人なのだそうです。この渡来した弥生人の耳垢は乾燥しており、古来からの縄文人の耳垢は湿っていたのだといわれています。そこで、湿っている耳垢か乾燥している耳垢かによって、縄文系か弥生系といったことがいわれます。あなたは、どっち系？

視覚

鼻が高いと立体視の範囲は狭い？

　左眼をつぶり（もちろん右眼でもかまいませんよ）、手にもったボールペンでも見ながら、片眼で見える範囲を調べてみてください。右後ろは真横より、やや後ろまで見えますが、左側は途中までですよね。鼻が邪魔をして、左の側方までは見えません。反対の眼をつぶって、同じことをしてみてください。両眼で同じところが見える範囲（左右それぞれの眼で行って重なった範囲）となると、狭まってきますでしょう。

　今度は両眼を開けて、顔の中央、鼻の前あたりからペンを横のほうに動かしてみてください。ある所から、見えているけれど、はっきりと立体としては見えなくなります。そのある所を超えたあたりで、ペンのあるほうの眼をつぶってみてください。ペンが消えますよね。つまり、そこはつぶったほうの眼でしか見えていないところなのです。はっきり立体として見えていないところです。

　物は両眼で見ないと立体としては見えないのです。距離感は、立体として前後の深みが見てとれることによって生まれてきます。立体視は両眼で見る両眼視によってできるのです。ですから、最初にやってもらいました片眼をつぶったときは、距離感がうまくとれなかったのです。ものもらいとかになって眼帯をしたとき、階段を降りる際に高さがうまくつかめず、足下がおぼつかなくない感じを受けたことありませんか？　これは片眼のため両眼視ができず立体視とならないので、距離感がよくつかめなかったことによるのです。

　両眼で同時に見えるところが立体視をしているのですから、その範囲は鼻の高さによって変わりますね。鼻が低いほど、両眼視できる範囲が広くなるわけです。逆に鼻が高いと、あるいは前に長いと、つまり馬づらですね。そうすると両眼視の範囲はずっと狭くなってきます。

　頭蓋骨において中央の鼻の穴、梨状口の上の縁は鼻骨ですが、横や下の縁は上顎の骨の一部なのです。鼻が前に飛び出ている馬づらの動物たちは、鼻だけでなく顎も前のほうに出ているのです。確かに、馬の鼻の穴の下はすぐ前歯（門歯、ヒトは切歯）が見えます。つまり、馬づらとは突顎なのですね。上・下顎が前に長くなると、眼は左右横につくことになります。そうしますと、両眼視できる範囲は狭まります。しかし、後方では範囲がずっと広がります。後ろから近づいてくる敵もみえます。

　逆にヒトは、立体視を得るために上・下顎は後退し、平坦な顔となり、両眼はほぼ横一列となっているのです。この平坦な顔を平面顔といいます。首から上、頭と顔において、平面顔のヒトの顔の占める割合が少なくなっています。ということは、脳の入っている頭の占める割合が大きくなっているのです。脳の大型化に立体視、両眼視のできる平面顔が大きく関係しているのです。

図 11-25　頭蓋骨の種類

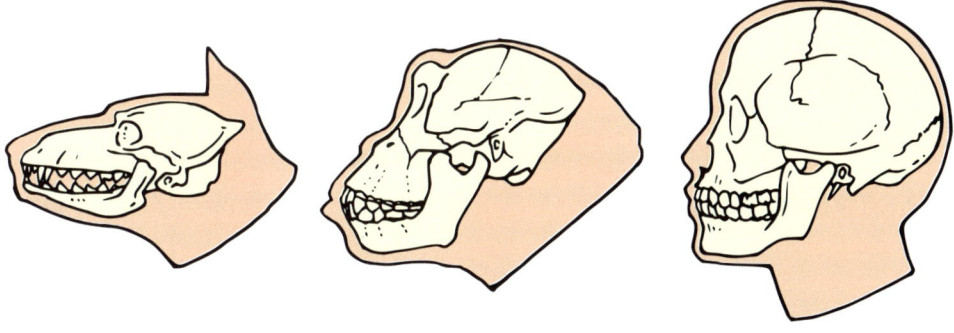

イヌ　　　　　チンパンジー　　　　　ヒト

皮膚

生命線にも学名がある

　手のひらをみますと、「生命線は？」といった具合に手相を考えてしまいます。この、生命線とかいわれる線は皮線とよばれています。手首や指の関節部に対応する皮膚には1〜2本の横への皮線が認められ、それぞれ名前がついています。手のひら側の手首には通常2〜3本が横走しており、手掌手首皮線とよばれ、指の関節部の皮線は母指指節間皮線、近位指節間皮線、遠位指節間皮線とよばれています。指節間皮線は、指節間関節の掌側にほぼ一致していますが、掌側指節皮線といわれる各指の股の基部を横につないでいる皮線は、中手指節関節（MP関節）の位置とは一致していません。

　握りこぶしをつくってみますと、手の甲から指に変わるところに出っ張った部分があるでしょう。少々うろ覚えですが、"西向く侍（2月、4月、6月、9月、11月）小の月"とかいって、月末が30日以下の月を数えたことがありませんでしょうか？　それとは別に、こぶしをつくり、第2指の高まり（背側指丘）を31日まである1月とし、第3指との間のくぼみを28日か29日の2月、第3指の背側指丘を3月、第5指の背側指丘を31日まである7月8月と数える方法です。

　そのとき出っ張った部分の背側指丘は中手骨の骨頭にあたり、そこにMP関節があるわけです。ですから、指は伸ばしてMP関節だけ曲げてみて、掌側指節皮線を見てみると基節骨のほぼ中央くらいの位置にあることが観察できるでしょう。

　MP関節を曲げたときに手掌を横切る2条の皮線が深い溝となり、しわの寄った状態をつくります。それらは遠位手掌皮線、近位手掌皮線とよばれます。遠位手掌皮線とは手相学において感情線といわれています。生命線といわれているのは、母指球皮線で、頭脳線とは近位手掌皮線のことをいいます。

手には欠かせないしわ

　手のひらには、明確な皮線以外に細かいしわが数多くみられます。目を凝らしてみるか、ルーペなどで拡大して見てみますと、表皮の盛り上がった細い線で、指先では指紋をつくっています。この細かい盛り上がった線は皮膚隆線といわれ、手掌では大部分がほぼ平行に走っていて無紋の状態が多いようですが、掌紋もつくられています。

　皮膚隆線は角質層の隆起で、その中央には汗腺管が並んで開口しています。手や指がしっとりして、紙などがめくりやすいのはこのためです。薬品を扱ったり、水仕事のやり過ぎで指紋などが消えたようになり、手指がつるつるになってしまい、本のページなどがうまくめくれなくなった経験があるかと思います。この皮膚隆線は物を握ったり、つまんだりする手の働きには欠かせないものなのです。ヒト以外にも、木の上で生活するサルの手には皮膚隆線があります。枝をわたって移動するサルの仲間で、南アメリカに生息するクモザルは手足を広げ、クモの巣を移動するクモのようにみえることから名づけられているのだそうです。両手両足以外に長い尻尾が枝に巻きつき、5本目の手のような働きをしています。また、ウーリーモンキーも同様に長い尾を枝などに巻きつけるのですが、尾の先端下面には毛が生えて

図11-26　皮線

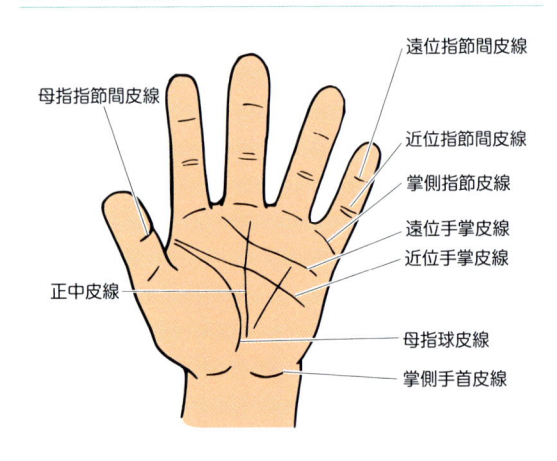

おらず、手足のように皮膚が露出していて、そのうえ指紋と同じような紋様があり、尾紋といわれ滑り止めの役割を果たしているそうです。

　指先腹側の皮膚隆線は紋様をつくり、指紋といわれます。指紋というと、犯罪捜査や問題となった外国人指紋押捺、IDカードとしてとか、個人識別といったことを思い浮かべるのではないでしょうか。

　この指紋は、紋様の形から次のような型分類がなされています。自分の指先をみながらその型を確かめてみてください。基本的には、弓状紋、蹄状紋、渦状紋の3型が区別されています。その蹄状紋の蹄状隆線の流れる方向によって尺側蹄状紋と橈側蹄状紋を区別し、4型としたうえでのわが国における出現の結果を述べますと、男女とも指紋の約半数が尺側蹄状紋で、次いで渦状紋が多いそうです。左右の手の指、計10指を込みにした統計結果では、弓状紋が男性2％、女性3％、橈側蹄状紋が男性4％、女性3％、尺側蹄状紋が男性49％、女性54％、渦状紋が男性45％、女性40％だそうです。

ひっかく役目だけではない

　指紋は末節の指の腹側ですが、背側には爪が生えています。爪は、毛と同様に皮膚の付属物で、表皮の角質が肥厚したものなのです。この爪でさえも部分にそれぞれ名前がつけられております。皮膚におおわれてみえない爪の近位部は爪根とよばれ、みえている遠位部を爪体といいます。爪の根元で三日月形の白色をしている部分がみられますが、爪の半月とよばれます。この部分は、手足とも親指において最もよくみえ、小指のほうに向かうにしたがい小さくなり、小指では認められないこともあります。

　爪には病気によってさまざまな変形がみられます。例えば、爪の両側が反り上がった匙形爪（spoon nails）は、外傷、栄養失調、低色素性貧血、甲状腺機能不全などに伴って現れます。

　爪は指先を保護し、それと同時に指先の皮膚の可動性を抑制して機能を高めています。また、硬いため物をひっかいたり（けんか相手の手の甲や顔をひっかくのも爪ですね）、削りとったりといった働きをもっています。

図11-27　指紋の型と爪

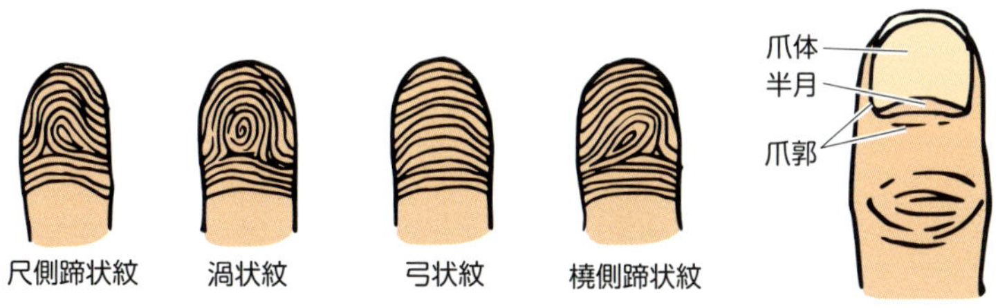

尺側蹄状紋　渦状紋　弓状紋　橈側蹄状紋

爪体
半月
爪郭

第12章

体液・血液
Body fluid, Blood

- **1** **体液** *336*
  体液区分／体液バランス／体液の組成／酸・塩基平衡／
  酸・塩基平衡の異常／組織間液とリンパ

- **2** **血液** *340*
  血液の一般的性質／血液の働き／血液の成分／血液凝固／
  赤血球沈降速度（血沈・赤沈）／血液型／脾臓の働き

楽しく学ぼう解剖生理　*347*

1 体液 body fluid

1 体液区分

ヒトには、血液やリンパのうちの液状成分などといった液体が、体液として体内に存在している。その液量は成人男性でおよそ**体重の60％**になる。大部分は水である。

体液は**細胞内液**（**ICF**）と**細胞外液**（**ECF**）に大別され、細胞外液は主に**組織液**（**ISF**）と**血漿**からなる。また、胸腔や腹腔の体腔液、結合組織や骨に含まれる水も細胞外液の一部を構成している。

水さえとっていれば、長期間の生存も可能だが、水をも断った絶対飢餓状態では、およそ1週間前後で生存はおぼつかなくなるといわれている。

2 体液バランス

体液は生体の恒常性を維持する役割を果たしている。そのため、各体液区分で絶えず溶液成分の出入りを繰り返しながら一定の安定した状態を保っている。各体液区分の水や溶質の出入りの差をバランスという。体内と体外の両方のバランスが0に保たれていることを体液の恒常性（ホメオスタシス）という。

表12-1 各体液区分の水分量（体重%）

区 分	成人男性	成人女性	小 児
全体液量	60	55	77
細胞内液量	45	40	48
細胞外液量	15	15	29
・細胞間液量	11	10	24
・血漿量	4.5	4	5.5

(Edelman, I.S., Leibman, J.: Anatomy of body water and electrolytes. Am.J.Med., 27：256, 1959 より改変)

---

note

体液の体重比
成人男性：体重の60％
成人女性：体重の55％（男性に比べて脂肪の量が相対的に多いため）
乳児：体重の77％

組織液（間質液）
血液が毛細血管から濾出して組織間に出たもの。
リンパ：組織液がリンパ管を通してリンパ管内に流れ込んだもの。
血漿：血液のうちの液体成分

水の働き
①体の成分を溶解し、体内で化学反応を起こさせる場をつくる。
②細胞の形態を維持する。
③栄養素の吸収、体液の循環、体内不要物の排泄に必要な運搬を行う。
④体温の調節

体外バランス
身体全体つまり全体液量からみて、身体の外から入るものと体外へ出るものとの差し引き。

体内バランス
組織液と細胞内液などのように、体液区分相互の間での水、溶質の出し入れ。

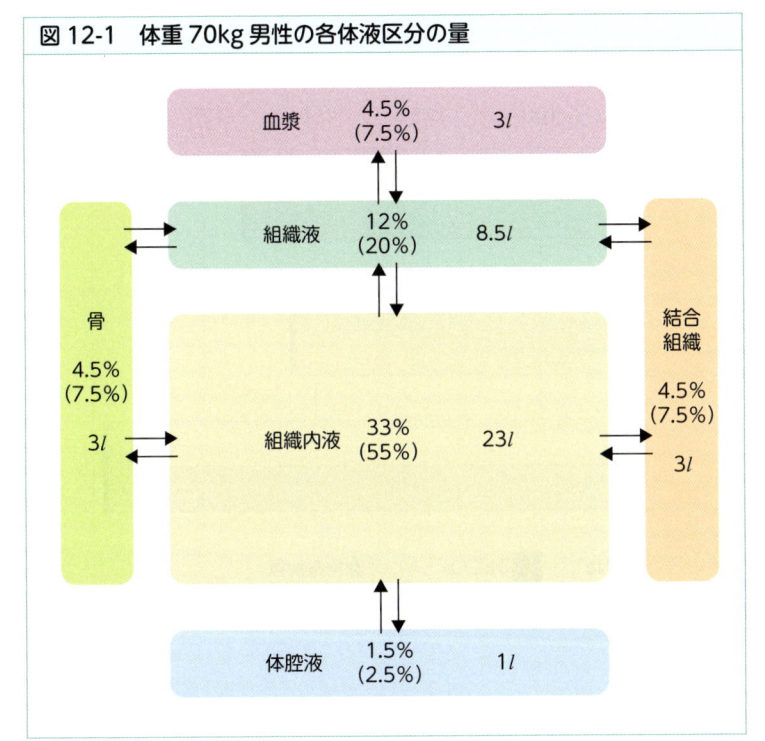

図 12-1　体重 70kg 男性の各体液区分の量

区分	体重に対する% (全水分量に対する%)	量
血漿	4.5% (7.5%)	3 l
組織液	12% (20%)	8.5 l
骨	4.5% (7.5%)	3 l
組織内液	33% (55%)	23 l
結合組織	4.5% (7.5%)	3 l
体腔液	1.5% (2.5%)	1 l

体重に対する百分率（カッコ内は全水分量に対する百分率）
(Edelman, I.S., Leibman, J. : 前掲書より改変)

3　体液の組成

　水は生体の主要な構成物質であるが、体液は、種々の物質を溶かした溶液である。その物質には電解質と非電解質がある。細胞外液と細胞内液とでは、電解質の組成に差がある。細胞外液は海水の組成に非常に似ており、いずれも**陽イオン**は**ナトリウム・カリウム・マグネシウム・カルシウム**の4種の電解質からなり、**陰イオン**は、**塩素・炭酸水素**が含まれている。

A｜電解質の体内での働き

①**水バランス（体液量の調節）**：水のバランスが負になる（脱水）と体液は濃縮され、浸透圧は上昇する。
②**体液浸透圧の調節**：血漿浸透圧が高くなると、口渇による飲水や抗利尿ホルモン（バソプレシン）の分泌による腎からの濃縮尿の排泄が生じる。
③**酸・塩基平衡**：体液が酸性またはアルカリ性に傾きすぎないように **pH7.4** 付近に一定に保つ。

---

note

体液中の電解質
陽イオン：
　ナトリウムイオン（Na^+）
　カリウムイオン（K^+）
　カルシウムイオン（Ca^{2+}）
　マグネシウムイオン（Mg^{2+}）
陰イオン：
　塩素イオン（Cl^-）
　炭酸水素イオン（HCO_3^-）
　リン酸イオン（HPO_4^{2-}）
　硫酸イオン（SO_4^{2-}）
　有機酸イオン（乳酸基・尿酸基）
　蛋白イオン

電解質
溶液中で（＋）または（－）に荷電して、電気的性質をもつもの。

非電解質
溶液中でもイオン化しないもの。

体液中の非電解質
ブドウ糖
蛋白質の分解産物（尿素・クレアチニン）

図12-2 体液の組成

	Mg²⁺	Ca²⁺	K	Na⁺	H₂CO₃	非常電解質
	蛋白質	有機酸	SO₄²⁻	HPO₄²⁻	Cl⁻	PO₄³⁻	HCO₃⁻

血漿：3、15、1、11、27
組織液：3、14、2、6、2、1、11、2
細胞内液：26、14、157、74、113、10
（単位：mEq/l H₂O）

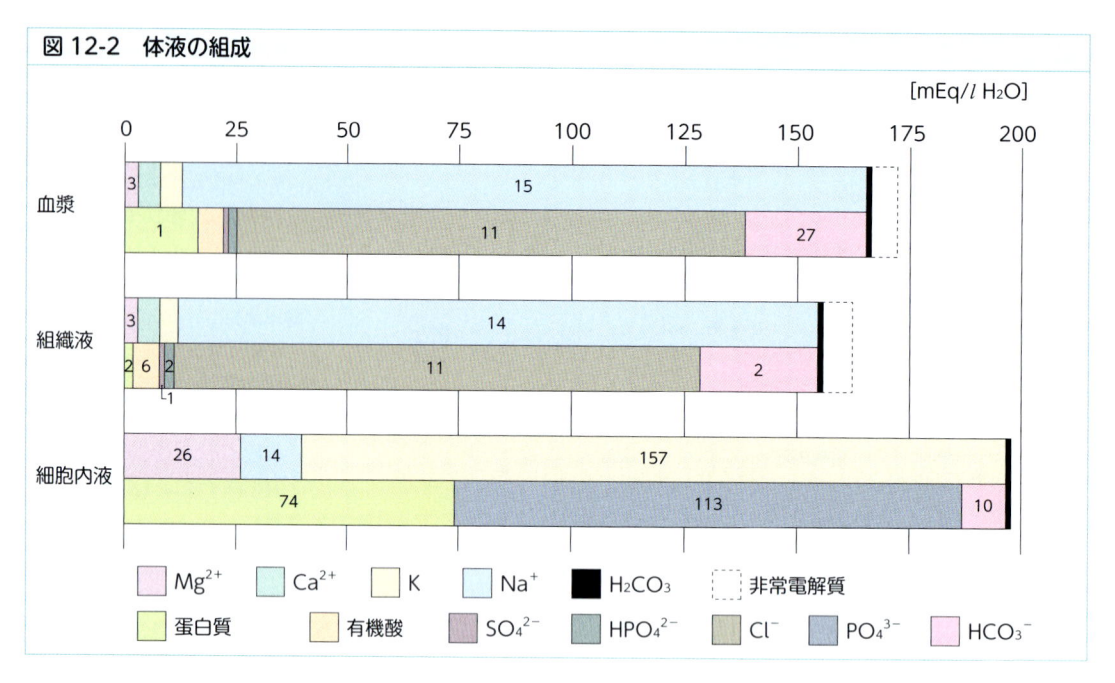

note

水素イオン濃度
pH＝7：中性
pH＜7：酸性
pH＞7：アルカリ性

pHを一定に保つ調節機構
①緩衝作用
②呼吸性調節
③腎性調節

---

4 酸・塩基平衡
acid-base balance

　体液の水素イオン濃度（pH）は、正常では狭い範囲内（7.35〜7.45）に保たれている。7.0〜7.8範囲を超えると生命を維持することが難しくなる。生体は物質代謝の結果、炭酸ガス（CO_2）を生じ、非揮発性酸も生ずる。また食物として酸を摂取し、便中に重炭酸その他の塩基を失う。こうして、体液は酸性に傾きやすい。このため、体液のpHを一定に保つ調節機構が働いている。

①**緩衝作用**：酸が体液に加わったとき、体液による物理化学的な緩衝作用が起こる。体液中の炭酸（H_2CO_3）や蛋白質、ヘモグロビン、有機リン酸塩などが反応し、酸を中和する。

②**呼吸性調節**：組織の代謝で生じた炭酸ガス（CO_2）は、呼吸によって肺から体外に放出される。

③**腎性調節**：体内で生成される酸のうち炭酸以外は空気中へ排泄できない非揮発性酸である。腎臓は非揮発性酸を排泄する。非揮発性酸の産生が増加すると、腎臓はH^+の排泄を増加してpHの低下を代償する。

5 酸・塩基平衡の異常
acid-base balance disturbance

　体液が異常に酸性になった場合（血液のpHが7.35以下のとき）を**アシドーシス**（酸血症）といい、アルカリ性になった場合

（7.45以上のとき）を**アルカローシス**（アルカリ血症）という。これらの異常には、揮発性酸としてのCO_2の排泄の多少による呼吸性と、非揮発性の酸の排泄異常やアルカリの蓄積による代謝性とがある。

①**呼吸性アシドーシス**：二酸化炭素CO_2と炭酸H_2CO_3が換気不全により体内に蓄積された状態で、急性呼吸器疾患や麻薬中毒、慢性呼吸器疾患や極度な肥満などで起こる。

②**呼吸性アルカローシス**：呼吸が促進し、過換気のためにCO_2が過度に取られ、H_2CO_3が欠乏するためにpHが上昇する。脳疾患、アルコール中毒、発熱時などの過換気症候群に起こる。

③**代謝性アシドーシス**：腎不全によりリン酸イオンや硫酸イオンなど酸性イオンが処理されず血液中に増える、糖尿病で陰イオンである有機酸（ケトン体）が多量につくられ血液中にたまる、などHCO_3^-が減少し、アシドーシスとなる。

④**代謝性アルカローシス**：胃液の嘔吐によりCl^-が減少し、血漿HCO_3^-濃度の上昇をまねき、アルカローシスとなる。

6 組織液とリンパ

毛細血管から濾出し組織間隙へ出た組織液は、再び毛細血管に吸収されるが、余分な**組織間液**は毛細リンパ管中に入って**リンパ**となる。

A｜組織液　interstitial fluid

血液中の液体成分が、毛細血管から血圧によって濾過され、組織間へ出たものを**組織液**という。組織液は血漿の成分とほぼ同じだが、蛋白質の量は減少している。組織液は再び毛細血管に吸収される。

B｜リンパ　lymph

毛細血管に吸収されない過剰な組織液は、毛細リンパ管中で組織圧にて濾過され**リンパ**となる。リンパはリンパ管中を流れ、最後は静脈に入る。リンパの成分は血漿とほぼ同じであるが、蛋白質は少ない（p.120）。

---

note

酸・塩基平衡の異常
- **アシドーシス**：血液のpH7.35以下
- **アルカローシス**：血液のpH7.45以上
- **呼吸性アシドーシスと呼吸性アルカローシス**：呼吸異常が原因で起こる場合
- **代謝性アシドーシスと代謝性アルカローシス**：腎臓の異常、糖尿病、消化器疾患などが原因で起こる場合

酸・塩基平衡異常の原因
①**呼吸性アシドーシス**：肺や気道障害によるCO_2の排出不全。呼吸中枢群の抑制による中枢性肺胞低換気症候群。CO_2の吸入。

②**呼吸性アルカローシス**：低酸素血症に伴う換気亢進。精神的な緊張など呼吸中枢の活動増強による過換気症候群。プロゲステロンによる呼吸刺激。

③**代謝性アシドーシス**：糖尿病や飢餓で起こるケトン体の蓄積。激しい運動時の乳酸の蓄積。腎機能障害でのH^+の排泄不全。胃腸や腎機能障害でのHCO_3^-の喪失。

④**代謝性アルカローシス**：胃液の嘔吐によるHClの喪失。高アルドステロン血症による低カリウム血症。低カリウム血症でのH^+の細胞内移動。重曹HCO_3^-の投与。

2 血液 blood

1 血液の一般的性質

血液は体重の**約1/12～1/13（7～8％）**を占める。動脈血の色は鮮紅色で、静脈血は暗赤色を示す。比重は**1.055～1.066**、水素イオン濃度（pH）は**7.35～7.45**で弱アルカリ性である。

2 血液の働き

血液は酸素・二酸化炭素などを肺と組織細胞中との間に運搬するガスの運搬、腸壁から吸収された栄養素を肝臓、そして全身各部の組織へ運搬、内分泌腺から分泌されたホルモンを標的器官にまで運搬し、尿素、クレアチニン、尿酸や老廃物、余分な水分を排泄のため腎臓に運ぶなど、**運搬の作用**をもつ。血液は全身を循環して体温を均等にし、体表の血管から熱放散するなど**体温の調節作用**をもつ。

血液の酸・塩基緩衝作用によって**体液のpH**を一定値に保つ働きをもつ。

血液中の免疫体や白血球などにより細菌、毒素を処理し、感染やその他の障害から**身体を保護**する。

血液中に含まれる凝固因子により、出血に際して血液自身が凝固し、止血作用をもつ。

3 血液の成分

血液はその**45％**は赤血球、白血球、血小板などの有形（細胞）成分であり、残り**約55％**は液体成分である血漿からなる ▶図12-4。

---

note

血液の一般性状
量：体重の約1/13（8％）
pH：pH7.4（7.35～7.45）
　　弱アルカリ性
比重：1.06（1.055～1.066）
色：鮮紅色（動脈血）
　　暗赤色（静脈血）

血液の働き
運搬作用：O_2、CO_2、栄養素、代謝産物、イオン、水、ホルモンなどの運搬
排泄作用：組織中の不要物、余分な水を腎臓に運搬し排泄
体温調節作用
身体の保護
止血作用

ガスの運搬
赤血球中の色素（ヘモグロビン）が酸素と結合して末梢組織に運ぶ。

血液の成分
有形成分（45％）：血球（赤血球・白血球・血小板）
液体成分（55％）：血漿（水・無機塩類・有機物）

ヘマトクリット
（血球容積比、Ht）
血液中に占める細胞成分の割合
男性45％、女性40％

図12-3 血液成分の分化

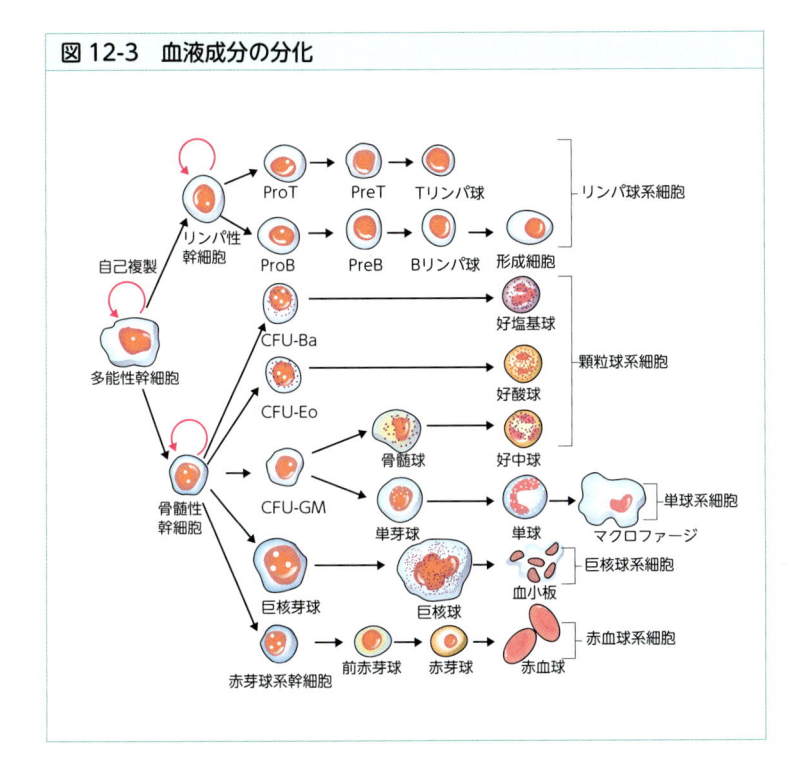

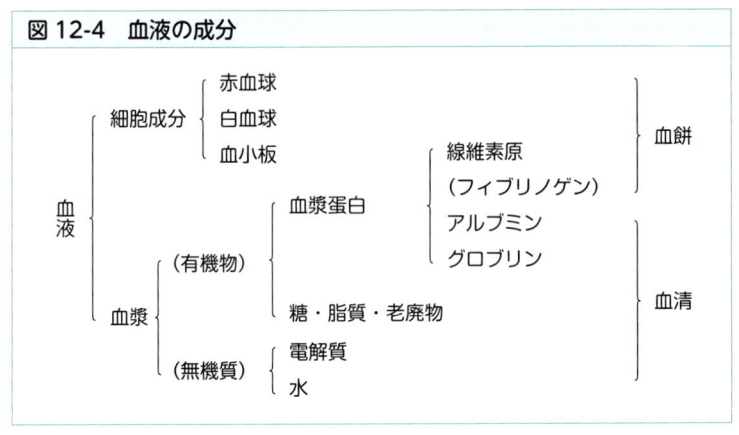

図12-4 血液の成分

A ｜ 赤血球　red blood cell(RBC)，erythrocyte, red blood corpuscle (RBC)

赤血球は平均の直径が7.7μm、厚さ2μmの円板状をなし、**無核**である。その数は、**成人男性500万/mm³、成人女性450万/mm³**あり、**ヘモグロビン**（Hb）（**血色素**）によって酸素の運搬を行う。ヘモグロビンは鉄を含む蛋白質の一種で、血液が肺を循環する間に酸素と結合し**酸化ヘモグロビン**となり、酸素を末梢の組織に運ぶ。酸素の不足した組織では、酸素を放出して**還元ヘモグロビン**となる。

---

note

生理食塩液
0.85〜0.9％塩化ナトリウム液

リンゲル液
0.85％食塩溶液に微量のカルシウムとカリウムを加え血液と同じ浸透圧にした溶液。

赤血球
無核、平均直径7.7μm
男性500万/mm³
女性450万/mm³
骨髄中で生成、寿命は約120日
肝臓および脾臓で破壊

ヘモグロビン
酸素の運搬

血色素量
男子16g/dl
女子14g/dl
（ザーリ法：男子100％、女子90％）

note

白血球
有核、6,000〜8,000/mm³。アメーバ運動、食作用、骨髄やリンパ節で生成・肝臓や脾臓で破壊。炎症性疾患の際、白血球数は2〜3万にまで増加することがある。

好中球と単球
細菌や異物が体内に侵入すると、アメーバ運動で接近し、食作用によって細胞に取り込み分解する。
単球からつくられるマクロファージは肝臓、脾臓、肺胞などの組織にとどまり、食作用によって異物の処理にあたる。

好酸球
アレルギー性疾患、寄生虫感染などの際に増加。

好塩基球
顆粒中にヒスタミン、セロトニン、ヘパリンなどが含まれる。免疫反応の際にヒスタミンなどが放出され、アレルギー反応を起こす。

リンパ球
大小があり、小リンパ球をBリンパ球、大リンパ球をTリンパ球という。Bリンパ球は免疫グロブリンを産生し、血液中に供給、Tリンパ球は抗原性細胞を攻撃破壊する。

ウミ（膿）
異物を処理した後の白血球の残骸。

赤血球は血色素中の酸素の量によって、動脈血と静脈血との色の差が生じる。

赤血球は骨髄中で生成され、血流中の寿命は約120日である。そして、肝臓および脾臓（赤脾髄）で破壊される。

赤血球の破壊を溶血という。赤血球は血漿より浸透圧の高い溶液に入れると縮小し、低い溶液に入れると増大し、さらには破壊される。赤血球が破壊される際に、血色素は鉄を失ってビリルビン（胆汁色素）となる。ビリルビンは胆汁中に含まれて腸内に排泄される。腸内でウロビリノゲンとなって大部分は糞便中に混じってウロビリンとなり排泄され、糞便の黄色を呈する。

体内には4gの鉄があり、65％はヘモグロビン中に、4％はミオグロビン中に、15〜30％は肝臓に蓄えられている。

B｜白血球　white blood cell(WBC)，leukocyte

白血球は無色、有核である。数は6,000〜8,000/mm³で、細胞形質に顆粒のある顆粒白血球と、顆粒のない無顆粒白血球に分類される。顆粒白血球は全体の60〜70％を占め、好中性白血球、好中球、好酸性白血球、好酸球、好塩基性白血球、好塩基球に分かれ、好中球が大部分である。無顆粒白血球は単球5％くらいとリンパ球（大・小）が20〜30％に区別される。

白血球はアメーバ運動を行い、体内に入った細菌や異物に接近し食作用という働きでとらえて、処理する。

顆粒白血球と単球は骨髄で、リンパ球は骨髄やリンパ節で生成され、肝臓や脾臓で破壊される。骨髄でできる顆粒白血球は血液中の3倍量が骨髄にあって必要に応じて放出される。顆粒白血球の寿命は比較的短く、血中に4〜8時間、組織に4〜5日存在する。単球は1日くらい血中にあり、組織に入ると膨大化して組織マクロファージとなり、数か月、数年もとどまる。リンパ球はリンパ組織から出て組織と血中を循環し、100〜300日の寿命である。

C | 血小板　platelet, thrombocyte

血小板は直径が2～3μmの**無核**の血球である。20万～50万/mm³含まれていて、血液の凝固の際に働く。5万/mm³以下では止血に障害が起こる。**骨髄**で生成され、その寿命は**約10日**で、**脾臓**にて破壊される。

D | 血漿　plasma

血漿は血液の**約55％**を占める液体成分で、その90％は水である。それ以外には蛋白質が含まれる。線維素原（フィブリノゲン）・アルブミン・グロブリンに大別され、総称して**血漿蛋白**という。その他に、ブドウ糖・アミノ酸・脂質などの栄養素、尿素・クレアチニン・尿酸などの老廃物、無機塩類（Na^+、K^+、Ca^{2+}、Mg^{2+}）なども含まれている。

E | 血清　serum

血清とは、血漿からフィブリノゲン（線維素原）を除いたものをいう。

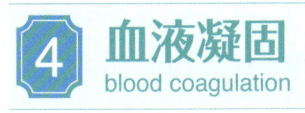

4　血液凝固　blood coagulation

血液凝固とは、血漿中の**フィブリノゲン**が、トロンビンの作用により、**フィブリン**となって血球を凝集することである▶図12-5。

表12-2　血漿の電解質組成

		血漿 mEq/l	血漿 mEq/l H₂O	組織間液 mEq/l	細胞内液（骨格筋）mEq/l
陽イオン	Na^+	142	151.2	145.3	12
	K^+	4.0	4.3	4.1	150
	Ca^{2+}	5.0	5.3	3.5	4
	Mg^{2+}	2.0	2.3	1.3	34
	合計	153.0	163	154.2	200
陰イオン	Cl^-	104.0	110.6	115.6	4
	HCO_3^-	24.0	25.5	29.4	12
	PO_4^{3-}	2.0	2.2	2.5	40
	その他	6.0	6.5	6.7	
	蛋白質	17.0	18.2	—	54
	合計	153.0	163.0	154.2	(110)

（イオン濃度は通常1l中のミリ当量〈mEq/l〉で表す。1価のイオンの1ミリ当量は1ミリモルと等しいが、2価のイオン1ミリモルは2ミリ当量に相当する）

---

note

血小板
無核、2～3μm、20～50万/mm³、血液凝固に必要。骨髄で生成、寿命約10日、脾臓で破壊。

血漿
液体成分
血液の約55％

血漿蛋白
フィブリノゲン（線維素原）
アルブミン
グロブリン（α、β、γの3種）

無機物
陽イオン：ナトリウム
　　　　　カリウム
　　　　　カルシウム
　　　　　マグネシウム
陰イオン：塩素
　　　　　炭酸水素イオン
　　　　　硫酸イオン
　　　　　リン酸イオン

血漿蛋白の働き
①膠質浸透圧を保つ
②吸着性が強く、脂肪酸、ビリルビン、Ca^{2+}、Zn^{2+}などの尿中排泄を防ぐ
③pH緩衝作用
④栄養源、ホルモンなどの運搬
⑤血液凝固と線維素溶解
⑥免疫（免疫グロブリン）

note

血液凝固の経過4相
第1相　活性トロンボプラスチンの形成
第2相　プロトロンビンからトロンビンへ
第3相　フィブリノゲンからフィブリンへ
第4相　線維素（フィブリン）溶解現象

血液凝固阻止剤
ヘパリン・クエン酸ナトリウム・シュウ酸ナトリウム

赤血球の沈降速度が促進される原因
赤血球の比重増加
赤血球数の減少（貧血）
血漿グロブリンの増量（炎症など）
アルブミンの減少

図 12-5　血液凝固の仕組み

```
       （血小板）
          ↓
トロンボプラスチン → プロトロンビン ← カルシウムイオン
          ↓
        トロンビン
          ↓
   フィブリノゲン → フィブリン
```

①出血すると、血小板が空気に触れて壊れ、トロンボプラスチンを放出する。
②トロンボプラスチンと血漿中カルシウムイオンの作用により、プロトロンビン（血漿蛋白）がトロンビンに変化。
③トロンビンの酵素作用により、フィブリノゲンが、不溶性の線維蛋白であるフィブリンとなる。フィブリンはカルシウムイオンなどの作用で相互に結合し、網状構造をつくり赤血球を取り込み、凝集させる。

A ｜ 線維素（フィブリン）溶解現象　fibrinolysis

血液凝固によって形成されたフィブリンが、プラスミンによって非凝固性のフィブリン分解産物に溶解することをいう。

5 赤血球沈降速度（血沈・赤沈）
erythrocyte sedimentation rate

血液に**クエン酸ナトリウム**を加えて凝固を防ぎ、ピペットに入れ、垂直に立てて凝集して下降する赤血球の1時間値を**赤血球沈降速度（血沈、赤沈）**という。

ウェスターグレン法での正常値は1時間値で、男子**10mm**以内、女子**15mm**以内である。

6 血液型
blood group (type)

A｜ABO式

赤血球には**凝集原**とよぶ2種類の抗原A、Bがあり、凝集原Aをもつものを A型、Bをもつものを B型、A および B をもつものを AB型、A、B いずれももたないものを O型と4つの血液型に分類する。血清中には凝集原を凝集させる**凝集素（抗体）** α、βがあり、A型の血清はβ、B型の血清はα、O型の血清はαおよびβをもつが、AB型の血清には凝集素がない。

凝集反応は、A と α または B と β が混じったときにのみ生ずる。

B｜Rh式

Rh因子は赤血球の一種の凝集原で、このRh凝集原をもっている人（Rh因子の抗血清に対し、赤血球が凝集する場合）をRh陽性［Rh（＋）］、もたない人をRh陰性［Rh（－）］という。

父親が Rh（＋）で、Rh（－）の母親が Rh（＋）の胎児を妊娠した場合、胎児のRh（＋）の血液が胎盤を経て母体血液中に移り、母体内ではこのRh因子を抗原として抗Rh凝集素が生成される。

1回目の妊娠では、生成される凝集素が少量で、胎児内に移行しても胎児の赤血球を凝集させる度合は少ない。しかし、2回目の妊娠からは、母体内の凝集素が胎児に移行し、胎児内でRh因子と反応、赤血球の凝集、溶血を起こして貧血、網赤血球増多、流血中赤芽細胞の出現などがみられて、重症新生児黄疸、全身浮腫、核黄疸などを起こすことがある。

Rh陽性、またはRh陰性の人の割合は、人種によって差がみられ、Rh陰性は東洋人では1％に満たないが、欧米人（白人）では15％もいる。

表12-3　ABO式血液型の分類

血液型	赤血球の凝集原（抗原）	血清の凝集素（抗体）
A	A	β
B	B	α
AB	A、B	なし
O	なし	α、β

---

note

ABO式血液型の出現率
日本人：A型　40%
　　　　O型　30%
　　　　B型　20%
　　　　AB型　10%

Rh陽性とRh陰性
人の血清にはRhに対する凝集素（抗体）は存在しないが、Rh陰性の人に限りRh陽性の人から輸血を受けると、血液中に抗Rh凝集素がつくられ、再びRh陽性の輸血を受けると血球の凝集や破壊が起こる。

Rh陰性
白人：15%
日本人：0.7%

表 12-4　輸血可能な ABO 式血液型の関係

		受血者の血液型			
		A	B	AB	O
供血者の血液型	A	○	×	○	×
	B	×	○	○	×
	AB	×	×	○	×
	O	○	○	○	○

血液型は遺伝する
▶表12-5

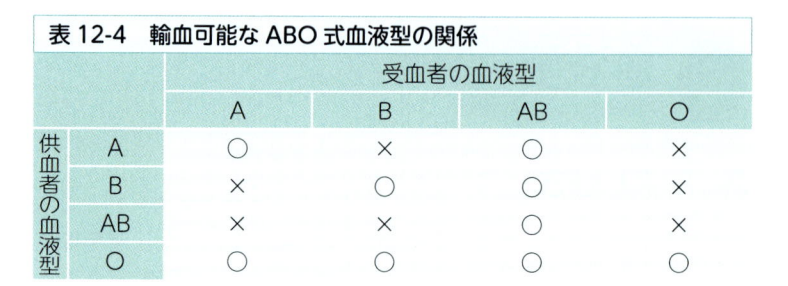

表 12-5　ABO 式血液型の遺伝

両親の血液型	遺伝子の組み合わせ	子どもの血液型
A × A	AA、AO × AA、AO	A、O
A × B	AA、AO × BB、BO	A、B、AB、O
B × B	BB、BO × BB、BO	B、O
A × O	AA、AO × OO	A、O
B × O	BB、BO × OO	B、O
AB × A	AB × AA、AO	A、AB、B
AB × B	AB × BB、BO	AB、B、A
AB × AB	AB × AB	A、AB、B
AB × O	AB × OO	A、B
O × O	OO × OO	O

7　脾臓の働き
spleen

①体内で老化した赤血球を破壊する。
②リンパ組織があり、抗体を産生し、白血球による食作用をもつ。
③胎生期に造血を行う。
④血液を蓄え、出血時に動員する。

脾臓の働き
①赤血球の破壊
②防衛機能
③胎生期における造血作用
④赤血球の貯蔵

楽しく学ぼう解剖生理 Help you understand

働きつづける心臓

　ナメクジに塩をかけると、体から水分が失われて小さくなってしまいます。ヒトはどうでしょうか？

　皮膚が丈夫ですから、ナメクジのようにはならないでしょうが、でも体重の60％は液体なのです。60kgの体重の人は、しぼれば36lぐらいはしぼれるのですね。血液は体重の8％ぐらいですから、およそ5lぐらいあります。でも、血液は中身すべてが液体ではありませんでしたよね。赤血球とか白血球とかは有形成分といって液体ではなく、それ以外の55％が液体で血漿といわれています。体重のおよそ4.5％で、2.7lぐらいです。

　有形成分を含めた血液は心臓から全身へ送り出されます。どのくらいかといいますと、ドッキンという1回の収縮でおよそ70ml、1分間の心拍数を70回としますと、約5lが送り出されます。1分間で全身の血液が心臓を1回通過することになるわけです。血液を全身へと送り出す心臓の拍動、1分間に70回としますと、ヒトの一生ではどのくらい働いてくれているのでしょうね。80歳まで生きるとして計算しますと、なんと29億4,336万回も絶え間なく働いてくれるのです。

　ご苦労さま、ありがとう！

第13章

体温とその調節
Thermoregulation

- 1 ■ **体温** *350*
  体温の分布／体温の変動

- 2 ■ **体熱の産生と放散** *352*
  体熱の産生／体熱の放散

- 3 ■ **体温の調節と異常** *355*
  体温の調節／体温の異常節

- 4 ■ **発汗** *358*
  汗腺／発汗の種類／汗の成分

楽しく学ぼう解剖生理　*360*

体温 body temperature

note

外殻温度と核心温度
四肢および体幹部表面の温度は外気温によって変動し、温環境に比べ冷環境では低下している。この部分の温度を外殻温度という。それに対し、脳や肺、腹部内臓などの身体の深部の温度を核心温度という。

測定部位の温度差
直腸温＞口腔温＞腋窩温
直腸温：37.2℃
口腔温：36.8℃
腋窩温：36.4℃

1 体温の分布

　体温とは、生体内部の温度のことで、場所によって多少異なる。脳、肝臓、腎臓および消化器官などは常に働いて代謝が盛んで熱産生が多く、38℃に近い高温を示す。筋や皮膚は熱産生量が少なく、熱放散が容易で比較的低温を示す。

　体温の分布に関して、体表面を外殻層、中心部を核心部という。体温は**核心温度**のことをいい、外気温の変化にかかわらず体温調節によって一定温度域内に調節されている。核心温度は簡単に測ることができないため、指標として**直腸温**、**口腔温**、**腋窩温**、**鼓膜温**が測定される。直腸温がいちばん高く、口腔温、腋窩温の順に低くなる。このうちで、最も核心温度に近いのは直腸温である。外国では口腔温が、日本では腋窩温が普通測定される。

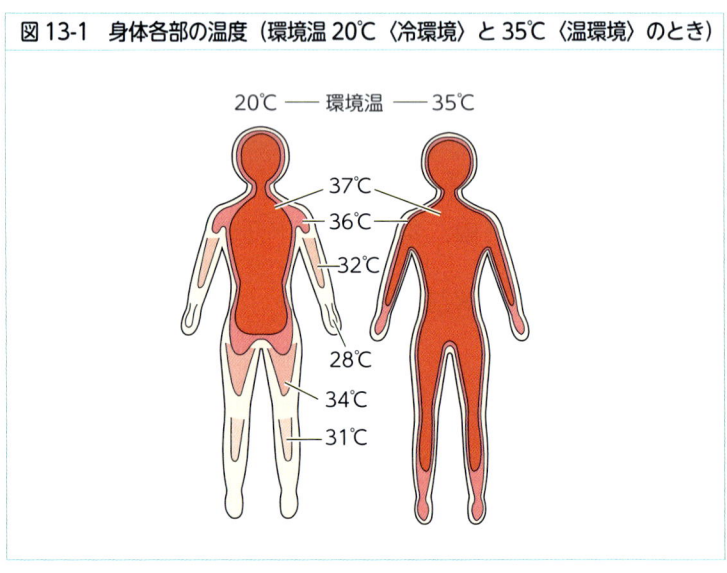

図 13-1　身体各部の温度（環境温 20℃〈冷環境〉と 35℃〈温環境〉のとき）

内側の赤色部が核心部（Aschoff, Wever:Nat. Wiss., 45:477, 1985 より）

2 体温の変動

体温は環境気温の変化、筋肉労働、熱性疾患による発熱などの影響により変動する。それ以外に、1日またはそれ以上の長い周期的変動がみられる。

年齢差があり、小児は成人より高く（0.2～0.5℃）、高齢者はわずかに低い。

A 周期的変動

①**日周期**（概日リズム、サーカディアンリズム）：腋窩温は、早朝（午前4～6時）の睡眠時に最も低く、朝食後に急激に上昇し、その後、緩やかに上昇し、夕方（午後2～6時）が最も高い。1℃くらいの変動がみられる。その後、下降しだし、夜がふけると下降速度を増す。

②**月周期**：女性では性周期に伴う月変動がある▶図13-2。

月変動は、月経後の増殖期に低体温期が続き、排卵日にやや下がって最低となる。その後の分泌期は、高体温期が続き、排卵以前の低体温期より0.5℃高温になる。月経開始とともに低下する。

日周期
早朝：最低体温
夕方：最高体温

月周期
月経期と増殖期：低温相
排卵日：最低体温
分泌期：高温相

図13-2　女子の基礎体温曲線

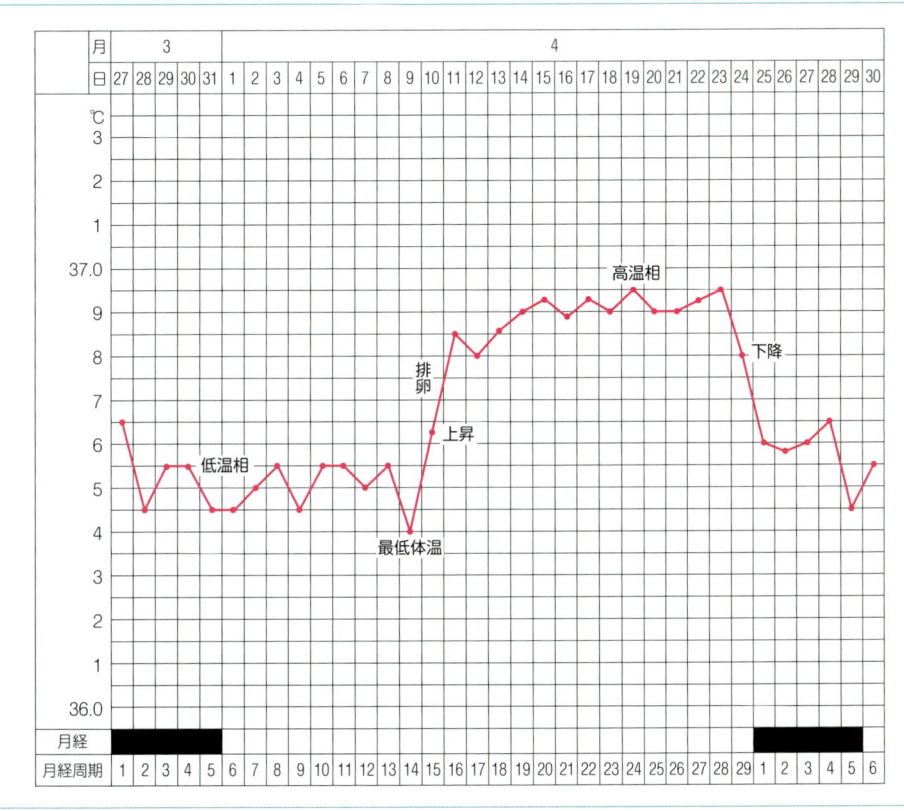

② 体熱の産生と放散

ヒトの体温は外気温の変化に影響されず、常に一定の温度域内に保たれている。これは、生体内での熱の産生と生体より周囲への熱の放散が平衡していることによって、保たれているのである。体熱の産生と放散には、代謝系、運動器系、循環器系、呼吸器系、汗腺系など、大部分の生体の主要な器官系が関与している。

1 体熱の産生 heat production

体内での熱の産生は、組織器官での物質代謝に伴って行われる。その熱発生源となる**炭水化物（糖質）1gからは4.1kcal、蛋白質4.1kcal、脂肪では9.3kcal**の熱量が発生する。

安静時の基礎熱産生は、主に脳および胸腹腔内臓（心臓、肝臓、腎臓、消化管など）で行われる。しかし、日常、仕事および運動で身体を動かしているときは、骨格筋の熱産生が増加する。

寒いときのふるえは、筋による熱産生の増加である。

note

骨格筋の熱産生
骨格筋は身体の組織のうちで最も量的に多いため、仕事・運動時に筋の熱産生が増加する。

特異力学作用（特殊動的作用）
食物摂取後（2〜3時間後）、消化された栄養素が吸収される際に各栄養素の酸化が増し、熱の産生が増加する。
蛋白質摂取後の熱の産生が著明である。

体温と外気温
放射による体熱放散は外気温が皮膚温より低い場合で、外気温が皮膚温より高い場合は外気の熱が体内に吸収される。

表13-1 安静時および運動時の身体各部位で行われる熱産生の割合

身体各部位	安静時（%）	運動中（%）	重量（%）
脳	16	3	2
胸腹腔内臓器	56	22	6
筋と皮膚	18	73	52
その他（骨など）	10	2	40

表13-2 体熱の産生量と放散量

産生量		放散量	
骨格筋	1,570	放射	1,181
呼吸筋	240	伝導および対流	833
肝臓	600	蒸発	558
心臓	110	食物を温める	42
腎臓	120	吸気を温める	35
その他	60	その他	51
計	2,700	計	2,700

(kcal)

食事の後に、体熱産生量は増加し、身体が温かくなる。

2 体熱の放散
heat loss

生体内部で産生された熱は、主に体表面に運ばれ皮膚より放散される。その他、気道からの熱放散もある。

皮膚からの熱放散は、放射（輻射）、伝導、対流、水分蒸発などの物理的機序によって行われる。

A 放射（輻射） radiation

体熱は熱線（放射エネルギー）として、赤外線のかたちで体表面から放散される。1日のその熱放散量は1,200kcalである。

放射（輻射）による熱放散量は、全熱放散量の50～60％に相当する。

B 伝導と対流 conduction and convection

伝導とは、熱が直接、接している物体へ移動していくことをいい、対流とは、空気の流れをいう。

体熱は人体に接している空気に伝導し、空気は温められて軽くなり上昇し、対流が起き、皮膚の表面の熱は放散される（1日800kcal）▶図13-3。

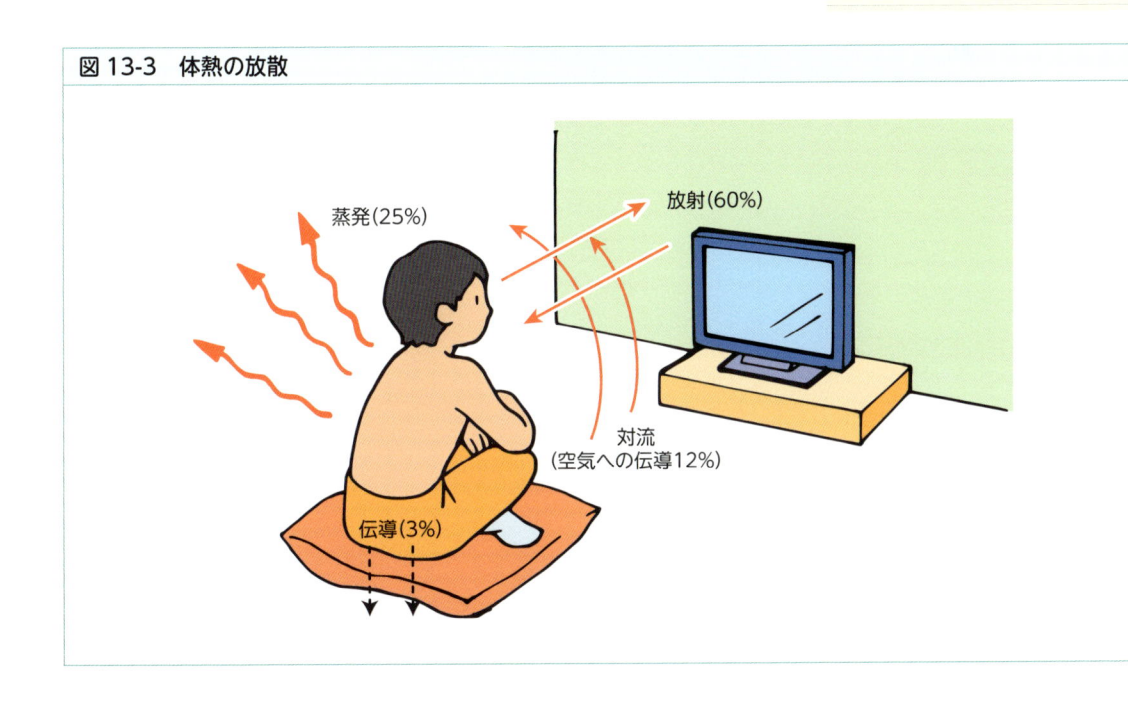

図13-3 体熱の放散

- 蒸発（25%）
- 放射（60%）
- 対流（空気への伝導12%）
- 伝導（3%）

C｜蒸発　evaporation

　水分が皮膚より蒸発するとき1mlあたり0.58kcalの気化熱が皮膚の表面より奪われる（1日600kcal）。

　皮膚の表面からの水分の蒸発には、**不感蒸泄**と**発汗**とがある。

①**不感蒸泄**：皮膚の表面は湿潤さを維持するため、皮下より絶えず水分がしみ出ており、この水分が蒸発する。また呼吸では肺や気道から水分が呼気中に蒸発する。これらを不感蒸泄という。体温の調節とは、直接関係はない。

②**発汗**：外気温（環境温）が高いとき、体熱の放散を増す目的で、皮膚の汗腺から汗を分泌させ、その水分が蒸発する。

1日の不感蒸泄の量
成人では1,000mlにもなる。

③ 体温の調節と異常

1 体温の調節

　体温の調節機能は、**間脳の視床下部**にある**体温調節中枢**にあり、体温を一定に保つために体熱の放散・産生を調節している。

　外環境の温度の変化は、皮膚の温度受容器（温点・冷点）によって感受され、感覚神経によって体温調節中枢に伝えられる。これを中枢の基準値（セットポイント）と比較し、熱産生と熱放散によって核心温度を一定に維持する。

　体温調節中枢には、**放熱中枢**（温中枢）と**産熱中枢**（冷中枢）がある。

　放熱中枢は皮膚血管の拡張、発汗などで熱放散を起こさせ体温の上昇を防ぐ。

　産熱中枢は皮膚血管の収縮、骨格筋の緊張、ふるえ、立毛などで熱産生を高め体温を上昇させ、体温を調節する。

> **note**
>
> **体温調節中枢**
> 間脳の視床下部

図13-4　体温調節中枢と求心路・遠心路

セットポイント → 核心温度
視床下部
皮膚温度
発汗
熱産生
血管収縮
外環境の変化

第13章　体温とその調節　●　体温の調節と異常

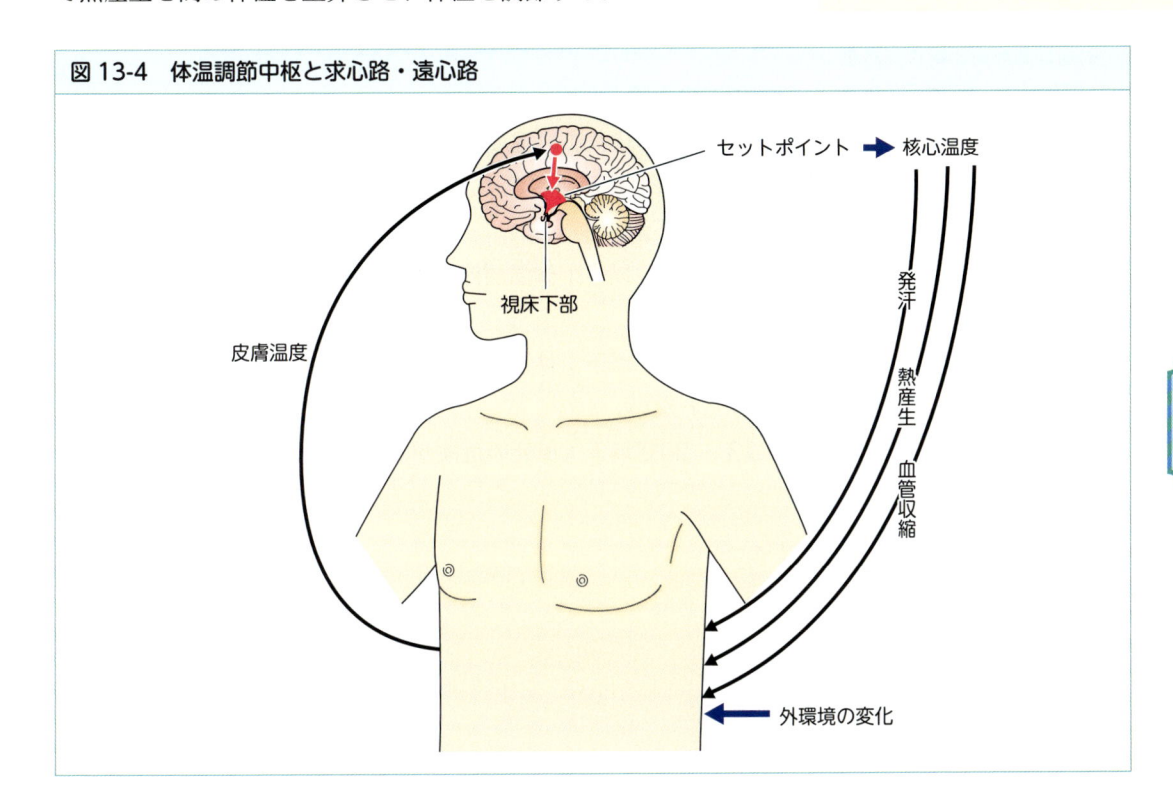

355

note

発熱物質（パイロジェン）
体温中枢に正常時に設定されている基準温度を上げてしまう作用をもつ物質。また外因性発熱物質には、内毒素（大腸菌、コレラ菌、赤痢菌など）、ウイルス、破壊組織（腫瘍、心筋梗塞など生体内組織が破壊されると、これが発熱物質として働く）などがあり、これらが白血球に取り込まれると内因性パイロジェンが生成される。

体温上昇に伴う症状
体温の上昇の程度に応じて熱けいれん、頭痛、悪心、めまい、失神などを伴う熱ばてがみられる。この場合、熱放散は最大に行われ発汗もみられる。

熱射病
高温、高湿、無風の状態で、筋作業などを行う場合などにみられ、高度の体温上昇、意識喪失、発汗停止が起こり、体温調節の中枢が障害されている。
日射病は熱射病と同じであるが、直射日光の下で起こる場合をいう。

2 体温の異常

体温の異常には、体温が異常に上昇した高体温と異常に下降低下した低体温がある。

A 高体温 hyperthermia

① **発熱**：体温調節中枢の基準値（セットポイント）が、種々の病的原因により上昇したために起こる体温の上昇を発熱という。
② **うつ熱**：体温調節中枢の基準値は、正常にとどまっているが、体内での熱産生量または環境からの熱吸収が熱放散を上回るために、体内に熱が蓄積して起きる高体温状態をうつ熱という。

B 低体温 hypothermia

① 体温の基準値は正常に維持されているにもかかわらず、熱放散が熱産生を上回り、その結果、体温が下降し低体温となる。冬山のような極度の低温環境で熱放散が異常に促進されたとき、熱産生を上回り体温の低下が起こる。
② 体温の基準値の低下により、体温が下降し低体温となる。

C 体温の上限と下限（直腸温で）

①体温の上限
・40.5～41℃：この温度を超えて体温が上昇すると、体温調節機能は著しく障害される。

②体温の下限
・34～35℃以下：体温調節機能が障害され、十分に作動しなくなる。
・28～30℃以下：体温調節機能は全く失われ、体温調節反応はみられない。
・23～24℃以下：凍死の危険がある。

D｜発熱と解熱の機序

体温調節中枢の基準値（セットポイント）が上昇すると、ふるえや血管収縮によって熱産生を増し体温を基準値に等しくする。このとき感じる特有な感覚が**悪寒**である。

体温調節中枢の基準値を上昇させていた原因が除かれると、中枢の基準値は正常に戻り、発汗や血管拡張に応じて体熱を放散し、正常な体温に下げる（**解熱**）。

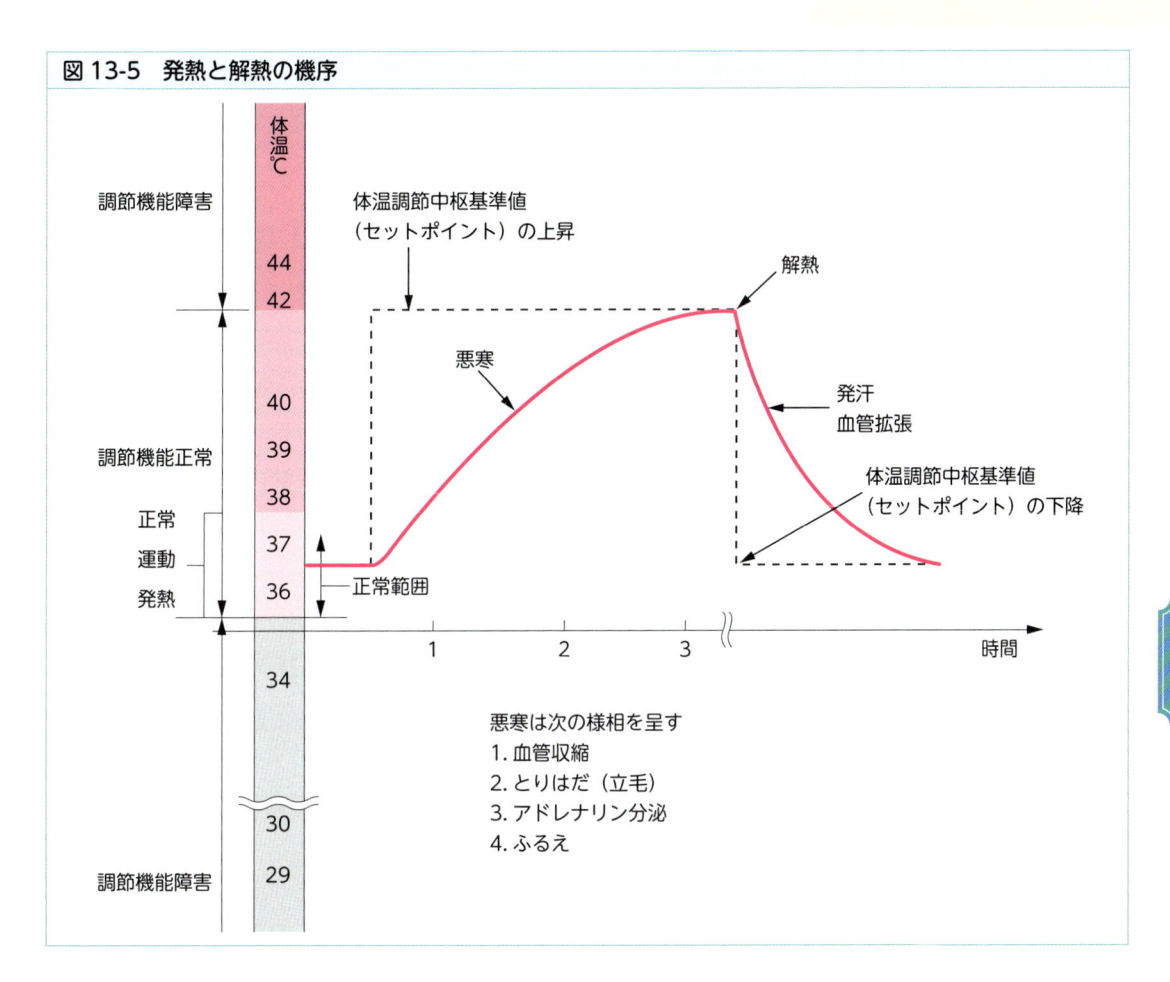

図 13-5 発熱と解熱の機序

悪寒は次の様相を呈す
1. 血管収縮
2. とりはだ（立毛）
3. アドレナリン分泌
4. ふるえ

4 発汗 sweating

1 汗腺 sweat gland

発汗は汗腺で起こる。日本人の汗腺の総数は200万〜500万個といわれるが、実際に働いているのは180万〜280万個ぐらいと考えられている。

汗腺には**エクリン腺**と**アポクリン腺**とがある。エクリン腺は体表全面にあり、手掌、足底、次いで顔面などの露出部に多く、頸部、体幹、上・下肢には少ない。アポクリン腺は腋窩や会陰部にのみあり、導管が毛包に開口している。

2 発汗の種類

A｜温熱性発汗　thermal sweating

気温の高いときや筋肉運動によって体熱産生が増したときに、手掌と足底を除く全身に起こる発汗で、この汗が蒸発し気化熱を奪い、**体温の調節**に関与する。

B｜精神性発汗　mental sweating

精神的興奮によって起こる発汗で、体温や外気温とは関係なく、主に**手掌**、**腋窩**、**足底**に現れる。

C｜味覚性発汗　gustatory sweating

酸味や辛味などの特定の**味覚刺激**によって起こる、**顔面**に現れる発汗。

「手に汗を握る」
緊張したときの精神性発汗を意味している。

発汗の種類
①温熱性発汗：一般皮膚の汗腺（手掌と足底を除く）、体温調節に関与
②精神性発汗：腋窩の汗腺、手掌の汗腺、足底の汗腺
③味覚性発汗：顔面の汗腺

D | 半側発汗　hemihidrosis

身体の一側を押すと、押された側には発汗がみられず、反対側の発汗が増える。

3 汗の成分

汗腺は、水・電解質の他に、有機物・重金属なども分泌する。汗の99％以上が水で、比重1.002～1.006である。

表13-3　汗の成分（％）

食　塩	0.648～0.987
尿　素	0.086～0.173
乳　酸	0.034～0.1107
アンモニア	0.010～0.018
尿　酸	0.0006～0.0015
クレアチニン	0.0005～0.002
アミノ酸	0.013～0.020
硫化物	0.006～0.025

楽しく学ぼう解剖生理 Help you understand

北に住む動物のほうが大きいワケ

動物園に行くことがありますか？

　結構、人気があるのがクマですが、シロクマ、ヒグマ、ツキノワグマ、マレーグマといろいろなクマがいます。体の大きな順に名前をいってみました。そして、一番体の大きなシロクマは北に住んでおり、小さなマレーグマは南に住んでいるのです。

　日本でも、山の中に行けばまだまだ大きな動物を観察できます。シカは日本中の山にかなりいるようですが、日本という島国が南北に長いので、住んでいる地域によってやはり大きさが異なっています。一番大きいのは、なんといっても北海道にいるエゾジカ、本州にいるホンシュウジカはエゾジカよりは小さいです。鹿児島にある縄文杉などで有名な、とてもきれいな屋久島という島には、さまざまな動物、ヤクザル、ヤクシカなどがおります。そのヤクシカはホンシュウジカより小さいのです。亜熱帯気候の沖縄、慶良間諸島にいるケラマジカはもっと小さな体つきです。

　このように、北の動物ほど体が大きいのです。動物学では、このことをベルグマンの法則といいます。

　これは、体熱の放散に関連しています。生体内部で産生された熱は、主に体表面に運ばれ皮膚より放散されます。当然、体表面積に関係します。体熱の産生は体積に関係し、体が大きいほど多く産生されるわけです。しかも、体が大きくなると同じ割合だけ体表面積が増すというわけではないので、体が大きいほど放散されても残った量が多く、有利なのです。

　え、わかりづらいって？　それでは、さいころで説明しましょう。

　1つのさいころには面が6つありますよね。同じ大きさのさいころを2つにすれば、当然体積は2倍になります。でも、その2つを重ねれば向かいあった面は中に取り込まれ、外に向いた面は2倍の12面ではなく、10面となります。つまり、体積を2倍にしても、体表面積は2倍までは増えないのです。

　そこで、ベルグマンの法則では、体表面積は体積の増加につり合って増えるわけではないので、体温を保つには全体が大きくなるほうが有利であって、寒い北のほうの動物ほど体が大きくなっているのです、と説明しているのです。

引用・参考文献

本テキストを作成するにあたり以下の書物を参考にさせていただきました。
著者の先生方に深謝いたします。

伊藤隆：解剖学講義．南山堂，1992
薄井坦子：看護のための人間論——ナースが視る人体．講談社，1989
越智淳三：解剖学アトラス．文光堂，1992
金子丑之助：日本人体解剖学．南山堂，2000
吉川文雄，他：解剖生理学．金原出版，1993
窪田金次郎，他：図説体表解剖学．朝倉書店，1992
小島徳造：中枢神経系．医歯薬出版，1983
河野邦男，他：解剖学．医歯薬出版，1992
講談社（編）：からだの地図帳．講談社，1990
大地陸男：生理学テキスト．文光堂，1994
竹内修二：たのしく学ぶ解剖生理——触れて理解するからだのしくみ．看護の科学社，1999
中山沃，他：図説生理学テキスト．中外医学社，1991
中野昭一，他：図解生理学．医学書院，2000
日野原重明，他：解剖生理学．医学書院，1991
フォルナリ，他：絵でみる人体大地図．同朋舎出版，1993
藤田恒太郎：人体解剖学．南江堂，1993
藤田尚男，他：標準組織学．医学書院，1992
星野一正：臨床に役立つ生体の観察．医歯薬出版，1984
本郷利憲，他：標準生理学．医学書院，1993
メローニ：図解医学辞典．南山堂，1981
森於菟，他：分担解剖学．金原出版，1985
森田茂，他（訳）：グラント解剖学図譜．医学書院，1984
Roden，他：解剖学カラーアトラス第2版．医学書院，1992
渡辺俊男：生きていることの生理学．杏林書院，1990
マティーニ，F. H.．他：カラー人体解剖図　構造と機能：ミクロからマクロまで．西村書店，2003
Arey, L.B. : Human Histology. W.B.Saunders. 1974
Basmajian, J.V. : Primary Anatomy. Williams & Wilkins. 1982
Clemente, C.D. : Anatomy ; A Regional Atlas of the Human Body. Urban & Schwarzenberg. 1975
Cormack, D.H. : Ham's Histology. Lippincott. 1987
Hamilton, W.J. : Textbook of Human Anatomy. the MacMillan Press. 1976
Junqueira, L.C.et al. : Basic Histology. Lange Medical. 1980
Kapandji, I.A. : The Physiology of the Joints. Churchill Livingstone. 1974
Romanes, G.J. : Cunninghan's Textbook of Anatomy. Oxford Univ.Press. 1981
Spence, A.P.et al. : Human Anatomy and Physiology. the Benjamin / Cummings. 1983
Tortora, G.J.et al. : Principles of Anatomy and Physiology. Harper & Row. 1987
Williams : Gray's Anatomy. Churchill Livingstone. 1989

欧文索引

A

αブロック現象 ……………… 261
α細胞 ………………………… 229,235
α波 …………………………… 261,262
Å（オングストローム）……… 21
A-V block（房室ブロック）…… 130
abdomen（腹）………………… 2,4
abdominal aorta（腹大動脈）
　………………………………… 106,110
abdominal cavity（腹腔）…… 12
abdominal ostium of uterine tube
　（卵管腹腔口）………………… 202
abdominal respiration（腹式呼吸）
　………………………………… 69,147,151
abducent nerve（外転神経）
　……………………… 266,267,270,277,
　　　　　　　　　　 278,281,312
abductor（外転筋）…………… 61
abductor digiti minimi muscle
　（小指外転筋）……… 76,82,287,291
abductor hallucis muscle
　（母指外転筋）……………… 82,291
abductor pollicis longus muscle
　（長母指外転筋）……………… 80
absolute refractory period
　（絶対不応期）………………… 247
absorption（吸収）……………… 156
accessory hemiazygos vein
　（副半奇静脈）………………… 116
accessory nerve（副神経）
　……………………… 71,268,276,280
accessory ocular organ（副眼器）
　………………………………… 307,309
accessory pancreatic duct（副膵管）
　………………………………… 173
accompanying veins（伴行静脈）
　………………………………… 114
acetabulum（寛骨臼）………… 43,46
Achilles reflex（アキレス腱反射）
　………………………………… 251
Achilles's tendon（アキレス腱）
　………………………………… 45,81,93
acid-base balance（酸・塩基平衡）
　………………………………… 338
acid-base balance disturbance
　（酸・塩基平衡の異常）……… 338
acidosis（アシドーシス〈酸血症〉）
　………………………………… 338
acoustic radiation（聴放線）…… 273
acquisition（獲得）……………… 263
acromioclavicular joint（肩鎖関節）
　………………………………… 41
acromion（肩峰）……………… 41,73
actin（アクチン）……………… 85

action potential（活動電位）
　………………………………… 85,246,247
Adam's apple（喉頭隆起）…… 142
adaptation（順応）……………… 321
Addison（アジソン）病………… 236
adductor（内転筋）……………… 61
adductor brevis muscle（短内転筋）
　………………………………… 79,289
adductor longus muscle（長内転筋）
　………………………………… 44,79,289
adductor magnus muscle（大内転筋）
　………………………………… 44,79,289
adductor pollicis muscle/adductor
　hallucis muscle（母指内転筋）
　………………………………… 76,82,287,291
adenohypophysis（腺性下垂体）… 227
adenosine disphosphate
　（アデノシン二リン酸）……… 86
adenosine triphosphate
　（アデノシン三リン酸）……… 86
adipose body of orbit（眼窩脂肪体）
　………………………………… 307
adipose tissue（脂肪組織）…… 25
adrenal androgen
　（副腎アンドロゲン）……… 230,236
adrenal cortex hormone
　（副腎皮質ホルモン）……… 230,235
adrenal gland（副腎）………… 230,236
adrenal medulla hormone
　（副腎髄質ホルモン）……… 229,236
adrenaline（アドレナリン）… 230,236
adrenergic fiber（ノルアドレナリン
　作動性線維）………………… 293
adrenocorticotrophic hormone：
　ACTH（副腎皮質刺激ホルモン）
　………………………………… 228,231,232
afferent arteriole（輸入管）…… 191
afferent fibers（求心性線維）…… 276
afferent vessels（輸入リンパ管）
　………………………………… 121
agamogenesis/asexual
　reproduction（無性生殖）…… 200
agglutination（凝集反応）……… 345
agglutinin（凝集素〈抗体〉）…… 345
agglutinogen（凝集原）………… 345
aggregated lymphoid follicle
　（集合リンパ小節）……………… 165
aglandular leukocyte
　（無顆粒白血球）………………… 342
airway（気道）…………………… 138
albumin（アルブミン）… 170,343,345
aldosterone（アルドステロン）
　………………………………… 197,230,235
alexia（失読症）………………… 259

alimentary canal/digestive tract
　（消化管）……………………… 156
alkalosis（アルカローシス
　〈アルカリ血症〉）…………… 338
all-or-none law（全か無かの法則）
　………………………………… 246
Alzheimer disease
　（アルツハイマー病）………… 263
ampulla of deferent duct
　（精管膨大部）………………… 207
ampulla of uterine tube
　（卵管膨大部）………………… 202
amygdaloid body（扁桃体）
　………………………………… 256,260
amylopsin（アミロプシン
　〈膵アミラーゼ〉）…………… 174
anal region（肛門部）…………… 6
anal triangle（肛門三角）……… 6,205
anastomosis（血管吻合）……… 99
androgen（アンドロゲン）
　………………………………… 211,230,237
angina pectoris（狭心症）……… 129
angle of mouth（口角）………… 157
anisotropic band（暗帯）……… 85
ankle（足根）…………………… 7
ankle joint（足関節〈距腿関節〉）… 49
ansa cervicalis（頚神経ワナ）…… 283
antagonist muscle（拮抗筋）… 61,72
anteflexion（前屈〈子宮〉）…… 202
anterior（前）…………………… 9
anterior belly（前腹）…………… 66
anterior cerebral artery
　（前大脳動脈）………………… 108
anterior circumflex humeral artery
　（前上腕回旋動脈）…………… 109
anterior column（前柱）……… 250
anterior fontanelle（大泉門）… 32,34
anterior funiculus（前索）…… 250
anterior horn（前角）…………… 250
anterior lobe（下垂体前葉）…… 227
anterior median fissure（前正中裂）
　………………………………… 250,267
anterior median line（前正中線）
　………………………………… 8
anterior superior iliac spine
　（上前腸骨棘）………………… 43
anterior tibial artery（前脛骨動脈）
　………………………………… 112
anteversion（前傾〈子宮〉）…… 202
antidiuretic hormone：ADH
　（抗利尿ホルモン）… 170,228,231,337
anular ligament of radius
　（橈骨輪状靱帯）……………… 46
anus（肛門）…………………… 167

362

aorta（大動脈）············ 101,105
aortic aperture（大動脈裂孔）····· 69
aortic arch（大動脈弓）······· 106,121
aortic body（大動脈小体）········ 150
aortic orifice（大動脈口）···· 101,102
aortic valve（大動脈弁）·········· 102
apex of lung（肺尖）············ 143
apocrine sweat gland/glandula
　apocrine（アポクリン腺）〈耳道腺〉）
　·················· 311,317,358
appendices epiploicae（腹膜垂）··· 167
appetite（食欲）················ 319
arachnoid granulation（クモ膜顆粒）
　······················ 244,245
arachnoid mater（クモ膜）······· 244
Arantius'duct（アランチウス管）
　···························· 119
archicortex（古皮質）···· 256,259,260
arcuate artery（弓状動脈）······· 191
arcuate line（弓状線）············ 70
areola（乳輪）·············· 204,317
arm（上腕）······················ 5
arrector pili muscle（立毛筋）　316
arrhythmia（不整脈）········ 130,133
arterial system（動脈系）········ 106
arterial（動脈血）············ 149,340
arteriole（細動脈）··············· 98
arteriovenousanastomosis
　（動脈静脈吻合）················ 99
artery（動脈）··················· 98
artery to ductus deferens
　（精管動脈）·················· 111
articular cartilage（関節軟骨）···· 28
articular cavity（関節腔）········· 28
articular circumference（関節環状面）
　····························· 42
articular disk（関節円板）······ 28,45
articular meniscus（関節半月）
　························· 28,48
arytenoid cartilage（披裂軟骨）·· 142
ascending aorta（上行大動脈）··· 106
ascending colon（上行結腸）······ 167
ascending fibers（上行性線維）··· 276
ascending lumbar veins（上行腰静脈）
　···························· 116
ascending pharyngeal artery
　（上行咽頭動脈）··············· 108
ascending tract（上行性〈感覚性〉
　伝導路）················ 271,275
asexual reproduction/agamogenesis
　（無性生殖）·················· 200
association tract（連合神経路）
　························ 261,269
astigmatism（乱視）········ 308,322

astrocyte cell（星状膠細胞）······· 20
athetosis
　（アテトーゼ型脳性マヒ）······· 257
atlantooccipital joint（環椎後頭関節）
　························· 34,44
atlas（環椎）················· 37,51
atrial fibrillation（心房細動）····· 130
atrial flutter（心房粗動）········· 131
atrioventricular bundle（房室束）
　···························· 126
atrioventricular node（房室結節）
　···························· 126
atrium（心房）················· 101
auditory area（聴覚野）······ 258,273
auditory organ and organ of
　equilibrium（平衡聴覚器）
　···················· 240,308,313,314
auditory ossicles（耳小骨）·· 314,322
auditory sensation（聴覚）
　················ 259,273,306,313,322
auditory tract（聴覚伝導路）
　························ 266,273,275
auditory tube（耳管）······· 141,314
auricle（耳介）················· 311
auricular surface of sacrum
　（耳状面）··················· 40,44
ausclatory triangle
　（聴診〈打診〉三角）············ 71
automaticity（自動性）·········· 126
autonomic ganglia（自律神経節）
　···························· 293
autonomic nerves（自律神経）
　···················· 240,264,268,292
axilla（腋窩）················ 68,317
axillary artery（腋窩動脈）········ 108
axillary line（腋窩線）··········· 8,9
axillary lymph nodes
　（腋窩リンパ節）··········· 122,124
axillary nerve（腋窩神経）··· 285,287
axillary temperature（腋窩温）·· 350
axis（軸椎）···················· 37
axon（軸索）········· 19,20,240,248
azygos system（奇静脈系）······· 116
azygos vein（奇静脈）········ 114,116

B

β細胞·························· 229
back（背）····················· 2,4
ball and socket joint（球関節）··· 29
Bartholin gland（バルトリン腺）
　···························· 203
basal metabolic rate（基礎代謝量）
　···························· 234
basal metabolism（基礎代謝）···· 181

base of lung（肺底）············ 143
Basedow（バセドウ）病·········· 234
basic taste（基本味）············ 323
basilar artery（脳底動脈）········ 108
basilic vein（尺側皮静脈）······· 116
basophil leukocyte（好塩基性白血球）
　···························· 344
biceps brachii muscle（上腕二頭筋）
　······················ 73,74,287
biceps femoris muscle（大腿二頭筋）
　························ 80,291
bile pigment（胆汁色素）········ 171
bile salts（胆汁酸）············· 171
bile（胆汁）············ 170,171,173
bilirubin（ビリルビン〈胆汁色素〉）
　···················· 171,172,342
birth canal（産道）············· 203
bitter（苦味）·················· 323
blood capillary（毛細血管）······· 99
blood coagulation（血液凝固）
　···················· 170,343,344
blood group (type)（血液型）··· 345
blood plasma（血漿）
　···················· 336,340,342,343
blood pressure（血圧）·········· 131
blood（血液）············· 16,17,340
body of nail（爪体）············ 317
body of pancreas（膵体）········ 173
body of sternum（胸骨体）········ 30
body of tongue（舌体）········· 159
body temperature（体温）······· 350
body of uterus（子宮体）······· 202
bone marrow（骨髄）　26
bone of the lower limb (extremity)
　（下肢骨）·················· 31,43
bone of the upper limb/skeleton of
　upper limb (extremity)（上肢骨）
　························· 31,41
bone tissue（骨組織）······· 15,16,17
bony labyrinth（骨迷路）···· 313,315
Bowman's capsule（ボウマン嚢）
　···························· 191
brachial artery（上腕動脈）·· 109,113
brachial plexus（腕神経叢）
　···················· 68,71,282,284,285
brachialis muscle（上腕筋）
　······················ 61,73,287
brachiocephalic trunk（腕頭動脈）
　···························· 106
brachiocephalic vein（腕頭静脈）
　···························· 114
brachioradialis muscle（腕橈骨筋）
　························ 75,76
brain（脳）·········· 240,244,245,252

ao
▼
br

欧文索引

363

brain stem（脳幹）……… 253,264,271
brain wave（脳波）………… 261,262
breast mamma（乳房）……… 204
broad ligament of uterus
　（子宮広間膜）…………… 201,202
bronchi（気管支）……………… 143
bronchial arteries（気管支動脈）
　……………………………… 109,112
bronchome diastinal trunk
　（気管支縦隔リンパ本幹）… 120,123
Brunner's gland（ブルンネル腺）
　………………………………… 166
buffer action（緩衝作用）……… 338
bulbourethral gland（尿道球腺）
　………………………………… 208

C

γグルタミルトランスペプチダーゼ
　………………………………… 172
calcaneal tendon（踵骨腱）……… 81
calcarine sulcus（鳥距溝）……… 258
calcitonin（カルシトニン）… 228,234
calvaria（頭蓋冠）……………… 31
capitulum of humerus（上腕骨小頭）
　………………………………… 42
caput Medusae（メズサの頭）… 117
carbohydrate（糖質／炭水化物）‥ 178
carboxypeptidase
　（カルボキシペプチダーゼ）… 174
cardiac apex（心尖）……… 100,101
cardiac base（心底）……… 100,101
cardiac cycle（心周期）………… 128
cardiac index（心係数）………… 129
cardiac muscle（心筋）……… 18,127
cardiac orifice（噴門）………… 161
cardiac output（心拍出量）…… 129
cardiac plexus（心臓神経叢）…… 296
carotid body（頚動脈小体）…… 150
carotid triangle（頚動脈三角）
　…………………………… 3,67,113
carpal bones（手根骨）………… 31
cartilaginous joint（軟骨結合）… 27
cartilaginous tissue（軟骨組織）
　…………………………………… 16,17
catecholamine（カテコールアミン）
　………………………………… 236
cauda equina（馬尾）…………… 249
caudate lobe（尾状葉）………… 169
caudate nucleus（尾状核）
　…………………………… 256,257,271
cavity of larynx（喉頭腔）…… 142
cavity of pharynx（咽頭腔）…… 141
cecum（盲腸）…………………… 167
celiac plexus（腹腔神経叢）… 295,296

celiac trunk（腹腔動脈）……… 111
cell（細胞）………………… 12,14
cell body（細胞体）……… 19,240
cell membrane（細胞膜）……… 13
cell organelle（細胞〈内〉小器官）
　………………………………… 13
central canal（中心管）…… 243,250
central lacteal of villus（中心乳ビ腔）
　………………………………… 164
central nervous system（中枢神経系）
　…………………………… 240,249
central sulcus
　（中心溝〈ローランド溝〉）…… 254
central vein（中心静脈）……… 170
centriole（中心小体）………… 13
cephalic vein（橈側皮静脈）…… 116
cerebellar cortex（小脳皮質）
　…………………………… 249,268,304
cerebellar extrapyramidal system
　（小脳錐体外路系）…………… 270
cerebellar fissure（小脳溝）…… 268
cerebellar folia（小脳回）……… 268
cerebellar hemisphere（小脳半球）
　…………………………… 244,268
cerebellar peduncle（小脳脚）… 270
cerebellum（小脳）… 243,253,268,271
cerebral aqueduct/mesencephalic
　aqueduct（中脳水道）‥ 243,264,266
cerebral arterial circle（of Willis）
　（大脳動脈輪）………… 108,109
cerebral cortex（大脳皮質）
　………… 251,253,255,256,258,
　　　　　259,261,263,267,
　　　　　271,273,274
cerebral crus（大脳脚）
　…………………………… 264,265,266,270
cerebral dura mater（脳硬膜）
　…………………………… 244,253,268
cerebral（telencephalon）
　hemisphere（終脳）
　…………………………… 253,255,263,268
cerebral longitudinal fissure
　（大脳縦裂）…………………… 253
cerebral medulla（大脳髄質）
　…………………………… 255,256,261
cerebral nuclei（大脳核）
　…………………………… 255,256,257,260
cerebral ventricle（脳室）… 243,245
cerebrocerebellar fissure
　（大脳小脳裂）………………… 253
cerebrospinal fluid（脳脊髄液
　〈リコール〉）………… 244,245
cervical canal（頚管）………… 202
cervical enlargement（頚膨大）… 249

cervical nerve（頚神経）
　…………………………… 249,282,284
cervical plexus（頚神経叢）
　…………………………… 66,71,282,283
cervical vertebra（頚椎）…… 30,36
cervix of uterus（子宮頚）…… 202
chest（胸）………………………… 4
chiasm of camper（腱交差）…… 79
chief cells（主細胞〈胃腺〉）…… 162
chill（悪寒）…………………… 357
choana（後鼻孔）……………… 39,141
cholecystokinin（コレシストキニン）
　…………………………… 171,174,238
cholesterol（コレステロール）
　…………………………… 170,171
cholinergic fiber（コリン作動性）
　…………………………… 293
chorea（舞踏病）……………… 257
choroid（脈絡膜）……………… 307,308
choroid plexus（脈絡叢）……… 245
chromosome（染色体）………… 14
chymotrypsin（キモトリプシン）
　…………………………… 174
chymotrypsinogen
　（キモトリプシノゲン）……… 174
cilia（線毛）…………………… 15
ciliary body（毛様体）……… 307,308
ciliary gland（瞼板腺）………… 309
ciliary zonule（毛様体小帯）
　…………………………… 309,321
ciliated epithelium（線毛上皮）‥ 202
circadian rhythm
　（サーカディアンリズム）…… 351
circular fold（輪状ヒダ）……… 165
circulatory system
　（循環器〈脈管〉系）………… 12
cisterna chyli（乳ビ槽）……… 121
claustrum（前障）……………… 256
clavicle（鎖骨）………… 31,41,53,73
clearance（クリアランス）…… 196
clitoris（陰核）………………… 203
coccyx（尾骨）……………… 30,40,78
cochlea（蝸牛）………… 279,313,315,
　　　　　　　　　　　　　　322,326
cochlear duct（蝸牛管）………… 313
cochlear nerve（蝸牛神経）
　…………………………… 273,279,313,322
cochlear window（蝸牛窓）…… 314
coelom（体腔）………………… 12
cold point（冷点）……………… 355
collateral circulation（側副循環［路］）
　…………………………………… 99
collecting duct（集合管）……… 191
colon（結腸）………………… 167,168

color blindness（色盲）………… 321
commissure tract（交連神経路）
　……………………………… 261,269
common carotid artery（総頚動脈）
　……………………………… 107,113
common hepatic artery（総肝動脈）
　……………………………… 110,111
common iliac artery（総腸骨動脈）
　……………………………… 106,111
common iliac vein（総腸骨静脈）
　………………………………… 114
common peroneal (fibular) nerve
　（総腓骨神経）………………… 291
compact substance（緻密質）…… 25
compound joint（複関節）……… 28
conduction route (tract)（伝導路）
　……………………………… 261,269
conduction（伝導/興奮伝導）
　……………………… 240,247,251,353
conductivity（伝導性）…………… 86
condylar joint（顆状関節）……… 29
condylar process（関節突起）…… 35
cone（錐状体）………… 271,309,320
conjunctiva（結膜）………… 307,309
connective tissue（結合組織）
　………………………………… 15,17,82
constipation（便秘）…………… 169
contractility（収縮性）…………… 86
conus medullaris（脊髄円錐）… 249
convection（対流）……………… 353
convoluted seminiferous tubule
　（曲精細管）…………… 206,212
coracobrachialis muscle（烏口腕筋）
　………………………… 41,72,73,287
coracoid process（烏口突起）…… 41
core temperature（核心温度）… 350
cornea（角膜）………… 307,310,322
coronal suture（冠状縫合）……… 31
coronary artery（冠状動脈）
　……………………………… 103,106
coronary sinus（冠状静脈洞）
　……………………………… 101,103
coronary sulcus（冠状溝）……… 100
coronoid process（筋突起）… 35,71
corpus albicans（白体）………… 213
corpus callosum（脳梁）
　……………………………… 253,255,261
corpus cavernosum penis
　（陰茎海綿体）………………… 209
corpus luteum（黄体）………… 213
corpus luteum of pregnancy
　（妊娠黄体）…………………… 214
corpus spongiosum penis
　（尿道海綿体）………………… 209

corrugator supercilii muscle
　（皺眉筋）……………………… 64
cortex（皮質〈腎臓〉）…………… 191
cortex（皮質〈卵巣〉）…………… 201
cortical extrapyramidal system
　（皮質錐体外路系）…………… 270
corticonuclear tract（皮質核路
　〈皮質延髄路〉）……………… 270
corticopontine tract（皮質橋路）
　………………………………… 267
corticospinal tract（皮質脊髄路）
　………………………………… 270
corticosterone（コルチコステロン）
　……………………………… 229,235
cortisol（コルチゾル）……… 229,235
costal pleura（肋骨胸膜）……… 145
costocervical trunk（肋頚動脈）… 108
cotyloid joint（臼状関節）……… 29
Cowper's gland（カウパー腺）… 208
cranial base（頭蓋底）…………… 31
cranial bone（頭蓋骨）……… 30,31
cranial cavity（頭蓋腔）…… 12,24,31
cranial nerves（脳神経）
　……………………………… 241,253,276
craniospinal nerve（脳脊髄神経）
　……………………………… 240,277
creatine（クレアチン）…………… 86
creatine phosphate
　（クレアチンリン酸）…………… 86
cretinism（クレチン症）………… 234
cricoid cartilage（輪状軟骨）…… 144
crossed extension reflex
　（交叉性伸展反射）…………… 251
cruciate ligaments（膝十字靱帯）
　………………………………… 48
crypt of Lieberkün
　（リーベルキューン腺）……… 166
cubscapular artery（肩甲下動脈）
　………………………………… 109
Cushing（クッシング）症候群 … 236
cutaneous branch
　（〈皮枝頚神経叢〉）……… 282,284
cutaneous muscle（皮筋）……… 64
cutaneous sensation（皮膚感覚）
　……………………… 258,264,274,306,321
cutaneous veins（皮静脈）
　……………………… 98,114,116,135,316
cytoplasm（細胞質）……………… 13

D

δ細胞 ……………………… 229,235
δ波 ………………………………… 262
dark adaptation（暗順応）……… 321
dartos muscle（肉様膜）……… 210

dead space（死腔）……………… 148
decline of fever（解熱）………… 357
deep cervical lymph nodes
　（深頚リンパ節）………… 122,123
deep inguinal lymph nodes
　（深鼠径リンパ節）…………… 124
deep inguinal ring（深鼠径輪）… 70
deep peroneal (fibular) nerve
　（深腓骨神経）……… 80,82,290,291
deep sensation/deep sense/
　deep sensibility（深部感覚）
　………………… 258,264,271,274,306
deep sensibility tract
　（深部感覚伝導路）………… 274,275
defecation（排便）……………… 169
defense reflex（防御反射）…… 251
deferent duct（精管）…………… 207
deltoid muscle（三角筋）
　………………………… 41,61,73,287
dendrite（樹状突起）…… 19,240,248
dens（歯突起）……………………… 37
dense connective tissue
　（密性結合組織）……………… 17
deoxyhemoglobin
　（還元ヘモグロビン）………… 341
deoxyribonucleicacid
　（デオキシリボ核酸）………… 14
depressor anguli oris muscle
　（口角下制筋）………………… 64
dermis（真皮）…………………… 316
descending aorta（下行大動脈）… 106
descending colon（下行結腸）… 167
descending fibers（下行性線維）… 276
descending tract（下行性〈運動性〉
　伝導路）………………………… 270
desire of defecation（便意）…… 319
desire of micturition（尿意）…… 319
desoxycorticosterone：DOC
　（デオキシコルチコステロン）
　……………………………… 230,235
dextrin（デキストリン）………… 174
diabetes（糖尿病）……………… 235
diabetes insipidus（尿崩症）…… 233
diaphragm（横隔膜）………… 69,284
diaphragmatic pleura（横隔胸膜）
　………………………………… 145
diarrhea（下痢）………………… 169
diastolic pressure（弛緩期血圧）
　………………………………… 131
diencephalon（間脳）
　……………………… 243,253,263,274
digastric muscle（顎二腹筋）… 61,66
digestion（消化）………………… 156
digestive gland（消化腺）…… 16,156

digestive (organ) system (消化器系) ………………………… 12,156
digestive tract/alimentary canal (消化管) ………………… 156
DIP joint (遠位指節間関節) …… 46,76
dipeptide (ジペプチド) ………… 174
diploic veins (板間静脈) ……… 115
disaccharide (二糖類) ………… 178
distal (遠位) …………………… 9
distal convolution (遠位曲尿細管) ………………………… 191
dopamine：DA (ドーパミン) …… 236
dorsal artery of foot (足背動脈) ………………………… 112,113
dorsal interossei muscle (背側骨間筋) ……………… 81,87
dorsal ramus (後枝) …… 282,284,288
dorsal root (後根) ………… 250,282
dorsal sacral foramina (後仙骨孔) ………………………… 38
dorsal scapular nerve (肩甲背神経) ………………………… 285
dorsal venous network (手背静脈網) ………………………… 116
dorsal venous network (足背静脈網) ………………………… 117
dorsiflexion (背屈) ……………… 81
dorsum of tongue (舌背) ……… 159
Douglas' pouch (ダグラス窩) ………………………… 176,202
duct of epididymis (精巣上体管) ………………………… 207
ductus arteriosus (動脈管) …… 119
ductus venosus (静脈管) ……… 119
duodenal gland (十二指腸腺) ………………………… 165,166
duodenum (十二指腸) ………… 164
dura mater (硬膜) ………… 244,245
dural sinuses/sinuses of dura mater (硬膜静脈洞) ………… 115,244
dyspnea (呼吸困難) …………… 152

E

ear (耳) …………………………… 306
ectoderm (外胚葉) ……………… 22
edema (水腫) …………………… 120
efferent arteriole (輸出管) … 191,192
efferent ductules (精巣輸出管) ‥ 206
efferent fibers (遠心性線維) …… 276
efferent vessel (輸出リンパ管) ‥ 121
ejaculatory duct (射精管) ……… 208
elastic cartilage (弾性軟骨) …… 17
elasticity (弾性) ………………… 86
elbow (肘) ………………………… 5

elbow joint (肘関節) ……… 28,45,54
electrocardiogram (心電図) …… 129
electroencephalogram (脳波図) … 261
electrolyte (電解質) …………… 339
electromyogram (筋電図) ……… 85
ellipsoid joint (楕円関節) ……… 29
emissary veins (導出静脈) …… 115
emotional behavior (情動行動) … 260
end artery (終動脈) ……………… 99
endocardium (心内膜) ………… 101
endochondral ossification (置換骨) ………………………… 26
endocrine gland (内分泌腺) … 16,226
endocrine organ (内分泌器官) … 226
endocrine pancreas (内分泌部) ………………………… 173,229
endocrine system (内分泌系) …… 12
endoderm (内胚葉) ……………… 22
endometrium (子宮内膜/子宮粘膜) …… 202,216
endoplasmic reticulum (小胞体) ………………………… 13,14
endothelium (内皮) ……………… 15
energy metabolism (エネルギー代謝) ………………………… 181
enterogastrone (エンテロガストロン) ………………………… 163,237
eosinophil leukocyte (好酸性白血球) ………………………… 342
epicardium (心外膜) …………… 102
epidermis (表皮) ……………… 316
epididymis (精巣上体) ……… 206,207
epididymis (副睾丸) …………… 208
epiglottic cartilage (喉頭蓋軟骨) ………………………… 142
epilepsy (てんかん) …………… 263
epiphyseal cartilage (骨端軟骨) ‥ 35
epithalamus (視床上部) ……… 264
epithelial tissue (上皮細胞) …… 15
epithelium (上皮) ……………… 15
erector muscles of spine (脊柱起立筋) ………………… 72
erepsin (エレプシン) ………… 166
erythrocyte/red blood cell/ red blood corpuscle (赤血球) ………………… 340,341,345
erythrocyte sedimentation rate (赤血球沈降速度〈血沈/赤沈〉) ………………………… 344
esophageal aperture (食道裂孔) ‥ 69
esophageal arteries (食道動脈) … 109
esophagus (食道) ……………… 161
essential amino acid (必須アミノ酸) ………………………… 179

estradiol (エストラジオール) ………………………… 216,237
estriol (エストリオール) …… 216,237
estrogen (エストロゲン/卵胞ホルモン) ……… 170,212,216, 231,232,237
estrone (エストロン) ……… 216,237
ethmoid bone (篩骨) ………… 30,34
ethmoidal sinus (篩骨洞) …… 34,139
evaporation (蒸発) …………… 354
excitability (興奮性) …………… 86
excitation (興奮) ……… 246,247,252
exocrine gland (外分泌腺) … 16,226
exocrine pancreas (外分泌部) ………………………… 173,229
expiration (呼息) ……………… 147
expiratory reserve volume (予備呼気量) ……………… 148
extensor (伸筋) ………………… 61
extensor carpi radialis brevis muscle (短橈側手根伸筋) …… 75,76
extensor carpi radialis longus muscle (長橈側手根伸筋) …… 75
extensor carpi ulnaris muscle (尺側手根伸筋) …………… 75
extensor digiti minimi muscle (小指伸筋) ……………… 75,76
extensor digitorum brevis muscle (短指伸筋) ……………… 82,291
extensor digitorum longus muscle (長指伸筋) ……………… 85,291
extensor digitorum muscle (指伸筋) ……………… 75,76
extensor indicis muscle (示指伸筋) ……………… 75,76
extensor pollicis (hallucis) longus muscle (長母指伸筋) …… 75,80,291
extensor pollicis (hallucis) brevis muscle (短母指伸筋) …… 75,82,291
extensor retinaculum (伸筋支帯) ………………………… 75,91
external (外) …………………… 9
external acoustic meatus (外耳道) ………………………… 34,311,322
external artery (外腸骨動脈) … 113
external carotid artery (外頸動脈) ………………………… 109
external ear (外耳) ……… 306,311,322
external granular layer (外顆粒層) ………………………… 255,256
external jugular vein (外頸静脈) ………………………… 114
external nose (外鼻) …………… 139

external pyramidal layer
（外錐体細胞層）……… 255,256
external respiration（外呼吸）… 138
external urethral orifice（外尿道口）
……………………………… 194,209
external uterine orifice（外子宮口）
………………………………………… 202
extracellular fluid（細胞外液）… 336
extrapyramidal tract（錐体外路）
……………………………… 270,272
extrasystole（期外収縮）…… 129,132
eye（眼）……………………………… 306
eyelash（睫毛）……………………… 311
eyelid（眼瞼〈まぶた〉）… 266,307,309

F

face（顔）…………………………… 2,3
facial artery（顔面動脈）…… 108,113
facial nerve（顔面神経）
………………………… 64,267,270,273,
276,279,281,
296,297,314
falciform ligament of the liver
（肝鎌状間膜）…………… 169,176
falx cerebelli（小脳鎌）…… 244,268
fascia（筋膜）…………………… 61,84
fast muscle fiber（速筋線維）…… 85
fat（脂肪）……………… 174,179,352
fatty acid（脂肪酸）…… 166,170,174
fauces（口峡）………………… 143,157
feeding and drinking behavior
（食・飲行動）………………… 260
female external genitalia
（女性外陰部）………………… 203
female reproductive organ
（女性生殖器）………………… 201
femoral artery（大腿動脈）… 112,113
femoral branch（大腿枝）……… 289
femoral nerve（大腿神経）…… 78,289
femoral triangle（大腿三角）
………………………… 6,79,112,113
femur（大腿骨）………………… 31,44
fertilization（受精）…………… 216
fetal circulation（胎児循環）…… 118
fetus（胎児）……………………… 216
fever（発熱）……………… 356,357
fibrin（フィブリン）……… 343,344
fibrinogen（線維素原
〈フィブリノゲン〉）… 170,343,344
fibrinolysis（線維素〈フィブリン〉
溶解現象）…………………… 344
fibro cartilage（線維軟骨）…… 17,27
fibrous capsule（線維膜）……… 28

fibrous pericardium（線維性心膜）
………………………………………… 102
fibrous tunic of bulb（眼球線維膜）
………………………………………… 307
fibula（腓骨）…………………… 31,51,80
fibular（腓側）………………………… 9
fibular collateral ligament
（外側側副靱帯）……………… 48
filament（フィラメント）……… 85
filiform papilla（糸状乳頭）…… 159
fimbriae of uterine tube（卵管采）
………………………………………… 202
first sound（第1音〈心音〉）…… 128
fiver（線維）…………………………… 24
flat bone（扁平骨）…………………… 24
flax cerebri（大脳鎌）……… 244,253
flexion reflex（屈曲反射）……… 252
flexor carpi radialis muscle
（橈側手根屈筋）………… 74,75,287
flexor carpi ulnaris muscle
（尺側手根屈筋）…………… 74,287
flexor digiti minimi brevis muscle
（短小指屈筋）………… 76,82,287
flexor digitorum brevis muscle
（短指屈筋）………………… 82,291
flexor digitorum longus muscle
（長指屈筋）………………… 81,291
flexor digitorum profundus muscle
（深指屈筋）………………… 74,76,287
flexor digitorum superficialis muscle
（浅指屈筋）………………… 74,75,76,287
flexor hallucis brevis muscle
（短母指屈筋）……………… 82,287
flexor pollicis (hallucis) longus
muscle（長母指屈筋）
………………………… 74,81,287,291
flexor（屈筋）……………………… 61,252
foliate papilla（葉状乳頭）
………………………………… 159,314,323
folic acid（葉酸）………………… 180
follicle/ovarian follicle（卵胞）
………………………………… 201,212
follicle stimulating hormone
（卵胞刺激ホルモン）
……………………… 212,228,231,232
fontanelle（泉門）…………………… 32
foot（足）……………………………… 7
foramen magnum（大孔〈大後頭孔〉）
………………………………………… 34
foramen of Monro（モンロー孔）
………………………………………… 243
foramen ovale（卵円孔）… 34,119
forearm（前腕）……………………… 5
fornix（脳弓）………………… 253,255

fornix of vagina（腟円蓋）……… 203
fourth ventricle（第四脳室）
………………………… 243,245,266,268
free nerve ending（自由神経終末）
………………………………………… 318
frequency（呼吸数）……………… 148
frontal bone（前頭骨）…………… 30
frontal lobe（前頭葉）……… 254,261
frontal plane（前頭面）……… 7,8
frontal sinus（前頭洞）…………… 34
fructose（果糖）…………… 166,178
functional localization
（大脳皮質の機能の局在）……… 257
fundus of bladder（膀胱底部）… 193
fundus of stomach（胃底）……… 161
fundus of uterus（子宮底）……… 202
fungiform papilla（茸状乳頭）
………………………………… 159,314,323

G

galactose（ガラクトース）… 166,178
gall bladder（胆嚢）………… 170,171
ganglion（神経節）……………… 248
gas exchange（ガス交換）……… 149
gastric gland（胃腺）…………… 162
gastric inhibitory polypeptide：GIP
（胃抑制ペプチド）…………… 238
gastric juice（胃液）………… 162,163
gastric lipase/lipase（リパーゼ）
………………………………… 163,166
gastrin（ガストリン）……… 163,237
gastrocnemius muscle（腓腹筋）
………………………………………… 81
gemellus inferior muscle（下双子筋）
………………………………………… 77
gemellus superior muscle（上双子筋）
………………………………………… 77
geniohyoid muscle（オトガイ舌骨筋）
………………………………………… 66
genital branch（陰部枝）……… 289
genitals（生殖器）……………… 200
genitofemoral nerve（陰部大腿神経）
………………………………………… 289
germ cell（生殖細胞）……… 211,231
gland（腺）…………………… 15,16
gland penis（亀頭）……………… 209
glandula apocrine/apocrine sweat
gland（アポクリン腺〈耳道腺〉）
………………………… 311,317,358
glandula eccrine（エクリン腺）
………………………………… 317,358
glandular leukocyte（顆粒白血球）
………………………………………… 342

glenoidal labrum/acetabular labrum（関節唇）……………… 45,47
glia cell（グリア細胞）…………… 20
glial cell（神経膠細胞）……… 28,231
glicose（グルコース）…………… 170
globulin（グロブリン）…………… 343
globus pallidus（淡蒼球）
……………………… 256,257,271
glomerulus（糸球体）…………… 191
glossopharyngeal nerve（舌咽神経）
……………… 268,273,275,276,279,
281,296,297,314,323
glottis（声門）…………………… 142
glucagon（グルカゴン）… 173,229,235
glucocorticoid（糖質コルチコイド）
……………………………… 230,235
gluconeogenesis（糖新生）……… 235
glucose/grape sugar（ブドウ糖）
………………………… 166,170,178
glucose uria（糖尿）……… 195,235
gluteal tuberosity（殿筋粗面）… 44,78
gluteus maximus muscle（大殿筋）
…………………………… 44,77,78,290
gluteus medius muscle（中殿筋）
…………………………… 44,77,83,290
gluteus minimus muscle（小殿筋）
…………………………… 44,77,83,290
glycerol（グリセロール）…… 166,174
glycogen（グリコーゲン）…… 170,178
Golgi apparatus（ゴルジ装置）‥ 13,14
gomphosis（釘植）………………… 27
gonad（性腺）…………… 211,231,237
gonadotrophic hormone
（性腺刺激ホルモン）… 214,228,232
graafian follicle（グラーフ卵胞）
……………………………… 201,212
gracilis muscle（薄筋）……… 79,289
granular layer（顆粒層）…… 268,316
grape sugar/glucose（ブドウ糖）
………………………… 166,170,178
gray matter（灰白質）
……………… 240,250,253,255,256,
263,266,267,268
gray ramus（灰白交通枝）……… 294
great auricular nerve（大耳介神経）
……………………………………… 284
great saphenous vein（大伏在静脈）
……………………………………… 117
greater curvature（大弯）……… 161
greater occipital nerve（大後頭神経）
……………………………………… 284
greater omentum（大網）…… 162,176
greater pelvis（大骨盤）………… 46

greater splanchnic nerve
（大内臓神経）………………… 296
greater supraclavicular fossa
（大鎖骨上窩）…………………… 3
greater trochanter（大転子）…… 44
greater tubercle（大結節）…… 42,73
greater vestibular gland（大前庭腺）
……………………………………… 203
greater (major) alkalosis
（大十二指腸乳頭）…………… 339
growth hormone（成長ホルモン）
……………………………… 228,231,232
gustation（味覚）
……………… 264,271,306,320,326
gustatory cell/taste cell（味細胞）
……………………………… 314,323
gustatory organ（味覚器）… 306,314
gustatory sweating（味覚性発汗）
……………………………………… 358
gustatory tract（味覚伝導路）
……………………………… 273,275
gyrus（脳回）…………………… 254

H

hair（毛）………………………… 316
hair follicle（毛包）………… 316,358
hair root（毛根）………………… 316
hair shaft（毛幹）………………… 316
hamstrings（ハムストリング）…… 79
hand（手）…………………………… 5
hard palatine（硬口蓋）………… 157
haustra coli（結腸膨起）………… 167
Haversian canal（ハバース管）…… 26
Haversian lamella（ハバース層板）
………………………………………… 26
head（頭）………………………… 2,3
head of femur（大腿骨頭）…… 43,44
head of fibula（腓骨頭）………… 51
head of humerus（上腕骨頭）…… 42
head of mandible（下顎頭）……… 35
head of pancreas（膵頭）……… 173
head of ulna（尺骨頭）…………… 43
heart（心臓）……………… 101,126
heart murmur（心雑音）………… 128
heart rate（心拍数）…………… 129
heart sound（心音）…………… 128
heat attack（熱射病）…………… 356
heat center（温中枢）…………… 355
heat loss（体熱の放散）………… 353
heat production（体熱の産生）… 352
heat stagnation（うつ熱）……… 356
hematocrit（ヘマトクリット）… 340
hemiazygos vein（半奇静脈）… 116
hemihidropoiesis（半側発汗）… 358

hemoglobin：Hb（ヘモグロビン）
……………………………… 149,341
hemolysis（溶血）……………… 342
hemostasis（止血）……………… 340
Henle's loop（ヘンレループ）…… 191
hepatic duct（肝管）………… 170,171
hepatic lobule（肝小葉）…… 170,172
hepatic vein（肝静脈）……… 116,169
hepatoduodenal ligament
（肝十二指腸間膜）…………… 176
hepatogastric ligament（肝胃間膜）
……………………………………… 176
hiccup（しゃっくり）……… 69,69,149
highest thoracic artery（最上胸動脈）
……………………………………… 109
hilum lynph node（リンパ門）… 121
hilum of spleen（脾門）………… 125
hilus of lung（肺門）………… 143,144
hinge joint（蝶番関節）………… 29
hip bone（寛骨）………… 40,43,77,79
hip joint（股関節）………………… 46
hollow organ（中空性器官）…… 21
homeostasis（恒常性
〈ホメオスタシス〉）………… 336
horizontal fissure（水平裂〈肺〉）
……………………………………… 144
horizontal plane（水平面）……… 7,8
hormone（ホルモン）…………… 226
humeroradial joint（腕橈関節）
………………………………………… 45
humeroulnar joint（腕尺関節）
………………………………… 42,45
humerus（上腕骨）…… 31,42,67,71,73
hunger（空腹感）………………… 319
hyaline cartilage（硝子軟骨）…… 17
hyoid bone（舌骨）…………… 30,66
hyper (metr) opia（遠視）……… 322
hypercorticism（副腎皮質機能亢進）
……………………………………… 236
hypertension（高血圧）………… 133
hyperthermia（高体温）………… 356
hypochondric region（下肋部）…… 4
hypocorticism（副腎皮質機能低下）
……………………………………… 236
hypoglossal nerve（舌下神経）
……………………… 268,270,276,280,281
hypoglycemia（低血糖症）……… 235
hypophysial fossa（下垂体窩）
………………………………… 34,227
hypophysial portal system
（下垂体門脈系）……………… 228
hypophysis（下垂体）… 227,232,264
hypotension（低血圧症）………… 133

hypothalamus（視床下部）
　　……………… 260,264,265,271,293
hypothermia（低体温）………… 356

I

θ波 ………………………………… 262
ileocecal part（回盲部）………… 164
ileocecal valve（回盲弁）………… 164
ileum（回腸）……………… 111,164,177
iliacus muscle（腸骨筋）…………… 77
iliocostalis muscles（肋骨筋）…… 72
iliohypogastric nerve（腸骨下腹神経）
　　……………………………………… 289
ilioinguinal nerve（腸骨鼠径神経）
　　……………………………………… 289
iliopsoas muscle（腸腰筋）… 44,77,289
iliotibial tract（腸脛靱帯）………… 78
ilium（腸骨）…………………… 43,78
implantation（着床）…………… 216
impulse（インパルス）… 247,267,323
impulse-conducting system
　　（刺激伝導系）………… 18,101,126
incus（キヌタ骨）………… 314,322,327
indirect method
　　（間接法〈血圧測定〉）………… 132
infarct（梗塞）…………………… 100
inferior（下）………………………… 9
inferior angle（下角）……………… 41
inferior articular process
　　（下関節突起）………………… 36
inferior belly（下腹）……………… 66
inferior cerebellar peduncle
　　（下小脳脚）……………… 268,270
inferior cluneal nerves（下殿皮神経）
　　……………………………………… 290
inferior colliculus（下丘）
　　………………………… 264,266,273
inferior gluteal artery（下殿動脈）
　　……………………………………… 112
inferior gluteal nerve（下殿神経）
　　…………………………………… 83,290
inferior hypogastric plexus
　　（下下腹神経叢）………………… 297
inferior mediastinum（下部〈縦隔〉）
　　……………………………………… 146
inferior mesenteric artery
　　（下腸間膜動脈）…………… 110,111
inferior mesenteric vein
　　（下腸間膜静脈）………………… 115
inferior nasal concha（下鼻甲介）
　　………………………………… 30,34,140
inferior nasal meatus（下鼻道）
　　………………………………………… 34,140

inferior oblique muscle（下斜筋）
　　………………………………… 277,310,311
inferior pelvic aperture（骨盤下口）
　　………………………………………… 40
inferior phrenic artery（下横隔動脈）
　　………………………………………… 110
inferior posterior serratus muscle
　　（下後鋸筋）……………………… 72
inferior（distal）radioulnar joint
　　〈下橈尺関節〉…………………… 43
inferior rectus muscle（下直筋）
　　………………………………… 277,310,313
inferior trunk（下神経幹〈腕神経叢〉）
　　………………………………………… 285
inferior vena cava（下大静脈）
　　…………………………… 101,105,119,171
inferior vesical artery（下膀胱動脈）
　　………………………………………… 111
infraclavicular branches（鎖骨下部）
　　……………………………………… 4,286
infrahyoid muscles（舌骨下筋群）
　　………………………………… 63,66,284
infraorbital nerve（眼窩下神経）
　　………………………………………… 277
infraspinatus muscle（棘下筋）
　　……………………………… 42,73,285
infundibulum（下垂体漏斗）
　　………………………………… 228,264
inguinal canal（鼠径管）……… 70,207
inguinal ligament（鼠径靱帯）… 70,79
inguinal region（鼠径部）………… 4
inlet of thorax（胸郭上口）……… 39
inner and outer hair cells
　　（内・外有毛細胞〈聴細胞〉）… 322
inner circular muscle layer
　　（輪走筋〈小腸〉）……………… 166
insensible perspiration（不感蒸泄）
　　……………………………………… 354
insertion（停止）…………………… 60
inspiration（吸息）……………… 147
inspiratory reserve volume
　　（予備吸気量）………………… 148
insulae of Langerhans
　　（ランゲルハンス島）… 173,229,234
insulin（インスリン）
　　…………………………… 171,173,229,234
integument（外皮）…………… 306,316
interatrial septum（心房中隔）
　　………………………………… 103,119
intercostal nerves（肋間神経）
　　………………………………………… 69,288
intercostales extermi muscles
　　（外肋間筋）……………………… 69

intercostales interni muscles
　　（内肋間筋）……………………… 69
interlobar artery（葉間動脈）…… 191
interlobular artery（小葉間動脈）
　　………………………………… 170,171
interlobular bile duct（小葉間胆管）
　　………………………………………… 170
interlobular vein（小葉間静脈）…170
intermediate dorsal cutaneous
　　nerve（中間足背皮神経）… 290,291
intermediate fiber（中間筋線維）… 85
intermediate muscle（中間筋）…… 85
intermediate part（下垂体中間部）
　　……………………………………… 228
intermediate tendon（中間腱）…… 60
internal（内）……………………… 9
internal capsule（内包）…… 261,270
internal carotid artery（内頸動脈）
　　………………………………… 107,108
internal ear（内耳）……… 306,311,314
internal granular layer（内顆粒層）
　　……………………………………… 255
internal iliac artery（内腸骨動脈）
　　………………………………… 113,120
internal jugular vein（内頸静脈）
　　………………………………… 114,115
internal pudendal artery
　　（内陰部動脈）………………… 111
internal pyramidal layer
　　（内錐体細胞層）………………… 255
internal respiration（内呼吸）
　　……………………………………… 138
internal urethral orifice（内尿道口）
　　………………………………… 193,194
internal yhoracic artery（内胸動脈）
　　……………………………………… 108
interpubic disk（恥骨間円板）… 27,50
interstitial cell（間質細胞）……… 211
interstitial cell stimulating hormone
　　（間質細胞刺激ホルモン）… 228,233
interstitial fluid（組織間液〈間質液〉）
　　………………………………… 336,339
interstitium（間質）……………… 22
interthalamic adhesion（視床間橋）
　　……………………………………… 263
interventricular foramen（室間孔）
　　……………………………………… 243
interventricular septum（心室中隔）
　　……………………………………… 101
intervertebral disk（椎間円板）
　　…………………………………… 27,36
intervertebral foramen（椎間孔）
　　……………………………… 36,249,282
intestinal gland（腸腺）…… 165,166

hy
↓
in

欧文索引

369

intestinal trunks（腸リンパ本幹）
……………………… 121,124
intestinal villi（腸絨毛）………… 165
intracellular fluid（細胞内液）… 336
intracerebellar nuclei（小脳核）
……………………… 268,271
intramembranous ossification
（付加骨）………………… 34
iodopsin（イオドプシン）……… 320
iris（虹彩）…………… 307,308
ischial tuberosity（坐骨結節）…… 44
ischium（坐骨）………………… 43
isotropic band（明帯）…………… 85
isthmus of thyroid gland
（甲状腺峡部）…………… 228
isthmus of uterine tube（卵管峡部）
………………………… 202

J

jejunum（空腸）………… 164,177
joint head（関節頭）……………… 28
joint (articular) capsule（関節包）
………………………… 28
joint (articular) socket/glenoid cavity（関節窩）………… 28,42
joints of the hand（手の関節）…… 46
jugular fossa（頚窩）……………… 3
jugular trunk（頚リンパ本幹）
……………………… 120,122

K

kidney（腎臓）…………… 188,189
Kiesselbach's area
（キーゼルバッハの部位）……… 140
kinesthesia（筋覚）……… 258,274
knee（膝）………………………… 7
knee joint（膝関節）…… 48,56,252
Korsakoff syndrome（アルコール性
コルサコフ症候群）……… 263
kyphosis（後弯）………………… 36

L

labium majus pudendi（大陰唇）
……………………… 203,317
labium minus pudendi（小陰唇）
………………………… 203
lacrimal apparatus（涙器）… 307,309
lacrimal bone（涙骨）…………… 34
lacrimal gland（涙腺）… 16,277,309
lacrimal sac（涙嚢）…………… 309
lactase（ラクターゼ）………… 166
lactogenic hormone：PRL
（乳腺刺激ホルモン）………… 233
lactose（乳糖）………… 166,178

lambdoid suture（ラムダ縫合）… 31
lamina anterior（前葉〈腹直筋鞘〉）
………………………… 70
lamina posterior（後葉〈腹直筋鞘〉）
………………………… 70
large intestine（大腸）…… 167,185
laryngeal aperture（喉頭口）…… 142
laryngeal cartilages（喉頭軟骨）
………………………… 142
laryngeal part of pharynx
（喉頭部〈咽頭〉）…………… 141
larynx（喉頭）………………… 142
latera sulcus（外側溝
〈シルビウス溝〉）………… 254
lateral（外側）…………………… 9
lateral aperture（外側口）……… 243
lateral column（側柱）………… 250
lateral condyle of femur（外側顆）
……………………… 44,45
lateral epicondyle（外側上顆）…… 42
lateral fasciculus（外側神経束
〈腕神経叢〉）…………… 285
lateral femoral cutaneous nerve
（外側大腿皮神経）………… 289
lateral funiculus（脊髄側索）
……………………… 250,270
lateral geniculate body（外側膝状体）
……………………… 264,271
lateral head（外側頭）……… 73,81
lateral horn（側角）…………… 250
lateral lemniscus（外側毛帯）
……………………… 267,273
lateral malleolus（外果）………… 51
lateral meniscus（外側半月）…… 48
lateral pectoral nerve
（外側胸筋神経）……… 285,286
lateral plantar artery（外側足底動脈）
………………………… 112
lateral pterygoid muscle
（外側翼突筋）……………… 65
lateral rectus muscle（外側直筋）
……………………… 311,313
lateral thoracic artery
（外側胸動脈）…………… 109
lateral ventricle（側脳室）
…………………… 243,253,255,257
latissimus dorsi muscle（広背筋）
………………… 42,71,72,286
left atrium（左心房）…………… 101
left bundle branch（左脚）…… 126
left common carotid artery
（左総頚動脈）…………… 106
left gastric artery（左胃動脈）… 111

left lobe（左葉〈肝臓/甲状腺〉）
……………………… 169,228
left principal bronchus（左気管支）
………………………… 145
left subclavian artery（左鎖骨下動脈）
………………………… 107
left venous angle（左静脈角）… 120
left ventricle（左心室）………… 101
leg（下腿）………………………… 7
lens（水晶体）… 307,308,309,321,322
lesser curvature（小弯）……… 161
lesser occipital nerve（小後頭神経）
………………………… 283
lesser omentum（小網）… 162,176
lesser pelvis（小骨盤）…………… 40
lesser splanchnic nerve（小内臓神経）
………………………… 296
lesser supraclavicular fossa
（小鎖骨上窩）……………… 3
lesser trochanter（小転子）…… 44
lesser tubercle（小結節）……… 42
leukocyte/white blood cell（白血球）
……………………… 340,342
levator palpebrae superioris muscle
（上眼瞼挙筋）……………… 310
Leydig cell（ライディッヒ細胞）
………………………… 211
ligament of head of femur
（大腿骨頭靱帯）……………… 48
ligament of Treitz（トライツ靱帯）
………………………… 164
ligament（靱帯）………………… 28
ligamentum teres hepatis（肝円索）
……………………… 118,176
light adaptation（明順応）……… 321
limb（体肢）……………………… 2
limbic system（大脳辺縁系）…… 260
linea alba（白線）………………… 70
linea aspera（粗線）……………… 44
lingual artery（舌動脈）………… 109
lingual papilla（舌乳頭）…… 159,314
lipase/gastric lipase（リパーゼ）
……………………… 163,166
lipid（脂質〈脂肪〉）…………… 179
liquor pericardii（心膜液）…… 102
lobar bronchus（葉気管支）…… 143
long bone（長骨）……………… 24
long head（長頭）…………… 73,80
long thoracic nerve（長胸神経）
……………………… 68,285
long-term memory（長期記憶）… 263
longissimus muscles（最長筋）…… 72
longus capitis muscle（頭長筋）… 67
longus colli muscle（頚長筋）…… 67

loose connective tissue
　（疎性結合組織）・・・・・・・・・ 25,316
lordosis（前弯）・・・・・・・・・・・・・・・ 36
lower limb（下肢）・・・・・・・・・ 2,7,283
lumbar arteries（腰動脈）・・・・・・・ 112
lumbar enlargement（腰膨大）・・ 249
lumbar ganglion（腰神経節）
　・・・・・・・・・・・・・・・・・・・・・・・・・・ 294,296
lumbar plexus（腰神経叢）
　・・・・・・・・・・・・・・・・・・・・ 70,77,282,289
lumbar puncture（腰椎穿刺）・・・・ 245
lumbar triangle（腰三角）・・・・・・・・ 71
lumbar trunks（腰リンパ本幹）
　・・・・・・・・・・・・・・・・・・・・・・・・・・・ 121,124
lumbar vertebra（腰椎）・・・・・・・・・ 30
lumbrical muscle（虫様筋）
　・・・・・・・・・・・・・・・・・・・・・・・・・ 76,82,287
lunar periodicity（月周期）・・・・・・ 351
lung（肺）・・・・・・・・・・・・・・・・・・ 138,145
lung capacity（肺気量）・・・・・・・・ 148
luteinization（黄体化）・・・・・・・・・ 213
luteinizing hormone
　（黄体形成ホルモン）
　・・・・・・・・・・・・・・・・・・ 212,228,231,233
lymph（リンパ）・・・・・・・・ 15,17,336,339
lymph capillary（毛細リンパ管）
　・・・・・・・・・・・・・・・・・・・・・・・・・・・・・・・ 120
lymph node（リンパ節）・・・・・・ 120,121
lymph nodule（リンパ小節）・・・・・ 121
lymphatic sinus（リンパ洞）・・・・・ 121
lymphatic system（リンパ系）・・・ 120
lymphatic trunk（リンパ本幹）・・ 120
lymphatic vessels（リンパ管）・・・ 120
lymphocyte（リンパ球）
　・・・・・・・・・・・・・・・・・・・・・・・・・ 123,342,343
lysosome（リソソーム）・・・・・・・・・ 13

M

μm（マイクロメートル）・・・・・・・・・ 13
major salivary gland（大唾液腺）
　・・・・・・・・・・・・・・・・・・・・・・・・・・・・・・・ 159
male reproductive organ
　（男性生殖器）・・・・・・・・・・・・・・・・ 206
malleus（ツチ骨）・・・・・・・・・・ 314,322
maltase（マルターゼ）・・・・・・・・・・ 166
maltose（マルトース〈麦芽糖〉）
　・・・・・・・・・・・・・・・・・・・・・・・・・ 166,174,178
mamillary body（乳頭体）
　・・・・・・・・・・・・・・・・・・・・・ 255,260,263,264
mamillary line（乳頭線）・・・・・・・・ 8,9
mammary duct（乳管）・・・・・・・・・ 204
mammary gland（乳腺）
　・・・・・・・・・・・・・・・・・・・ 16,204,233,316,317
mandible bone（下顎骨）・・・・ 30,34,65

mandibular fossa（下顎窩）・・・・・・・ 34
mandibular joint/
　temporomandibular joint（顎関節）
　・・・・・・・・・・・・・・・・・・・・・・・・・・・ 35,45,65
mandibular nerve（下顎神経）
　・・・・・・・・・・・・・・・・・・・・・・・・・ 65,277,281
manubrium of sternum（胸骨柄）
　・・・・・・・・・・・・・・・・・・・・・・・・・・・・・・・・ 30
margin of tongue（舌縁）・・・・ 159,323
masseter muscle（咬筋）・・・・・・・ 61,65
mastication（咀嚼）・・・・・・・・・・・・ 160
mastoid process（乳様突起）・・・・・・ 34
mature ovarian follicle/ripe
　follicle（成熟卵胞）・・・・・・ 201,212
maxilla bone（上顎骨）・・・・・・・・・・ 30
maxillary artery（顎動脈）・・・・・・・ 108
maxillary nerve（上顎神経）・・・・・ 278
maxillary sinus（上顎洞）・・・・ 34,139
mean pressure（平均血圧）・・・・・・ 131
media（内側）・・・・・・・・・・・・・・・・・・・・ 9
medial antebrachial cutaneous
　nerve（内側前腕皮神経）・・・・・・ 286
medial branchial cutaneous nerve
　（内側上腕皮神経）・・・・・・・・ 285,286
medial condyle of femur（内側顆）
　・・・・・・・・・・・・・・・・・・・・・・・・・・・・・ 44,45
medial cutaneous nerve
　（内側足背皮神経）・・・・・・・・ 290,291
medial epicondyle（内側上顆）・・・・ 42
medial fasciculus（内側神経束
　〈腕神経叢〉）・・・・・・・・・・・・・・・・ 285
medial geniculate body（内側膝状体）
　・・・・・・・・・・・・・・・・・・・・・・・・・・・ 264,273
medial head（内側頭）・・・・・・・・・ 73,81
medial lemniscus（内側毛帯）・・・・ 267
medial longitudinal fasciculus
　（内側縦束）・・・・・・・・・・・・・・・・・ 267
medial malleolus
　（内果/うちくるぶし）・・・・・・・・ 6,45
medial meniscus（内側半月）・・・・・・ 48
medial pectoral nerve
　（内側胸筋神経）・・・・・・・・・・ 285,286
medial plantar artery
　（内側足底動脈）・・・・・・・・・・・・・ 112
medial plantar nerve
　（内側足底神経）・・・・・・・・・・・ 82,290
medial pterygoid muscle
　（内側翼突筋）・・・・・・・・・・・・・・ 65,71
medial rectus muscle（内側直筋）
　・・・・・・・・・・・・・・・・・・・・・・・ 277,310,311
median antebrachial vein
　（前腕正中皮静脈）・・・・・・・・・・・ 116
median aperture（正中口）・・・・・・ 245

median cubital vein（肘正中皮静脈）
　・・・・・・・・・・・・・・・・・・・・・・・・・・・・・・・ 117
median line（正中線）・・・・・・・・・・・・ 8
median nerve（正中神経）
　・・・・・・・・・・・・・・・・・・・・・ 74,80,285,287
median plane（正中面）・・・・・・・・・ 7,8
median sagittal plane（正中矢状面）
　・・・・・・・・・・・・・・・・・・・・・・・・・・・・・・・・・ 8
mediastinal pleura（縦隔胸膜）・・・ 145
mediastinum（縦隔）・・・・・・・・・・・ 145
medulla（髄質）・・・・・・・・ 190,201,269
medulla oblongata（延髄）
　・・・・・・・・・・・・・・・ 34,150,241,253,264,
　　　　　　　　　267,268,279,280
melanocyte stimulating hormone
　（メラニン細胞刺激ホルモン）
　・・・・・・・・・・・・・・・・・・・・・・・・・・・ 231,233
melatonin（メラトニン）・・・・・・・・ 231
membrane potential（膜電位）・・・ 246
membranous labyrinth（膜迷路）
　・・・・・・・・・・・・・・・・・・・・・・・・・・・ 313,315
meninges（髄膜）・・・・・・・・ 244,245,252
menstruation（月経）・・・・・・・・・・・ 213
mental nerve（オトガイ神経）・・・ 277
mental sweating（精神性発汗）
　・・・・・・・・・・・・・・・・・・・・・・・・・・・ 317,358
mesencephalic aqueduct/cerebral
　aqueduct（中脳水道）・・・ 243,264,266
mesencephalon（midbrain）（中脳）
　・・・・・・・・・・・・・・ 241,243,253,264,265,
　　　　　　　　　266,268,271,277
mesencephalospinal extrapyramidal
　system（中脳脊髄錐体外路系）
　・・・・・・・・・・・・・・・・・・・・・・・・・・・・・・・ 270
mesentery（腸間膜）・・・・・・・・・ 165,177
mesocolon（結腸間膜）・・・・・・・・・ 177
mesoderm（中胚葉）・・・・・・・・・・・・ 22
mesothelium（中皮）・・・・・・・・・・・・ 15
metabolic acidosi
　（代謝性アシドーシス）・・・・・・・ 339
metabolic alkalosis
　（代謝性アルカローシス）・・・・・・ 339
metacarpal bones（中手骨）・・・・・・・ 31
metatarsal bones（中足骨）・・・・・・・ 31
metathalamus（視床後部）・・・ 264,271
metencephalon（後脳）・・・・・・・・・ 241
methemoglobin（酸化ヘモグロビン）
　・・・・・・・・・・・・・・・・・・・・・・・・・・・・・・・ 341
microglia cell（小膠細胞
　〈ミクログリア〉）・・・・・・・・・・・・ 20
micturition（排尿）・・・・・・・・・・・・ 197
midclavicular line（鎖骨中線）・・・・ 8
middle cerebellar peduncle
　（中小脳脚）・・・・・・・・・・・・・ 268,268

middle cerebral artery（中大脳動脈）
　…………………………… 108
middle cluneal nerves（中殿皮神経）
　…………………………… 290
middle ear（中耳）………… 306,312
middle meningeal artery
　（中硬膜動脈）…………… 108
middle nasal concha（中鼻甲介）‥ 34
middle nasal meatus（中鼻道）
　…………………………… 34,140
middle rectal artery（中直腸動脈）
　…………………………… 111
middle trunk（中神経幹〈腕神経叢〉）
　…………………………… 285
milk teeth（乳歯）………………… 158
mineral（無機物）………………… 179
mineralocorticoid（電解質〈鉱質〉
　コルチコイド）………… 230,235
mitochondria（ミトコンドリア）‥ 13
mitral valve（僧帽弁）…………… 102
mixed gland（混合腺）…………… 16
molecular layer（分子層）
　………………………… 255,256,268
monocyte（単球）………………… 342
monosaccharide（単糖類）……… 178
mons pubis（恥丘）……………… 203
motilin（モチリン）……………… 238
motor aphasia（運動性失語症）‥ 259
motor area（運動野）… 257,259,270
motor fibers（運動神経線維）
　………………………… 261,276,279,282
motor speech center
　（運動性言語中枢）………… 258,259
movement of respiration（呼吸運動）
　…………………………… 147,268
MP joint（中手指節関節）… 46,76,90
mucous gland（粘液腺）………… 16
mucous membrane（粘膜）……… 21
mucous neck cells（副細胞〈胃腺〉）
　…………………………… 162
multifidus muscles（多裂筋）…… 77
multiform layer（多形細胞層）… 255
muscle cell（筋細胞）………… 17,246
muscle fiber（筋線維）……… 17,84,85
muscle of back（背部の筋）……… 71
muscle spindle（筋紡錘）
　………………………… 251,318,319
muscles of expression（浅頭筋群
　〈表情筋〉）…………… 61,63,64
muscles of forearm（前腕筋群）
　…………………………… 63,74
muscles of hand（手の筋群）…… 76
muscles of head（頭部の筋）…… 64

muscles of hypothenar eminence
　（小指球筋群）………… 63,76,87
muscles of lower limb（下肢の筋）
　…………………………… 77
muscles of mastication
　（深頭筋群〈咀嚼筋〉）…… 63,65
muscles of metacarpus（中手筋群）
　…………………………… 76,81
muscles of abdomen（腹部の筋）‥ 69
muscles of neck（頚部の筋）…… 66
muscles of pelvic girdle
　（下肢帯筋群）…………… 64,77
muscles of shoulder girdle
　（上肢帯筋群）…………… 63,73
muscles of thenar eminence
　（母指球筋群）………… 63,76,82
muscles of upper arm（上腕筋群）
　…………………………… 63,73
muscles of upper limb（上肢の筋）
　…………………………… 72
muscular belly（筋腹）…………… 60
muscular branch（筋枝〈頚神経叢〉）
　…………………………… 282,284
muscular head（筋頭）…………… 60
muscular pulley/trochlea（筋滑車）
　…………………………… 61
muscular system（筋系）………… 12
muscular tail（筋尾）……………… 60
muscular tissue（筋組織）…… 15,17
musculocutaneous nerve（筋皮神経）
　…………………………… 78,287
myelencephalon（髄脳）………… 241
myelin sheath（髄鞘〈ミエリン〉）
　…………………………… 20
mylohyoid muscle（顎舌骨筋）… 66
myocardial infarction（心筋梗塞）
　…………………………… 129
myocardium（心筋層）………… 101
myofibril（筋原線維）………… 84,85
myoglobin（ミオグロビン）… 85,342
myopia（近視）…………………… 322
myosin（ミオシン）……………… 85
myxedema（粘液水腫）………… 234

N

nail bed（爪床）………………… 317
nail wall（爪郭）………………… 317
nasal bone（鼻骨）……………… 30
nasal cavity（鼻腔）………… 34,139
nasal part of pharynx（鼻部〈咽頭〉）
　…………………………… 3,141
nasal septum（鼻中隔）…… 34,139
nasolacrimal canal（duct）（鼻涙管）
　…………………………… 34,140,309

nausea（吐き気）………………… 319
neck（頚）………………………… 2,3
necrosis（壊死）………………… 100
neocortex（新皮質）………… 256,259
nephron（ネフロン）…………… 191
nerve cell（神経細胞）
　………………… 19,240,246,248,
　　　　　　　　　250,256,304
nerve fiver（神経線維）
　……………… 20,247,248,249,250,255
nervous system（神経系）
　…………………………… 12,240,241
nervous tissue（神経組織）…… 15,27
neurite（神経突起）……………… 240
neurocranium（脳頭蓋）……… 30,31
neurohypophysis（神経性下垂体）
　…………………………… 228
neuron（ニューロン）‥ 19,240,247,248
neuropathy（神経障害）………… 287
neutrophil leukocyte
　（好中性白血球）…………… 342
nicotinic acid（ニコチン酸）…… 180
nipple（乳頭）…………………… 204
noradrenaline（ノルアドレナリン）
　…………………………… 230,236,293
nose（鼻）…………………… 139,306
nuclear membrane（核膜）……… 14
nuclei of cranial nerves（脳神経核）
　…………………………… 253,266,267,268
nucleoplasm（核質）……………… 14
nucleus of solitary tract（孤束核）
　…………………………… 273
nucleus（核）…………………… 13,14
nutrient foramen（栄養孔）……… 34
nutrient（栄養素）……………… 178

O

oblique fissure（斜裂〈肺〉）… 144
oblique plane（斜平面）…………… 7
obliquus externus abdominis muscle
　（外腹斜筋）………………… 70
obliquus internus abdominis muscle
　（内腹斜筋）………………… 70
obturator artery（閉鎖動脈）…… 111
obturator externum muscle
　（外閉鎖筋）……………… 79,289
obturator internus muscle
　（内閉鎖筋）……………… 77
obturator nerve（閉鎖神経）… 79,289
occipital artery（後頭動脈）…… 108
occipital bone（後頭骨）……… 30,34
occipital condyle（後頭顆）……… 42
occipital lobe（後頭葉）………… 254

ocular muscles（眼筋）
　　……………… 307,310,311,313
oculomotor nerve（動眼神経）
　　…………… 266,270,276,277,
　　　　　　　　281,296,297,310
oculomotor nucleus（動眼神経核）
　　………………………………… 266
Oddi's sphincter（オッディ括約筋）
　　………………………………… 164
olecranon（肘頭）……………… 5,43
olfaction（嗅覚）……… 264,271,277,
　　　　　　　　　　　　306,323
olfactory area（嗅覚野）…… 258,273
olfactory bulb（嗅球）
　　………………… 255,261,273,277
olfactory nerve（嗅神経）
　　……………… 255,273,276,277,315
olfactory organ（嗅覚器）… 306,315
olfactory receptor cell（嗅細胞）
　　………………………… 273,277,306
olfactory tract（嗅覚伝導路）
　　…………………………… 273,275
olfactory tract（嗅索）
　　………………… 255,261,273,315
olfactory trigone（嗅三角）
　　………………………… 255,261,273
oligodendrocyte cell
　　（希突起膠細胞）……………… 20
omohyoid muscle（肩甲舌骨筋）
　　……………………………… 66,284
oogenesis（卵子形成）………… 212
ophthalmic artery（眼動脈）… 108
ophthalmic nerve（眼神経）… 277
opponens digiti minimi muscle
　　（小指対立筋）…………… 76,287
optic canal（視神経管）…… 34,310
optic chiasm（視神経交叉）
　　………………………… 264,271,277
optic nerve（視神経）
　　………………… 271,276,277,281,308
optic radiation（視放線）……… 272
optic speech center
　　（視覚性言語中枢）……… 258,259
oral cavity（口腔）……………… 157
oral cavity proper（固有口腔）… 157
oral lip（口唇）………………… 157
oral part of pharynx（口部〈咽頭〉）
　　……………………………… 3,141
oral temperature（口腔温）…… 350
orbicularis oculi muscle（眼輪筋）
　　………………………………… 64
orbicularis oris muscle（口輪筋）… 64
orbit（眼窩）………………… 34,307
organ（器官）…………………… 21

organ system（器官系）………… 20
organic sensation（臓器感覚）
　　…………………………… 306,319
origin（起始）…………………… 60
osseous joint（骨結合）………… 27
ostium uterinum tubae uterinae
　　（卵管子宮口）……………… 202
outer longitudinal muscular layer
　　（縦走筋〈小腸〉）…………… 166
outlet of thorax（胸郭下口）…… 39
ovarian artery（卵巣動脈）…… 111
ovarian cycle（卵巣周期）……… 216
ovarian follicle/follicle（卵胞）
　　…………………………… 201,212
ovary/ovarium（卵巣）… 201,212,231
ovulation（排卵）……… 201,212,231
ovum（卵子）……… 200,211,212,231
oxytocin（オキシトシン）…… 228,233

P

pacemaker potential（歩調とり）
　　………………………………… 126
pain（痛覚）……… 258,274,306,315,
　　　　　　　　　　　318,319
palatine（口蓋）………………… 157
palatine bone（口蓋骨）………… 30
pallium（外套）………………… 255
palmaris longus muscle（長掌筋）
　　………………………… 74,75,287
palmer interossei muscle
　　（掌側骨間筋）………………… 76
pancreas（膵臓）…… 173,174,229,234
pancreatic duct proper（膵管）… 173
pancreatic islet（膵島）…… 173,229
pancreatic juice（膵液）…… 174,238
papillar duct（乳頭管）………… 191
papillary muscle（乳頭筋）…… 105
parahippocampal gyrus（海馬傍回）
　　………………… 255,259,260,273
paranasal sinus（副鼻腔）…… 34,139
parasternal line（胸骨傍線）……… 8
parasympathetic nerve（副交感神経）
　　…………………………… 241,297
parathormone：PTH（パラソルモン）
　　…………………………… 229,234
parathyroid gland（上皮小体）… 229
parathyroid hormone
　　（上皮小体ホルモン）……… 231,234
paravertebral line（脊柱傍線）… 8,9
parenchyma（実質）…………… 22
parenchymal organ（実質性器官）
　　………………………………… 22
parietal bone（頭頂骨）………… 30

parietal cells（傍〈壁〉細胞〈胃腺〉）
　　………………………………… 162
parietal lobe（頭頂葉）………… 254
parietal peritoneum（壁側腹膜）
　　………………………………… 175
parietal pleura（壁側胸膜）…… 145
parietooccipital sulcus（頭頂後頭溝）
　　………………………………… 254
parkinsonism（パーキンソン病）
　　………………………………… 257
parotid gland（耳下腺）… 159,279,325
parotid papilla（耳下腺乳頭）… 160
parturition（分娩）…………… 216
patella（膝蓋骨）……… 31,44,48,61
patellar ligament（膝蓋靱帯）
　　………………………… 45,49,78
patellar tendon reflex（膝蓋腱反射）
　　…………………………… 78,251
pectineus muscle（恥骨筋）
　　…………………………… 44,79,289
pectoralis major muscle（大胸筋）
　　…………………………… 41,68,77,286
pelvic cavity（骨盤腔）………… 12,24
pelvic sacral foramen（前仙骨孔）
　　………………………………… 38
pelvis（骨盤）…………… 30,40,217
pendular movement（振子運動）
　　………………………………… 166
penis（陰茎）…………………… 209
pepsin（ペプシン）……………… 163
pepsinogen（ペプシノゲン）… 162,163
peptide（ペプチド）…………… 174
peptone（ペプトン）…………… 163
pericardial cavity（心膜腔）…… 102
pericardium（心膜）………… 100,102
perineal branches（会陰枝）…… 290
perineum（会陰）………… 2,6,205
periosteum（骨膜）……………… 34
peripheral (extrapyramidal) system
　　（末梢〈錐体外路〉系）…… 270,271
peripheral nervous system
　　（末梢神経系）………… 240,248,276
peristalsis（蠕動運動）
　　………………… 161,162,166,169
peritoneal cavity（腹膜腔）…… 175
peritoneum（腹膜）…………… 175
permanent teeth（永久歯）…… 158
peroneal artery（腓骨動脈）…… 112
peroneus brevis muscle（短腓骨筋）
　　………………………………… 82
peroneus longus muscle（長腓骨筋）
　　………………………………… 82
peroneus tertius muscle
　　（第三腓骨筋）…………… 80,291

perpendicular plate（垂直板）…… 34
Peyer's patches（パイエル板）… 165
phagocytosis（食作用）……… 121,342
phalangeal bones（指骨）………… 31
pharyngeal orifice of auditory tube
　（耳管咽頭口）……………… 141,314
pharynx（咽頭）………………… 139
phosphoric acid（リン酸）……… 86
phrenic nerve（横隔神経）
　…………………………… 69,284,285
pia mater（軟膜）……………… 244
pigment layer（色素上皮層）…… 308
pineal body/pineal gland（松果体）
　…………………………… 231,264
pinealocyte（松果体細胞）……… 231
PIP joint（近位指節間関節）
　…………………………… 46,76,90
piriform aperture（梨状口）…… 34
piriformis muscle（梨状筋）…… 77
pivot joint（車軸関節）………… 29
placenta（胎盤）………………… 216
plane joint（平面関節）………… 29
plantar arc（足底動脈弓）……… 113
plantar flexion（底屈）………… 82
plantar interossei muscles
　（底側骨間筋）………………… 82
plantaris muscle（足底筋）…… 81,291
plasma protein（血漿蛋白）… 170,343
plasmin（プラスミン）………… 344
platelet/thrombocyte（血小板）
　…………………………… 340,343
platysma（広頸筋）……………… 63,66
pleura（胸膜）…………………… 145
pleural cavity（胸膜腔）………… 145
plumonary veins（肺静脈）
　…………………………… 99,101,105
pneumatic bone（含気骨）……… 24
polysaccharide（多糖類）……… 178
pons（橋）……… 150,241,253,264,265,
　　　　　　　　　　267,268,270,277
pontine nucle（橋核）…………… 267
popliteal artery（膝窩動脈）… 112,115
popliteal fossa（膝窩）………… 80,113
popliteus muscle（膝窩筋）…… 81,291
porta（門）……………………… 22
porta hepatis（肝門）………… 117,169
portal vein（門脈）…… 115,116,169
posterior（後）…………………… 9
posterior auricular artery
　（後耳介動脈）………………… 108
posterior belly（後腹）………… 66
posterior cerebral artery
　（後大脳動脈）………………… 108

posterior circumflex humeral artery
　（後上腕回旋動脈）…………… 109
posterior column（後柱）……… 250
posterior cranial fossa（後頭蓋窩）
　…………………………………… 268
posterior fasciculus（後神経束
　〈腕神経叢〉）………………… 285
posterior femoral cutaneous nerve
　（後大腿皮神経）……………… 290
posterior fontanelle（小泉門）… 32
posterior funiculus（後索）…… 250
posterior horn（後角）………… 251
posterior intercostal arteries
　（肋間動脈）…………………… 111
posterior lobe（下垂体後葉）… 228
posterior median line（後正中線）
　…………………………………… 8
posterior medinsulcus（後正中溝）
　…………………………………… 250
posterior ramus of spinal nerve
　（脊髄神経後枝）…………… 77,282
posterior tibial artery（後脛骨動脈）
　…………………………… 112,113
postganglionic fiber（節後線維）
　…………………………… 248,293,295
postsynaptic membrane
　（シナプス後膜）……………… 248
postsynaptic neuron
　（シナプス後ニューロン）…… 248
pregnancy（妊娠）………… 213,216
prepuce（包皮）………………… 209
pressure sensation（圧覚）
　…………………………… 274,306,316,318
presynaptic neuron
　（シナプス前ニューロン）…… 248
primary brain vesicle（一次脳胞）
　…………………………………… 241
primary oocyte（卵母細胞）…… 212
primordial follicle（原始卵胞）… 213
profundus（深）………………… 9
progesterone（プロゲステロン／
　黄体ホルモン）……… 212,216,231,
　　　　　　　　　　　　233,237
project strand（tract）（投射神経路）
　…………………………… 261,269
prolactin（プロラクチン）
　…………………………… 228,231,233
prominent vertebra（隆椎）…… 37
promontory（岬角）……………… 38
pronator（回内筋）…………… 61,287
pronator quadratus muscle
　（方形回内筋）………………… 74
pronator teres muscle（円回内筋）
　…………………………………… 74

proper hepatic artery（固有肝動脈）
　…………………………… 110,171
proper ligament of ovary
　（固有卵巣索）………………… 202
prosencephalon（前脳）………… 241
prostate（前立腺）………… 16,207
protein（蛋白質）…… 162,174,179,352
prothrombin（プロトロンビン）
　…………………………… 170,344
protoplasm（原形質）…………… 13
proxima（近位）………………… 9
proximal convolution（近位曲尿細管）
　…………………………………… 191
pseudostratified ciliated epithelium
　（多列線毛上皮）……………… 15
psoas major muscle（大腰筋）… 77
pubis（恥骨）…………………… 43
pudendal nerve（陰部神経）…… 92
pudendal plexus（陰部神経叢）… 292
pudendal region（外陰部）…… 14
pulmonary alveolus（肺胞）…… 143
pulmonary artery（肺動脈）
　…………………………… 98,101,105,121
pulmonary artery trunk（肺動脈幹）
　…………………………………… 104
pulmonary circulation
　（肺〈小〉循環）……………… 104
pulmonary lobe（肺葉）…… 143,144
pulmonary orifce（肺動脈口）… 101
pulmonary pleura（肺胸膜）…… 145
pulmonary valve（肺動脈弁）… 102
pulse（脈拍）…… 109,112,113,133
pulse pressure（脈圧）………… 131
pulsus celer（速脈）…………… 133
pulsus fadus（遅脈）…………… 133
pulsus frequens（頻脈）……… 133
pulsus infrequens（徐脈）…… 135
pulsus magnus（大脈）………… 133
pulsus mollis（軟脈）…………… 133
pulsus parvus（小脈）………… 133
Purkinje cell layer
　（プルキンエ細胞層）………… 268
Purkinje fiber（プルキンエ線維）
　…………………………………… 126
putamen（被殻）…………… 256,271
pyloric orifice（幽門）………… 162
pyloric sphincter（幽門括約筋）
　…………………………………… 162
pyramid（錐体）…………… 34,268
pyramidal decussation（錐体交叉）
　…………………………………… 270
pyramidal lobe（錐体葉〈甲状腺〉）
　…………………………………… 228

pyramidal tract（錐体路）
　　……………………… 267,269,271
pyrogen（パイロジェン）……… 356

Q

quadrangular space（外側腋窩腔隙）
　　………………………………… 78
quadrate lobe（方形葉）………… 169
quadratus femoris muscle
　（大腿方形筋）………………… 77
quadratus lumborum muscle
　（腰方形筋）……………… 70,289
quadratus plantae muscle
　（足底方形筋）………………… 82
quadriceps femoris muscle
　（大腿四頭筋）…… 78,85,252,289

R

radial（橈側）…………………… 9
radial artery（橈骨動脈）… 42,97,109
radial nerve（橈骨神経）
　　…………………… 74,76,285,287
radial notch（橈骨切痕）………… 43
radiating fibers of corpus callosum
　（脳梁放線）………………… 255
radiation（放射〈輻射〉）……… 353
radius（橈骨）……………… 31,42
rapid eye movement（急速眼球運動）
　　…………………………… 262
recall（想起）…………………… 263
rectal temperature（直腸温）…… 350
rectouterine pouch（直腸子宮窩）
　　…………………………… 176,202
rectovesical pouch（直腸膀胱窩）
　　…………………………… 176
rectum（直腸）……………… 167,168
rectus abdominis muscle（腹直筋）
　　…………………………… 70,288
rectus capitis anterior muscle
　（前頭直筋）………………… 67
rectus capitis lateralis muscle
　（外側頭直筋）……………… 67
rectus femoris muscle（大腿直筋）
　　…………………………… 78,79
red blood cell/red blood corpuscle/
　erythrocyte（赤血球）
　　…………………… 340,341,345
red bone marrow（赤色骨髄）…… 34
red muscle（赤筋）……………… 85
red nucleus（赤核）………… 266,271
red pulp（赤脾髄）……………… 125
referred pain（関連痛）………… 320
reflex arc（反射弓）……………… 252
refractory period（不応期）…… 247

relative metabolic rate：RMR
　（エネルギー代謝率）………… 181
relative refractory period
　（相対不応期）………………… 247
renal artery（腎動脈）……… 110,191
renal calices（腎杯）…………… 190
renal columns（腎柱）…………… 190
renal corpuscle（腎小体）……… 191
renal hilum（腎門）……………… 189
renal papillae（腎乳頭）………… 191
renal pelvis（腎盂）……………… 190
renal pyramis（腎錐体）………… 190
renal vein（腎静脈）…… 116,189,191
renin（レニン）………………… 235
rennin（レンニン）……………… 163
reproduction（生殖）…………… 211
reproductive system
　（生殖器系）………………… 12
residual volume（残気量）……… 148
respiration（呼吸）……………… 138
respiratory acidosis
　（呼吸性アシドーシス）……… 339
respiratory alkalosis
　（呼吸性アルカローシス）…… 339
respiratory center（呼吸中枢）
　　…………………………… 150,268
respiratory quotient：RQ（呼吸商）
　　…………………………… 181
respiratory（organ）system
　（呼吸器系）……………… 12,138
resting potential（静止電位）…… 246
rete testis（精巣網）…………… 206
retention（保持）………………… 263
reticular formation（網様体）
　　…………………………… 268,271
retina（網膜）……… 272,307,308,320
retroperitoneal organs
　（腹膜後器官）…………… 175,189
rhinencephalon/olfactory brain
　（嗅脳）…………………… 255,260
rhodopsin（ロドプシン）……… 320
rhombencephalon（菱脳）……… 241
rhomboid fossa（菱形窩）…… 267,268
rib（肋骨）………………… 30,39
ribosome（リボソーム）………… 14
right atrium（右心房）………… 101
right bundle branch
　（右脚〈ヒス束〉）…………… 126
right lobe（右葉）…………… 169,228
right lymphatic duct
　（右リンパ本幹）………… 120,121
right principal bronchus
　（右気管支）………………… 145
right ventricle（右心室）……… 101

rigor（硬直）…………………… 87
rigor mortis（死硬直）………… 92
rima glottidis（声門裂）………… 142
risorius muscle（笑筋）……… 61,64
rod（杆状体）…………… 271,308,320
root of mesentery（腸間膜根）… 177
root of nail（爪根）……………… 317
root of tongue（舌根）……… 159,323
rotator cuff（回旋筋腱板）……… 45
rotator muscles（回旋筋）……… 72
round ligament of uterus
　（子宮円索）……………… 70,202

S

saccule（球形囊）………… 313,323
sacral ganglia（仙骨神経節）…… 297
sacral plexus（仙骨神経叢）… 282,291
sacral verves（仙骨神経）
　　…………………… 249,282,297
sacroiliac joint（仙腸関節）…… 40
sacrum（仙骨）………… 30,38,40,78
saddle joint（鞍関節）…………… 29
sagittal plane（矢状面）………… 7
sagittal suture（矢状縫合）……… 31
salivary gland（唾液腺）… 16,159,325
salty（塩味）…………………… 323
saphenous nerve（伏在神経）…… 289
saphenous opening（伏在裂孔）… 117
sarcoplasmic reticulum（筋小胞体）
　　…………………………… 85
sartorius muscle（縫工筋）
　　…………………………… 78,79,289
satellite cell（衛星細胞）………… 20
scala vestibuli（前庭階）………… 322
scalene hiatus（斜角筋隙〈裂〉）… 67
scalenus anterior muscle
　（前斜角筋）………………… 67
scalenus medius muscle
　（中斜角筋）………………… 67
scalenus posterior muscle
　（後斜角筋）………………… 67
scapula（肩甲骨）………… 31,41,72
scapular line（肩甲線）………… 8,9
Schwann cell（シュワン細胞）…… 20
sciatic nerve（坐骨神経）…… 80,290
sclera（強膜）……………… 307,310
screw joint（ラセン関節）……… 29
scrotal raphe（陰囊縫線）……… 210
scrotum（陰囊）………………… 210
sebaceous gland（脂腺）…… 16,316
second sound（第2音〈心音〉）… 128
secretin（セクレチン）………… 238
secretory fibers（分泌線維）
　　…………………………… 276,279

375

segmentation（分節運動）……… 166
sella turcica（トルコ鞍）…… 34,227
sellulose（セルロース）………… 178
semen（精液）………………… 207,211
semicircular canal（骨半規管）
　………………………………… 313,315
semicircular canal（膜半規管）
　………………………………… 313,323
semicircular duct（半規管）…… 279
semilunar folds（結腸半月ヒダ）
　………………………………………… 167
semimembranosus muscle
　（半膜様筋）……………… 50,80,291
seminal vesicle（精嚢）………… 207
semispinalis muscles（半棘筋）… 72
semitendinosus muscle（半腱様筋）
　……………………………… 44,80,291
sensary fibers（感覚神経線維）
　………………………………… 282,318
sense（感覚）…………………………… 308
sense of equilibrium/sensory tract
　（平衡覚）……… 268,271,274,279,
　　　　　　　　　　　　281,313,323
sense organs system
　（感覚器系）…………………………… 12
sensory aphasia（感覚性失語症）
　………………………………………… 259
sensory fibers（感覚線維）… 261,276
sensory organ（感覚器）……… 308
sensory speech center
　（聴覚性言語中枢）………… 258,259
septum pellucidum（透明中隔）
　………………………………… 253,255
serous gland（漿液腺）………… 16
serous membrane/tunica serous
　（漿膜）……………… 21,162,167,175
serous pericardium（漿膜性心膜）
　………………………………………… 102
serratus anterior muscle（前鋸筋）
　…………………………………… 68,72,285
serum（血清）……………… 343,345
sesamoid bone（種子骨）…… 44,61
set point（セットポイント）
　………………………………… 355,357
sex-chromosome（性染色体）…… 14
sexual behavior（性行動）……… 260
sexual reproduction/syngenesis
　（有性生殖）………………… 200,211
sheath of rectus abdominis
　（腹直筋鞘）……………………… 68,70
short bone（短骨）………………… 24
short head（短頭）………………… 80
short-term memory（短期記憶）
　………………………………………… 263

shoulder joint（肩関節）…… 28,45
simple columnar epithelium
　（単層円柱上皮）………………… 15
simple cuboidal epithelium
　（単層立方上皮）………………… 15
simple joint（単関節）…………… 28
simple squamous epithelium
　（単層扁平上皮）………………… 15
sinoatrial node（洞房結節）…… 126
sinuses of dura mater/dural sinuses
　（硬膜静脈洞）……………… 115,244
skeletal muscle（骨格筋）
　………………………… 17,64,84,85,352
skeletal system（骨格系）……… 12
skeleton of upper limb/bone of the
　upper limb（extremity）
　（上肢骨）…………………… 31,41
skin（皮膚）……………… 240,306,316
skull（頭蓋）………………………… 31
slow muscle fiber（遅筋線維）… 85
small intestine（小腸）………… 164
small saphenous vein（小伏在静脈）
　………………………………………… 117
smooth muscle（平滑筋）……… 18
smooth surfaced endoplasmic
　reticulum（滑面小胞体）……… 14
soft palatine（軟口蓋）…… 157,314
soleus muscle（ヒラメ筋）……… 81
solitary lymphoid follicle
　（孤立リンパ小節）……………… 165
somatic nervous system
　（体性神経系）…………………… 240
somatic sensation（体性感覚）
　………………………………… 271,306,318
somatosensory area（体性感覚野）
　………………………………………… 258
somatostatin（ソマトスタチン）
　………………………………… 229,235,238
sour（酸味）……………………… 323
special sensation（特殊感覚）
　………………………………… 306,320
speech area（言語野）………… 258
spermacyte（精母細胞）………… 211
spermatic cord（精索）…… 70,207
spermatid（精子細胞）………… 211
spermatogenesis（精子形成）… 211
spermatogenic hormone
　（精子形成ホルモン）……… 228,232
spermatogonium（精祖細胞）… 211
spermium/sperm（精子）… 200,211
sphenoid bone（蝶形骨）… 30,34,227
sphenoidal sinus（蝶形骨洞）
　………………………………… 34,139

sphincter urethrae（尿道括約筋）
　………………………………… 194,205
sphincter vesicae muscle
　（膀胱括約筋）……………… 194,197
spinal arachnoid mater
　（脊髄クモ膜）…………………… 245
spinal cord（脊髄）
　………………………… 240,245,250,251,252
spinal dura mater（脊髄硬膜）… 245
spinal ganglion（脊髄神経節）… 282
spinal nerve（脊髄神経）
　………………………… 241,249,276,282
spinal pia mater（脊髄軟膜）… 245
spinal reflex（脊髄反射）……… 251
spinalis muscles（棘筋）………… 72
spine of scapula（肩甲棘）… 41,73
spinous process（棘突起）… 36,51,249
spiral ganglion（ラセン神経節）
　………………………………………… 273
spiral organ（ラセン器）
　………………………… 273,279,313,322
spleen（脾臓）………………… 125,346
splenic artery（脾動脈）…… 111,113
splenic vein（脾静脈）………… 115
spongy substance（海綿質）…… 25
squamosal suture（鱗状縫合）… 31
stapes（アブミ骨）………… 314,322
starch（デンプン）………… 174,178
steapsin（ステアプシン
　〈膵リパーゼ〉）………………… 174
sternal line（胸骨線）…………… 8
sternoclavicular joint（胸鎖関節）
　………………………………………… 41
sternocleidomastoid muscle
　（胸鎖乳突筋）……… 41,61,66,76,280
sternohyoid muscle（胸骨舌骨筋）
　…………………………………… 61,66,284
sternothyroid muscle（胸骨甲状筋）
　……………………………………… 67,284
sternum（胸骨）…………… 30,39
stimulus（刺激）………………… 246
stomach（胃）…………………… 161
straight seminiferous tubule
　（直精細管）…………………… 206
straight sinus（直静脈洞）…… 115
stratified columnar epithelium
　（重層円柱上皮）………………… 15
stratified cuboidal epithelium
　（重層立方上皮）………………… 15
stratified squamous epithelium
　（重層扁平上皮）…………… 15,316
stretch reflex（伸長反射）……… 252
striate body（線条体）… 256,257,271

striopallidal extrapyramidal system（線条体淡蒼球錐体外路系）‥‥‥ 270
stroke volume（1回拍出量）‥‥‥ 129
stroma（支質）‥‥‥‥‥‥‥‥‥ 22
stylohyoid muscle（茎突舌骨筋）‥‥ 67
styloid process（茎状突起）‥‥‥‥ 42
subarachnoid space（クモ膜下腔）
　‥‥‥‥‥‥‥‥‥‥‥‥‥ 243,245
subclavian artery（鎖骨下動脈）
　‥‥‥‥‥‥‥‥‥‥‥‥‥‥ 67,108
subclavian nerve（鎖骨下筋神経）
　‥‥‥‥‥‥‥‥‥‥‥‥‥‥‥ 285
subclavian trunk（鎖骨下リンパ本幹）
　‥‥‥‥‥‥‥‥‥‥‥‥‥ 120,122
subcutaneous tissue（皮下組織）
　‥‥‥‥‥‥‥‥‥‥‥‥‥‥‥ 316
sublingual caruncle（舌下小丘）‥‥‥‥‥‥‥‥‥‥ 159
sublingual gland（舌下腺）‥‥ 159,279
submandibular gland（顎下腺）
　‥‥‥‥‥‥‥‥‥‥‥‥‥ 159,279
submandibular triangle（顎下三角）
　‥‥‥‥‥‥‥‥‥‥‥‥‥‥‥ 3,66
suboccipital nerve（後頭下神経）
　‥‥‥‥‥‥‥‥‥‥‥‥‥‥‥ 284
subscapular nerve（肩甲下神経）
　‥‥‥‥‥‥‥‥‥‥‥‥‥ 285,286
subscapularis muscle（肩甲下筋）
　‥‥‥‥‥‥‥‥‥‥‥‥ 42,72,286
substantia nigra（黒質）
　‥‥‥‥‥‥‥‥‥‥‥‥ 257,266,271
sucrase（スクラーゼ）‥‥‥‥‥ 166
sucrose（ショ糖）‥‥‥‥‥ 166,178
sulcus（脳溝）‥‥‥‥‥‥‥‥‥ 254
sulcus terminalis（分界溝）‥‥‥ 159
superficial（浅）‥‥‥‥‥‥‥‥ 9,10
superficial cerfical lymph nodes（浅頚リンパ節）‥‥‥‥‥ 122,123
superficial inguinal lymph nodes（浅鼠径リンパ節）‥‥‥‥‥‥ 124
superficial inguinal ring（浅鼠径輪）‥‥‥‥‥‥‥‥‥ 70
superficial lymph vessels（浅リンパ管）‥‥‥‥‥‥ 120,121
superficial palmar arch（浅掌動脈）
　‥‥‥‥‥‥‥‥‥‥‥‥‥‥‥ 113
superficial peroneal (fibular) nerve（浅腓骨神経）‥‥‥ 81,82,290,291
superficial temporal artery（浅側頭動脈）‥‥‥‥‥‥ 108,113
superior（上）‥‥‥‥‥‥‥‥‥‥ 9
superior articular process（上関節突起）‥‥‥‥‥‥‥‥ 36
superior belly（上腹）‥‥‥‥‥‥ 66

superior cerebellar peduncle（上小脳脚）‥‥‥‥‥‥‥ 266,268
superior cluneal nerves（上殿皮神経）‥‥‥‥‥‥‥‥ 289
superior colliculus（上丘）‥‥ 264,266
superior gluteal artery（上殿動脈）
　‥‥‥‥‥‥‥‥‥‥‥‥‥‥‥ 111
superior gluteal nerve（上殿神経）
　‥‥‥‥‥‥‥‥‥‥‥‥‥‥ 78,290
superior mediastinum（上部〈縦隔〉）‥‥‥‥‥‥‥‥ 146
superior mesenteric artery（上腸間膜動脈）‥‥‥‥‥ 110,111
superior mesenteric vein（上腸間膜静脈）‥‥‥‥‥‥‥ 115
superior nasal concha（上鼻甲介）
　‥‥‥‥‥‥‥‥‥‥‥‥‥‥‥ 34
superior nasal meatus（上鼻道）
　‥‥‥‥‥‥‥‥‥‥‥‥‥‥ 34,140
superior oblique muscle（上斜筋）
　‥‥‥‥‥‥‥‥‥‥‥‥‥ 310,311
superior pelvic aperture（骨盤上口）‥‥‥‥‥‥‥‥‥‥ 40
superior posterior serratus muscle（上後鋸筋）‥‥‥‥‥‥‥‥‥ 72
superior (proximal) radioulnar joint（上橈尺関節）‥‥‥‥‥‥ 42,45
superior rectus muscle（上直筋）
　‥‥‥‥‥‥‥‥‥‥‥‥‥ 277,310,311
superior sagittal sinus（上矢状静脈洞）‥‥‥‥‥‥ 115,244
superior thyroid ertery（上甲状腺動脈）‥‥‥‥‥‥ 108,110
superior trunk（上神経幹〈腕神経叢〉）‥‥‥‥‥‥‥ 285
superior vena cava（上大静脈）
　‥‥‥‥‥‥‥‥‥‥‥ 101,105,114,116
superior・middle・inferior cervical ganglion（頚神経節）‥‥‥‥ 294,296
supinator muscle（回外筋）
　‥‥‥‥‥‥‥‥‥‥‥‥‥ 61,74,75
supporting cell（支持細胞）‥‥ 19,322
supraclavicular branches（鎖骨上部）‥‥‥‥‥‥‥‥‥ 285
supraclavicular nerves（鎖骨上神経）‥‥‥‥‥‥‥‥ 283
suprahyoid muscles（舌骨上筋群）
　‥‥‥‥‥‥‥‥‥‥‥‥‥‥‥ 63,66
supraorbital nerve（眼窩上神経）
　‥‥‥‥‥‥‥‥‥‥‥‥‥‥‥ 277
suprascapular nerve（肩甲上神経）
　‥‥‥‥‥‥‥‥‥‥‥‥‥ 285,287
supraspinatus muscle（棘上筋）
　‥‥‥‥‥‥‥‥‥‥‥‥ 42,72,285

suture（縫合）‥‥‥‥‥‥‥‥ 27,31
swallowing（嚥下）‥‥ 66,147,160,161
swallowing reflex（嚥下反射）‥‥ 161
sweat gland（汗腺）‥‥ 16,317,358,359
sweating（発汗）‥‥‥‥‥‥‥ 354
sympathetic nerve（交感神経）
　‥‥‥‥‥‥‥‥‥‥‥‥‥ 294,295
sympathetic trunk ganglion（交感神経節）‥‥‥‥‥‥‥ 295
symphyseal surface（恥骨結合面）
　‥‥‥‥‥‥‥‥‥‥‥‥‥‥‥ 44
symphysis pubis（恥骨結合）
　‥‥‥‥‥‥‥‥‥‥‥‥‥ 6,27,40
sympthetic trunk（交感神経幹）
　‥‥‥‥‥‥‥‥‥‥‥‥‥‥‥ 295
synapse（シナプス）
　‥‥‥‥‥‥‥‥‥ 19,240,247,248
synaptic cleft（シナプス間隙）
　‥‥‥‥‥‥‥‥‥‥‥‥‥‥‥ 248
synaptic transmission（シナプス伝達）‥‥‥‥‥‥‥ 247
synaptic vesicle（シナプス小胞）
　‥‥‥‥‥‥‥‥‥‥‥‥‥‥‥ 248
synergist muscle（協力筋〈協同筋〉）‥‥‥‥‥‥‥ 60
syngenesis/sexual reproduction（有性生殖）‥‥‥‥‥‥‥ 200,211
synovial bursa（滑液包）‥‥‥‥‥ 61
synovial fluid（滑液）‥‥‥‥‥‥ 36
synovial membrane（滑膜）‥‥ 28,61
synovial tendon sheath（滑液鞘）
　‥‥‥‥‥‥‥‥‥‥‥‥‥‥‥ 61
system（系統）‥‥‥‥‥‥‥‥‥ 20
systemic circulation（体〈大〉循環）
　‥‥‥‥‥‥‥‥‥‥‥‥‥‥‥ 105
systolic pressure（収縮期血圧）‥‥‥‥‥‥‥‥ 131

T

tail of pancreas（膵尾）‥‥‥‥ 173
talocrural joint（距腿関節）‥‥ 45,49
talus（距骨）‥‥‥‥‥‥‥‥‥ 31,49
tarsal bones（足根骨）‥‥‥‥‥‥ 31
taste bud（味蕾）‥‥ 159,306,314,326
tectum mesencephali (tectum of midbrain)（中脳蓋）‥‥‥‥ 265,266
teeth（歯）‥‥‥‥‥‥‥‥‥‥ 158
tegmentum（被蓋）‥‥‥‥‥ 265,266
telencephalon/cerebral hemisphere（終脳）‥‥‥‥‥ 253,255,263,268
temporal bone（側頭骨）‥‥‥ 30,34
temporal lobe（側頭葉）‥‥‥ 254,261
temporalis muscle（側頭筋）
　‥‥‥‥‥‥‥‥‥‥‥‥‥ 35,61,65

tendinous intersections（腱画）… 70	thromboplastin	triceps brachii muscle（上腕三頭筋）
tendious cords（腱索）………… 102	（トロンボプラスチン）……… 344	……………………………… 73,94
tendon（腱）……………… 60,318	thymus（胸腺）…………… 125,231	triceps surae muscle（下腿三頭筋）
tendon organ of Golgi	thyrocervical trunk（甲状頚動脈）	……………………… 81,94,291
（ゴルジ腱器官）…………… 319	……………………………… 108	tricuspidal valve（三尖弁）…… 102
tendon sheath（腱鞘）……… 61,91	thyrohyoid muscle（甲状舌骨筋）	trigeminal ganglion（三叉神経節）
tenia coli（結腸ヒモ）……… 167,168	……………………………… 66,284	……………………………… 277
tensor fasciae latae muscle	thyroid cartilage（甲状軟骨）… 142	trigeminal nerve（三叉神経）
（大腿筋膜張筋）………… 77,290	thyroid stimulating hormone：TSH	………………… 266,267,270,275,
tentorium cerebelli（小脳テント）	（甲状腺刺激ホルモン）	276,277,281
…………………… 244,253,268	……………………… 228,231,232	triiodothyronine
teres major muscle（大円筋）	thyroxine（サイロキシン）	（トリヨードサイロニン）… 231,234
………………………… 42,72,286	……………………… 228,231,234	trochlea of humerus（上腕骨滑車）
teres minor muscle（小円筋）	tibia（脛骨）……………… 31,45,48	………………………………… 42
………………………… 42,72,287	tibial collateral ligament	trochlear nerve（滑車神経）
terminal line（分界線）………… 40	（内側側副靱帯）…………… 48	………………………… 266,270,276,
terminal ventricle（終室）… 243,245	tibial nerve（脛骨神経）… 81,82,291	277,281,310
testicular artery（精巣動脈）… 111	tibial tuberosity（脛骨粗面）… 45,78	trochlear notch（滑車切痕）…… 43
testicular descent（精巣下降）… 207	tibial（脛側）……………………… 9	trochlear nucleus（滑車神経核）
testis（睾丸）…………………… 207	tibialis anterior muscle（前脛骨筋）	……………………………… 266
testis（精巣）…………… 206,211,231	………………………………… 81	trunk（体幹）………………… 2,258
testosterone（テストステロン）	tibialis posterior muscle（後脛骨筋）	trypsin（トリプシン）………… 174
…………………… 212,233,237	……………………………… 81,81,291	trypsinogen（トリプシノゲン）
tetanus（強縮）………………… 86	tidal volume（1回換気量）…… 148	……………………………… 174
tetany（テタニー）…………… 234	tissue（組織）…………………… 22	tuber cinereum（灰白隆起）…… 264
thalamencephalon（視床脳）… 263	tongue（舌）…………… 159,160,306	tuberal part（下垂体隆起部）… 228
thalamus（視床）…… 256,263,264,265	torticollis（斜頚）……………… 66	tuberosity of radius（橈骨粗面）
thermal sensation（温度感覚）	total lung capacity（全肺気量）… 148	………………………………… 42,73
…………………… 306,315,318	touch（触覚）…… 258,274,306,316,318	tuberosity of ulna（尺骨粗面）… 43
thermal sweating（温熱性発汗）	trachea（気管）………………… 143	tunica adventitia（外膜〈血管壁〉）
……………………………… 317,358	tracheal bifurcation（気管分岐部）	………………………………… 98
thermoregulatory center	……………………………… 143	tunica intima internal tunic of bulb
（体温調節中枢）……… 355,356,357	transitional epithelium（移行上皮）	（内膜）………………… 98,307,308
thigh（大腿）…………………… 7	………………………………… 15,16	tunica media（中膜）……… 98,307
third sound（第3音〈心音〉）…… 128	transmission（伝達）……… 247,251	tunica mucosa（粘膜〈胃〉）…… 162
third ventricle（第三脳室）	transmitter（伝達物質）……… 248	tunica muscularis（筋層〈胃〉）
…………………… 243,245,263,266	transverse cervical nerve	……………………………… 21,162
thirst（のどの渇き）…………… 319	（頚横神経）………………… 284	tunica serous/serous membrane
thoracic aorta（胸大動脈）… 106,109	transverse colon（横行結腸）… 167	（漿膜）………… 21,162,167,175
thoracic cavity（胸腔）……… 12,24	transverse foramen（横突孔）… 36	twitch（単収縮）………………… 86
thoracic duct（胸管）……… 120,121	transverse lines（横線）………… 38	two-point threshold（二点弁別閾値）
thoracic ganglion（胸神経節）	transverse mesocolon	……………………………… 319
……………………………… 294,296	（横行結腸間膜）………… 167,177	tympanic cavity（鼓室）……… 312
thoracic nerve（胸神経）… 282,288	transverse process（横突起）…… 37	tympanic membrane（鼓膜）
thoracic respiration（胸式呼吸）	transverse sinus（横静脈洞）… 115	……………………………… 312,322
…………………… 74,147,151	transversospinalis muscles	
thoracic vertebra（胸椎）…… 30,39	（横突棘筋）………………… 72	**U**
thoracoacromial artery	transversus abdominis muscle	ulna（尺骨）………………… 31,43,73
（胸肩峰動脈）……………… 109	（腹横筋）………………… 70,288	ulnar（尺側）……………………… 9
thoracodorsal nerve（胸背神経）	transversus perinei profundus	ulnar artery（尺骨動脈）……… 109
……………………………… 71,286	（深会陰横筋）……………… 205	ulnar nerve（尺骨神経）
thorax（胸郭）………………… 30,39	trapezius muscle（僧帽筋）	……………………… 74,76,285,287
threshold（閾値）……………… 246	……………………………… 41,71,280	ulnar notch（尺骨切痕）………… 42
thrombin（トロンビン）…… 343,344	triangular spac（内側腋窩隙）…… 73	

umbilical artery（臍動脈） ………………… 111,118,220
umbilical vein（臍静脈） ….. 118,220
uncus（鉤） …………………… 274
upper limb（上肢） ………… 2,5,283
urea（尿素） ………………… 170,339
ureter（尿管） ……… 188,189,192,193
ureteric orifice（尿管口） ……… 193
urethra（尿道） ……… 188,194,209
urinary bladder（膀胱） ……… 188,193
urinary（organ）system（泌尿器系）
……………………………… 12,188
urinary tract（尿路） ……………… 188
urinary tubule（尿細管） ………… 191
urine（尿） …………………………… 195
urobilin（ウロビリン） ………… 342
urobilinogen（ウロビリノゲン） .. 342
urogenital diaphragm（尿生殖隔膜）
……………………………… 194,205
urogenital region（尿生殖部） …… 6
urogenital triangle（尿生殖三角）
………………………………… 6,205
urolithiasis（尿路結石） ………… 234
uterine artery（子宮動脈） ……… 111
uterine cavity（子宮腔） ………… 202
uterine tube（卵管） ……………… 202
uterus（子宮） …………………… 202,217
utricle（卵形嚢） ………………… 313,323
uvula（口蓋垂） ………………… 157,316

V

vagina（腟） ………………………… 203
vaginal orifice（腟口） …………… 203
vagus nerve（迷走神経）
………………… 267,275,276,280,
296,297,314
vallate papilla（有郭乳頭）
……………………………… 159,314,323
vascular system（血管系） ……… 98
vascular tunic of bulb
（眼球血管膜） ……………… 307,308
vasoactive intestinal peptide：VIP
（血管作用性小腸ペプチド） …… 238
vasopressin（バソプレシン） 228,233
vastus intermedius muscle
（中間広筋） ……………………… 78
vastus lateralis muscle（外側広筋）
…………………………………… 44,78
vastus medialis muscle（内側広筋）
…………………………………… 44,78
Vater's papilla（ファーター乳頭）
……………………………… 164,173
vein（静脈） ………………………… 98
vena caval opening（大静脈孔） .. 74

venous blood（静脈血） …… 149,340
venous system（静脈系） ……… 114
venous valve（静脈弁） ………… 100
ventral ramus（前枝） … 282,284,288
ventral root（前根） ………… 250,283
ventricle（心室） ………………… 101
ventricular fibrillation（心室細動）
…………………………………… 130
ventricular flutter（心室粗動） .. 130
venule（細静脈） ………………… 100
vermiform appendix（虫垂） …… 167
vermis（虫部） ………………… 268
vertebra（椎骨） ……… 30,36,51,250
vertebral arch（椎弓） …………… 36
vertebral artery（椎骨動脈）
………………………… 34,108,111
vertebral body（椎体） …………… 36
vertebral canal（脊柱管）
……………………… 12,24,36,249,251
vertebral column（脊柱） … 30,36,51
vertebral foramen（椎孔） ……… 36
vertical plane（垂直面） …………… 7
vesicouterine pouch（膀胱子宮窩）
…………………………………… 176
vesicular ovarian follicle
（胞状卵胞） …………………… 201
vestibular nerve（前庭神経）
……………………… 279,313,322
vestibular（window）（前庭窓）
……………………………… 314,322
vestibule（前庭） …………… 279,314
vestibule of mouth（口腔前庭） .. 157
vestibule of vagina（腟前庭） …… 201
vestibulocochlear nerve（内耳神経）
……………………… 267,276,279,281
visceral nervous system
（内臓神経系） ………………… 240
visceral pain/visceral sensation
（内臓痛覚） ………………… 306,320
visceral peritoneum（臓側腹膜）
……………………………… 165,175
visceral reflex（内臓反射） …… 251
visceral sensation（内臓感覚） … 319
viscerocranium（顔面頭蓋） …… 30
vision（視覚） ……… 259,273,306,320
visual area（視覚野） ……… 258,271
visual cell（視細胞） …… 271,308,320
visual organ（視覚器） ……… 240,306
visual tract（視覚伝導路）
……………………………… 266,271,273
vital capacity（肺活量） ……… 148
vitamin（ビタミン） …… 170,179,180
vitreous body（硝子体） …… 307,309
vocal fold（声帯ヒダ） ………… 142

Volkmann's canal（フォルクマン管）
…………………………………… 34
vomer bone（鋤骨） ……………… 30

W

warm spot（point）（温点） …… 355
Wernicke（ウェルニッケ）中枢
……………………… 258,259,260
Westergren（ウェスターグレン法）
…………………………………… 344
white blood cell/leukocyte
（白血球） ……………… 340,342
white matter（白質）
……………………… 240,250,253,
255,267,268
white muscle（白筋） …………… 85
white pulp（白脾髄） …………… 125
white ramus（白交通枝） ……… 294
wrist（手根） ……………………… 5

X・Y・Z

xiphoid process（剣状突起） …… 30
yellow bone marrow
（黄色骨髄） …………………… 34
zygomatic bone（頬骨） ………… 30

和文索引

あ

アキレス腱（Achilles's tendon） ･････････････････････ 45,81,93
アキレス腱反射（Achilles reflex） ･･･････････････････････････ 251
アクチン（actin） ･･･････････ 85
足（foot） ･･････････････････ 7
味細胞（gustatory cell/taste cell） ･････････････････････ 314,323
アジソン（Addison）病 ･･････ 236
アシドーシス（酸血症）（acidosis） ･････････････････････････････ 338
足の筋群 ･･･････････････････ 87
アシュネル眼球圧迫試験 ････ 133
アストロサイト ･････････････ 20
アセチルコリン ･････････････ 293
頭（head） ･････････････････ 2,3
圧覚（pressure sensation） ･･･････････････ 274,306,316,318
アテトーゼ ･････････････････ 266
アテトーゼ型脳性マヒ（athetosis） ････････････････ 257
アデノシン三リン酸（adenosin triphosphate） ･･････ 86
アデノシン二リン酸（adenosine disphosphate） ････ 86
アドレナリン（adrenaline） ･･ 230,236
アブミ骨（stapes） ･････ 314,322
アポクリン腺（耳道腺）（apocrine sweat gland/glandula apocrine） ･･･････････････ 311,317,358
甘味（sweet） ･･････････････ 323
アミノ酸（amino acid） ･･････ 170,179
アミロプシン（膵アミラーゼ）（amylopsin） ･･････････････ 174
アメーバ運動 ･･･････････････ 342
アランチウス管（Arantius' duct） ･･････････････････････ 119
アルカリ性 ･････････････････ 338
アルカローシス（アルカリ血症）（alkalosis） ･････････････････ 338
アルコール性コルサコフ症候群（Korsakoff syndrome） ･････ 263
アルツハイマー病（Alzheimer disease） ････････････････････ 263
アルドステロン（aldosterone） ･････････････････ 197,230,235
α細胞 ････････････････ 229,235
α波 ･････････････････ 261,262
αブロック現象 ････････････ 261
アルブミン（albumin） ･･･ 170,343,345
鞍関節（saddle joint） ･････ 29
アンギオテンシン ･････････ 235
暗順応（dark adaptation） ･･ 321
暗帯（anisotropic band） ･･･ 85
アンドロゲン（androgen） ･････････････････ 211,231,237

い

胃（stomach） ････････････ 161
胃液（gastric juice） ･･･ 162,163
イオドプシン（iodopsin） ･･ 320
異化作用 ･････････････････ 181
閾値（threshold） ･･･････ 246
移行上皮（transitional epithelium） ････････････ 15,16
胃酸 ･････････････････････ 237
胃十二指腸動脈 ･････････ 110
胃小窩 ･･･････････････････ 162
異常心電図 ･････････････ 129
胃腺（gastric gland） ･･･ 162
イソロイシン ･････････････ 179
1軸性関節 ･･････････････ 28
位置覚 ･･･････････････････ 274
一次記憶 ･････････････････ 263
一次脳胞（primary brain vesicle） ･･････････････････ 241
1秒率 ････････････････････ 148
1回換気量（tidal volume） ･･ 148
1回拍出量（stroke volume） ･･ 129
胃底（fundus of stomach） ･･ 161
胃内消化 ･････････････････ 162
胃粘膜 ･･･････････････････ 163
異皮質 ･･･････････････････ 258
異物排泄機能 ･･･････････ 172
胃抑制ペプチド（gastric inhibitory polypeptide：GIP） ････････ 238
胃リンパ節 ･･･････････････ 124
陰イオン ･････････････ 337,343
陰核（clitoris） ･･････････ 203
陰核背神経 ･･･････････････ 292
陰茎（penis） ･･･････････ 209
陰茎海綿体（corpus cavernosum penis） ･･･････ 209
陰茎背神経 ･･･････････････ 292
インスリン（insulin） ･･･････････ 171,173,229,234
咽頭（pharynx） ･･････････ 139
咽頭腔（cavity of pharynx） ･･ 141
陰囊（scrotum） ･････････ 210
陰囊縫線（scrotal raphe） ･･ 210
インパルス（impulse） ･･･ 247,267,323
陰部枝（genital branch） ･･ 289
陰部神経（pudendal nerve） ････ 292
陰部神経叢（pudendal plexus） ･･ 292
陰部神経麻痺 ･･･････････ 292
陰部大腿神経（genitofemoral nerve） ･･････････････････ 289

う

ウィリス動脈輪 ･･･････････ 108
ウイルス ･････････････････ 356
ウィルヒョウのリンパ節 ･････ 123
上（superior） ･･････････ 9
ウェスターグレン法（Westergren） ････････････ 344
ウェルニッケ（Wernicke）中枢 ･･･････････････ 258,259,260
右脚（ヒス束）（right bundle branch） ･･･････････････ 126
烏口突起（coracoid process） ･･ 41
烏口腕筋（coracobrachialis muscle） ･････････ 41,72,73,287
羽状筋 ･･･････････････････ 60
後（posterior） ･････････ 9
右心室（right ventricle） ･･ 101
右心房（right atrium） ･･･ 101
臼状関節（cotyloid joint） ･･ 29
内（internal） ･･･････････ 9
うちくるぶし（medial malleolus） ･･････････････ 6,45
うつ熱（heat stagnation） ･･ 356
右房室弁 ･････････････････ 102
うま味 ･･･････････････････ 323
ウミ（膿） ･･･････････････ 342
右葉（right lobe） ･･･ 169,228
ウロビリノゲン（urobilinogen） ･･ 342
ウロビリン（urobilin） ････ 342
運動核 ･･･････････････････ 270
運動感覚 ･････････････････ 306
運動作用 ･････････････････ 24
運動枝 ･･･････････････････ 282
運動神経線維（motor fibers） ･･････････････････････････ 282
運動性言語中枢（motor speech center） ･･････････････････ 258
運動性失語症（motor aphasia） ･･ 259
運動線維（motor fibers） ･･ 261,276,279
運動中枢 ･････････････････ 258
運動ニューロン ･･････････ 270
運動野（motor area） ････ 257,259,270
運搬作用 ･････････････････ 340

え

永久歯（permanent teeth） ･･ 158
衛星細胞（satellite cell） ･･ 20
栄養孔（nutrient foramen） ･･ 34
栄養障害 ･････････････････ 180
栄養素（nutrient） ･･･････ 178
会陰（perineum） ･･････ 2,6,205
会陰枝（perineal branches） ･･ 290
会陰神経 ･････････････････ 292
会陰浅筋膜 ･･･････････････ 205

会陰部 …………………… 358
エーテル臭 ………………… 323
腋窩（axilla）………… 68,317
腋窩温（axillary temperature）‥ 350
腋窩静脈 …………………… 118
腋窩神経（axillary nerve）… 285,287
腋窩線（axillary line）………… 8,9
腋窩動脈（axillary artery）…… 108
腋窩部 ……………………… 4
腋窩リンパ節（axillary lymph nodes）……………… 122,124
エクリン腺（glandula eccrine） ……………………… 317,358
壊死（necrosis）…………… 100
エストラジオール（estradiol） ……………………… 216,237
エストリオール（estriol）… 216,237
エストロゲン（estrogen） ……… 170,212,216,230,232,237
エストロン（estrone）……… 216,237
エナメル質 ………………… 157
エネルギー代謝（energy metabolism）…………… 181
エネルギー代謝率（relative metabolic rate：RMR）…… 181
エネルギーの産生 ………… 138
エネルギー量 ……………… 178
エレプシン（erepsin）………… 166
遠位（distal）……………… 9
遠位曲尿細管（distal convolution） ……………………… 191
遠位指節間関節（DIP joint）… 46,76
円回内筋（pronator teres muscle） ……………………… 74
円筋 ………………………… 61
遠近調節 …………………… 321
遠近調節異常 ……………… 322
嚥下（swallowing）… 66,147,160,161
嚥下運動 ………………… 66,270
嚥下中枢 …………………… 268
嚥下反射（swallowing reflex）… 161
遠視（hyper〈metr〉opia）…… 322
縁上回 ……………………… 259
遠心性神経 ………………… 250
遠心性神経路 ……………… 252
遠心性線維（efferent fibers）… 276
遠心路 ……………………… 251
延髄（medulla oblongata） ……… 34,150,241,253,264, 267,268,279,280
延髄網様体 ………………… 268
塩素 ………………………… 343
塩素イオン ………………… 337
円柱 ………………………… 15

円柱上皮 …………………… 15
エンテロガストロン（enterogastrone）……… 163,237
エンテロキナーゼ ………… 166

お

横隔胸膜（diaphragmatic pleura） ……………………… 145
横隔神経（phrenic nerve） ……………………… 69,284,285
横隔神経の関連痛 ………… 285
横隔膜（diaphragm）…… 69,284
横行結腸（transverse colon）… 167
横行結腸間膜（transverse mesocolon）……… 167,177
横静脈洞（transverse sinus）… 115
黄色骨髄（yellow bone marrow）… 26
横線（transverse lines）……… 38
横足根関節 ………………… 49
黄体（corpus luteum）…… 213
黄体化（luteinization）…… 213
黄体形成ホルモン（luteinizing hormone）……… 212,228,231,233
黄体ホルモン（progesterone） ……… 212,216,231,233,237
黄疸 ………………………… 171
横断面 ……………………… 7
嘔吐中枢 …………………… 268
横突起（transverse process）… 36
横突棘筋（transversospinalis muscles）……………… 72
横突孔（transverse foramen）… 37
黄斑 ……………………… 307,308
黄斑部 ……………………… 273
横平面 ……………………… 8
凹レンズ …………………… 322
悪寒（chill）……………… 357
オキシトシン（oxytocin）… 228,233
おたふく風邪 ……………… 160
オッディ括約筋（Oddi's sphincter） ……………………… 164
オトガイ横筋 ……………… 64
オトガイ下部 ……………… 11
オトガイ筋 ………………… 69
オトガイ神経（mental nerve）… 277
オトガイ舌骨筋（geniohyoid muscle）……………… 66
オリーブ核 ……………… 268,271
オリゴデンドロサイト …… 20
温覚 ……………………… 258,316
オングストローム（Å）…… 21
温中枢（heat center）……… 355
温点（warm spot〈point〉）…… 355
温度覚 ……………………… 274

温度感覚（thermal sensation） ……………… 306,315,318
温熱受容器 ………………… 3181
温熱性発汗（thermal sweating） ……………………… 317,358

か

外因性発熱物質 …………… 356
外陰部（pudendal region）…… 14
外果（lateral malleolus）…… 51
回外筋（supinator muscle） ……………………… 61,74,75
外殻温度 …………………… 350
外果部 ……………………… 6
外顆粒層（external granular layer） ……………………… 255,256
外寛骨筋 …………………… 77
外寛骨筋（殿）群 ………… 77
外頚静脈（external jugular vein） ……………………… 114
外頚動脈（external carotid artery） ……………………… 108
外頚動脈神経 ……………… 296
壊血 ………………………… 172
回結腸動脈 ………………… 111
開口 ………………………… 66
開口運動 …………………… 66
外肛門括約筋 …………… 168,292
外呼吸（external respiration）… 138
外耳（external ear）…… 306,311,322
外子宮口（external uterine orifice） ……………………… 202
外耳孔 …………………… 34,311
概日リズム ………………… 351
外耳道（external acoustic meatus） ……………………… 34,311,322
外縦走筋 …………………… 162
外錐体細胞層（external pyramidal layer）……………… 255,256
外舌筋 ……………………… 158,159,280
回旋筋（rotator muscles）…… 72
回旋筋腱板（rotator cuff）…… 45
外側（lateral）……………… 9
外側腋窩隙（quadrangular space） ……………………… 78
外側顆（lateral condyle of femur） ……………………… 44,45
外側胸筋神経（lateral pectoral nerve）……………… 285,286
外側胸動脈（lateral thoracic artery） ……………………… 109
外側区動脈 ………………… 110
外側楔状骨 ………………… 31
外側口（lateral aperture）…… 243

381

外側溝（シルビウス溝）（latera sulcus） …… 254
外側広筋（vastus lateralis muscle） …… 44,78
外側膝状体（lateral geniculate body） …… 264,271
外側上顆（lateral epicondyle） …… 42
外側神経束（腕神経叢）（lateral fasciculus） …… 285
外側足底神経 …… 82,290
外側足底動脈（lateral plantar artery） …… 112
外側足背皮神経 …… 290,291
外側側副靱帯（fibular collateral ligament） …… 48
外側大腿皮神経（lateral femoral cutaneous nerve） …… 289
外側直筋（lateral rectus muscle） …… 311,313
外側頭（lateral head） …… 73,81
外側頭直筋（rectus capitis lateralis muscle） …… 67
外側半規管 …… 313
外側半月（lateral meniscus） …… 48
外側腓腹皮神経 …… 290
外側毛帯（lateral lemniscus） …… 267,273
外側翼突筋（lateral pterygoid muscle） …… 65
外側（腋窩）リンパ節 …… 124
回腸（ileum） …… 111,164,177
外腸骨動脈（external artery） …… 113
外腸骨リンパ節 …… 124
回腸動脈 …… 113
外転筋（abductor） …… 61
外転神経（abducent nerve） …… 266,267,270,277,278,281,312
外転神経核 …… 267
外套（pallium） …… 255
回内筋（pronator） …… 61,287
外尿道口（external urethral orifice） …… 194,209
海馬 …… 258,260,263
外胚葉（ectoderm） …… 22
海馬回 …… 260
灰白交通枝（gray ramus） …… 294
灰白質（gray matter） …… 240,250,253,255,256,263,266,267,268
灰白質塊 …… 253
灰白質板 …… 255
灰白隆起（tuber cinereum） …… 264
海馬損傷 …… 263

海馬傍回（parahippocampal gyrus） …… 255,258,260,273
外皮（integument） …… 306,316
外鼻（external nose） …… 139
外鼻孔 …… 139
外腹斜筋（obliquus externus abdominis muscle） …… 70
外分泌腺（exocrine gland） …… 16,226
外分泌部（exocrine pancreas） …… 173,229
外閉鎖筋（obturator externus muscle） …… 79,289
解剖学的姿勢 …… 7
外膜 …… 21,307
外膜（血管壁）（tunica adventitia） …… 98
海綿質（spongy substance） …… 25
海綿静脈洞 …… 115
回盲部（ileocecal part） …… 164
回盲弁（ileocecal valve） …… 164
外肋間筋（intercostales extermi muscles） …… 69
カウパー腺（Cowper's gland） …… 208
顔（face） …… 2,3
下横隔動脈（inferior phrenic artery） …… 110
下角（inferior angle） …… 41
下顎窩（mandibular fossa） …… 34
下顎骨（mandible bone） …… 30,34,65
下顎神経（mandibular nerve） …… 65,277,281
化学的消化 …… 156
下顎頭（head of mandible） …… 35
かかと …… 6
下下腹神経叢（inferior hypogastric plexus） …… 297
過換気症候群 …… 339
下眼瞼部 …… 3
下関節突起（inferior articular process） …… 36
下丘（inferior colliculus） …… 264,266,273
蝸牛（cochlea） …… 279,313,315,322,326
蝸牛管（cochlear duct） …… 313
蝸牛神経（cochlear nerve） …… 273,279,313,322
蝸牛窓（cochlear window） …… 314
核（nucleus） …… 13,14
角回 …… 259
顎下三角（submandibular triangle） …… 3,66
顎下腺（submandibular gland） …… 159,279

顎下リンパ節 …… 122
顎関節（mandibular joint/temporomandibular joint） …… 35,45,65
角質 …… 306,316
核質（nucleoplasm） …… 14
角質層 …… 316
角質板 …… 317
核周部 …… 19
核心温度（core temperature） …… 350
顎舌骨筋（mylohyoid muscle） …… 66
顎動脈（maxillary artery） …… 108
獲得（acquisition） …… 263
顎二腹筋（digastric muscle） …… 61,66
角膜（cornea） …… 307,310,322
核膜（nuclear membrane） …… 14
角膜反射 …… 266
角膜乱視 …… 308
花香 …… 323
下後鋸筋（inferior posterior serratus muscle） …… 72
下行結腸（descending colon） …… 167
下甲状腺動脈 …… 109
下行性線維（descending fibers） …… 276
下行性（運動性）伝導路（descending tract） …… 270
下行大動脈（descending aorta） …… 106
下肢（lower limb） …… 2,7,283
下肢骨（bone of the lower limb〈extremity〉） …… 31,43
下矢状静脈洞 …… 115
下肢帯筋群（muscles of pelvic girdle） …… 64,77
下肢帯骨 …… 31,77
下肢の筋（muscles of lower limb） …… 77
下斜筋（inferior oblique muscle） …… 277,310,311
下縦束 …… 261
顆状関節（condylar joint） …… 29
下小脳脚（inferior cerebellar peduncle） …… 268,270
下唇下制筋 …… 70
下神経幹（腕神経叢）（inferior trunk） …… 285
下唇部 …… 3
下垂手 …… 288
下膵十二指腸動脈 …… 111
下垂体（hypophysis） …… 227,232,264
下垂体窩（hypophysial fossa） …… 34,227
下垂体機能低下症 …… 232
下垂体後葉（posterior lobe） …… 228
下垂体後葉ホルモン …… 227,233

下垂体前葉（anterior lobe）……227
下垂体前葉ホルモン…………228,232
下垂体中間部（intermediate part）
　…………………………………228
下垂体ホルモン………………………265
下垂体門脈系（hypophysial portal
　system）………………………228
下垂体隆起部（tuberal part）……228
下垂体漏斗（infundibulum）……228
下膝動脈………………………………112
ガス交換（gas exchange）………149
ガストリン（gastrin）………163,237
下前腸骨棘……………………………78
下前頭回………………………………258
下双子筋（gemellus inferior muscle）
　…………………………………77
下腿（leg）……………………………7
下腿筋群………………………64,80
下腿屈筋群……………………64,81
下腿後面………………………………6
下腿三頭筋（triceps surae muscle）
　…………………………81,94,291
下大静脈（inferior vena cava）
　………………………101,105,119,171
下腿伸筋群……………………64,80
下腿前面………………………………6
下腿腓骨筋群…………………64,82
肩がこる………………………………71
下端肘部………………………………48
下腸間膜静脈（inferior mesenteric
　vein）……………………………115
下腸間膜動脈（inferior mesenteric
　artery）……………………110,111
下腸間膜動脈神経叢…………………297
下直筋（inferior rectus muscle）
　…………………………277,310,313
下直腸神経……………………………292
下椎切痕………………………………44
滑液（synovial fluid）……………28
滑液鞘（synovial tendon sheath）
　…………………………………61
滑液包（synovial bursa）…………61
脚気……………………………………180
滑車神経（trochlear nerve）
　……………266,270,276,277,281,310
滑車神経核（trochlear nucleus）　266
滑車切痕（trochlear notch）……43
活性トロンボプラスチン……………344
滑走説…………………………………85
活動電位（action potential）
　………………………………85,246,247
滑膜（synovial membrane）……28,61
滑面小胞体（smooth surfaced
　endoplasmic reticulum）………14

カテコールアミン（catecholamine）
　…………………………………236
下殿神経（inferior gluteal nerve）
　………………………………83,290
下殿動脈（inferior gluteal artery）
　…………………………………112
下殿皮神経（inferior cluneal
　nerves）…………………………290
果糖（fructose）……………166,178
寡動……………………………………266
可動結合………………………………27
下橈尺関節（inferior〈distal〉
　radioulnar joint）……………43
下鼻甲介（inferior nasal concha）
　………………………………30,34,140
下鼻道（inferior nasal meatus）
　…………………………………34,140
下部（縦隔）（inferior mediastinum）
　…………………………………146
下腹（inferior belly）……………66
下膀胱動脈（inferior vesical artery）
　…………………………………111
ガラクトース（galactose）…166,178
カリウム………………………235,343
カリウムイオン………………………337
顆粒層（granular layer）…268,316
顆粒白血球（glandular leukocyte）
　…………………………………342
カルシウム……………………………343
カルシウムイオン……………………337
カルシトニン（calcitonin）…228,234
カルボキシペプチダーゼ
　（carboxypeptidase）…………174
下肋部（hypochondric region）……4
肝胃間膜（hepatogastric ligament）
　…………………………………176
肝炎……………………………………171
肝円索（ligamentum teres hepatis）
　…………………………………118,176
眼窩（orbit）…………………34,307
眼窩下神経（infraorbital nerve）……277
眼窩下部………………………………3
感覚（sense）………………………308
感覚器（sensory organ）…………308
感覚器官………………………240,270
感覚器系（sense organs system）……12
感覚枝…………………………………283
感覚神経終末…………………316,318
感覚神経線維（sensary fibers）
　………………………………282,318
感覚性記憶……………………………263
感覚性失語症（sensory aphasia）……259
感覚線維（sensory fibers）…261,276
感覚伝導路……………………………263

眼窩脂肪体（adipose body of orbit）
　…………………………………307
眼窩上神経（supraorbital nerve）
　…………………………………277
眼窩部…………………………………3
肝鎌状間膜（falciform ligament of
　the liver）…………………169,176
眼窩面…………………………………34
肝管（hepatic duct）………170,171
換気亢進………………………………339
含気骨（pneumatic bone）………24
換気障害………………………………149
肝機能検査……………………………172
眼球…………………………306,307,323
眼球運動………………………266,270
眼球乾燥症……………………………180
眼球血管膜（vascular tunic of bulb）
　…………………………………307,308
眼球線維膜（fibrous tunic of bulb）
　…………………………………307
眼球壁…………………………307,308
眼球壁最内層…………………………307
眼筋（ocular muscles）
　…………………………307,310,311,313
眼瞼（まぶた）（eyelid）…266,307,309
眼瞼反射………………………………266
還元ヘモグロビン
　（deoxyhemoglobin）…………341
肝硬変…………………………………171
寛骨（hip bone）………40,43,77,79
寛骨臼（acetabulum）…………43,46
寛骨臼上縁……………………………78
眼軸……………………………………322
間質（interstitium）………………22
間質細胞（interstitial cell）……211
間質細胞刺激ホルモン（interstitial
　cell stimulating hormone）…228,233
肝十二指腸間膜（hepatoduodenal
　ligament）………………………176
冠状溝（coronary sulcus）………100
緩衝作用（buffer action）………338
冠状静脈洞（coronary sinus）
　…………………………………101,103
杆状体（rod）………………271,308,320
冠状動脈（coronary artery）…103,106
冠状縫合（coronal suture）………31
肝静脈（hepatic vein）……116,169
肝小葉（hepatic lobule）…170,172
眼神経（ophthalmic nerve）……277
幹神経節………………………………294
関節……………………………………27
関節円板（articular disk）……28,45
関節窩（joint〈articular〉socket/
　glenoid cavity）……………28,42

関節環状面（articular circumference）・・・・・・・・・・・・・・・・・ 42
関節腔（articular cavity）・・・・・・・・・ 28
関節唇（glenoidal labrum/acetabular labrum）・・・・・・・・・・・・・・・・・・・・・・・ 45,47
関節頭（joint head）・・・・・・・・・・・・・ 28
関節突起（condylar process）・・・・・ 35
関節内靱帯・・・・・・・・・・・・・・・・・・・・・・・ 28
関節軟骨（articular cartilage）・・・・ 28
関節半月（articular meniscus）
・・・・・・・・・・・・・・・・・・・・・・・・・・・・・ 28,48
間接分裂・・・・・・・・・・・・・・・・・・・・・・・・・ 14
関節包（joint〈articular〉capsule）
・・・・・・・・・・・・・・・・・・・・・・・・・・・・・・・・ 28
間接法（血圧測定）（indirect method）・・・・・・・・・・・・・・・・・・・・ 132
汗腺（sweat gland）・・・ 16,317,358,359
肝臓・・・・・・・・・・・・・・・・・・・・・ 169,170,171
環椎（atlas）・・・・・・・・・・・・・・・・・・ 37,51
環椎後頭関節（atlantooccipital joint）
・・・・・・・・・・・・・・・・・・・・・・・・・・・・・ 34,44
眼動脈（ophthalmic artery）・・・・・ 108
間脳（diencephalon）
・・・・・・・・・・・・・・・・・・・ 243,253,263,274
眼房水・・・・・・・・・・・・・・・・・・・・・・・ 307,309
間膜ヒモ・・・・・・・・・・・・・・・・・・・・・・・・ 168
γグルタミルトランスペプチダーゼ
・・・・・・・・・・・・・・・・・・・・・・・・・・・・・・・ 172
顔面神経（facial nerve）・・ 64,267,270, 273,276,279, 281,296,297,314
顔面神経麻痺・・・・・・・・・・・・・・・・・・・ 279
顔面頭蓋（viscerocranium）・・・・・・・ 30
顔面動脈（facial artery）・・・・ 108,113
肝門（porta hepatis）・・・・・・・・ 117,169
岩様部・・・・・・・・・・・・・・・・・・・・・・・・・・・ 34
眼輪筋（orbicularis oculi muscle）
・・・・・・・・・・・・・・・・・・・・・・・・・・・・・・・・ 64
肝リンパ節・・・・・・・・・・・・・・・・・・・・・ 124
関連痛（referred pain）・・・・・・・・・ 320

き

キース・フラック・・・・・・・・・・・・・・・ 126
キーゼルバッハの部位（Kiesselbach's area）・・・・・・・・・・ 140
期外収縮（extrasystole）・・・・・ 129,132
機械的消化・・・・・・・・・・・・・・・・・・・・・ 156
器官（organ）・・・・・・・・・・・・・・・・・・・ 21
気管（trachea）・・・・・・・・・・・・・・・・ 143
気管気管支リンパ節・・・・・・・・・・・・ 123
器官系（organ system）・・・・・・・・・・ 20
気管支（bronchi）・・・・・・・・・・・・・・ 143
気管支縦隔リンパ節本幹（bronchomediastinal trunk）・・・・・・・・・・ 120,123

気管支喘息・・・・・・・・・・・・・・・・・・・・・ 147
気管支動脈（bronchial arteries）
・・・・・・・・・・・・・・・・・・・・・・・・・・ 109,112
気管支軟骨・・・・・・・・・・・・・・・・・・・・・ 143
気管支肺リンパ節・・・・・・・・・・・・・・ 123
気管切開・・・・・・・・・・・・・・・・・・・・・・・・・ 3
気管軟骨・・・・・・・・・・・・・・・・・・・・・・・ 143
気管分岐部（tracheal bifurcation）
・・・・・・・・・・・・・・・・・・・・・・・・・・・・・・ 143
気管リンパ節・・・・・・・・・・・・・・・・・・ 123
起始（origin）・・・・・・・・・・・・・・・・・・・ 60
基準値・・・・・・・・・・・・・・・・・・・・・ 355,356
希突起膠細胞（oligodendrocyte cell）
・・・・・・・・・・・・・・・・・・・・・・・・・・・・・・・・ 20
奇静脈（azygos vein）・・・・・・ 114,116
奇静脈系（azygos system）・・・・・・ 116
基礎代謝（basal metabolism）・・・ 181
基礎代謝量（basal metabolic rate）
・・・・・・・・・・・・・・・・・・・・・・・・・・・・・・ 234
拮抗筋（antagonist muscle）・・・ 61,72
基底層・・・・・・・・・・・・・・・・・・・・・・・・・・ 316
亀頭（gland penis）・・・・・・・・・・・・ 209
気道（airway）・・・・・・・・・・・・・・・・・ 138
企図振戦（動的振戦）・・・・・・・・・・ 269
キヌタ骨（incus）・・・・・・ 314,322,327
基本味（basic taste）・・・・・・・・・・・ 323
キモトリプシノゲン（chymotrypsinogen）・・・・・・・・・・ 174
キモトリプシン（chymotrypsin）
・・・・・・・・・・・・・・・・・・・・・・・・・・・・・・ 174
逆説睡眠・・・・・・・・・・・・・・・・・・・・・・・ 262
嗅覚（olfaction）・・ 263,271,277,306,323
嗅覚器（olfactory organ）・・・・ 306,315
嗅覚中枢・・・・・・・・・・・・・・・・・・・・・・・ 315
嗅覚伝導路（olfactory tract）
・・・・・・・・・・・・・・・・・・・・・・・・・・ 273,275
嗅覚野（olfactory area）・・・・・・ 258,273
球関節（ball and socket joint）・・・ 29
嗅球（olfactory bulb）
・・・・・・・・・・・・・・・・・・・ 255,261,273,277
球形嚢（saccule）・・・・・・・・・・・ 313,323
嗅細胞（olfactory receptor cell）
・・・・・・・・・・・・・・・・・・・・・・ 273,277,306
嗅索（olfactory tract）
・・・・・・・・・・・・・・・・・・・ 255,261,273,315
嗅三角（olfactory trigone）
・・・・・・・・・・・・・・・・・・・・・・ 255,261,273
吸収（absorption）・・・・・・・・・・・・・ 156
弓状線（arcuate line）・・・・・・・・・・・ 70
弓状線維・・・・・・・・・・・・・・・・・・・・・・・ 261
弓状動脈（arcuate artery）・・・・・・ 191
嗅神経（olfactory nerve）
・・・・・・・・・・・・・・・・ 255,273,276,277,315
求心性神経・・・・・・・・・・・・・・・・・・・・・ 251

求心性線維（afferent fibers）・・・ 276
求心路・・・・・・・・・・・・・・・・・・・・・・・・・ 251
急性膵臓炎・・・・・・・・・・・・・・・・・・・・・ 173
吸息（inspiration）・・・・・・・・・・・・・ 147
急速眼球運動（rapid eye movement）・・・・・・・・・・・・・・・・・ 262
嗅粘膜・・・・・・・・・・・・・・・・・・・・・・・・・ 323
嗅脳（rhinencephalon/olfactory brain）・・・・・・・・・・・・・・・・・・・ 255,260
旧皮質・・・・・・・・・・・・・・・・・・・・・・・・・ 258
球状核・・・・・・・・・・・・・・・・・・・・・・・・・ 268
弓状束・・・・・・・・・・・・・・・・・・・・・・・・・ 259
嗅毛・・・・・・・・・・・・・・・・・・・・・・・・・・・ 323
橋（pons）・・・・・・ 150,241,253,264,265, 267,268,270,277
仰臥位・・・・・・・・・・・・・・・・・・・・・・・・・・ 11
胸郭（thorax）・・・・・・・・・・・・・・・ 30,39
橋核（pontine nucle）・・・・・・・・・・・ 267
胸郭下口（outlet of thorax）・・・・・ 39
胸郭上口（inlet of thorax）・・・・・・ 39
胸管（thoracic duct）・・・・・・・ 120,121
胸筋・・・・・・・・・・・・・・・・・・・・・・・・・・・・ 61
頬筋・・・・・・・・・・・・・・・・・・・・・・・・・・・・ 64
胸筋リンパ節・・・・・・・・・・・・・・・・・・ 122
胸腔（thoracic cavity）・・・・・・・ 12,24
胸腔内臓・・・・・・・・・・・・・・・・・・・・・ 39,352
胸肩峰動脈（thoracoacromial artery）・・・・・・・・・・・・・・・・・・・・・・ 109
凝固因子・・・・・・・・・・・・・・・・・・・・・・・ 342
胸骨（sternum）・・・・・・・・・・・・・ 30,39
頬骨（zygomatic bone）・・・・・・・・・ 30
胸骨角・・・・・・・・・・・・・・・・・・・・・・・・・・ 39
胸骨甲状筋（sternothyroid muscle）
・・・・・・・・・・・・・・・・・・・・・・・・・・・ 67,284
胸骨舌骨筋（sternohyoid muscle）
・・・・・・・・・・・・・・・・・・・・・・・・・ 61,66,284
胸骨線（sternal line）・・・・・・・・・・・・ 8
胸骨体（body of sternum）・・・・・・・ 30
頬骨部・・・・・・・・・・・・・・・・・・・・・・・・・・・ 3
胸骨部・・・・・・・・・・・・・・・・・・・・・・・・・・・ 4
胸骨柄（manubrium of sternum）
・・・・・・・・・・・・・・・・・・・・・・・・・・・・・・・ 30
胸骨傍線（parasternal line）・・・・・・ 8
胸骨傍リンパ節・・・・・・・・・・・・・・・・ 123
胸鎖関節（sternoclavicular joint）
・・・・・・・・・・・・・・・・・・・・・・・・・・・・・・・ 41
胸鎖乳突筋（sternocleidomastoid muscle）・・・・・・・・・・ 41,61,66,76,280
胸式呼吸（thoracic respiration）
・・・・・・・・・・・・・・・・・・・・・・・・ 74,147,151
凝集原（agglutinogen）・・・・・・・・・ 345
凝集素（抗体）（agglutinin）・・・・・・ 345
凝集反応（agglutination）・・・・・・・ 345
強縮（tetanus）・・・・・・・・・・・・・・・・・ 86

胸神経（thoracic nerve）…… 282,288	筋小胞体（sarcoplasmic reticulum）	グロブリン（globulin）………… 343
胸神経節（thoracic ganglion）	………………………………………… 85	クローム親性細胞 ……………… 230
………………………………… 294,296	筋伸張反射 ……………………… 251	
胸神経前枝 …………………… 284	筋線維（muscle fiber）…… 17,84,85	**け**
狭心症（angina pectoris）……… 129	筋層（胃）（tunica muscularis）	毛（hair）………………………… 316
胸腺（thymus）…………… 125,231	………………………………… 21,162	頸横神経（transverse cervical
胸大動脈（thoracic aorta）… 106,109	筋組織（muscular tissue）…… 15,17	nerve）……………………… 284
胸椎（thoracic vertebra）…… 30,39	筋電図（electromyogram）……… 85	頸横動脈 ………………………… 108
橋底部 …………………………… 267	筋頭（muscular head）…………… 60	頸窩（jugular fossa）……………… 3
胸背神経（thoracodorsal nerve）	筋突起（coronoid process）…… 35,71	頸管（cervical canal）………… 202
………………………………… 71,286	筋の緊張 ………………………… 270	脛骨（tibia）………………… 31,45,48
胸背動脈 ………………………… 109	筋の収縮 ………………………… 84	脛骨神経（tibial nerve）…… 81,82,291
橋背部 …………………………… 267	筋尾（muscular tail）……………… 60	脛骨神経麻痺 …………………… 291
頰部 ……………………………… 3	筋皮神経（musculocutaneous nerve）	脛骨粗面（tibial tuberosity）… 45,78
胸部交感神経幹 ………………… 296	………………………………… 78,287	茎状突起（styloid process）…… 42
胸部の筋 ………………………… 68	筋皮神経麻痺 …………………… 288	頸静脈孔 ………………………… 280
胸膜（pleura）………………… 145	筋腹（muscular belly）…………… 60	頸神経（cervical nerve）… 249,282,284
強膜（sclera）…………… 307,310	筋紡錘（muscle spindle）	頸神経後枝 ……………………… 284
胸膜腔（pleural cavity）……… 145	……………………… 251,318,319	頸神経節（superior・middle・
橋網様体 ………………………… 267	筋膜（fascia）…………………… 61,84	inferior cervical ganglion）… 294,296
協力筋（協同筋）（synergist muscle）		頸神経叢（cervical plexus）
……………………………………… 60	**く**	……………………… 66,71,282,283
鋸筋 ……………………………… 61	空腸（jejunum）…………… 164,177	頸神経ワナ（ansa cervicalis）… 283
棘下窩 …………………………… 73	空腸動脈 ………………………… 111	軽睡眠期 ………………………… 262
棘下筋（infraspinatus muscle）	空腹感（hunger）……………… 319	脛側（tibial）……………………… 9
………………………………… 42,73,285	クエン酸ナトリウム …………… 344	頸長筋（longus colli muscle）…… 67
棘筋（spinalis muscles）……… 72	くしゃみ ………………………… 147	頸椎（cervical vertebra）……… 30,36
棘孔 ……………………………… 34	駆出期 …………………………… 128	頸椎横突孔 ……………………… 108
局在 ………………………… 257,258	クチビル（oral lip）…………… 157	系統（system）………………… 20
棘上筋（supraspinatus muscle）	屈曲反射（flexion reflex）……… 252	頸動脈三角（carotid triangle）
………………………………… 42,72,285	屈筋（flexor）………………… 61,252	……………………………… 3,67,113
局所電位 ………………………… 248	屈筋群 …………………………… 80	頸動脈小体（carotid body）…… 150
曲精細管（convoluted seminiferous	屈筋反射 ………………………… 251	茎突舌骨筋（stylohyoid muscle）… 67
tubule）………………… 206,212	クッシング（Cushing）症候群 … 236	茎乳突孔 ………………………… 278
棘突起（spinous process）… 36,51,249	頸（neck）……………………… 2,3	頸部交感神経幹 ………………… 295
距骨（talus）……………………… 31,49	クモ膜（arachnoid mater）…… 244	頸部の筋（muscles of neck）…… 66
巨人症 …………………………… 232	クモ膜下腔（subarachnoid space）	頸膨大（cervical enlargement）… 249
距腿関節（talocrural joint）… 45,49	………………………………… 243,245	頸リンパ本幹（jugular trunk）
起立位 …………………………… 10	クモ膜顆粒（arachnoid granulation）	………………………………… 120,122
近位（proxima）………………… 9	………………………………… 244,245	外科頸 …………………………… 42
近位曲尿細管（proximal	クモ膜顆粒小窩 ………………… 244	血圧（blood pressure）………… 131
convolution）………………… 191	グラーフ卵胞（graafian follicle）	血圧上昇 ………………………… 233
近位指節間関節（PIP joint）… 46,76,90	………………………………… 201,212	血液（blood）………………… 16,17,340
筋運動 …………………………… 270	グリア細胞（glia cell）………… 20	血液型（blood group〈type〉）… 345
筋覚（kinesthesia）………… 258,274	クリアランス（clearance）…… 196	血液凝固（blood coagulation）
筋滑車（muscular pulley/trochlea）	グリコーゲン（glycogen）…… 170,178	………………………………… 170,343,344
……………………………………… 61	グリセロール（glycerol）…… 166,174	血液凝固阻止剤 ………………… 344
筋系（muscular system）……… 12	グルカゴン（glucagon）… 173,229,235	血管運動中枢 ………………… 251,268
筋原線維（myofibril）……… 84,85	グルコース（glicose）………… 170	血管拡張作用 …………………… 238
筋細胞（muscle cell）…… 17,246	クレアチニン …………………… 339	血管系（vascular system）……… 98
筋枝（頸神経叢）（muscular branch）	クレアチン（creatine）………… 86	血管作用性小腸ペプチド（vasoactive
………………………………… 282,284	クレアチンリン酸（creatine	intestinal peptide：VIP）…… 238
近視（myopia）………………… 322	phosphate）………………… 86	血管吻合（anastomosis）……… 99
筋収縮 ……………………… 85,86,87	クレチン症（cretinism）……… 234	血球 ……………………………… 340

月経（menstruation） ……… 213
月経黄体 ……………………… 213
月経期 ………………………… 351
結合組織（connective tissue）
 ………………………… 15,17,82
結合組織性骨 ………………… 34
血色素 ………………………… 149
血色素量 ……………………… 341
月周期（lunar periodicity） … 351
血漿（blood plasma）
 ……………… 336,340,342,343
血漿グロブリン ……………… 344
月状骨 ………………………… 31
血漿浸透圧 …………………… 337
血漿蛋白（plasma protein）
 ………………………… 170,343
血漿中カルシウムイオン …… 344
血小板（platelet/thrombocyte）
 ………………………… 340,343
血清（serum） ………… 343,345
血清アルカリホスファターゼ … 172
血清蛋白濃度 ………………… 172
血清蛋白分画測定 …………… 172
結像 …………………………… 322
結代 …………………………… 133
血中カルシウム ……………… 234
結腸（colon） ………… 167,168
結腸間膜（mesocolon） …… 177
結腸半月ヒダ（semilunar folds）… 167
結腸ヒモ（tenia coli） … 167,168
結腸膨起（haustra coli） …… 167
結膜（conjunctiva） …… 307,309
解毒作用 ……………………… 172
解熱（decline of fever） …… 357
下痢（diarrhea） …………… 169
腱（tendon） …………… 60,318
腱画（tendinous intersections）… 70
肩関節（shoulder joint） … 28,45
原形質（protoplasm） ……… 13
肩甲回旋動脈 ………………… 109
肩甲下筋（subscapularis muscle）
 …………………………… 42,72,286
肩甲下骨筋 …………………… 61
肩甲下神経（subscapular nerve）
 ………………………… 285,286
肩甲下動脈（cubscapular artery）
 ………………………………… 109
肩甲下部 ……………………… 5
肩甲下リンパ節 ……………… 126
肩甲挙筋 ………………… 284,286
肩甲棘（spine of scapula） … 41,73
肩甲骨（scapula） ……… 31,41,72
腱交差（chiasm of camper） … 79

肩甲上神経（suprascapular nerve）
 ………………………… 285,287
肩甲上動脈 …………………… 108
肩甲上部 ……………………… 5
肩甲舌骨筋（omohyoid muscle）
 ………………………… 66,284
肩甲線（scapular line） …… 8,9
肩甲背神経（dorsal scapular nerve）
 ………………………………… 285
肩甲部 ………………………… 5
言語運動 ……………………… 258
言語野（speech area） …… 258
肩鎖関節（acromioclavicular joint）
 ………………………………… 41
腱索（tendious cords） …… 102
腱鞘（tendon sheath） …… 61,91
剣状突起（xiphoid process） … 30
原始卵胞（primordial follicle）… 213
原尿 …………………………… 195
瞼板腺（ciliary gland） …… 309
原皮質 ……………………… 258,261
肩峰（acromion） ……… 41,73
肩峰部 ………………………… 5

こ

鈎（uncus） ………………… 274
抗Rh凝集素 ………………… 347
高アルドステロン血症 ……… 341
好塩基球 ……………………… 344
好塩基性白血球（basophil
 leukocyte） ……………… 344
抗炎症作用 …………………… 235
高温相 ………………………… 351
甲介 …………………………… 141
口蓋（palatine） …………… 157
口蓋骨（palatine bone） …… 30
口蓋垂（uvula） ………… 157,316
効果器 ……………………… 240,252
岬角（promontory） ………… 38
後角（posterior horn） …… 251
口角（angle of mouth） …… 157
口角炎 ………………………… 180
口角下制筋（depressor anguli oris
 muscle） …………………… 64
口角挙筋 ……………………… 64
睾丸（testis） ……………… 207
交感神経（sympathetic nerve）
 ………………………… 294,295
交感神経幹（sympthetic trunk）… 295
交感神経節（sympathetic trunk
 ganglion） ……………… 295
後眼房 ………………………… 310
口峡（fauces） ………… 143,157
後鋸筋 …………………… 72,290

咬筋（masseter muscle） … 61,65
口腔（oral cavity） ………… 157
口腔温（oral temperature） … 350
口腔前庭（vestibule of mouth） … 157
後区動脈 ……………………… 110
広頚筋（platysma） ……… 63,66
後頚筋群 ………………… 63,67
後脛骨筋（tibialis posterior muscle）
 ………………………… 81,81,291
後脛骨動脈（posterior tibial artery）
 ………………………… 112,113
高血圧（hypertension） …… 133
膠原線維 ……………………… 27
硬口蓋（hard palatine） …… 157
後交通動脈 …………………… 108
後交連 ………………………… 261
後根（dorsal root） …… 250,282
虹彩（iris） ……………… 307,308
後索（posterior funiculus） … 250
交叉性伸展反射（crossed extension
 reflex） …………………… 251
好酸球 ………………………… 342
好酸性白血球（eosinophil leukocyte）
 ………………………………… 342
高山病 ………………………… 149
後枝（dorsal ramus） … 282,284,288
後耳介筋 ……………………… 70
後耳介動脈（posterior auricular
 artery） …………………… 108
後膝部 ………………………… 6
後斜角筋（scalenus posterior
 muscle） …………………… 67
甲状頚動脈（thyrocervical trunk）
 ………………………………… 108
恒常性（ホメオスタシス）
 （homeostasis） ………… 336
甲状舌骨筋（thyrohyoid muscle）
 ………………………… 66,284
甲状腺峡部（isthmus of thyroid
 gland） …………………… 228
甲状腺刺激ホルモン（thyroid
 stimulating hormone：TSH）
 ………………………… 228,231,232
甲状腺ホルモン ………… 228,234
鈎状束 ………………………… 261
鈎状突起尺骨粗面 …………… 73
甲状軟骨（thyroid cartilage） … 142
後上腕回旋動脈（posterior
 circumflex humeral artery） … 109
後上腕部 ……………………… 5
口唇（oral lip） …………… 157
亢進 …………………………… 266
後神経束（腕神経叢）（posterior
 fasciculus） ……………… 285

後膵動脈 …………… 110	口部（咽頭）（oral part of pharynx）	骨格系（skeletal system）…… 12
後正中溝（posterior medinsulcus）	…………… 3,141	骨芽細胞 …………… 26
…………… 250	後腹（posterior belly）…… 66	骨幹 …………… 24
後正中線（posterior median line）	後腹筋群 …………… 63,70	骨間筋 …………… 76
…………… 8	興奮（excitation）…… 246,247,252	骨結合（osseous joint）…… 27
交接器 …………… 203	興奮性（excitability）…… 86	骨髄（bone marrow）…… 26
後仙骨孔（dorsal sacral foramina）	興奮伝導（conduction）…… 240,247	骨組織（bone tissue）…… 15,16,17
…………… 38	硬膜（dura mater）…… 244,245	骨端 …………… 25
後前腕部 …………… 5	硬膜静脈洞（dural sinuses/sinuses of	骨端線 …………… 25
酵素機能 …………… 172	dura mater）…… 115,244	骨端軟骨（epiphyseal cartilage）… 25
梗塞（infarct）…………… 100	硬脈（pulsus durus）…… 133	骨盤（pelvis）…… 30,40,217
抗体 …………… 345	肛門（anus）…………… 167	骨盤下口（inferior pelvic aperture）
高体温（hyperthermia）…… 356	肛門三角（anal triangle）…… 6,205	…………… 40
後大腿皮神経（posterior femoral	肛門周囲腺 …………… 317	骨半規管（semicircular canal）
cutaneous nerve）…… 290	肛門部（anal region）…… 6	…………… 313,315
後大脳動脈（posterior cerebral	後葉（腹直筋鞘）（lamina posterior）	骨盤腔（pelvic cavity）…… 12,24
artery）…………… 108	…………… 70	骨盤上口（superior pelvic aperture）
後柱（posterior column）…… 250	抗利尿ホルモン（antidiuretic	…………… 40
好中球 …………… 342	hormone：ADH）…170,228,231,337	骨盤神経叢 …………… 297
好中性白血球（neutrophil	光量調節 …………… 307,308	骨盤内臓 …………… 40
leukocyte）…………… 342	口輪筋（orbicularis oris muscle）… 64	骨膜（periosteum）…… 34
後肘部 …………… 5	交連神経路（commissure tract）	骨迷路（bony labyrinth）…… 313,315
硬直（rigor）…………… 87	…………… 261,269	ゴナドトロピン …………… 214
喉頭（larynx）…………… 142	後弯（kyphosis）…………… 36	古皮質（archicortex）…… 256,258,260
喉頭咽頭枝 …………… 296	股関節（hip joint）…………… 46	小人症 …………… 232
後頭顆（occipital condyle）…… 42	呼吸（respiration）…… 138	鼓膜（tympanic membrane）
後頭蓋窩（posterior cranial fossa）	呼吸運動（movement of respiration）	…………… 312,322
…………… 268	…………… 147,268	鼓膜温 …………… 350
喉頭蓋軟骨（epiglottic cartilage）	呼吸器系（respiratory〈organ〉	固有胃腺 …………… 162
…………… 142	system）…………… 12,138	固有感覚 …………… 318
後頭下神経（suboccipital nerve）	呼吸困難（dyspnea）…… 152	固有肝動脈（proper hepatic artery）
…………… 284	呼吸商（respiratory quotient：RQ）	…………… 110,171
喉頭腔（cavity of larynx）…… 142	…………… 181	固有口腔（oral cavity proper）… 157
喉頭腔3部 …………… 142	呼吸数（frequency）…… 148	固有背筋 …………… 72,288
喉頭口（laryngeal aperture）… 142	呼吸性アシドーシス（respiratory	固有鼻腔 …………… 139
後頭骨（occipital bone）…… 30,34	acidosis）…………… 339	固有卵巣索（proper ligament of
喉頭室 …………… 142	呼吸性アルカローシス（respiratory	ovary）…………… 202
喉頭前庭 …………… 142	alkalosis）…………… 339	孤立リンパ小節（solitary lymphoid
後頭前頭筋 …………… 64	呼吸性調節 …………… 338	follicle）…………… 165
後頭動脈（occipital artery）… 108	呼吸中枢（respiratory center）	コリンエステラーゼ …………… 172
喉頭軟骨（laryngeal cartilages）… 142	…………… 150,268	コリン作動性（cholinergic fiber）
後頭部 …………… 3	呼吸の変型 …………… 147	…………… 293
喉頭部（咽頭）（laryngeal part of	黒色素細胞 …………… 233	ゴルジ腱器官（tendon organ of
pharynx）…………… 141	黒質（substantia nigra）… 257,266,271	Golgi）…………… 319
後頭葉（occipital lobe）…… 254	鼓索神経 …………… 279,312	ゴルジ装置（Golgi apparatus）… 13,14
後頭葉皮質 …………… 273	鼓室（tympanic cavity）…… 312	コルチ器 …………… 322
喉頭隆起（Adam's apple）…… 142	鼓室神経 …………… 279	コルチコステロン（corticosterone）
後頭リンパ節 …………… 122	鼓室部 …………… 34	…………… 229,235
口内炎 …………… 180	呼息（expiration）…… 147	コルチゾル（cortisol）…… 229,235
後脳（metencephalon）…… 241	孤束核（nucleus of solitary tract）	コレシストキニン（cholecystokinin）
広背筋（latissimus dorsi muscle）	…………… 273	…………… 171,174,238
…………… 42,71,72,286	骨化 …………… 34	コレステロール（cholesterol）
後半規管 …………… 313	骨格筋（skeletal muscle）… 17,64,84,	…………… 170,171
後鼻孔（choana）…… 139,141	85,352	コレラ菌 …………… 356

こう〜これ

和文索引

混合腺（mixed gland）・・・・・・・・・・・・ 16

さ

サーカディアンリズム（circadian rhythm）・・・・・・・・・・・・・・・・・・・・・ 351
ザーリ法・・・・・・・・・・・・・・・・・・・・・・・ 341
坐位・・・・・・・・・・・・・・・・・・・・・・・・・・・・ 10
最高血圧・・・・・・・・・・・・・・・・・・・・・・・ 131
最上胸動脈（highest thoracic artery）・・・・・・・・・・・・・・・・・・・・・・ 109
細静脈（venule）・・・・・・・・・・・・・・・ 100
臍静脈（umbilical vein）・・・・・ 118,220
最上肋間動脈・・・・・・・・・・・・・・・・・・ 108
最長筋（longissimus muscles）・・・・ 72
最低血圧・・・・・・・・・・・・・・・・・・・・・・・ 131
細動脈（arteriole）・・・・・・・・・・・・・・ 98
臍動脈（umbilical artery）
・・・・・・・・・・・・・・・・・・・・・・・ 111,118,220
最内層・・・・・・・・・・・・・・・・・・・・・・・・ 244
臍部・・・・・・・・・・・・・・・・・・・・・・・・・・・・ 4
細胞（cell）・・・・・・・・・・・・・・・・・ 12,14
細胞外液（extracellular fluid）・・・ 336
細胞質（cytoplasm）・・・・・・・・・・・・・ 13
細胞（内）小器官（cell organelle）
・・・・・・・・・・・・・・・・・・・・・・・・・・・・・・・・ 13
細胞体（cell body）・・・・・・・・・ 19,240
細胞体間シナプス・・・・・・・・・・・・・ 248
細胞内液（intracellular fluid）・・・ 336
細胞膜（cell membrane）・・・・・・・・ 13
サイムリン・・・・・・・・・・・・・・・・・・・・ 231
細網組織・・・・・・・・・・・・・・・・・・・・・・ 34
サイモシン・・・・・・・・・・・・・・・・・・・・ 231
サイモポイエチン・・・・・・・・・・・・・ 231
サイロキシン（thyroxine）
・・・・・・・・・・・・・・・・・・・・・・・・ 228,231,234
左脚（left bundle branch）・・・・・・ 126
鎖骨（clavicle）・・・・・・・・・・ 31,41,53,73
坐骨（ischium）・・・・・・・・・・・・・・・・ 43
鎖骨下筋・・・・・・・・・・・・・・・・・・・・・・ 285
鎖骨下筋神経（subclavian nerve）
・・・・・・・・・・・・・・・・・・・・・・・・・・・・・・・ 285
鎖骨下動脈（subclavian artery）
・・・・・・・・・・・・・・・・・・・・・・・・・・・ 67,108
鎖骨下部（infraclavicular branches）
・・・・・・・・・・・・・・・・・・・・・・・・・・・・・ 4,286
鎖骨下リンパ節・・・・・・・・・・・・・・・ 124
鎖骨下リンパ本幹（subclavian trunk）・・・・・・・・・・・・・・・・・・ 120,122
坐骨結節（ischial tuberosity）・・・・・ 44
鎖骨上神経（supraclavicular nerves）・・・・・・・・・・・・・・・・・・・・・ 283
鎖骨上部（supraclavicular branches）・・・・・・・・・・・・・・・・・・ 285
坐骨神経（sciatic nerve）・・・・・ 80,290

坐骨神経の圧痛点・・・・・・・・・・・・・・ 44
坐骨神経麻痺・・・・・・・・・・・・・・・・・ 291
鎖骨中線（midclavicular line）・・・・・ 8
鎖骨部・・・・・・・・・・・・・・・・・・・・・・・・・・ 4
左静脈角（left venous angle）・・・・ 120
左心室（left ventricle）・・・・・・・・・ 101
左心房（left atrium）・・・・・・・・・・・ 101
左総頚動脈（left common carotid artery）・・・・・・・・・・・・・・・・・・・・・ 106
左房室弁・・・・・・・・・・・・・・・・・・・・・・ 102
左葉（肝臓／甲状腺）（left lobe）
・・・・・・・・・・・・・・・・・・・・・・・・・・・・ 169,228
猿手・・・・・・・・・・・・・・・・・・・・・・・・・・ 288
酸・塩基緩衝作用・・・・・・・・・・・・・ 340
酸・塩基平衡（acid-base balance）
・・・・・・・・・・・・・・・・・・・・・・・・・・・・・・・ 338
酸・塩基平衡の異常（acid-base balance disturbance）・・・・・・・ 338
三角筋（deltoid muscle）
・・・・・・・・・・・・・・・・・・・・・ 41,61,73,287
三角筋部・・・・・・・・・・・・・・・・・・・・・・・ 5
三角骨・・・・・・・・・・・・・・・・・・・・・・・・ 31
酸化ヘモグロビン（methemoglobin）
・・・・・・・・・・・・・・・・・・・・・・・・・・・・・・・ 341
残気量（residual volume）・・・・・・ 148
三叉神経（trigeminal nerve）
・・・・・・・・・・・・・・・・・・・・ 266,267,270,275,
276,277,281
三叉神経節（trigeminal ganglion）
・・・・・・・・・・・・・・・・・・・・・・・・・・・・・・・ 277
三叉神経中脳路核・・・・・・・・・・・・・ 267
酸性・・・・・・・・・・・・・・・・・・・・・・・・・・ 338
三尖弁（tricuspidal valve）・・・・・・ 102
産道（birth canal）・・・・・・・・・・・・・ 203
三頭筋・・・・・・・・・・・・・・・・・・・・・・・・・ 61
産熱中枢・・・・・・・・・・・・・・・・・・・・・ 355
酸味（sour）・・・・・・・・・・・・・・・・・・・ 323

し

θ波・・・・・・・・・・・・・・・・・・・・・・・・・・・ 262
塩味（salty）・・・・・・・・・・・・・・・・・・・ 323
耳介（auricle）・・・・・・・・・・・・・・・・・ 311
耳介後リンパ節・・・・・・・・・・・・・・・ 122
視蓋上丘・・・・・・・・・・・・・・・・・・・・・・ 271
耳介部・・・・・・・・・・・・・・・・・・・・・・・・・・ 3
視覚（vision）・・・・・・・ 259,273,306,320
視覚器（visual organ）・・・・・・ 240,306
視覚性言語中枢（optic speech center）・・・・・・・・・・・・・・・・・ 258,259
視覚中枢・・・・・・・・・・・・・・・・・・・・・・ 272
視覚伝導路（visual tract）
・・・・・・・・・・・・・・・・・・・・・・・・・・ 266,271,273
視覚反射・・・・・・・・・・・・・・・・・・・・・ 268
視覚野（visual area）・・・・・・・ 258,271

視覚路・・・・・・・・・・・・・・・・・・・・・・・・ 264
耳下腺（parotid gland）・・ 159,279,325
耳下腺咬筋部・・・・・・・・・・・・・・・・・・・ 3
耳下腺神経叢・・・・・・・・・・・・・・・・・ 278
耳下腺乳頭（parotid papilla）・・・・ 160
耳下腺リンパ節・・・・・・・・・・・・・・・ 122
歯冠・・・・・・・・・・・・・・・・・・・・・・・・・・ 158
耳管（auditory tube）・・・・・・・ 141,314
耳管咽頭口（pharyngeal orifice of auditory tube）・・・・・・・・・・ 141,314
弛緩期血圧（diastolic pressure）
・・・・・・・・・・・・・・・・・・・・・・・・・・・・・・・ 131
耳管鼓室口・・・・・・・・・・・・・・・・・・・・ 314
色素上皮層（pigment layer）・・・・ 308
色素沈着・・・・・・・・・・・・・・・・・・・・・ 180
色盲（color blindness）・・・・・・・・・ 321
子宮（uterus）・・・・・・・・・・・・・ 202,217
子宮円索（round ligament of uterus）・・・・・・・・・・・・・・・・・・ 70,202
子宮筋収縮・・・・・・・・・・・・・・・・・・・ 233
子宮腔（uterine cavity）・・・・・・・・ 202
子宮頚（cervix of uterus）・・・・・・ 202
子宮広間膜（broad ligament of uterus）・・・・・・・・・・・・・・・・・ 201,202
糸球体（glomerulus）・・・・・・・・・・ 191
子宮体（body of uterus）・・・・・・・ 202
四丘体・・・・・・・・・・・・・・・・・・・・・・・・ 266
糸球体囊・・・・・・・・・・・・・・・・・・・・・ 191
子宮底（fundus of uterus）・・・・・・ 202
子宮動脈（uterine artery）・・・・・・ 111
子宮内腔・・・・・・・・・・・・・・・・・・・・・・ 202
子宮内膜（endometrium）・・・・ 202,216
子宮粘膜（endometrium）・・・・ 202,216
死腔（dead space）・・・・・・・・・・・・・ 148
軸索（axon）・・・・・・・ 19,20,240,248
軸索間シナプス・・・・・・・・・・・・・・・ 248
軸椎（axis）・・・・・・・・・・・・・・・・・・・・ 37
歯頚・・・・・・・・・・・・・・・・・・・・・・・・・・ 158
刺激（stimulus）・・・・・・・・・・・・・・・ 246
刺激臭・・・・・・・・・・・・・・・・・・・・・・・・ 323
刺激伝導系（impulse-conducting system）・・・・・・・・・・・・ 18,101,126
止血（hemostasis）・・・・・・・・・・・・・ 340
止血作用・・・・・・・・・・・・・・・・・・・・・ 340
視交叉・・・・・・・・・・・・・・・・・・・・・・・・ 272,273
死硬直（rigor mortis）・・・・・・・・・・・ 92
篩骨（ethmoid bone）・・・・・・・・・ 30,34
指骨（phalangeal bones）・・・・・・・・ 31
篩骨篩板・・・・・・・・・・・・・・・・・・・ 277,315
篩骨洞（ethmoidal sinus）・・・・・ 34,139
篩骨洞後部・・・・・・・・・・・・・・・・・・・・ 140
歯根・・・・・・・・・・・・・・・・・・・・・・・・・・ 158
歯根管・・・・・・・・・・・・・・・・・・・・・・・・ 158
視細胞（visual cell）・・・・・ 271,308,320

視索 …………………… 272
支持細胞（supporting cell）… 19,322
支持作用 ………………… 24
示指伸筋（extensor indicis muscle）
　………………………… 75,76
支持組織 ………………… 15,16
支質（stroma）…………… 22
脂質（脂肪）（lipid）……… 179
視床（thalamus）…… 256,263,264,265
歯状回 …………………… 258
歯状核 …………………… 268
視床下部（hypothalamus）
　……………… 260,264,265,271,293
視床間橋（interthalamic adhesion）
　………………………… 263
視床後部（metathalamus）… 264,271
耳小骨（auditory ossicles）… 314,322
視床上部（epithalamus）…… 264
視床内部 ………………… 263
糸状乳頭（filiform papilla）…… 159
茸状乳頭（fungiform papilla）
　………………………… 159,314,323
視床脳（thalamencephalon）…… 263
矢状縫合（sagittal suture）……… 31
矢状面（sagittal plane）………… 7
耳状面（auricular surface of
　sacrum）……………… 40,44
指伸筋（extensor digitorum muscle）
　………………………… 75,76
視神経（optic nerve）
　……………… 271,276,277,281,308
視神経円板 ………… 271,307,308
視神経管（optic canal）……… 34,310
視神経交叉（optic chiasm）
　……………………… 264,271,277
視神経乳頭 ……………… 271
歯髄 ……………………… 158
歯髄腔 …………………… 158
姿勢反射 ………………… 269
指節間関節 ……………… 46,76
脂腺（sebaceous gland）…… 16,316
歯槽突起 ………………… 157
下（inferior）……………… 9
舌（tongue）……………… 159,160,306
膝窩（popliteal fossa）…… 80,113
膝蓋腱反射（patellar tendon reflex）
　………………………… 78,251
膝蓋骨（patella）……… 31,44,48,61
膝蓋靱帯（patellar ligament）
　………………………… 45,49,78
膝蓋部 …………………… 6
膝窩筋（popliteus muscle）… 81,291
膝窩腱 …………………… 84
膝窩動脈（popliteal artery）… 112,115

膝窩部 …………………… 6
膝窩リンパ節 …………… 124
室間孔（interventricular foramen）
　………………………… 243
膝関節（knee joint）…… 48,56,252
膝胸位 …………………… 11
失禁 ……………………… 292
失語症 …………………… 259
実質（parenchyma）……… 22
実質性器官（parenchymal organ）
　………………………… 22
膝十字靱帯（cruciate ligaments）
　………………………… 48
膝肘位 …………………… 11
室頂核 …………………… 268
失読症（alexia）…………… 259
至適血圧 ………………… 131
自動性（automaticity）…… 126
耳道腺 …………………… 317
歯突起（dens）…………… 37
シナプス（synapse）… 19,240,247,248
シナプス間隙（synaptic cleft）… 248
シナプス結合 …………… 248
シナプス後ニューロン（postsynaptic
　neuron）……………… 248
シナプス後膜（postsynaptic
　membrane）…………… 248
シナプス小頭 …………… 248
シナプス小胞（synaptic vesicle）
　………………………… 248
シナプス前線維 ………… 248
シナプス前ニューロン（presynaptic
　neuron）……………… 248
シナプス伝達（synaptic
　transmission）………… 247
四分盲 …………………… 273
ジペプチド（dipeptide）…… 174
脂肪（fat）……………… 174,179,352
脂肪細胞 ………………… 316
脂肪酸（fatty acid）…… 166,170,174
視放線（optic radiation）…… 272
脂肪組織（adipose tissue）…… 25
脂肪代謝機能 …………… 172
脂肪分解酵素 …………… 166,174
シモンズ病 ……………… 232
視野 ……………………… 272
斜角筋 …………………… 285
斜角筋群 ………………… 63,67
斜角筋隙（裂）（scalene hiatus）… 67
斜筋 ……………………… 61
尺骨（ulna）……………… 31,43,73
尺骨神経（ulnar nerve）
　……………………… 74,76,285,287
尺骨神経溝 ……………… 42

尺骨神経麻痺 …………… 288
尺骨切痕（ulnar notch）……… 42
尺骨粗面（tuberosity of ulna）… 43
尺骨頭（head of ulna）……… 43
尺骨動脈（ulnar artery）…… 109
尺側（ulnar）……………… 9
尺側手根屈筋（flexor carpi ulnaris
　muscle）……………… 74,287
尺側手根伸筋（extensor carpi
　ulnaris muscle）……… 75
尺側皮静脈（basilic vein）…… 116
斜頚（torticollis）………… 66
視野欠損 ………………… 273
ジャコウ臭 ……………… 323
車軸関節（pivot joint）……… 29
射精管（ejaculatory duct）…… 208
しゃっくり（hiccup）…… 69,69,149
斜平面（oblique plane）……… 7,7
斜裂（肺）（oblique fissure）… 144
縦隔（mediastinum）……… 145
縦隔胸膜（mediastinal pleura）… 145
自由下肢骨 ……………… 39
周期的の変動 …………… 351
集合管（collecting duct）…… 191
集合リンパ小節（aggregated
　lymphoid follicle）…… 165
シュウ酸ナトリウム ……… 344
終室（terminal ventricle）… 243,245
収縮期血圧（systolic pressure）… 131
収縮性（contractility）……… 86
舟状骨 …………………… 31
自由上肢骨 ……………… 31
自由神経終末（free nerve ending）
　………………………… 318
重層円柱上皮（stratified columnar
　epithelium）…………… 15
縦走筋（小腸）（outer longitudinal
　muscular layer）……… 166
重層上皮 ………………… 15
重層扁平上皮（stratified squamous
　epithelium）…………… 15,316
重層立方上皮（stratified cuboidal
　epithelium）…………… 15
縦断面 …………………… 7
終動脈（end artery）……… 99
十二指腸（duodenum）…… 164
十二指腸空腸曲 ………… 164
十二指腸後動脈 ………… 110
十二指腸腺（duodenal gland）
　………………………… 165,166
終脳（telencephalon/cerebral
　hemisphere）…… 253,255,263,268
皺眉筋（corrugator supercilii
　muscle）……………… 64

自由ヒモ‥‥‥‥‥‥‥‥‥ 168
充満期‥‥‥‥‥‥‥‥‥‥ 128
手綱‥‥‥‥‥‥‥‥‥‥‥ 264
手綱交連‥‥‥‥‥‥‥‥‥ 264
手綱三角‥‥‥‥‥‥‥‥‥ 264
手根（wrist）‥‥‥‥‥‥‥ 5
手根間関節‥‥‥‥‥‥‥‥ 46
手根骨（carpal bones）‥‥‥ 31
手根中央関節‥‥‥‥‥‥‥ 46
手根中手関節‥‥‥‥‥‥‥ 46
手根中足関節‥‥‥‥‥‥‥ 49
主細胞（胃腺）（chief cells）‥ 162
種子骨（sesamoid bone）‥‥ 44,61
手掌腱膜‥‥‥‥‥‥‥‥‥ 74
樹状突起（dendrite）‥‥‥ 19,240,248
樹状突起間シナプス‥‥‥‥ 248
手掌部‥‥‥‥‥‥‥‥‥‥ 5
受精（fertilization）‥‥‥‥ 216
手背静脈網（dorsal venous
　network）‥‥‥‥‥‥‥ 116
手背部‥‥‥‥‥‥‥‥‥‥ 5
受容器‥‥‥‥‥‥‥‥‥ 246,251
シュワン細胞（Schwann cell）‥‥ 20
シュワン鞘‥‥‥‥‥‥‥‥ 20
循環‥‥‥‥‥‥‥‥‥‥‥ 268
循環器（脈管）系（circulatory
　system）‥‥‥‥‥‥‥‥ 12
順応（adaptation）‥‥‥‥ 321
上胃部‥‥‥‥‥‥‥‥‥‥ 4
小陰唇（labium minus pudendi）
　‥‥‥‥‥‥‥‥‥‥‥‥ 203
漿液‥‥‥‥‥‥‥‥‥‥‥ 175
漿液腺（serous gland）‥‥‥ 16
小円筋（teres minor muscle）
　‥‥‥‥‥‥‥‥‥‥‥ 42,72,287
消化（digestion）‥‥‥‥‥ 156
消化管（digestive tract/alimentary
　canal）‥‥‥‥‥‥‥‥‥ 156
消化器系（digestive〈organ〉
　system）‥‥‥‥‥‥‥ 12,156
上顎骨（maxilla bone）‥‥‥ 30
上顎神経（maxillary nerve）‥‥ 278
上顎洞（maxillary sinus）‥‥ 34,139
消化腺（digestive gland）‥‥ 16,156
松果体（pineal gland/pineal body）
　‥‥‥‥‥‥‥‥‥‥‥ 231,264
松果体細胞（pinealocyte）‥‥ 231
上眼窩裂‥‥‥‥‥‥‥‥‥ 34,277
上眼瞼挙筋（levator palpebrae
　superioris muscle）‥‥‥ 310
上眼瞼部‥‥‥‥‥‥‥‥‥ 3
上関節突起（superior articular
　process）‥‥‥‥‥‥‥‥ 36
上丘（superior colliculus）‥‥ 264,266

小胸筋‥‥‥‥‥‥‥‥‥ 41,286
小頬骨筋‥‥‥‥‥‥‥‥‥ 64
笑筋（risorius muscle）‥‥‥ 61,64
上頚神経節‥‥‥‥‥‥‥‥ 295
小結節（lesser tubercle）‥‥‥ 42
上行咽頭動脈（ascending pharyngeal
　artery）‥‥‥‥‥‥‥‥‥ 108
上後鋸筋（superior posterior
　serratus muscle）‥‥‥‥‥ 72
上行頚動脈‥‥‥‥‥‥‥‥ 108
上行結腸（ascending colon）‥‥ 167
小膠細胞（ミクログリア）
　（microglia cell）‥‥‥‥‥ 20
上甲状腺動脈（superior thyroid
　ertery）‥‥‥‥‥‥‥‥ 108,110
上行性線維（ascending fibers）‥ 276
上行性（感覚性）伝導路（ascending
　tract）‥‥‥‥‥‥‥‥‥ 271,275
上行大動脈（ascending aorta）‥‥ 106
小後頭神経（lesser occipital nerve）
　‥‥‥‥‥‥‥‥‥‥‥‥ 283
上行腰静脈（ascending lumbar
　veins）‥‥‥‥‥‥‥‥‥ 116
踵骨‥‥‥‥‥‥‥‥‥‥‥ 31
踵骨腱（calcaneal tendon）‥‥ 81
小骨盤（lesser pelvis）‥‥‥ 40
踵骨隆起‥‥‥‥‥‥‥‥‥ 45
小鎖骨上窩（lesser supraclavicular
　fossa）‥‥‥‥‥‥‥‥‥ 3
上肢（upper limb）‥‥‥‥ 2,5,283
上耳介筋‥‥‥‥‥‥‥‥‥ 64
小指外転筋（abductor digiti minimi
　muscle）‥‥‥‥‥‥‥ 76,82,287,291
小指球筋‥‥‥‥‥‥‥‥ 76,287
小指球筋群（muscles of hypothenar
　eminence）‥‥‥‥‥‥‥ 63,76,87
上肢骨（skeleton of upper limb/
　bone of the upper limb
　〈extremity〉）‥‥‥‥‥‥ 31,41
上矢状静脈洞（superior sagittal
　sinus）‥‥‥‥‥‥‥‥‥ 115,244
小指伸筋（extensor digiti minimi
　muscle）‥‥‥‥‥‥‥‥ 75,76
硝子体（vitreous body）‥‥ 307,309
上肢帯筋群（muscles of shoulder
　girdle）‥‥‥‥‥‥‥‥‥ 63,73
上肢帯骨‥‥‥‥‥‥‥‥‥ 31,71,72
小指対立筋（opponens digiti minimi
　muscle）‥‥‥‥‥‥‥‥ 76,287
硝子軟骨（hyaline cartilage）‥‥ 17
上肢の筋（muscles of upper limb）
　‥‥‥‥‥‥‥‥‥‥‥‥ 72
上斜筋（superior oblique muscle）
　‥‥‥‥‥‥‥‥‥‥‥‥ 310,311

上縦束‥‥‥‥‥‥‥‥‥‥ 261
小十二指腸乳頭‥‥‥‥‥‥ 173
上小脳脚（superior cerebellar
　peduncle）‥‥‥‥‥‥‥ 266,268
上唇挙筋‥‥‥‥‥‥‥‥‥ 64
上神経幹（腕神経叢）（superior
　trunk）‥‥‥‥‥‥‥‥‥ 285
上唇鼻翼挙筋‥‥‥‥‥‥‥ 64
上唇部‥‥‥‥‥‥‥‥‥‥ 3
上膵十二指腸動脈‥‥‥‥‥ 110
脂溶性ビタミン‥‥‥‥‥‥ 179
上前腸骨棘（anterior superior iliac
　spine）‥‥‥‥‥‥‥‥‥ 43
小泉門（posterior fontanelle）‥‥ 32
上双子筋（gemellus superior
　muscle）‥‥‥‥‥‥‥‥ 77
掌側骨間筋（palmer interossei
　muscle）‥‥‥‥‥‥‥‥ 76
上側頭回‥‥‥‥‥‥‥‥‥ 259
上大静脈（superior vena cava）
　‥‥‥‥‥‥‥‥‥ 101,105,114,116
小唾液腺‥‥‥‥‥‥‥‥‥ 160
小腸（small intestine）‥‥‥ 164
上腸間膜静脈（superior mesenteric
　vein）‥‥‥‥‥‥‥‥‥ 115
上腸間膜動脈（superior mesenteric
　artery）‥‥‥‥‥‥‥‥ 110,111
上腸間膜動脈神経節‥‥‥‥ 295
上腸間膜動脈神経叢‥‥‥‥ 297
小腸粘膜‥‥‥‥‥‥‥‥‥ 165
上直筋（superior rectus muscle）
　‥‥‥‥‥‥‥‥‥‥‥ 277,310,311
上直腸動脈‥‥‥‥‥‥‥‥ 111
上椎切痕‥‥‥‥‥‥‥‥‥ 36
小殿筋（gluteus minimus muscle）
　‥‥‥‥‥‥‥‥‥‥‥ 44,77,83,290
小転子（lesser trochanter）‥‥ 44
上殿神経（superior gluteal nerve）
　‥‥‥‥‥‥‥‥‥‥‥‥ 78,290
上殿動脈（superior gluteal artery）
　‥‥‥‥‥‥‥‥‥‥‥‥ 111
上殿皮神経（superior cluneal
　nerves）‥‥‥‥‥‥‥‥ 289
情動行動（emotional behavior）‥‥ 260
上橈尺関節（superior〈proximal〉
　radioulnar joint）‥‥‥‥ 42,45
小内臓神経（lesser splanchnic
　nerve）‥‥‥‥‥‥‥‥‥ 296
小脳（cerebellum）‥‥‥ 243,253,268,271
小脳横裂‥‥‥‥‥‥‥‥‥ 253
小脳回（cerebellar folia）‥‥ 268
小脳核（intracerebellar nuclei）
　‥‥‥‥‥‥‥‥‥‥‥ 268,271
小脳鎌（falx cerebelli）‥‥ 244,268

小脳脚（cerebellar peduncle）… 270	小葉間静脈（interlobular vein）‥170	自律機能………………………251
小脳溝（cerebellar fissure）…… 268	小葉間胆管（interlobular bile duct）	自律神経（autonomic nerves）
しょうのう（樟脳）臭………… 323	……………………………170	………………240,264,268,292
小脳錐体外路系（cerebellar	小葉間動脈（interlobular artery）	自律神経節（autonomic ganglia）
extrapyramidal system）…… 270	………………………170,171	……………………………293
小脳テント（tentorium cerebelli）	小菱形骨………………………… 31	シルビウス溝…………………… 254
…………………… 244,253,268	上（腋窩）リンパ節…………… 124	深（profundus）………………… 9
小脳半球（cerebellar hemisphere）	小弯（lesser curvature）……… 161	腎盂（renal pelvis）…………… 190
……………………… 244,268	上腕（arm）……………………… 5	深会陰横筋（transversus perinei
小脳皮質（cerebellar cortex）	上腕筋（brachialis muscle）	profundus）………………… 205
………………… 249,268,304	……………………… 61,73,287	心音（heart sound）…………… 128
蒸発（evaporation）…………… 354	上腕筋群（muscles of upper arm）	心外膜（epicardium）………… 102
上皮（epithelium）……………… 15	……………………………63,73	深胸筋群……………………… 63,74
上鼻甲介（superior nasal concha）	上腕屈筋……………………… 287	心筋（cardiac muscle）…… 18,127
………………………………34	上腕屈筋群……………………… 73	伸筋（extensor）……………… 61
上皮細胞（epithelial tissue）…… 15	上腕骨（humerus）…… 31,42,67,71,73	伸筋群…………………………… 80
上皮小体（parathyroid gland）… 229	上腕骨外側上顆………………… 75	心筋梗塞（myocardial infarction）
上皮小体ホルモン（parathyroid	上腕骨滑車（trochlea of humerus）	……………………………129
hormone）……………… 231,234	………………………………42	伸筋支帯（extensor retinaculum）
上皮組織………………………… 15	上腕骨小頭（capitulum of humerus）	………………………… 75,91
上鼻道（superior nasal meatus）	………………………………42	心筋層（myocardium）………… 101
……………………………34,140	上腕骨頭（head of humerus）… 42	神経……………………………… 240
踵部……………………………… 6	上腕骨内側上顆………………… 75	神経炎………………………… 180
上部（縦隔）（superior	上腕三頭筋（triceps brachii muscle）	神経外胚葉……………………… 22
mediastinum）……………… 146	……………………………73,94	神経管………………………… 243
上腹（superior belly）………… 66	上腕三頭筋長頭………………… 41	神経系（nervous system）
小伏在静脈（small saphenous vein）	上腕静脈………………………… 117	……………………12,240,241
……………………………117	上腕伸筋………………………… 73	神経膠細胞（glial cell）…… 28,231
上腹部…………………………… 4	上腕動脈（brachial artery）‥109,113	神経細胞（nerve cell）
上膀胱動脈…………………… 111	上腕二頭筋（biceps brachii muscle）	……… 19,240,246,248,250,256,304
小胞体（endoplasmic reticulum）	……………………… 73,74,287	神経障害（neuropathy）……… 287
……………………………13,14	上腕二頭筋短頭………………… 41	心係数（cardiac index）……… 129
漿膜（serous membrane/tunica	上腕二頭筋長頭………………… 41	神経性下垂体（neurohypophysis）
serous）…………21,162,167,175	触圧覚………………………… 319	……………………………228
漿膜腔…………………………… 175	食・飲行動（feeding and drinking	神経節（ganglion）…………… 248
漿膜性心膜（serous pericardium）	behavior）………………… 260	神経線維（nerve fiver）
……………………………102	食作用（phagocytosis）…… 121,342	………… 20,247,248,249,250,255
小脈（pulsus parvus）………… 133	食道（esophagus）…………… 161	神経組織（nervous tissue）… 15,27
静脈（vein）…………………… 98	食道動脈（esophageal arteries）‥109	深頚動脈……………………… 108
静脈角………………………… 120	食道裂孔（esophageal aperture）‥69	神経突起（neurite）…………… 240
静脈管（ductus venosus）…… 119	植物性機能……………… 241,251,292	神経葉………………………… 228
静脈管索……………………… 118	食欲（appetite）……………… 319	深頚リンパ節（deep cervical lymph
静脈系（venous system）…… 114	食欲中枢……………………… 266	nodes）………………… 122,123
静脈血（venous blood）…… 149,340	鋤骨（vomer bone）…………… 30	心血管性高血圧……………… 133
静脈性血液…………………… 118	女性外陰部（female external	深項筋………………………… 284
静脈洞………………………… 245	genitalia）………………… 203	心雑音（heart murmur）……… 128
静脈洞交会…………………… 115	女性生殖器（female reproductive	心軸…………………………… 101
静脈洞内……………………… 244	organ）…………………… 201	深指屈筋（flexor digitorum
静脈弁（venous valve）……… 100	女性ホルモン…………… 216,231,237	profundus muscle）…… 74,76,287
静脈瘤………………………… 117	触覚（touch）…… 258,274,306,316,318	心室（ventricle）……………… 101
小網（lesser omentum）…… 162,176	触覚盤………………………… 318	心室細動（ventricular fibrillation）
睫毛（eyelash）………………… 311	ショ糖（sucrose）………… 166,178	……………………………130
睫毛腺………………………… 317	ショパール関節………………… 49	心室粗動（ventricular flutter）‥130
小葉間結合組織……………… 173	徐脈（pulsus infrequens）…… 135	

心室中隔（interventricular septum）　101
腎小体（renal corpuscle）　191
腎静脈（renal vein）　116,189,191
腎錐体（renal pyramis）　190
深睡眠期　262
腎性高血圧症　133
腎性調節　338
心尖（cardiac apex）　100,101
振戦　266
心尖拍動　101
心臓（heart）　101,126
腎臓（kidney）　188,189
心臓枝　296
心臓神経叢（cardiac plexus）　296
心臓中枢　268
深鼠径輪（deep inguinal ring）　70
深鼠径リンパ節（deep inguinal lymph nodes）　124
靱帯（ligament）　28
腎単位　191
腎柱（renal columns）　190
伸長反射（stretch reflex）　252
心底（cardiac base）　100,101
心電図（electrocardiogram）　129
振動感覚　306,318
深頭筋群（咀嚼筋）（muscles of mastication）　63,65
腎動脈（renal artery）　110,191
心内膜（endocardium）　101
腎乳頭（renal papillae）　191
腎杯（renal calices）　190
深背筋群　63,72
心拍出係数　129
心拍出量（cardiac output）　129
心拍数（heart rate）　129
真皮（dermis）　316
深腓骨神経（deep peroneal〈fibular〉nerve）　80,82,290,291
新皮質（neocortex）　256,258
深部感覚（deep sensation／deep sense／deep sensibility）　258,264,271,274,306
深部感覚伝導路（deep sensibility tract）　274,275
深部受容器　318
深部痛　319
深部痛覚　319
心房（atrium）　101
心房細動（atrial fibrillation）　130
心房性ナトリウム利尿ペプチド　197
心房粗動（atrial flutter）　131

心房中隔（interatrial septum）　103,119
心房中隔欠損症　119
心膜（pericardium）　100,102
心膜液（liquor pericardii）　102
心膜腔（pericardial cavity）　102
腎門（renal hilum）　189
深リンパ管　121

す

随意運動　257,269,270
随意筋　17,251
膵液（pancreatic juice）　174,238
髄液　252
膵管（pancreatic duct proper）　173
髄腔　24
髄質（medulla）　190,201,269
髄質細胞　230
推尺異常　269
水腫（edema）　120
髄鞘（ミエリン）（myelin sheath）　20
水晶体（lens）　307,309,321,322
錐状体（cone）　271,309,320
髄節　249
水素イオン濃度　340
膵臓（pancreas）　173,174,229,234
錐体（pyramid）　34,268
膵体（body of pancreas）　173
錐体外路（extrapyramidal tract）　270,272
錐体外路系　256,257,265,266
錐体外路系中枢　268
錐体交叉（pyramidal decussation）　270
水代謝　172
水代謝中枢　265
錐体部　34
錐体葉（甲状腺）（pyramidal lobe）　228
錐体路（pyramidal tract）　267,269,271
錐体路系　258,265
垂直板（perpendicular plate）　34
垂直面（vertical plane）　7
膵頭（head of pancreas）　173
膵島（pancreatic islet）　173,229
髄脳（myelencephalon）　241
膵尾（tail of pancreas）　173
膵尾動脈　112
膵脾リンパ節　124
水分蒸発　353
水平面（horizontal plane）　7,8

水平裂（肺）（horizontal fissure）　144
髄膜（meninges）　244,245,252
睡眠中枢　265
水溶性ビタミン　179
スクラーゼ（sucrase）　166
スターリングの心臓の法則　127
ステアプシン（膵リパーゼ）（steapsin）　174
スレオニン　179

せ

背（back）　2,4
精液（semen）　207,211
正円孔　34,277
精管（deferent duct）　207
精管動脈（artery to ductus deferens）　111
精管膨大部（ampulla of deferent duct）　207
性行動（sexual behavior）　260
精索（spermatic cord）　70,207
精子（spermium/sperm）　200,211
精子形成（spermatogenesis）　211
精子形成ホルモン（spermatogenic hormone）　228,232
精子細胞（spermatid）　211
静止振戦　269
静止電位（resting potential）　246
成熟卵胞（mature ovarian follicle/ripe follicle）　201,212
星状膠細胞（astrocyte cell）　20
精娘細胞　211
星状神経節　295
生殖（reproduction）　211
生殖器（genitals）　200
生殖器系（reproductive system）　12
生殖細胞（germ cell）　211,231
精神性発汗（mental sweating）　317,358
性腺（gonad）　211,231,237
性腺刺激ホルモン（gonadotrophic hormone）　214,228,232
性染色体（sex-chromosome）　14
性腺ホルモン　230
精巣（testis）　206,211,231
精巣下降（testicular descent）　207
精巣上体（epididymis）　206,207
精巣上体管（duct of epididymis）　207
精巣動脈（testicular artery）　111
精巣網（rete testis）　206
精巣輸出管（efferent ductules）　206
精祖細胞（spermatogonium）　211

声帯ヒダ（vocal fold）……… 142	脊柱傍線（paravertebral line）…… 8,9	線維素（フィブリン）溶解現象	
正中口（median aperture）…… 245	脊椎骨……………………… 249	（fibrinolysis）………… 344	
正中矢状面（median sagittal plane）	赤脾髄（red pulp）………… 125	線維軟骨（fibro cartilage）…… 17,27	
…………………………… 8	赤痢菌……………………… 356	線維膜（fibrous capsule）……… 28	
正中縦断面………………… 8	赤緑色盲…………………… 321	前角（anterior horn）……… 250	
正中神経（median nerve）	セクレチン（secretin）…… 238	前額面……………………… 7,8	
………………… 74,80,285,287	舌咽神経（glossopharyngeal nerve）	全か無かの法則（all-or-none law）	
正中神経麻痺……………… 288	……………… 268,273,275,276,279,	…………………………… 246	
性中枢……………………… 265	281,296,297,314,323	前眼房……………………… 308	
正中線（median line）……… 8	舌縁（margin of tongue）…… 159,323	浅胸筋群…………………… 63,68,285	
正中仙骨稜………………… 45	舌炎………………………… 180	前胸部……………………… 4	
正中面（median plane）……… 7,8	舌下小丘（sublingual caruncle）… 159	前鋸筋（serratus anterior muscle）	
成長ホルモン（growth hormone）	舌下神経（hypoglossal nerve）	…………………………… 68,72,285	
………………… 228,231,232	……………… 268,270,276,280,281	前屈（子宮）（anteflexion）…… 202	
精嚢（seminal vesicle）…… 207	舌下神経核………………… 280	前区動脈…………………… 110	
精母細胞（spermacyte）…… 211	舌下神経管………………… 280	前傾（子宮）（anteversion）…… 202	
声門（glottis）……………… 142	舌下腺（sublingual gland）… 159,279	浅頚筋群…………………… 63,66	
声門下腔…………………… 142	舌筋………………………… 280	前頚筋群…………………… 63,66	
声門裂（rima glottidis）…… 142	赤血球（erythrocyte/red blood	前脛骨筋（tibialis anterior muscle）	
性欲………………………… 265,319	corpuscle/red blood cell）	…………………………… 81	
せき………………………… 147	………………… 340,341,345	前脛骨動脈（anterior tibial artery）	
赤核（red nucleus）……… 266,271	赤血球沈降速度（血沈／赤沈）	…………………………… 112	
赤筋（red muscle）………… 85	（erythrocyte sedimentation rate）	浅頚リンパ節（superficial cerfical	
赤筋線維…………………… 85	…………………………… 344	lymph nodes）………… 122,123	
赤色骨髄（red bone marrow）… 26	節後線維（postganglionic fiber）	前交通動脈………………… 108	
脊髄（spinal cord）	………………… 248,293,295	前交連……………………… 261	
………… 240,245,250,251,252	舌骨（hyoid bone）………… 30,66	仙骨（sacrum）…… 30,38,40,78	
脊髄円錐（conus medullaris）… 249	舌骨下筋…………………… 71	仙骨孔……………………… 249	
脊髄管……………………… 249	舌骨下筋群（infrahyoid muscles）	仙骨神経（sacral verves）	
脊髄クモ膜（spinal arachnoid	…………………………… 63,66,284	………………… 249,282,297	
mater）………………… 245	舌骨上筋群（suprahyoid muscles）	仙骨神経節（sacral ganglia）… 297	
脊髄硬膜（spinal dura mater）… 245	…………………………… 63,66	仙骨神経叢（sacral plexus）… 282,291	
脊髄神経（spinal nerve）	舌根（root of tongue）…… 159,323	仙骨部……………………… 5	
………………… 241,249,276,282	舌神経……………………… 278,280,323	前根（ventral root）……… 250,283	
脊髄神経後枝（posterior ramus of	舌尖………………………… 323	前索（anterior funiculus）…… 250	
spinal nerve）…………… 77,282	節前線維………………… 248,293,295	前枝（ventral ramus）… 282,284,288	
脊髄神経節（spinal ganglion）… 282	舌体（body of tongue）……… 159	前耳介筋…………………… 64	
脊髄神経前枝……………… 282	絶対不応期（absolute refractory	全色盲……………………… 321	
脊髄神経叢………………… 282	period）………………… 247	浅指屈筋（flexor digitorum	
脊髄節……………………… 249	舌動脈（lingual artery）…… 109	superficialis muscle）… 74,75,76,287	
脊髄前角…………………… 270	セットポイント（set point）… 355,357	浅指屈筋腱………………… 74	
脊髄前柱…………………… 270	舌乳頭（lingual papilla）…… 159,314	前膝部……………………… 6	
脊髄側索（lateral funiculus）… 270	舌背（dorsum of tongue）… 159	前斜角筋（scalenus anterior	
脊髄中心管………………… 245	セメント質………………… 157	muscle）………………… 67	
脊髄軟膜（spinal pia mater）… 245	セルロース（sellulose）…… 178	前障（claustrum）………… 256	
脊髄反射（spinal reflex）…… 251	セロトニン………………… 342	栓状核……………………… 268	
脊髄分節…………………… 283	浅（superficial）…………… 9	線条体（striate body）… 256,257,271	
脊柱（vertebral column）	腺（gland）………………… 15,16	線条体淡蒼球錐体外路系（striopallidal	
…………………… 30,36,51	線維（fiver）……………… 24	extrapyramidal system）…… 270	
脊柱管（vertebral canal）	線維性結合組織…………… 316	浅掌動脈（superficial palmar arch）	
………… 12,24,36,249,251	線維性心膜（fibrous pericardium）	…………………………… 113	
脊柱起立筋（erector muscles of	…………………………… 102	前上腕回旋動脈（anterior circumflex	
spine）…………………… 72	線維素原（フィブリノゲン）	humeral artery）………… 109	
脊柱部……………………… 5	（fibrinogen）…………… 343	前上腕部…………………… 5	

せい▼せん

和文索引

393

染色体（chromosome） …………… 14
腺性下垂体（adenohypophysis） ‥ 227
前正中線（anterior median line）
　………………………………… 8
前正中裂（anterior median fissure）
　………………………………… 250,267
前仙骨孔（pelvic sacral foramen）
　………………………………… 38
前前腕部 ………………………… 5
浅側頭動脈（superficial temporal artery） ……………… 108,113
浅鼠径輪（superficial inguinal ring）
　………………………………… 70
浅鼠径リンパ節（superficial inguinal lymph nodes） …………… 124
前大脳動脈（anterior cerebral artery） …………………… 108
前柱（anterior column） ……… 250
前肘部 …………………………… 5
仙腸関節（sacroiliac joint） …… 40
前庭（vestibule） …………… 279,314
前庭階（scala vestibuli） ……… 322
前庭神経（vestibular nerve）
　………………………………… 279,313,322
前庭神経核 ……………………… 271
前庭窓（vestibular〈window〉）
　………………………………… 314,322
先天性筋性斜頸 ………………… 66
先天性股関節脱臼 ……………… 47
蠕動運動（peristalsis）
　………………………………… 161,162,166,169
浅頭筋群（表情筋）（muscles of expression） ……………… 63,64
前頭骨（frontal bone） ………… 30
前頭直筋（rectus capitis anterior muscle） ………………… 67
前頭洞（frontal sinus） ………… 34
前頭部 …………………………… 3
前頭面（frontal plane） ……… 7,8
前頭葉（frontal lobe） ……… 254,261
前脳（prosencephalon） ……… 241
全肺気量（total lung capacity）‥ 148
浅背筋群 ……………………… 63,71,285
前半規管 ………………………… 313
浅腓骨神経（superifcial peroneal〈fibular〉nerve）… 81,82,290,291
前腹（anterior belly） ………… 66
前腹筋群 ……………………… 63,70
腺分泌 …………………………… 292
尖弁 ……………………………… 102
線毛（cilia） …………………… 15
線毛上皮（ciliated epithelium）‥ 202
全盲 ……………………………… 273
泉門（fontanelle） ……………… 32

前葉（腹直筋鞘）（lamina anterior）
　………………………………… 70
前立腺（prostate） ………… 16,207
前立腺肥大症 ………………… 208
浅リンパ管（superficial lymph vessels） ……………… 120,121
前腕（forearm） ………………… 5
前弯（lordosis） ………………… 36
前腕筋群（muscles of forearm）
　………………………………… 63,74
前腕屈筋 ……………………… 287
前腕屈筋群 …………………… 63,74
前腕伸筋群 …………………… 63,75
前腕正中皮静脈（median antebrachial vein） ………… 116
前腕橈骨 ……………………… 73

そ

爪郭（nail wall） ……………… 317
総肝動脈（common hepatic artery）
　………………………………… 110,111
想起（recall） ………………… 263
臓器感覚（organic sensation）
　………………………………… 306,319
総頸動脈（common carotid artery）
　………………………………… 107,113
ゾウゲ質 ……………………… 157
造血 …………………………… 172
造血作用 ……………………… 24
増厚 …………………………… 27
爪根（root of nail） …………… 317
爪床（nail bed） ……………… 317
増殖期 ………………………… 351
臓側板 ………………………… 102
臓側腹膜（visceral peritoneum）
　………………………………… 165,175
臓側葉 ………………………… 165
爪体（body of nail） ………… 317
相対不応期（relative refractory period） ………………… 247
総胆管 ……………………… 164,173
増長 …………………………… 27
総腸骨静脈（common iliac vein）
　………………………………… 114
総腸骨動脈（common iliac artery）
　………………………………… 106,111
総腸骨リンパ節 ……………… 124
総腓骨神経（common peroneal〈fibular〉nerve） ………… 291
総腓骨神経麻痺 ……………… 291
僧帽筋（trapezius muscle）
　………………………………… 41,71,280
僧帽弁（mitral valve） ……… 102
側角（lateral horn） ………… 250

足関節（距腿関節）（ankle joint）‥ 49
側胸部 …………………………… 4
速筋線維（fast muscle fiber） …… 85
側頸筋群 ……………………… 63,66
足根（ankle） …………………… 7
足根骨（tarsal bones） ………… 31
足根中足関節 ………………… 55
側索（lateral funiculus） ……… 250
側柱（lateral column） ………… 250
足底 …………………………… 6
足底筋（plantaris muscle） … 81,291
足底筋群 ……………………… 64,82
足底動脈弓（plantar arc） …… 113
足底反射 ……………………… 251
足底方形筋（quadratus plantae muscle） ………………… 82
側頭筋（temporalis muscle）
　………………………………… 35,61,65
側頭骨（temporal bone） …… 30,34
側頭骨下顎窩 ………………… 35
側頭頭頂筋 …………………… 70
側頭部 ………………………… 3
側頭葉（temporal lobe） …… 254,261
側脳室（lateral ventricle）
　………………………………… 243,253,255,257
足背 …………………………… 6
足背筋群 ……………………… 69,82
足背静脈網（dorsal venous network） ………………… 117
足背動脈（dorsal artery of foot）
　………………………………… 112,113
側腹筋群 ……………………… 63,70
側副循環［路］（collateral circulation） …………… 99
側腹部 ………………………… 12
速脈（pulsus celer） ………… 133
鼠径管（inguinal canal） …… 70,207
鼠径靱帯（inguinal ligament）‥ 70,79
鼠径部（inguinal region） …… 4
鼠径リンパ節 ………………… 126
組織（tissue） ………………… 22
組織液 ………………………… 120
組織間液（間質液）（interstitial fluid） …………………… 336,339
組織マクロファージ ………… 342
咀嚼（mastication） ………… 160
咀嚼運動 ……………………… 270
咀嚼筋（muscles of mastication）
　………………………………… 63,65
粗振動感覚 …………………… 318
疎性結合組織（loose connective tissue） ………………… 25,316
粗線（linea aspera） ………… 44
外（external） ………………… 9

そとくるぶし ……………… 6,51
ソマトスタチン（somatostatin）
　……………………… 229,235,238

た

体位 ………………………………… 10
第1音（心音）（first sound）…… 128
大陰唇（labium majus pudendi）
　…………………………… 203,317
体液浸透圧 ……………………… 197,337
大円筋（teres major muscle）
　……………………………… 42,72,286
体温（body temperature）……… 350
体温調節 …………………………… 265
体温調節中枢（thermoregulatory
　center）……………… 355,356,357
体温調節作用 ……………………… 340
体温の下限 ………………………… 356
体温の上限 ………………………… 356
胎芽 ………………………………… 216
体幹（trunk）…………………… 2,258
大胸筋（pectoralis major muscle）
　……………………………… 41,68,77,286
大頰骨筋 …………………………… 64
体腔（coelom）……………………… 12
大結節（greater tubercle）…… 42,73
大孔（大後頭孔）（foramen
　magnum）……………………… 34
大口腔腺 …………………………… 159
大後頭神経（greater occipital
　nerve）………………………… 284
大後頭神経痛 ……………………… 284
大後頭直筋 ………………………… 284
対光反射 ………………………… 266,324
大骨盤（greater pelvis）………… 46
大鎖骨上窩（greater supraclavicular
　fossa）…………………………… 3
第3音（心音）（third sound）…… 128
第3後頭神経 ……………………… 285
第三脳室（third ventricle）
　…………………………… 243,245,263,266
第三腓骨筋（peroneus tertius
　muscle）…………………… 80,291
体肢（limb）………………………… 2
胎児（fetus）……………………… 216
大耳介神経（great auricular nerve）
　…………………………………… 284
胎児循環（fetal circulation）…… 118
代謝性アシドーシス（metabolic
　acidosi）……………………… 339
代謝性アルカローシス（metabolic
　alkalosis）…………………… 339
大十二指腸乳頭（greater〈major〉
　duodenal papilla）……… 164,173

体（大）循環（systemic circulation）
　………………………………… 105
帯状回 ……………………………… 260
帯状束 ……………………………… 261
大静脈 ……………………………… 105
大静脈孔（vena caval opening）… 74
大膵動脈 …………………………… 112
体性感覚（somatic sensation）
　…………………………… 271,306,318
体性感覚（皮膚感覚）伝導路 …… 274
体性感覚野（somatosensory area）
　………………………………… 258
体性系 ……………………………… 251
体性神経 …………………………… 241
体性神経系（somatic nervous
　system）……………………… 240
大前庭腺（greater vestibular gland）
　………………………………… 203
大泉門（anterior fontanelle）… 32,34
大腿（thigh）………………………… 7
大腿外側面 ………………………… 6
大腿筋 ……………………………… 291
大腿筋群 …………………………… 78
大腿筋膜張筋（tensor fasciae latae
　muscle）…………………… 77,290
大腿屈筋群 …………………… 64,80,291
大腿後面 …………………………… 6
大腿骨（femur）………………… 31,44
大腿骨粗線内側唇 ………………… 79
大腿骨頭（head of femur）…… 43,44
大腿骨頭靱帯（ligament of head of
　femur）………………………… 48
大腿三角（femoral triangle）
　…………………………… 6,79,112,113
大腿枝（femoral branch）……… 289
大腿四頭筋（quadriceps femoris
　muscle）…………… 78,85,252,289
大腿四頭筋腱 ……………………… 48
大腿静脈 …………………………… 117
大腿伸筋群 ……………………… 64,83
大腿神経（femoral nerve）… 78,289
大腿深動脈 ………………………… 112
大腿前面 …………………………… 6
大腿直筋（rectus femoris muscle）
　……………………………… 78,79
大腿動脈（femoral artery）… 112,113
大腿内側面 ………………………… 6
大腿内転筋群 ………………… 64,79,289
大腿二頭筋（biceps femoris muscle）
　……………………………… 80,291
大腿二頭筋短頭 …………………… 80
大腿二頭筋長頭 ………………… 44,80
大腿方形筋（quadratus femoris
　muscle）……………………… 77

大唾液腺（major salivary gland）
　………………………………… 159
大腸（large intestine）……… 167,185
大腸菌 ……………………………… 356
大腸性便秘 ………………………… 169
大殿筋（gluteus maximus muscle）
　……………………………… 44,77,78,290
大転子（greater trochanter）…… 44
大動脈（aorta）………………… 101,105
大動脈弓（aortic arch）……… 106,121
大動脈口（aortic orifice）…… 101,102
大動脈小体（aortic body）……… 150
大動脈弁（aortic valve）………… 102
大動脈裂孔（aortic aperture）…… 69
大内臓神経（greater splanchnic
　nerve）………………………… 296
大内転筋（adductor magnus
　muscle）…………………… 44,79,289
第2音（心音）（second sound）… 128
体熱の産生（heat production）… 352
体熱の放散（heat loss）………… 353
体熱放散 …………………………… 355
大脳核（cerebral nuclei）
　…………………………… 255,256,257,260
大脳鎌（flax cerebri）……… 244,253
大脳基底核 …………………… 256,270
大脳脚（cerebral crus）
　…………………………… 264,265,266,270
大脳縦裂（cerebral longitudinal
　fissure）……………………… 253
大脳小脳裂（cerebrocerebellar
　fissure）……………………… 253
大脳髄質（cerebral medulla）
　…………………………… 255,256,261
大脳動脈輪（cerebral arterial circle
　〈of Willis〉）……………… 108,109
大脳半球 …………………… 243,244,253,
　　　　　　　　　　　 255,258,261
大脳皮質（cerebral cortex）
　…………………… 251,253,255,256,
　　　　　　　　　 258,261,263,267,
　　　　　　　　　 271,273,274
大脳皮質聴覚中枢 ………………… 322
大脳皮質の機能の局在（functional
　localization）………………… 257
大脳辺縁系（limbic system）…… 260
胎盤（placenta）…………………… 216
大伏在静脈（great saphenous vein）
　………………………………… 117
大脈（pulsus magnus）………… 133
大網（greater omentum）…… 162,176
大腰筋（psoas major muscle）…… 77
第四脳室（fourth ventricle）
　…………………………… 243,245,266,268

た

対流（convection）……… 353
大菱形骨 ……………………… 31
大弯（greater curvature）……… 161
唾液腺（salivary gland）…16,159,325
楕円関節（ellipsoid joint）……… 29
ダグラス窩（Douglas' pouch）
　………………………… 176,202
多形細胞層（multiform layer）… 255
多軸性関節 …………………… 28
打診三角（ausclatory triangle）… 71
脱水 …………………………… 337
脱分極 ………………………… 248
多糖類（polysaccharide）……… 178
田原の結節 …………………… 126
多列上皮 ……………………… 15
多列筋 ………………………… 72
多列線毛上皮（pseudostratified ciliated epithelium）……… 15
短胃動脈 ……………………… 110
胆管 …………………………… 171
単関節（simple joint）………… 28
短期記憶（short-term memory）… 263
単球（monocyte）……………… 342
短骨（short bone）…………… 24
炭酸水素イオン …………… 337,345
短指屈筋（flexor digitorum brevis muscle）………………… 82,291
短指伸筋（extensor digitorum brevis muscle）………… 82,291
胆汁（bile）……………… 170,171,173
胆汁酸（bile salts）…………… 171
胆汁色素（bile pigment）……… 171
単収縮（twitch）……………… 86
胆汁生成排泄機能 …………… 172
短掌筋 ……………………… 76,287
短小指屈筋（flexor digiti minimi brevis muscle）……… 76,82,287
炭水化物（carbohydrate）…… 178
弾性（elasticity）……………… 86
男性生殖器（male reproductive organ）……………………… 206
弾性軟骨（elastic cartilage）… 17
男性ホルモン ……………… 211,231,237
単層円柱上皮（simple columnar epithelium）……………… 15
単層円柱線毛上皮 …………… 16
淡蒼球（globus pallidus）
　………………………… 256,257,271
単層上皮 ……………………… 15
単層扁平上皮（simple squamous epithelium）……………… 15
単層立方上皮（simple cuboidal epithelium）……………… 15
短頭（short head）…………… 80

短橈側手根伸筋（extensor carpi radialis brevis muscle）…… 75,76
単糖類（monosaccharide）…… 178
短内転筋（adductor brevis muscle）
　………………………………… 79,289
胆嚢（gall bladder）………… 170,171
胆嚢動脈 ……………………… 110
蛋白イオン …………………… 337
蛋白質（protein）
　………………… 162,174,179,352
蛋白質分解酵素 …………… 166,174
蛋白代謝機能 ………………… 172
蛋白同化作用 ………………… 237
短腓骨筋（peroneus brevis muscle）
　………………………………… 82
短母指外転筋 ……………… 76,288
短母指屈筋（flexor hallucis brevis muscle）……………… 82,287
短母指伸筋（extensor pollicis 〈hallucis〉brevis muscle）
　……………………………… 75,82,291
淡明層 ………………………… 316

ち

チェーン・ストークス呼吸 …… 147
痔核 …………………………… 168
置換骨（endochondral ossification）
　………………………………… 26
恥丘（mons pubis）…………… 203
遅筋線維（slow muscle fiber）… 85
恥骨（pubis）…………………… 43
恥骨間円板（interpubic disk）… 27,50
恥骨筋（pectineus muscle）
　………………………………… 44,79,289
恥骨筋線 ……………………… 44
恥骨結合（symphysis pubis）
　………………………………… 6,27,40
恥骨結合面（symphyseal surface）
　………………………………… 44
恥骨部 ………………………… 4
腟（vagina）…………………… 203
腟会陰切開 …………………… 6
腟円蓋（fornix of vagina）…… 203
腟口（vaginal orifice）………… 203
腟前庭（vestibule of vagina）… 201
腟動脈 ………………………… 111
緻密質（compact substance）… 25
遅脈（pulsus fadus）…………… 133
チモール混濁試験 …………… 172
着床（implantation）………… 216
中腋窩線 ……………………… 9
肘窩 …………………………… 5
中間筋（intermediate muscle）… 85
中間筋線維（intermediate fiber）… 85

中間楔状骨 …………………… 31
中間腱（intermediate tendon）… 60
中間広筋（vastus intermedius muscle）………………… 78
中間神経 ……………………… 279
肘関節（elbow joint）……… 28,45,54
肘関節筋 ……………………… 73
中間足背皮神経（intermediate dorsal cutaneous nerve）… 290,291
肘筋 …………………………… 73
中空性器官（hollow organ）…… 21
中結腸動脈 …………………… 111
中硬膜動脈（middle meningeal artery）……………………… 108
中耳（middle ear）………… 306,312
中斜角筋（scalenus medius muscle）
　………………………………… 67
中手間関節 …………………… 46
中手筋 ………………………… 81
中手筋群（muscles of metacarpus）
　………………………………… 76,81
中手骨（metacarpal bones）… 31
中手指節関節（MP joint）… 46,76,90
中小脳脚（middle cerebellar peduncle）………………… 268,268
中心窩 ………………………… 307
中心管（central canal）…… 243,250
中神経幹（腕神経叢）（middle trunk）………………… 285
中心溝（ローランド溝）（central sulcus）……………………… 254
中心小体（centriole）………… 13
中心静脈（central vein）…… 170
中心乳ビ腔（central lacteal of villus）……………………… 164
中心（腋窩）リンパ節 ………… 124
虫垂（vermiform appendix）… 167
虫垂動脈 ……………………… 111
中枢神経 ……………………… 251
中枢神経系（central nervous system）………………… 240,249
中枢性肺胞低換気症候群 …… 339
中性 …………………………… 338
肘正中皮静脈（median cubital vein）
　………………………………… 117
中足筋群 ……………………… 87
中足骨（metatarsal bones）… 31
中大脳動脈（middle cerebral artery）………………… 108
中直腸動脈（middle rectal artery）
　………………………………… 111
中殿筋（gluteus medius muscle）
　………………………………… 44,77,83,290

中殿皮神経（middle cluneal nerves）
　‥‥‥‥‥‥‥‥‥‥‥‥‥ 290
肘頭（olecranon）‥‥‥‥‥ 5,43
中等度睡眠期‥‥‥‥‥‥‥ 262
中脳（mesencephalon〈midbrain〉）
　‥‥‥‥‥‥ 241,243,253,264,265,
　　　　　　　266,268,271,277
中脳蓋（tectum mesencephali
　〈tectum of midbrain〉）‥‥ 265,266
中脳水道（mesencephalic aqueduct/
　cerebral aqueduct）‥‥ 243,264,266
中脳脊髄錐体外路系
　（mesencephalospinal
　extrapyramidal system）‥‥‥‥ 270
中脳核路‥‥‥‥‥‥‥‥‥ 266
中脳網様体‥‥‥‥‥‥‥‥ 267
中胚葉（mesoderm）‥‥‥‥‥ 22
中皮（mesothelium）‥‥‥‥‥ 15
中鼻甲介（middle nasal concha）‥ 34
中鼻道（middle nasal meatus）
　‥‥‥‥‥‥‥‥‥‥‥‥ 34,140
虫部（vermis）‥‥‥‥‥‥‥ 268
中腹部‥‥‥‥‥‥‥‥‥‥‥‥ 4
中膜（tunica media）‥‥‥‥ 98,307
虫様筋（lumbrical muscle）
　‥‥‥‥‥‥‥‥‥‥‥ 76,82,287
中輪走筋‥‥‥‥‥‥‥‥‥ 162
肘リンパ節‥‥‥‥‥‥‥‥ 122
聴覚（auditory sensation）
　‥‥‥‥‥‥‥ 259,273,306,313,322
聴覚器‥‥‥‥‥‥‥‥‥‥ 311
聴覚刺激‥‥‥‥‥‥‥‥ 273,322
聴覚性言語中枢（sensory speech
　center）‥‥‥‥‥‥‥‥ 258,259
聴覚伝導路（auditory tract）
　‥‥‥‥‥‥‥‥‥‥‥ 266,273,275
聴覚野（auditory area）‥‥ 258,273
聴覚路‥‥‥‥‥‥‥‥‥‥ 264
腸間膜（mesentery）‥‥‥‥ 165,177
腸間膜根（root of mesentery）‥ 177
腸間膜リンパ節‥‥‥‥‥‥ 124
長期記憶（long-term memory）‥ 263
長胸神経（long thoracic nerve）
　‥‥‥‥‥‥‥‥‥‥‥‥ 68,285
鳥距溝（calcarine sulcus）‥‥‥ 258
蝶形骨（sphenoid bone）‥ 30,34,227
蝶形骨洞（sphenoidal sinus）
　‥‥‥‥‥‥‥‥‥‥‥‥ 34,139
腸脛靱帯（iliotibial tract）‥‥‥ 78
長骨（long bone）‥‥‥‥‥‥ 24
腸骨（ilium）‥‥‥‥‥‥‥‥ 43,78
腸骨窩‥‥‥‥‥‥‥‥‥‥‥ 77
腸骨下腹神経（iliohypogastric
　nerve）‥‥‥‥‥‥‥‥‥ 289

腸骨筋（iliacus muscle）‥‥‥‥ 77
腸骨鼠径神経（ilioinguinal nerve）
　‥‥‥‥‥‥‥‥‥‥‥‥‥ 289
蝶篩陥凹‥‥‥‥‥‥‥‥‥ 140
長指屈筋（flexor digitorum longus
　muscle）‥‥‥‥‥‥‥‥‥ 81,291
長指伸筋（extensor digitorum
　longus muscle）‥‥‥‥‥ 85,291
腸絨毛（intestinal villi）‥‥‥ 165
長掌筋（palmaris longus muscle）
　‥‥‥‥‥‥‥‥‥‥‥ 74,75,287
聴神経‥‥‥‥‥‥‥‥‥‥ 279
聴診（打診）三角（ausclatory
　triangle）‥‥‥‥‥‥‥‥‥ 71
腸腺（intestinal gland）‥‥‥ 165,166
長頭（long head）‥‥‥‥‥ 73,80
長橈側手根伸筋（extensor carpi
　radialis longus muscle）‥‥‥ 75
長内転筋（adductor longus muscle）
　‥‥‥‥‥‥‥‥‥‥‥ 44,79,289
蝶番関節（hinge joint）‥‥‥‥ 29
長腓骨筋（peroneus longus muscle）
　‥‥‥‥‥‥‥‥‥‥‥‥‥‥ 82
聴放線（acoustic radiation）‥‥ 273
長母指外転筋（abductor pollicis
　longus muscle）‥‥‥‥‥‥‥ 80
長母指屈筋（flexor pollicis〈hallucis〉
　longus muscle）‥‥‥‥ 74,81,287,291
長母指伸筋（extensor pollicis
　〈hallucis〉longus muscle）
　‥‥‥‥‥‥‥‥‥‥‥ 75,80,291
腸腰筋（iliopsoas muscle）‥ 44,77,289
腸リンパ本幹（intestinal trunks）
　‥‥‥‥‥‥‥‥‥‥‥‥ 121,124
腸肋筋（iliocostalis muscles）‥‥ 72
直筋‥‥‥‥‥‥‥‥‥‥‥‥ 61
直静脈洞（straight sinus）‥‥‥ 115
直精細管（straight seminiferous
　tubule）‥‥‥‥‥‥‥‥‥ 206
直接分裂‥‥‥‥‥‥‥‥‥‥ 14
直腸（rectum）‥‥‥‥‥‥ 167,168
直腸温（rectal temperature）‥‥ 350
直腸子宮窩（rectouterine pouch）
　‥‥‥‥‥‥‥‥‥‥‥‥ 176,202
直腸膀胱窩（rectovesical pouch）
　‥‥‥‥‥‥‥‥‥‥‥‥‥ 176

つ

椎間円板（intervertebral disk）
　‥‥‥‥‥‥‥‥‥‥‥‥ 27,36
椎間孔（intervertebral foramen）
　‥‥‥‥‥‥‥‥‥‥‥ 36,249,282
椎弓（vertebral arch）‥‥‥‥‥ 36
椎孔（vertebral foramen）‥‥‥ 36

椎骨（vertebra）‥‥‥‥ 30,36,51,250
椎骨動脈（vertebral artery）
　‥‥‥‥‥‥‥‥‥‥‥ 34,108,111
椎前筋群‥‥‥‥‥‥‥‥‥ 63,67
椎前神経節‥‥‥‥‥‥‥‥ 295
椎体（vertebral body）‥‥‥‥ 36
痛覚（pain）‥ 258,274,306,315,318,319
痛覚受容器‥‥‥‥‥‥‥ 318,319
ツチ骨（malleus）‥‥‥‥ 314,322
爪‥‥‥‥‥‥‥‥‥‥‥ 316,317

て

手（hand）‥‥‥‥‥‥‥‥‥‥ 5
低温相‥‥‥‥‥‥‥‥‥‥ 351
低血圧症（hypotension）‥‥‥ 133
低血糖症（hypoglycemia）‥‥ 235
低酸素血症‥‥‥‥‥‥‥‥ 339
停止（insertion）‥‥‥‥‥‥ 60
釘植（gomphosis）‥‥‥‥‥‥ 27
底屈（plantar flexion）‥‥‥‥ 82
底側骨間筋（plantar interossei
　muscles）‥‥‥‥‥‥‥‥‥ 82
低体温（hypothermia）‥‥‥ 356
デオキシコルチコステロン
　（desoxycorticosterone：DOC）
　‥‥‥‥‥‥‥‥‥‥‥‥ 230,235
デオキシリボ核酸
　（deoxyribonucleicacid）‥‥‥ 14
デキストリン（dextrin）‥‥‥ 174
テストステロン（testosterone）
　‥‥‥‥‥‥‥‥‥‥‥ 212,233,237
テタニー（tetany）‥‥‥‥‥ 234
手の関節（joints of the hand）‥‥ 46
手の筋群（muscles of hand）‥‥ 76
δ細胞‥‥‥‥‥‥‥‥‥‥ 230,235
δ波‥‥‥‥‥‥‥‥‥‥‥‥ 262
電解質（electrolyte）‥‥‥‥ 339
電解質異常‥‥‥‥‥‥‥‥ 129
電解質（鉱質）コルチコイド
　（mineralocorticoid）‥‥‥‥ 230,235
電解質の貯蔵作用‥‥‥‥‥‥ 24
てんかん（epilepsy）‥‥‥‥‥ 263
電気泳動法‥‥‥‥‥‥‥‥ 172
殿筋‥‥‥‥‥‥‥‥‥‥‥‥ 61
殿筋粗面（gluteal tuberosity）‥ 44,78
転子間稜‥‥‥‥‥‥‥‥‥‥ 44
伝達（transmission）‥‥‥‥ 247,251
伝達物質（transmitter）‥‥‥ 248
伝導（conduction）‥‥‥‥‥ 251,353
伝導性（conductivity）‥‥‥‥ 86
伝導ブロック‥‥‥‥‥‥‥ 130
伝導路（conduction route, tract）
　‥‥‥‥‥‥‥‥‥‥‥‥ 261,269
殿部‥‥‥‥‥‥‥‥‥‥‥‥‥ 6

デンプン（starch）……… 174,178

と

頭蓋（skull）……………… 31
頭蓋冠（calvaria）………… 31
頭蓋腔（cranial cavity）…… 12,24,31
頭蓋骨（cranial bone）…… 30,31
頭蓋底（cranial base）……… 31
同化作用 ………………… 181
動眼神経（oculomotor nerve）
　　……… 266,270,276,277,
　　　　　281,296,297,310
動眼神経核（oculomotor nucleus）
　　……………………… 266
洞結節 …………………… 126
瞳孔 ……………… 266,307,308,321
瞳孔括約筋 ……… 277,297,307,308,321
瞳孔散大筋 ……………… 307,308,321
瞳孔散大反射 …………… 251
橈骨（radius）…………… 31,42
橈骨手根関節 …………… 46
橈骨神経（radial nerve）
　　……………… 74,76,285,287
橈骨神経溝 ……………… 42
橈骨神経麻痺 …………… 61,88,288
橈骨切痕（radial notch）…… 43
橈骨粗面（tuberosity of radius）
　　……………………… 42,73
橈骨動脈（radial artery）… 42,97,109
橈骨輪状靱帯（anular ligament of
　　radius）………………… 46
頭最長筋 ………………… 284
糖質（carbohydrate）……… 178
糖質コルチコイド（glucocorticoid）
　　……………………… 230,235
糖質分解酵素 …………… 174
投射神経路（project strand〈tract〉）
　　……………………… 261,269
導出静脈（emissary veins）…… 115
豆状骨 …………………… 31
豆状骨関節 ……………… 46
動静脈吻合
　　（arteriovenousanastomosis）…… 99
糖新生（gluconeogenesis）……… 235
橈側（radial）……………… 9
橈側手根屈筋（flexor carpi radialis
　　muscle）……………… 74,75,287
同側半盲 ………………… 273
橈側皮静脈（cephalic vein）…… 116
糖代謝機能 ……………… 172
頭長筋（longus capitis muscle）…… 67
頭頂後頭溝（parietooccipital sulcus）
　　……………………… 254
頭頂骨（parietal bone）…… 30

頭頂部 …………………… 3
頭頂葉（parietal lobe）…… 254
動的平衡 ………………… 179
糖尿（glucose uria）……… 195,235
糖尿病（diabetes）………… 235
頭半棘筋 ………………… 284
頭板状筋 ………………… 284
等皮質 …………………… 258
逃避反射 ………………… 251
動物性機能 ……………… 241,251
頭部の筋（muscles of head）…… 64
洞房結節（sinoatrial node）…… 126
動脈（artery）……………… 98
動脈管（ductus arteriosus）…… 119
動脈管開存症 …………… 119
動脈管索 ………………… 118
動脈系（arterial system）…… 106
動脈血（arterial）………… 149,340
動脈口 …………………… 102
動脈弁 …………………… 102
透明中隔（septum pellucidum）
　　……………………… 253,255
等容性収縮期 …………… 128
ドーパミン（dopamine：DA）…… 236
特異力学作用（特殊動の作用）…… 352
特殊感覚（special sensation）
　　……………………… 306,320
凸レンズ ………………… 322
トライツ靱帯（ligament of Treitz）
　　……………………… 164
トランスアミナーゼ …… 172
トリプシノゲン（trypsinogen）
　　……………………… 174
トリプシン（trypsin）…… 174
トリプトファン ………… 179
トリヨードサイロニン
　　（triiodothyronine）…… 231,234
トルコ鞍（sella turcica）…… 34,227
トロンビン（thrombin）…… 343,344
トロンボプラスチン
　　（thromboplastin）……… 344

な

内因性パイロジェン ……… 356
内陰部動脈（internal pudendal
　　artery）……………… 111
内果（medial malleolus）…… 45
内・外有毛細胞（聴細胞）
　　（inner and outer hair cells）…… 322
内果部 …………………… 6
内顆粒層（internal granular layer）
　　……………………… 255
内寛骨筋 ………………… 77
内寛骨筋群 ……………… 77

内胸動脈（internal yhoracic artery）
　　……………………… 108
内頚静脈（internal jugular vein）
　　……………………… 114,115
内頚動脈（internal carotid artery）
　　……………………… 107,108
内頚動脈神経 …………… 296
内腔 ……………………… 243,245
内肛門括約筋 …………… 168
内呼吸（internal respiration）…… 138
内耳（internal ear）……… 306,311,314
内耳孔 …………………… 34
内耳神経（vestibulocochlear nerve）
　　……………… 267,276,279,281
内耳道 …………………… 34
内斜走筋 ………………… 163
内錐体細胞層（internal pyramidal
　　layer）………………… 255
内舌筋 …………………… 158,159,280
内臓感覚（visceral sensation）…… 319
内臓筋 …………………… 18
内臓神経系（visceral nervous
　　system）……………… 240
内臓痛覚（visceral pain/visceral
　　sensation）…………… 306,320
内臓痛覚受容器 ………… 320
内臓反射（visceral reflex）…… 251
内側（media）……………… 9
内側腋窩隙（triangular spac）…… 73
内側顆（medial condyle of femur）
　　……………………… 44,45
内側胸筋神経（medial pectoral
　　nerve）………………… 285,286
内側区動脈 ……………… 110
内側楔状骨 ……………… 31
内側広筋（vastus medialis muscle）
　　……………………… 44,78
内側膝状体（medial geniculate
　　body）………………… 264,273
内側縦束（medial longitudinal
　　fasciculus）…………… 267
内側縦束核 ……………… 266,271
内側上顆（medial epicondyle）…… 42
内側上腕皮神経（medial branchial
　　cutaneous nerve）…… 285,286
内側神経束（腕神経叢）（medial
　　fasciculus）…………… 285
内側前腕皮神経（medial antebrachial
　　cutaneous nerve）…… 286
内側足底神経（medial plantar
　　nerve）………………… 82,290
内側足底動脈（medial plantar
　　artery）………………… 112

内側足背皮神経（medial cutaneous nerve）……………… 290,291
内側側副靱帯（tibial collateral ligament）………………… 48
内側直筋（medial rectus muscle）………………… 277,310,311
内側頭（medial head）……… 73,81
内側半月（medial meniscus）…… 48
内側腓腹皮神経 ……………… 290
内側毛帯（medial lemniscus）…… 267
内側翼突筋（medial pterygoid muscle）…………………… 65,71
内腸骨動脈（internal iliac artery）……………………… 113,120
内腸骨リンパ節 ……………… 124
内転筋（adductor）……………… 61
内毒素 ………………………… 356
内尿道口（internal urethral orifice）……………………… 193,194
内胚葉（endoderm）…………… 22
内皮（endothelium）…………… 15
内腹斜筋（obliquus internus abdominis muscle）………… 70
内分泌器官（endocrine organ）… 226
内分泌系（endocrine system）… 12
内分泌性高血圧 ……………… 133
内分泌腺（endocrine gland）… 16,226
内分泌部（endocrine pancreas）……………………… 173,229
内閉鎖筋（obturator internus muscle）………………………… 77
内包（internal capsule）…… 261,270
内膜（tunica intima internal tunic of bulb）…………… 98,307,308
内肋間筋（intercostales interni muscles）………………………… 69
軟骨性骨 ……………………… 32
ナトリウム ……………… 235,343
ナトリウムイオン …………… 337
7臭 …………………………… 323
軟口蓋（soft palatine）…… 157,314
軟骨結合（cartilaginous joint）…… 27
軟骨組織（cartilaginous tissue）…………………………… 16,17
軟骨輪 ………………………… 143
軟膜（pia mater）……………… 244
軟脈（pulsus mollis）………… 133

に

苦味（bitter）………………… 323
肉様膜（dartos muscle）……… 210
ニコチン酸（nicotinic acid）…… 180
二次記憶 ……………………… 263
2軸性関節 ……………………… 28

二次性高血圧症 ……………… 133
日周期 ………………………… 351
ニッスル小体 ………………… 19
二点弁別閾値（two-point threshold）……………………… 319
二頭筋 ………………………… 61
二糖類（disaccharide）……… 178
二腹筋 ………………………… 61
乳管（mammary duct）……… 204
乳歯（milk teeth）…………… 158
乳汁の分泌 …………………… 233
乳腺（mammary gland）………………… 16,204,233,316,317
乳腺刺激ホルモン（lactogenic hormone：PRL）…………… 233
乳糖（lactose）…………… 166,178
乳頭（nipple）………………… 204
乳頭管（papillar duct）……… 191
乳頭筋（papillary muscle）…… 105
乳頭線（mamillary line）…… 8,9
乳頭体（mamillary body）……………………… 255,260,263,264
乳突部 ………………………… 3
乳ビ槽（cisterna chyli）…… 121
乳房（breast mamma）……… 204
乳房部 ………………………… 4
乳様突起（mastoid process）…… 34
乳輪（areola）…………… 204,317
乳輪腺 ………………………… 317
ニューロン（neuron）… 19,240,247,248
入眠期 ………………………… 262
尿（urine）…………………… 195
尿意（desire of micturition）…… 319
尿ウロビリノーゲン ………… 172
尿管（ureter）……… 188,189,192,193
尿管口（ureteric orifice）…… 193
尿細管（urinary tubule）…… 191
尿生殖隔膜（urogenital diaphragm）……………………… 194,205
尿生殖三角（urogenital triangle）……………………… 6,205
尿生殖部（urogenital region）…… 6
尿素（urea）……………… 170,339
尿道（urethra）……… 188,194,209
尿道海綿体（corpus spongiosum penis）…………………… 209
尿道括約筋（sphincter urethrae）……………………… 194,205
尿道球腺（bulbourethral gland）……………………… 208
尿排泄 ………………………… 188
尿崩症（diabetes insipidus）…… 233
尿量調節 ……………………… 233
尿路（urinary tract）………… 188

尿路結石（urolithiasis）……… 234
妊娠（pregnancy）……… 213,216
妊娠黄体（corpus luteum of pregnancy）………………… 214

ね

熱射病（heat attack）………… 356
熱放散 ………………………… 356
ネフロン（nephron）………… 191
粘液水腫（myxedema）……… 234
粘液腺（mucous gland）……… 16
粘膜（mucous membrane）…… 21
粘膜（胃）（tunica mucosa）…… 162
粘膜感覚 ……………………… 264

の

脳（brain）………… 240,244,245,252
脳回（gyrus）………………… 254
脳管 …………………………… 241
脳幹（brain stem）…… 253,264,271
脳幹網様体 …………………… 267
脳弓（fornix）…………… 253,255
脳弓交連 ……………………… 261
脳クモ膜 ……………………… 244
脳溝（sulcus）………………… 254
脳硬膜（cerebral dura mater）……………………… 244,253,268
脳細胞 ………………………… 304
脳室（cerebral ventricle）… 243,245
脳室系 …………………… 243,245
脳室内脈絡叢 ………………… 245
脳神経（cranial nerves）……………………… 241,253,276
脳神経運動核 ………………… 270
脳神経核（nuclei of cranial nerves）……………… 253,266,267,268
脳脊髄 ………………………… 245
脳脊髄液（リコール）（cerebrospinal fluid）………………… 244,245
脳脊髄神経（craniospinal nerve）……………………… 240,277
脳底動脈（basilar artery）…… 108
脳電図（electroencephalogram）… 261
脳頭蓋（neurocranium）…… 30,31
脳軟膜 ………………………… 244
脳波（brain wave）……… 261,262
脳胞 …………………………… 241
脳梁（corpus callosum）……………………… 253,255,261
脳梁放線（radiating fibers of corpus callosum）…………… 255
のどの渇き（thirst）………… 319
のどぼとけ …………………… 144

の

ノルアドレナリン（noradrenaline） ………………… 230,236,293
ノルアドレナリン作動性線維（adrenergic fiber） ………… 293
ノンレム睡眠 ………………… 262

は

歯（teeth） ………………… 158
パーキンソン症候群 ………… 266
パーキンソン病（parkinsonism）‥ 257
肺（lung） ……………… 138,145
パイエル板（Peyer's patches）‥ 165
胚芽層 ………………………… 316
肺活量（vital capacity） ……… 148
肺気量（lung capacity） ……… 148
肺胸膜（pulmonary pleura） …… 145
背屈（dorsiflexion） ……………… 81
胚子期 ………………………… 242
肺（小）循環（pulmonary circulation） ………………… 104
肺静脈（plumonary veins） ………………… 99,101,105
肺水腫 ………………………… 148
排泄 …………………………… 188
排泄作用 ……………………… 340
肺尖（apex of lung） ………… 143
背側骨間筋（dorsal interossei muscle） ……………… 81,87
肺底（base of lung） ………… 143
肺動脈（pulmonary artery） ………………… 98,101,105,121
肺動脈幹（pulmonary artery trunk） ………………………… 104
肺動脈口（pulmonary orifce）‥ 101
肺動脈弁（pulmonary valve）‥ 102
排尿（micturition） …………… 197
排尿反射 ……………………… 198
背部の筋（muscle of back） …… 71
排便（defecation） …………… 169
肺胞（pulmonary alveolus） …… 143
肺門（hilus of lung） ……… 143,144
肺門リンパ節 ………………… 123
肺葉（pulmonary lobe） …… 143,144
排卵（ovulation） ……… 201,212,231
肺リンパ節 …………………… 123
パイロジェン（pyrogen） …… 356
破壊組織 ……………………… 356
吐き気（nausea） ……………… 319
麦芽糖（maltose） ………… 166,178
薄筋（gracilis muscle） …… 79,289
白筋（white muscle） …………… 85
白筋線維 ………………………… 85
白交通枝（white ramus） …… 294

白質（white matter） ………………… 240,250,253,255,267,268
白質板 ………………………… 253
白質部 ………………………… 261
白質部交連 …………………… 255
拍出期 ………………………… 128
白線（linea alba） ……………… 70
白体（corpus albicans） ……… 213
白脾髄（white pulp） ………… 125
バセドウ（Basedow）病 …… 234
バソプレシン（vasopressin）‥ 228,233
パチニ小体 …………………… 318
ハッカ臭 ……………………… 323
発汗（sweating） ……………… 354
発汗中枢 ……………………… 251
白血球（leukocyte, white blood cell） ………………… 340,342
発声 …………………………… 147
発痛物質（ブラディキニン） …… 320
発熱（fever） ……………… 356,357
発熱物質 ……………………… 356
鼻（nose） ………………… 139,306
はなぢ ………………………… 140
ハバース管（Haversian canal） …… 26
ハバース層板（Haversian lamella） ………………………… 26
馬尾（cauda equina） ………… 249
ハムストリング（hamstrings） … 79
腹（abdomen） ………………… 2,4
パラソルモン（parathormone：PTH） ………………… 229,234
バリン ………………………… 179
バルトリン腺（Bartholin gland） ………………………… 203
多裂筋（multifidus muscles） …… 77
半羽状筋 ………………………… 60
反回神経 ……………………… 280
板間静脈（diploic veins） …… 115
半関節 …………………………… 29
半規管（semicircular duct） … 279
半奇静脈（hemiazygos vein） … 116
半棘筋（semispinalis muscles）‥ 72
半月神経節 …………………… 277
半月弁 ………………………… 102
半腱様筋（semitendinosus muscle） ………………… 44,80,291
伴行静脈（accompanying veins） ………………………… 114
反射 ……………………… 251,252,266
反射弓（reflex arc） …………… 252
反射中枢 ……………………… 251
板状筋 …………………………… 72
伴性劣性遺伝 ………………… 321
半側発汗（hemihidropoiesis） …… 358

半膜様筋（semimembranosus muscle） ……………… 50,80,291

ひ

被蓋（tegmentum） ………… 265,266
被殻（putamen） …………… 256,271
皮下脂肪 ……………………… 316
皮下組織（subcutaneous tissue） ………………………… 316
非揮発性酸 …………………… 338
皮筋（cutaneous muscle） ……… 64
鼻筋 ……………………………… 64
鼻腔（nasal cavity） ………… 34,139
腓骨（fibula） ……………… 31,51,80
鼻骨（nasal bone） ……………… 30
尾骨（coccyx） ……………… 30,40,78
腓骨筋 ………………………… 291
腓骨筋群 ………………………… 80
尾骨神経 …………………… 249,282
腓骨頭（head of fibula） ……… 51
腓骨動脈（peroneal artery） …… 112
鼻根筋 …………………………… 64
膝（knee） ……………………… 7
皮枝（頸神経叢）（cutaneous branch） …………………… 282,284
肘（elbow） ……………………… 5
皮質（腎臓）（cortex） ………… 191
皮質（卵巣）（cortex） ………… 201
皮質運動野 …………………… 270
皮質核線維 …………………… 270
皮質核路（皮質延髄路）（corticonuclear tract） ……… 270
皮質橋路（corticopontine tract） ………………………… 267
皮質錐体外路系（cortical extrapyramidal system） …… 270
皮質脊髄線維 ………………… 270
皮質脊髄路（corticospinal tract） ………………………… 270
鼻出血 ………………………… 140
尾状核（caudate nucleus） ………………… 256,257,271
皮静脈（cutaneous veins） ………………… 98,114,116,135,316
脾静脈（splenic vein） ………… 115
尾状葉（caudate lobe） ……… 169
尾状葉動脈 …………………… 110
皮神経 ………………………… 316
ヒス束 ………………………… 126
ヒスタミン …………………… 342
ヒスチジン …………………… 179
鼻前庭 ………………………… 139
脾臓（spleen） ……………… 125,346
腓側（fibular） ………………… 9

鼻側半盲 ･･････････････ 273
ビタミン (vitamin) ･･････ 170,179,180
ビタミンA ････････････････ 179
ビタミンB₁（抗神経炎性ビタミン）
･･････････････････････ 179
ビタミンB₂ ･･････････････ 180
ビタミンB₆ ･･････････････ 180
ビタミンB₁₂ ･･････････････ 180
ビタミンB群 ････････････ 179
ビタミンC ･････････････ 180
ビタミンD ･･････････････ 180
ビタミンK ･････････････ 180
ビタミン欠乏症 ･･････････ 180
左胃大網動脈 ････････････ 110
左胃動脈 (left gastric artery) ･･ 111
左気管支 (left principal bronchus)
･･････････････････････ 145
左結腸動脈 ･･････････････ 111
左鎖骨下動脈 (left subclavian
artery) ････････････････ 107
鼻中隔 (nasal septum) ････ 34,139
鼻中隔下制筋 ･････････････ 64
ひっこめ反射 ････････････ 251
必須アミノ酸 (essential amino acid)
･･････････････････････ 179
非電解質 ････････････････ 339
脾動脈 (splenic artery) ･････ 111,113
泌尿器系 (urinary〈organ〉system)
･･････････････････････ 12,188
皮膚 (skin) ･･･････････ 240,306,316
鼻部（咽頭）(nasal part of
pharynx) ･･････････････ 3,141
皮膚角化 ････････････････ 180
皮膚感覚 (cutaneous sensation)
････････････ 258,264,274,306,321
皮膚感覚伝導路 ･･････････ 274
腓腹筋 (gastrocnemius muscle)
･･････････････････････ 81
腓腹筋内側頭 ･････････････ 81
腓腹部 ･････････････････ 6
皮膚腺 ･･････････ 16,306,315,316
被膜 ･･････････････････ 22
眉毛下制筋 ･･･････････････ 64
脾門 (hilum of spleen) ･････ 125
表情運動 ･･･････････････ 270
表情筋 (muscles of expression)
････････････････････ 61,64
表層外胚葉 ･･････････････ 22
標的器官 ･･･････････････ 226
標的細胞 ･･･････････････ 226
表皮 (epidermis) ･･･････････ 316
ヒラメ筋 (soleus muscle) ････ 81
ヒラメ筋線 ････････････････ 45
微量元素 ･･･････････････ 179

ビリルビン（胆汁色素）(bile
pigment/bilirubin) ･･･ 171,172,342
鼻涙管 (nasolacrimal canal,
nasolacrimal duct) ････ 34,140,309
披裂軟骨 (arytenoid cartilage) ･･ 142
貧血（巨赤芽球性貧血）････････ 180
頻拍 ･･････････････････ 130
頻脈 (pulsus frequens) ･･････ 133

ふ

ファーター乳頭 (Vater's papilla)
･･････････････････････ 164,173
フィブリノゲン (fibrinogen)
･･････････････････････ 170,343,344
フィブリン (fibrin) ･････ 343,344
フィブリン分解産物 ･････････ 344
フィラメント (filament) ･････ 85
フェニルアラニン ･･････････ 179
フォルクマン管 (Volkmann's canal)
･･････････････････････ 26
付加骨 (intramembranous
ossification) ･･････････ 26
不感蒸泄 (insensible perspiration)
･･････････････････････ 354
腹横筋 (transversus abdominis
muscle) ････････････ 70,288
伏臥位 ･･････････････････ 11
副眼器 (accessory ocular organ)
･･････････････････････ 307,309
複関節 (compound joint) ･････ 28
腹腔 (abdominal cavity) ･･････ 12
腹腔神経節 ･･･････････････ 294
腹腔神経叢 (celiac plexus) ･･ 295,296
腹腔動脈 (celiac trunk) ･･････ 111
腹腔リンパ節 ･････････････ 124
副睾丸 (epididymis) ･･･････ 208
副交感神経 (parasympathetic
nerve) ･･････････････ 241,297
副甲状腺 ･･･････････････ 229
伏在神経 (saphenous nerve) ･･･ 289
副細胞（胃腺）(mucous neck cells)
･･････････････････････ 162
伏在裂孔 (saphenous opening) ･･ 117
腹式呼吸 (abdominal respiration)
････････････････････ 69,147,151
腹斜筋 ･･････････････････ 288
副腎 (adrenal gland) ･･････ 230,236
副腎アンドロゲン (adrenal
androgen) ･･････････ 230,236
副神経 (accessory nerve)
････････････････ 71,268,276,280
副腎髄質ホルモン (adrenal medulla
hormone) ･･････････ 230,236

副腎皮質機能亢進 (hypercorticism)
･･････････････････････ 236
副腎皮質機能低下 (hypocorticism)
･･････････････････････ 236
副腎皮質刺激ホルモン
(adrenocorticotrophic hormone：
ACTH) ･････････ 228,231,232
副腎皮質ホルモン (adrenal cortex
hormone) ･･････････ 230,235
副腎皮質ホルモン分泌異常 ･･････ 236
副膵管 (accessory pancreatic duct)
･･････････････････････ 173
腹大動脈 (abdominal aorta)
･･････････････････････ 106,110
腹直筋 (rectus abdominis muscle)
･･････････････････････ 70,288
腹直筋鞘 (sheath of rectus
abdominis) ････････････ 68,70
副半奇静脈 (accessory hemiazygos
vein) ･････････････････ 116
副鼻腔 (paranasal sinus) ･････ 34,139
腹部交感神経幹 ･････････････ 296
腹部の筋 (muscles of abdomen) ･･ 69
腹壁反射 ･･･････････････ 251
腹膜 (peritoneum) ･･････････ 175
腹膜腔 (peritoneal cavity) ･････ 175
腹膜後器官 (retroperitoneal organs)
･･････････････････････ 175,189
腹膜垂 (appendices epiploicae) ･･ 167
ふくらはぎ ･･････････････ 6
浮腫 ･･････････････････ 120
不随意運動 ････････････ 257,266
不随意筋 ･･････････････ 18,251,292
不随意性器官 ･･･････････ 292
不整脈 (arrhythmia) ･･････ 130,133
付属生殖腺 ･････････････ 208
付属腺（皮膚腺）････････ 316,317
物質代謝 ････････････ 172,352
不動結合 ････････････････ 27
ブドウ糖 (glucose, grape sugar)
･･････････････････････ 166,170,178
舞踏病 (chorea) ･････････ 257
ブドウ膜 ･･･････････ 307,308
不応期 (refractory period) ････ 247
部分色盲 ･･･････････････ 321
プラスミン (plasmin) ･･････ 344
振子運動 (pendular movement)
･･････････････････････ 166
プルキンエ細胞層 (Purkinje cell
layer) ･･････････････ 268
プルキンエ線維 (Purkinje fiber)
･･････････････････････ 126
ブルンネル腺 (Brunner's gland)
･･････････････････････ 166

401

プロゲステロン（progesterone）
 ················ 212,216,230,233,237
プロトロンビン（prothrombin）
 ································ 170,344
プロラクチン（prolactin）
 ···························· 228,231,233
ブローカ中枢 ························ 258
ブロードマン ························ 258
分界溝（sulcus terminalis）······ 159
分界線（terminal line）············ 40
分子層（molecular layer）
 ···························· 255,256,268
分節運動（segmentation）······· 166
分泌期 ······························· 351
分泌線維（secretory fibers）·· 276,279
糞便 ··································· 167
分娩（parturition）················ 216
分娩反射 ···························· 251
噴門（cardiac orifice）············ 161

へ

平滑筋（smooth muscle）·········· 18
平均血圧（mean pressure）······ 131
平衡覚（sense of equilibrium
 sensory tract）····· 268,271,274,279,
  281,313,323
平衡感覚 ······················ 306,320
平衡感覚器 ·························· 311
平衡機能 ···························· 269
平衡聴覚器（auditory organ and
 organ of equilibrium）
 ···················· 240,308,313,314
平衡神経 ···························· 279
平衡斑 ······························· 313
閉鎖神経（obturator nerve）·· 79,289
閉鎖動脈（obturator artery）···· 111
平面関節（plane joint）············ 29
ペースメーカー ···················· 126
β細胞 ······························· 229
ヘーリング・ブロイエル反射 ···· 149
壁側胸膜（parietal pleura）······ 145
壁側板 ······························· 102
壁側腹膜（parietal peritoneum）·· 175
ヘパリン ························ 342,344
ペプシノゲン（pepsinogen）·· 162,163
ペプシン（pepsin）················ 163
ペプチド（peptide）··············· 174
ペプトン（peptone）··············· 163
ヘマトクリット（hematocrit）···· 340
ヘモグロビン（hemoglobin：Hb）
 ································ 149,341
ペラグラ症 ························· 180
ベル・マジャンディの法則 ······· 282
便意（desire of defecation）······ 319

便ウロビリノゲン ················· 172
辺縁系 ······························· 260
扁桃体（amygdaloid body）
 ································ 256,260
便秘（constipation）··············· 169
扁平 ··································· 15
扁平骨（flat bone）················· 24
扁平上皮 ····························· 15
ヘンレループ（Henle's loop）···· 191

ほ

防御反射（defense reflex）······· 251
方形回内筋（pronator quadratus
 muscle）···························· 74
方形筋 ································ 61
方形葉（quadrate lobe）··········· 169
縫合（suture）··················· 27,31
膀胱（urinary bladder）······ 188,193
膀胱括約筋（sphincter vesicae
 muscle）························ 194,197
縫工筋（sartorius muscle）·· 78,79,289
膀胱子宮窩（vesicouterine pouch）
 ····································· 176
膀胱底部（fundus of bladder）··· 193
傍（壁）細胞（胃腺）（parietal cells）
 ····································· 162
房室結節（atrioventricular node）
 ····································· 126
房室口 ··························· 100,102
房室束（atrioventricular bundle）
 ····································· 126
房室ブロック（A-V block）······· 130
房室弁 ······························· 102
放射（輻射）（radiation）········ 353
帽状腱膜 ····························· 64
胞状卵胞（vesicular ovarian follicle）
 ····································· 201
紡錘状筋 ····························· 60
蜂巣 ·································· 34
放熱中枢 ···························· 355
胞胚 ·································· 216
包皮（prepuce）···················· 209
ボウマン嚢（Bowman's capsule）
 ····································· 191
保護作用 ····························· 24
保持（retention）··················· 263
母指外転筋（abductor hallucis
 muscle）························ 82,291
母指球筋 ························ 76,287
母指球筋群（muscles of thenar
 eminence）···················· 63,76,82
母指対立筋 ······················ 76,287

母指内転筋（adductor pollicis
 muscle/adductor hallucis muscle）
 ························ 76,82,287,291
母指末節骨 ·························· 75
ボタロー管 ························· 119
歩調とり（pacemaker potential）
 ····································· 126
勃起 ·································· 209
骨の形状 ····························· 24
骨の成長 ····························· 27
骨の働き ····························· 24
骨の連結 ····························· 27
ホルモン（hormone）·············· 226
本態性高血圧症 ···················· 133

ま

マイクロメートル（μm）········· 13
マイスネル小体 ···················· 318
毎分換気量 ························· 149
毎分肺胞換気量 ···················· 149
マイボーム腺 ······················· 309
前（anterior）························ 9
膜電位（membrane potential）··· 246
マグネシウム ······················· 343
マグネシウムイオン ··············· 337
膜半規管（semicircular canal）
 ································ 313,323
膜迷路（membranous labyrinth）
 ································ 313,315
マジャンディ孔 ···················· 243
マックバーニー圧痛点 ········· 43,167
末梢 ································· 251
末梢（錐体外路）系（peripheral
 〈extrapyramidal〉system）
 ································ 270,271
末梢神経系（peripheral nervous
 system）···············240,248,276
末端肥大症 ························· 232
マリオットの盲斑 ················· 308
マルターゼ（maltase）············ 166
マルトース（麦芽糖）（maltose）·· 174
マルピギー小体 ···················· 191
マンシェット ······················· 132
慢性下痢 ···························· 180

み

ミエリン ····························· 28
ミオグロビン（myoglobin）···· 85,342
ミオシン（myosin）················ 85
味覚（gustation）
 ···················· 264,271,306,320,326
味覚器（gustatory organ）··· 306,314
味覚刺激 ···························· 358

味覚性発汗（gustatory sweating）
　………………………………… 358
味覚線維 ………………………… 279
味覚伝導路（gustatory tract）
　……………………………… 273,275
味覚野 ……………………… 258,274
右胃大網動脈 …………………… 110
右胃動脈 ………………………… 110
右気管支（right principal bronchus）
　…………………………………… 145
右胸管 …………………………… 120
右結腸動脈 ……………………… 111
右リンパ本幹（right lymphatic
　duct）…………………… 120,121
ミクログリア …………………… 20
味神経線維 ……………………… 314
密性結合組織（dense connective
　tissue）………………………… 17
ミトコンドリア（mitochondria）‥13
耳（ear）………………………… 306
脈圧（pulse pressure）………… 131
脈拍（pulse）……… 109,112,113,133
脈絡叢（choroid plexus）……… 245
脈絡組織 ………………………… 245
脈絡膜（choroid）…………… 307,308
味蕾（taste bud）…… 159,306,314,326

む

無顆粒白血球（aglandular
　leukocyte）…………………… 342
無機物（mineral）……………… 179
無糸分裂 ………………………… 14
無性生殖（asexual reproduction/
　agamogenesis）……………… 200
無動 ……………………………… 266
胸（chest）……………………… 4

め

眼（eye）………………………… 306
明暗の調節 ……………………… 321
明順応（light adaptation）…… 321
迷走神経（vagus nerve）
　……………… 267,275,276,280,
　　　　　　　　　　　296,297,314
明帯（isotropic band）………… 85
メズサの頭（caput Medusae）… 117
メチオニン ……………………… 179
メラトニン（melatonin）……… 231
メラニン細胞刺激ホルモン
　（melanocyte stimulating hormone）
　……………………………… 231,233
メルケル盤 ……………………… 318
免疫グロブリン ………………… 343

も

毛幹（hair shaft）……………… 316
毛根（hair root）……………… 316
毛細血管（blood capillary）…… 99
毛細リンパ管（lymph capillary）
　…………………………………… 120
盲腸（cecum）…………………… 167
盲点 ……………………………… 310
網嚢 ……………………………… 176
毛包（hair follicle）………… 316,358
毛包受容器 ……………………… 318
網膜（retina）……… 272,307,308,320
毛様体（ciliary body）……… 307,308
網様体（reticular formation）
　……………………………… 268,271
毛様体筋 …………………… 277,308,321
毛様体小体 ……………………… 321
毛様体小帯（ciliary zonule）
　……………………………… 309,321
網様体賦活系 …………………… 267
モチリン（motilin）…………… 238
門（porta）……………………… 22
門脈（portal vein）…… 115,116,169
モンロー孔（foramen of Monro）
　…………………………………… 243

や・ゆ・よ

夜盲症 …………………………… 180
有郭乳頭（vallate papilla）
　……………………………… 159,314,323
有機酸（ケトン体）……………… 339
有機酸イオン …………………… 337
有棘層 …………………………… 316
有鈎骨 …………………………… 31
有糸分裂 ………………………… 14
有髄神経線維 …………………… 261
有性生殖（sexual reproduction/
　syngenesis）……………… 200,211
有頭骨 …………………………… 31
有毛細胞 ………………………… 322
幽門（pyloric orifice）………… 162
幽門括約筋（pyloric sphincter）
　…………………………………… 162
幽門弁 …………………………… 162
輸出管（efferent arteriole）…… 191
輸出リンパ管（efferent vessel）‥121
輸入管（afferent arteriole）…… 191
輸入リンパ管（afferent vessels）
　…………………………………… 121
指の掌側部 ……………………… 5
指の底側部（足の）……………… 6
指の背側部 ……………………… 5
指の背側部（足の）……………… 6
陽イオン …………………… 337,343

葉間動脈（interlobar artery）… 191
葉気管支（lobar bronchus）…… 143
溶血（hemolysis）……………… 342
葉酸（folic acid）……………… 180
腰三角（lumbar triangle）……… 71
葉状乳頭（foliate papilla）
　……………………………… 159,314,323
腰静脈 …………………………… 117
腰神経 ……………………… 249,282
腰神経節（lumbar ganglion）
　……………………………… 294,296
腰神経叢（lumbar plexus）
　……………………… 70,77,282,289
陽性変力作用 …………………… 127
腰椎（lumbar vertebra）……… 30
腰椎穿刺（lumbar puncture）… 245
腰動脈（lumbar arteries）…… 112
腰部 ……………………………… 5
腰方形筋（quadratus lumborum
　muscle）…………………… 70,289
腰膨大（lumbar enlargement）‥249
腰リンパ本幹（lumbar trunks）
　……………………………… 121,124
予備吸気量（inspiratory reserve
　volume）……………………… 148
予備呼気量（expiratory reserve
　volume）……………………… 148

ら

ライディッヒ細胞（Leydig cell）
　…………………………………… 211
ラクターゼ（lactase）………… 166
ラセン管 ………………………… 313
ラセン関節（screw joint）…… 29
ラセン器（spiral organ）
　……………………… 273,279,313,322
ラセン神経節（spiral ganglion）
　…………………………………… 273
ラムダ縫合（lambdoid suture）… 31
卵円窩 …………………………… 118
卵円孔（foramen ovale）…… 34,119
卵円孔開存症 …………………… 119
卵管（uterine tube）…………… 202
卵管峡部（isthmus of uterine tube）
　…………………………………… 202
卵管采（fimbriae of uterine tube）
　…………………………………… 202
卵管子宮口（ostium uterinum tubae
　uterinae）…………………… 202
卵管腹腔口（abdominal ostium of
　uterine tube）……………… 202
卵管膨大部（ampulla of uterine
　tube）………………………… 202
卵形嚢（utricle）…………… 313,323

ランゲルハンス島（insulae of Langerhans） ………… 173,229,234
卵子（ovum） ……… 200,211,212,231
乱視（astigmatism） ………… 308,322
卵子形成（oogenesis） ………… 212
卵巣（ovary/ovarium）… 201,212,231
卵巣周期（ovarian cycle） ……… 216
卵巣動脈（ovarian artery） ……… 111
卵巣ホルモン …………………… 237
ランビエ絞輪 …………………… 19
卵胞（follicle/ovarian follicle）
 …………………………… 201,212
卵胞刺激ホルモン（follicle stimulating hormone）
 ………………… 212,228,231,232
卵胞ホルモン（estrogen）
 ……………… 212,216,231,232,237
卵母細胞（primary oocyte） …… 212

り

リーベルキューン腺（crypt of Lieberkün） ……………… 166
リコール ………………………… 245
梨状筋（piriformis muscle） …… 77
梨状口（piriform aperture） …… 34
リジン …………………………… 179
リスフラン関節 ………………… 49
リソソーム（lysosome） ………… 13
立体視 …………………………… 332
立方 ……………………………… 15
立方骨 …………………………… 31
立方上皮 ………………………… 15
立毛筋（arrector pili muscle） … 316
立毛中枢 ………………………… 251
リパーゼ（gastric lipase/lipase）
 …………………………… 163,166
リボソーム（ribosome） ………… 14
硫酸亜鉛混濁試験 ……………… 172
硫酸イオン ………………… 337,343
隆椎（prominent vertebra） …… 37
両眼視 …………………………… 332
菱形窩（rhomboid fossa） … 267,268
菱形筋 …………………………… 285
両耳側半盲 ……………………… 273
菱脳（rhombencephalon） ……… 241
輪筋 ……………………………… 65
リン酸（phosphoric acid） ……… 86
リン酸イオン ……………… 337,342
輪状軟骨（cricoid cartilage） … 144
輪状ヒダ（circular fold） ……… 165
鱗状縫合（squamosal suture） … 31
輪走筋（小腸）（inner circular muscular layer） …………… 166
リンパ（lymph） ……… 15,17,336,339

リンパ球（lymphocyte） …… 123,342
リンパ系（lymphatic system） … 120
リンパ小節（lymph nodule） …… 121
リンパ節（lymph node） …… 120,121
リンパ洞（lymphatic sinus） …… 121
リンパ本幹（lymphatic trunk） ‥ 120
リンパ門（hilum lynph node） … 121
リンパ管（lymphatic vessels） … 120
鱗部 ……………………………… 34

る・れ

涙器（lacrimal apparatus） … 307,309
涙骨（lacrimal bone） …………… 34
涙腺（lacrimal gland） …… 16,277,309
涙嚢（lacrimal sac） …………… 309
鼻涙管 …………………………… 42
涙分泌 …………………………… 267
ルシュカ孔 ……………………… 243
ルフィニ終末 …………………… 318
冷覚 ……………………………… 316
冷中枢 …………………………… 355
冷点（cold point） ……………… 355
レニン（renin） ………………… 235
レニン・アンギオテンシン・アルドステロン系 ………… 197
レニン・アンギオテンシン系 … 235
レム睡眠期 ……………………… 262
連合神経路（association tract）
 …………………………… 261,269
レンズ核 ………………………… 256
レンニン（rennin） …………… 163

ろ

ロイシンアミノペプチダーゼ …… 172
老視 ……………………………… 309
漏斗（infundibulum） ………… 264
肋間筋 ……………………… 61,288
肋間神経（intercostal nerves）
 ……………………………… 69,288
肋間神経筋枝 …………………… 288
肋間神経皮枝 …………………… 288
肋間動脈（posterior intercostal arteries） ……………………… 111
肋間リンパ節 …………………… 123
肋頸動脈（costocervical trunk）‥ 108
肋骨（rib） ………………… 30,39
肋骨胸膜（costal pleura） ……… 145
肋骨挙筋 ………………………… 288
ロドプシン（rhodopsin） ……… 320
ローランド溝 …………………… 254

わ

鷲手 ……………………………… 288
ワルダイエル咽頭輪 …………… 160

腕尺関節（humeroulnar joint）
 ……………………………… 42,45
腕神経叢（brachial plexus）
 ……………… 68,71,282,284,285
腕橈関節（humeroradial joint）
 ………………………………… 45
腕橈骨筋（brachioradialis muscle）
 ………………………………… 75,76
腕頭静脈（brachiocephalic vein）
 ………………………………… 114
腕頭動脈（brachiocephalic trunk）
 ………………………………… 106

読んでわかる解剖生理学

定価はカバーに表示してあります。

2014年2月20日　第1版第1刷発行
2023年4月12日　第1版第8刷発行

著　者	竹内　修二（たけうち しゅうじ）	
発行者	有松　敏樹	
印刷・製本所	アート印刷株式会社	

発行所

株式会社　医学教育出版社
東京都港区芝3-3-15　芝MONTビル
電話 03(3454)1874(代)　〒105-0014
URL http://www.igakukyoiku.co.jp

落丁・乱丁本はお取り替えいたします。

〈検印省略〉　　　　　© 2014 Shuji Takeuchi, Printed in Japan

ISBN978-4-87163-465-6